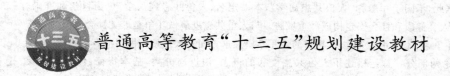

普通高等教育"十三五"规划建设教材

人兽共患疫病学

文心田　主编

金宁一　主审

U0219193

中国农业大学出版社

·北京·

内 容 简 介

人兽共患疫病是由生物性病原(病原微生物和寄生虫及具有感染性的蛋白因子)引起的人和脊椎动物之间自然传播的疾病和感染。据此,不同于一般称"人兽共患病学",本书定名《人兽共患疫病学》更为科学和准确。长期以来,人兽共患疫病对人类健康和社会安定构成严重威胁。与人兽共患疫病做斗争是人类社会永恒的艰巨任务。与人兽共患疫病做斗争,人才培养是关键,本教材的编写希望在这方面对人才培养做出应有的贡献。

本教材分为总论和各论两部分。总论概述了人兽共患疫病的概念、演进与分类,基本特征,传播规律及防控人兽共患疫病的宏旨大端和基本原则、技术和要求。各论按"毒"、"菌"、"虫"分章,将国际流行或在中国常发或危害大的重要人兽共患疫病分节详述,一般人兽共患疫病也基本不遗漏,以表格形式列出,以利查阅。第一章重点叙述人兽共患病毒病;第二章重点叙述人兽共患细菌病与真菌病;第三章重点叙述人兽共患寄生虫病。本教材信息量较大,内容丰富。每节对每个疫病分概述、病原学、流行病学、病理学、临床学和防制进行细述,语言简明并尽可能科学地反映最新研究进展。本书突出的创新之处还有,将电子信息技术与传统教材编写相结合,每节详述的疫病之后附有二维码,其中拓展了病原、具有示病意义的症状及病理照片、诊断标准、典型病例和重要参考文献等,这有利于读者延伸参阅。

本教材适用性强。既适合高校中有动物医学基础的所有师生选为教材,也适合所有从事动物诊疗、动物保健和兽医公共卫生工作的人员参阅。每个人兽共患疫病除重点叙述与动物有关的内容,也介绍人感染发病的临床症状。因对人的诊疗不是本书编写的要求,故未述及。为培养学生紧密联系社会实践和生产实际,各详述的人兽共患疫病节后都附有思考题,供思考与讨论,利于重点掌握。

图书在版编目(CIP)数据

人兽共患疫病学/文心田主编.—北京:中国农业大学出版社,2016.8
ISBN 978-7-5655-1614-6

Ⅰ.①人… Ⅱ.①文… Ⅲ.①人畜共患病-防治 Ⅳ.①R535②S855

中国版本图书馆 CIP 数据核字(2016)第 186318 号

书 名	人兽共患疫病学	
作 者	文心田 主编 金宁一 主审	

策划编辑	潘晓丽	责任编辑	王艳欣
封面设计	郑 川	责任校对	王晓凤
出版发行	中国农业大学出版社		
社 址	北京市海淀区圆明园西路 2 号	邮政编码	100193
电 话	发行部 010-62818525,8625	读者服务部 010-62732336	
	编辑部 010-62732617,2618	出 版 部 010-62733440	
网 址	http://www.cau.edu.cn/caup	**E-mail** cbsszs @ cau.edu.cn	
经 销	新华书店		
印 刷	北京时代华都印刷有限公司		
版 次	2016 年 9 月第 1 版 2016 年 9 月第 1 次印刷		
规 格	787×1 092 16 开本 20.5 印张 510 千字		
定 价	43.00 元		

编 审 人 员

主　编　　文心田　四川农业大学
副主编　　黄小波　四川农业大学
　　　　　文翼平　四川农业大学
　　　　　刘明远　吉林大学
编　者　　（以单位首字母为序，同单位作者按姓氏笔画为序）
　　　　　李　巍　东北农业大学
　　　　　宋铭忻　东北农业大学
　　　　　魏　萍　东北农业大学
　　　　　丁　轲　河南科技大学
　　　　　王　臣　河南科技大学
　　　　　宁章勇　华南农业大学
　　　　　罗满林　华南农业大学
　　　　　琚春梅　华南农业大学
　　　　　白　雪　吉林大学
　　　　　刘晓雷　吉林大学
　　　　　刘明远　吉林大学
　　　　　黄　娟　青岛农业大学
　　　　　宁官保　山西农业大学
　　　　　文心田　四川农业大学
　　　　　文翼平　四川农业大学
　　　　　黄小波　四川农业大学
　　　　　曹三杰　四川农业大学
主　审　　金宁一　军事医学科学院军事兽医研究所

前　　言

2014 年本教材正紧张编撰之际,西非埃博拉疫情突然暴发,形势异常严峻,世界卫生组织疾呼全球支援抗击埃博拉疫情。埃博拉疫病是世界近 40 年来新出现的一种人兽共患疫病。2015 年 5 月 18 日,世界卫生组织在日内瓦召开世界卫生大会时发布,此次埃博拉疫情主要疫区国已累计发现疑似及确诊埃博拉病例 26 885 例,其中 11 117 人死亡。埃博拉疫情疯狂肆虐时,世界卫生组织总干事陈冯富珍说:新病例的增速超越了当前的控制能力,正发生的埃博拉疫情是现代最严重的一场卫生危机。西非有的国家已声言:"国家存在受到威胁。"美国总统奥巴马认为此疫情对全球安全也构成了威胁。联合国安理会召开紧急会议,针对这场危机讨论全球性对策。此次埃博拉疫情的暴发,使全球人类都再次感受到了人兽共患疫病的严峻威胁。

人兽共患疫病是由生物性病原引起的人和脊椎动物都可感染的疫病。在已知的数百种脊椎动物感染性疫病中,约 2/3 为人兽共患疫病;新出现的传染病中,75% 属于人兽共患疫病。近 20 余年,因许多疫病再度肆虐,反复发生,一些新的疫病突然暴发,人兽共患疫病流行态势严峻而复杂,并严重威胁着人类健康、经济发展和社会进步。据统计,其中的 13 种较常见的人兽共患疫病每年可致 200 余万人死亡。进入 21 世纪,短短 10 余年,我国就遭受"非典"(严重急性呼吸综合征,SARS)、猪 2 型链球菌病和高致病性禽流感等重大疫病危害。人兽共患疫病给人类社会造成了巨大的损失,为了人类的生存和尊严,人类必须不断与人兽共患疫病做长期而艰巨的斗争。

与人兽共患疫病做斗争,人才培养是关键。人兽共患疫病因人和脊椎动物互为传染源,对易感对象的防控和保护更为艰巨和复杂。此次全球抗击埃博拉疫情,让世界深感专业人才的急需和紧缺。及时总结人类和人兽共患疫病做斗争的经验和教训,反映人兽共患疫病学研究的新进展和新成果,并在高校形成有特色的新教材,对我国预防医学和预防兽医学人才培养具有十分重要的意义。为此,我们组织全国多所高校的一线专家、学者,历时三年余,博观约取编写本教材,力求具有创新特点,以期对人兽共患疫病学人才培养和学科发展做出新的贡献。

本教材分为总论和各论两部分。总论概述了人兽共患疫病的概念、演进与分类,基本特征,传播规律及防控人兽共患疫病的宏旨大端和基本原则、技术和要求。各论按"毒"、"菌"、"虫"分章,将常见和重要人兽共患疫病分节详述。本教材具有以下几个特点:

1. 书名确定为《人兽共患疫病学》,较称为"人兽共患病学"更科学、更准确。

总论着重阐述人兽共患疫病的流行特点和对人与社会的危害,特别拓展了人兽共患疫病疫源地和地理景观流行病学。其中既有作者自身的探究和经验,也概括了国内外这一领域的研究成果和进展。

2. 本教材结构层次清晰,详略有度,重点突出。各论中对国际流行或在中国常发或危害大的重要人兽共患疫病作重点叙述,一般人兽共患疫病也基本不遗漏,以表格形式列出,以利查阅。

3. 本教材信息量较大,内容丰富。因受印刷字数所限,本书突出的创新之处为:将电子信息技术与传统教材编写相结合,每节详述的疫病之后附有二维码,其中拓展了病原、具有示病意义的症状及病理照片、诊断标准、典型病例和重要参考文献等,这既有利于读者延伸参阅,又节省了文字篇幅。

4. 本教材适用性强。既适合高校中有动物医学基础的所有师生选为教材,也适合所有从事动物诊疗、动物保健和兽医公共卫生工作的人员参阅。每个人兽共患疫病除重点叙述与动物有关的内容,也介绍人感染发病的临床症状。因对人的诊疗不是本书编写的要求,故未述及,如需要可进一步参阅人医方面的有关书籍。为培养学生紧密联系社会实践和生产实际,各详述的人兽共患疫病节后都附有思考题,供思考与讨论,利于重点掌握。

需要说明的是,为降低编印成本,减轻读者经济负担,许多有意义的照片未直接印出而放于二维码中,望读者理解。大量参考文献,因篇幅所限,不能一一列出,特此说明。编辑过程中撰稿专家花费了大量劳动和心血,所在单位给予了积极支持,出版部门及时给予指导和帮助,在此一并表示衷心感谢!

主编 文心田

2016 年 3 月 28 日于四川成都

目　录

第一篇　总论

第二篇　各论

第一篇

总　　论

第一章　人兽共患疫病的
概念、演进与分类

第一节　人兽共患疫病和人兽共患疫病学的概念

　　人兽共患疫病是指发生于地球上人类和动物中间具有感染性的疫病中的一大类疾病的总称。人兽共患疫病是根据英文单词 zoonosis 的本义译出来的，也有译为人兽共患病。早在 19世纪，德国病理学家 Rudolf Virchow 根据研究心得提出了 zoonosis 这个词，意指人类感染的动物疾病。1959 年世界卫生组织（WHO）和联合国粮农组织（FAO）联合成立的 Zoonosis 专家委员会，给 zoonosis 做出如下定义：由共同病原体引起的可以在人和脊椎动物之间自然传播的疾病和感染。以后 WHO 对 zoonosis 的定义多次予以确认。这里的共同病原体，指的是可以在人和脊椎动物之间引起疾病传播和感染的病原微生物和寄生虫，也包括某些具有感染性的蛋白因子（如疯牛病病原朊病毒）。据此，又因在我国汉字中具有感染性的疾病统称为疫病，具体就是指人和动物发生的传染病和寄生虫病，因此，zoonosis 译为"人兽共患疫病"较之译为"人兽共患病"更准确和科学。在我国"人兽共患疫病"中"兽"字应指所有家养和野生的脊椎动物。

　　人兽共患疫病在世界上分布广泛，既危及人类健康，又影响畜禽健康及其生产，可造成巨大的经济损失，还影响社会稳定。现今随着经济全球化，国内外贸易日益频繁，人类活动地域越来越广，人兽共患疫病流行的趋势仍不断扩大，对人和动物健康的威胁也在增长，如获得性免疫缺陷综合征（艾滋病，AIDS）的蔓延和近年禽流感的大规模流行就是例证。

　　随着人兽共患疫病种类的增多和对其研究的不断深入，人兽共患疫病学已发展成为一门独立的学科。人兽共患疫病学是研究人兽共患疫病的病原、流行规律、发病机理与表现、诊断和防制的学科。人兽共患疫病学与医学和兽医学有密切关系，其最大的特点是由共同的病原引起人和动物共同发病，因而防制工作必须融合医学和兽医学共同的成果与经验，以预防人和动物之间的相互传染，故在人和动物的预防医学和公共卫生学中占有重要地位。人兽共患疫病学要综合运用医学、兽医学、公共卫生学、统计学、社会学、生态学等多学科的知识，弄清病原体对人体健康和畜牧业的危害以及对经济和社会的影响，合理地制订防制措施，既保护人类的健康，又促进畜牧业的发展。加强人兽共患疫病的研究，不仅是该学科的需要，更是重大的社会需要，对全面构建和谐社会具有十分重要的意义。

第二节　人兽共患疫病的演进与分类

一、人兽共患疫病的演进

人兽共患疫病的病原体在自然界演进过程中,不断适应新的环境。研究发现,病原体在动物体和人体内的适应性,是在比较长的过程中形成的。最初可适应的宿主较少,以后逐渐增多,而且常常与病原体发生适应性变异有关。病原体适应人体一般是在适应动物体之后形成的,因而多数人兽共患疫病是从动物传染给人类的。有一些种类的病原体在适应人体的环境后,逐渐降低了对动物体的适应能力;但更多的种类是既可在动物体内增殖,又可在人体内生存,成为对动物和人有共同致病作用的病原体。

在人类的活动中,如扩大了与多种动物的接触,也必然扩大了与多种动物病原体的接触,使有的病原体逐渐适应于人体,由此就发生了原本属于动物的疫病开始在人群中传播。人兽共患疫病的病原体存在于人或动物机体中,动物体和人体的内环境直接影响病原体的生存与繁殖。研究人兽共患疫病病原体,首先要了解本病原体的基本生物学特性,力求探明病原体在动物和人体之间的传播机制,从中找出规律,特别注意人和动物的共患特征。同种病原体的不同地理株、不同生物型的致病作用,常可能有差异,从而会影响对机体的致病作用和发病表现。因此,研究和解释人兽共患疫病的病理变化和发病表现时,不但要考虑不同病原体间的差异,还常需考虑相同病原体在人兽间传播的不同株间的差异。

二、人兽共患疫病的分类

(一)按照病原体的生物属性分类

1. 由病毒引起的人兽共患疫病　如狂犬病、流行性感冒、艾滋病、森林脑炎、登革热、流行性出血热、黄热病等。

2. 由细菌引起的人兽共患疫病　如鼠疫、沙门菌病、炭疽、葡萄球菌病、结核病、链球菌病、放线菌病、支原体病、衣原体病、埃立克体病、钩端螺旋体病等。

3. 由真菌引起的人兽共患疫病　如曲霉菌病、皮肤真菌病、隐球菌病、念珠菌病、孢子丝菌病、毛霉菌病等。

4. 由寄生虫引起的人兽共患疫病　如弓形体病、日本血吸虫病、绦虫病、旋毛虫病等。

(二)按病原体储存宿主分类

1. 以动物为主要储存宿主的人兽共患疫病　病原体通常在动物中传播,某些情况下可感染人类,如狂犬病、鼠疫、布鲁斯菌病、旋毛虫病和棘球蚴病等。

2. 以人为主要储存宿主的人兽共患疫病　病原体通常在人间传播,某些情况下可感染动物,如人型结核病、阿米巴病和人的 A 型流感等。

3. 以动物和人为共同储存宿主的人兽共患疫病　病原体可在动物和人之间传播,如日本血吸虫病、钩端螺旋体病、沙门菌病等。

4. 真性人兽共患疫病 病原体必须以人和某种动物分别为其终末宿主和中间宿主,且缺一不可,如猪带绦虫病、猪囊尾蚴病等。

(三)按病原体生活史分类

1. 直接型人兽共患疫病 指病原体与动物或人通过直接接触传播的人兽共患疫病。主要传播途径为皮肤、黏膜、消化道、呼吸道等,如炭疽、结核病、布鲁斯菌病、钩端螺旋体病、狂犬病和流行性出血热等。

2. 循环型人兽共患疫病 指病原体的生活史中必须有人和一种以上脊椎动物参与的人兽共患疫病,如猪囊尾蚴病和牛带绦虫病等。

3. 媒介型人兽共患疫病 指病原体的生活史中必须有脊椎动物和无脊椎动物的共同参与,才能形成的人兽共患疫病。病原体以无脊椎动物作为传播媒介感染脊椎动物,如流行性乙型脑炎、黑热病、森林脑炎和莱姆病等。

4. 腐生型人兽共患疫病 指病原体在外界腐生环境中,转变成孢子或芽孢等形态后再感染人和动物的人兽共患疫病,如曲霉菌病、隐球菌病、破伤风、炭疽和气性坏疽等。

第二章 人兽共患疫病的特征

第一节 人兽共患疫病的基本特征

因人兽共患疫病是由共同生物病原体引起人和脊椎动物发病,在流行病学上相互关联,因此人兽共患疫病具有以下基本特征:

1. 由特定的病原体引起 人兽共患疫病由病原微生物或寄生虫在一定的环境下侵入动物或人的机体而引起,每一种人兽共患疫病都有其特定的病原体,没有病原体就不会引起发病,如狂犬病是由狂犬病病毒引起的。

2. 具有传染性并可在动物与人之间传播 从被感染的人或动物体内排出的病原体侵入另一个有易感性的动物或人体内,能引起同样症状的疾病。通常人兽共患疫病病原体从传染源传播给易感对象可通过多种传播方式,如垂直传播途径包括经胎盘传播、经卵传播和经产道传播等;水平传播途径如交配、舔咬或经过受污染的空气、饲料、水、土壤等媒介传播。

3. 具有特征性的发病表现 人兽共患疫病的病程发展过程大多数情况下具有严格的规律性,大致可分为潜伏期、前驱期、明显(发病)期和转归期四个阶段,如狂犬病的发病阶段很明显地表现为前驱期(沉郁期)、兴奋期(狂暴期)和麻痹期。大多数人兽共患疫病都具有各自的特征性症状和病理变化,如口蹄疫主要是在偶蹄兽的口唇、蹄部和乳房形成水疱和烂斑。

4. 受感染的动物或人可产生特异性免疫反应 人和动物感染人兽共患疫病病原后,一般都能产生特异性免疫,使机体在一定时期或终生对本病原再次感染产生免疫保护,因此大多数人兽共患疫病可进行免疫诊断和通过免疫接种来预防。

5. 具有一定的流行病学规律 人兽共患疫病在一定的环境条件下,在一定的时间内,某一地区易感动物和易感人群中可能有许多被感染,致使疫病蔓延传播,形成流行,这种特性称为人兽共患疫病的流行性。人兽共患疫病的流行通常包括散发性、地方流行性、流行性和大流行等形式。许多人兽共患疫病在流行过程中表现出明显的地域性、季节性和周期性等,如流行性乙型脑炎主要发生在夏季蚊虫大量滋生的季节。

第二节 人兽共患疫病传播流行的基本条件与影响因素

人兽共患疫病的流行病学主要是研究人兽共患疫病在动物群和人群中发生和发展的规律,以达到预防和消灭人兽共患疫病的目的。人兽共患疫病在动物群和人群中发生、传播和终止的过程,也就是人或动物从个体感染发病扩展到群体发病的流行过程。这个过程的形成一般需具备相互联系的三个基本环节,即病原微生物从已受感染的人或动物体内(传染源)排出,经过一定的传播途径,侵入新的易感对象。倘若缺少任何一个环节,人兽共患疫病的流行也不能发生或即被终止。这样,传染源、传播途径和易感对象就成为人兽共患疫病能在动物群和人群中蔓延流行的三个基本条件。了解人兽共患疫病流行过程的基本规律和基本条件及其影响因素,为正确制订人兽共患疫病的综合防制措施,为更好地贯彻执行国家发布的相关法律法规提供了科学理论和实践依据。

一、人兽共患疫病流行过程的三个基本环节

(一)传染源

传染源亦称传染来源,指有病原微生物在体内生存繁殖,并能排出体外的动物机体和人体。具体地说,传染源就是受病原微生物感染的动物和人,包括传染病患病动物及传染病患者、带菌(毒、虫)的动物和人。

病原微生物在其种的形成过程中对某种动物机体或人体产生了适应性,或反过来说,这些动物机体或人体对这些病原微生物具有了易感性,并成了它们生存最适宜的环境。病原体在这些动物机体或人体内可持续排出。动物和人体受感染后,可表现为患病和带菌(毒)两种状况。

1. 患病动物和人 患病动物和人是重要的传染源。有些人兽共患疫病,病人和病畜相互都可成为传染源。已出现临床病症的动物常可排出大量病原体,这时作为传染源的危害也最大。病畜能排出病原体的整个时期称为传染期。不同传染病的传染期长短不尽相同。各种传染病的隔离期就是根据传染期的长短来制订的。为了控制传染源,对病畜原则上应隔离至传染期终了为止。一般临床病症消失后康复的动物已无传染性。但也有些传染病,如布鲁斯菌病等在临床痊愈后仍能较长时间排出病原体,即仍处于传染期,这一点在防疫工作中应高度重视。

2. 带菌(毒)动物和人 指外表无病症但携带并排出病原体的动物和人。带菌(毒)动物和人在流行病学上的危害,一般不及患病动物和人,但因缺乏症状不易被发现,有时却成为重要的传染源。如果检疫不严,还可随动物的运输散播到其他地区,形成新的暴发或流行。

带菌(毒)动物和人可分为潜伏期带菌(毒)动物和人、恢复期带菌(毒)动物和人及健康带菌(毒)动物和人。

(1)潜伏期带菌(毒)动物和人 指感染后到临诊症状出现前能排出病原体的动物和人。这一时期,对多数传染病,动物体和人不具备排出病原体的条件,因此还不能起传染源的作用,但有少数动物传染病如狂犬病、口蹄疫和猪瘟等在这一时期已能排出病原体,因此已有传染性了。

(2)恢复期带菌(毒)动物和人 指临诊症状消失后的恢复期仍能排出病原体的动物和人。一般来说,处于康复期的动物和人的传染性已逐渐减小或无传染性了。但仍有不少传染病,在临床痊愈的恢复期仍能排出病原体,这称为恢复期带菌(毒)现象。其时间3个月内的称为急性带菌(毒),如猪瘟、口蹄疫等;3个月以上的称为慢性带菌(毒),如结核病、布鲁斯菌病、马传染性贫血等。犬患传染性肝炎康复后,自尿中排毒可达6～9个月,这是狐、狼、猫等传染性肝

炎的主要传染源。

(3)健康带菌(毒)动物和人 指能排出某种病原微生物却未发生该种传染病的动物和人。一般认为这属于隐性感染,只能靠实验室方法才能检出。这些动物和人因排菌数量有限,作为传染源的危害作用不大,但某些病原微生物,如巴氏杆菌、沙门菌、大肠杆菌、流行性乙型脑炎病毒、猪丹毒杆菌等广泛存在于多种动物体内,这些健康带菌(毒)动物有时会成为重要的传染源。

带菌(毒)动物和人存在着间隙排出病原体的现象,因此仅凭一次病原学检查的阴性结果易导致错误的结论。只有反复多次的检查均为阴性才能排除带菌(毒)状况。

(二)传播途径

病原微生物由传染源排出后,经一定的方式再侵入其他易感对象所经的途径称传播途径。外界环境由于缺乏恒定的温度、湿度、pH 和营养物质,加上自然界存在的许多天然杀菌因素,一般不适宜病原体较长期的生存、繁殖,更不能持续排出病原体,因而受病原体污染的外界环境都不能认为是传染源,而属于后面传播途径中讲到的传播媒介。如何切断传播途径是人兽共患疫病流行病学研究的主要内容之一,也是防制人兽共患疫病的重要环节。在传播方式上,通常分为两类,即直接接触传播和间接接触传播。两种方式都能传播的人兽共患疫病称为接触性传播人兽共患疫病。

1. 直接接触传播 是传染源通过与易感对象直接接触(亲吻、舔咬、交配等)将病原微生物传给后者的传播方式。以这种传播方式为主的疫病为数不多。其流行特点是一个接一个地发生,形成明显的锁链状,如狂犬病,传播主要是易感动物被患病动物咬伤,带毒的唾液进入伤口后才发生的。

2. 间接接触传播 是病原微生物被传染源排出体外后,通过传播媒介使易感对象发生感染的传播方式。从传染源将病原体传播给易感对象的各种外界环境因素称为传播媒介。传播媒介可能是生物,也可能是非生物。间接接触传播是多数人兽共患疫病的主要传播方式,同时也可通过直接接触传播。

间接接触传播一般通过如下几种途径:

(1)经污染的食物(饲料)和饮水传播 这是以消化道为主要侵入门户的病原微生物的传播途径。这类传染病很多,如口蹄疫、鸡新城疫、大肠杆菌病、沙门菌病等。传染源的分泌物、排泄物或尸体流出物污染了食物、饲料、饮水、土壤、水池或由受污染的用具(水桶、饲槽、役具等)、畜舍、车船等转而污染饲料、饮水而传给易感人和动物。水中有的病原体可经皮肤、黏膜侵入人和动物体内,如钩端螺旋体等。

(2)经空气传播 这是以呼吸道为主要侵入门户的病原微生物的传播途径。一些传染病如结核病、流感、SARS 等的病畜或病人咳嗽、喷嚏或鸣叫时,瞬间的强气流会把带有病原微生物的呼吸道渗出液喷射出来形成飞沫,飘浮于空气中,被易感对象吸入而受感染,这种传播方式称为飞沫传播。呼吸道传染病主要通过飞沫传播。另一种情况是传染源排出到外界环境中的病原微生物,受流动空气的冲击随尘埃飞扬到空中,被易感对象吸入而感染,这一过程称为尘埃传播。一些呼吸道人兽共患疫病之所以发生大规模流行,一方面因传染源和易感对象的不断转移和集散,另一方面就是因带有病原微生物的飞沫、尘埃四处飞扬所致。

(3)经污染的土壤传播 主要见于对外界环境抵抗力较强,落入土壤后能在其中长期存活的病原微生物。这类微生物称为土壤性病原微生物。它们所引起的传染病有炭疽、气肿疽、破伤风、恶性水肿、丹毒等。这些病原微生物要么在土壤中可形成芽孢，要么本身对干燥、日光、腐败等外界环境因素的抵抗力较强（如丹毒杆菌），难以杀灭。受污染的土壤可成为长久的疫源地，甚至被流水带到别处，扩大污染范围。动物可经口或皮肤伤口由污染土壤中的病原微生物或芽孢而引起感染（如炭疽）。

(4)经生物媒介物传播 同种动物和人以外的生物体也可以成为人兽共患疫病的传播媒介，如节肢动物中的虻、蝇、蚊、蜱、螨、虱和蚤等。传播方式可分两类，即机械性传播和生物性传播。机械性传播指节肢动物等通过在病、健动物间刺螫吸血而散播病原微生物。如虻和厩螫蝇可以传播炭疽、土拉杆菌病（野兔热）、马传染性贫血等败血性传染病，蚊可传播乙型脑炎和猪丹毒，库蠓可传播马瘟。生物性传播指病原体进入节肢动物体后，需经一定的发育阶段，才能感染易感对象。这种传播具有一定的生物学特异性，即一定种类的病原体只能通过一定种属的节肢动物传播，病原体在其内可有不同的存留时间。如库蚊在感染乙型脑炎病毒后可保存病毒达 90 d 左右；钝缘蜱感染回归热螺旋体后甚至能保持其活力数年。在一些节肢动物中，病原体可经卵传递给下一代。在发育条件适宜时，其卵内的病原体也随之发育，并不失去致病性。

一些野生动物在人兽共患疫病的传播方面也有不可忽视的作用。一些野生动物自身对病原体具有易感性，它们在将病原微生物传播给畜（禽）和人时，自身起了传染源的作用，如狐、狼等可将狂犬病传播给家畜，鼠类传播沙门菌病、布鲁斯菌病等，野鸭可传播鸭瘟；还有些野生动物本身对某病原体无易感性，但可机械地传播病原，如乌鸦在啄食炭疽病畜的尸体后可从粪内排出炭疽杆菌的芽孢，野马可传播口蹄疫等。

人类本身特别是与病畜（禽）有密切接触的兽医、医护人员和饲养人员，如不严格遵守防疫卫生规定，也会传播病原体。如带有病原微生物的衣服、鞋底、器械未经消毒又进入健畜（禽）舍、病房，都会引起传染。有些人兽共患疫病如结核病等，人也可能成为传染源，这一点必须充分注意。

由上可见，许多人兽共患疫病的传播途径都不是单一的，而是通过两种或多种途径传播的。如炭疽可经接触、食物、饲料、饮水、空气、土壤或节肢动物等途径传播。病原微生物在更替其宿主时表现为两种形式，即水平传播或垂直传播。前者是指病原微生物在动物体之间的横向传播，上述传播方式大多属此方式；后者是病原微生物经卵巢、子宫内感染或通过初乳传播到下一代。

（三）易感对象

对某种人兽共患疫病病原具有易感性的动物或人称为易感对象。当病原微生物侵入易感动物或人体，即可引起该种疫病的流行。如未接种过口蹄疫疫苗的猪群，对口蹄疫病毒有很高的易感性，一旦口蹄疫病毒侵入，猪群即可发生口蹄疫流行。人、畜群的易感性与群体中易感对象的数量呈正相关。易感性的高低与病原体的种类和毒力强弱有关，与动物体的遗传特性、动物（或人）的特异性免疫状态、动物营养水平和饲养管理状况也密切相关。

1. 动物种群的遗传特性 不同种类的动物对于同一种病原微生物的易感性和临诊表现有很大差异，这是由动物种群的遗传特性决定的。这种传染病表现的相对差异在流行病学方面有重要意义。如猪瘟病毒自然情况下只引起猪（包括野猪）发病，而其他动物不受感染。流行病学的这个特点在鉴别诊断上很有用。同种不同品系的动物对相同病原微生物的抵抗力，有的也存在明显遗传差异。如水貂阿留申病是由一种慢病毒引起的传染病，虽然可使多数品系的水貂发病，但死亡率最高的是蓝色水貂。研究发现，蓝色水貂的抗体反应很低，在所有白细胞中存在特异性的异常颗粒。又如白来航鸡对雏鸡白痢的抵抗力有明显增强，这是人工抗病育种的结果，使这个品系的雏鸡具有在短期体温升高到 41～43℃ 的特点。

2. 动物（或人）的特异性免疫状态　同批（年龄基本相同）的不同个体，对病原体的易感性也有差异，有时十分明显，这与个体的特异性免疫状态有重要关系。一般某种传染病在流行之后该地区人和畜（禽）群易感性降低，流行逐渐停止，这是由于耐过的人和畜（禽）都获得了特异性免疫力。通过预防注射疫苗，也能使人和畜（禽）群获得特异性免疫力。已免疫的个体的后代一般也能获得先天被动免疫，在出生后的一定时间内具有特异性的免疫力。在人和畜（禽）群特异性免疫水平比较高的地区，相应传染病流行的危险也相应降低。如果一个畜（禽）群 70%～80% 的个体对某疫病是有抵抗力的，就不会发生该疫病的大规模流行。但从无病地区引进新的易感动物群后或幼畜大量出生，畜（禽）免疫水平就会降低，易感动物的比例增加，一定情况下又会出现新的疫情，甚至急性暴发。同时，动物的免疫状态还与其年龄及是否自然接触过某病原体密切相关。一般情况下，幼龄动物较成年动物抵抗力弱，如大肠杆菌病、马腺疫等主要发生在幼畜。又如轮状病毒性腹泻，幼龄人和畜（禽）的发病率高。但也有某些疫病主要发生于性成熟后的家畜，如布鲁斯菌病。成年人和畜（禽）除可能接受过某些预防接种外，在生活过程中可能自然接触过某些病原体，因而具有一定的免疫力。

3. 动物群的饲养管理　饲养管理的好坏对畜（禽）群的健康水平有重要影响。饲养管理如饲料的质量和保存、畜（禽）舍管理、粪便处理、卫生防疫、隔离检疫等都与疾病的发生和危害有密切关系。同时同地的比较可以证明，饲养管理的差异是非常重要的疾病因素。饲养管理好，动物健康水平高，对疾病的抵抗力也更强，这在如巴氏杆菌病、沙门菌病等内源性感染的疾病防制上更有重要的现实意义。

综上所述，传染源、传播途径和易感对象这三个条件，也即人兽共患疫病流行过程的三个基本环节互相联结时，则发生疫病的流行过程。倘若缺少一个环节，新的传染则不会发生（极少数情况，如狂犬病通过患犬咬伤健康动物传播病原，或有的疫病可通过性途径传播病原的情况等例外），也不可能构成传染病在人和动物群中的流行。同样，当流行已经形成时，若切断任何一个环节，流行即告终止。需要指出的是，这三个环节的联结或分离，都与一定的自然因素和社会因素密切相关。

二、人兽共患疫病流行的影响因素

人兽共患疫病的流行过程实际上是疫病在人类社会生活中的一种表现，其必然与各种自然现象和社会现象紧密联系，相互影响。自然因素和社会因素对流行过程的影响，总的来说，都是通过作用于传染源、传播媒介或易感对象三个环节来实现的。

（一）自然环境因素

对流行过程有影响的自然因素很多，主要包括气候、温度、湿度、阳光、雨量、空气流动、地理环境等。它们在流行过程的三个环节上发生作用，表现复杂多样，以下举例说明：

1. 对传染源的影响　气候、温度、湿度与地理环境的变化对某些人兽共患疫病的发生和发展有较明显影响。如猪沙门菌病,猪发病前常已带菌,气候骤变、环境变化常成为本病发生的诱因:湿度大,气温升高,可降低呼吸和排泄机能;阴湿冷风吹袭,可使体温失调;环境改变,往往饲料也变化,这些因素都可扰乱动物体正常的新陈代谢和生理机能、降低抵抗力,使内源感染的猪发病,进而散布传染。一定的地理环境(如山脉江河)既对人兽共患疫病的转移有限制作用,也可把传染源带到别处成为新的疫源地。当某处存在自然疫源性疾病时,自然因素对传染源的影响有时特别显著。野生动物生活在一定的自然地理环境(荒野、森林、沼泽)中,病原体的循环传代增殖,使这些地方常成为长久的自然疫源地。

2. 对传播媒介的影响 自然因素的影响很明显。如夏季和秋初,气温高、雨水多,吸血昆虫大量滋生,使通过它们散播的传染病如炭疽、气肿疽、土拉杆菌病(野兔热)、乙型脑炎等的发病率明显上升。日光和干燥对多数病原体有灭活作用,而适宜的温度和湿度则有利于病原体在外界环境中的生存。有的人兽共患疫病表现出一定的季节性,是因为其病原在这个季节较适宜生存繁殖,或人的活动有利于病原传播,如一些细菌性疫病。呼吸道传染病常有在晚秋、冬、早春发病率增高的现象,如流行性感冒,这主要是由于低温较有利于气源性感染。

3. 对易感对象的影响 气候突变、寒冷、闷热、阴雨连绵、地理环境的变化常常成为应激因素影响动物正常的代谢和生理功能,使机体抵抗能力下降,有利于病原微生物的入侵。闷热天气常可降低肠道的免疫功能,肠道传染病常增加;湿冷气候可降低呼吸道黏膜的屏障作用,有利于呼吸道传染病的流行。家禽自然情况下一般不感染炭疽,但如寒冷和饥饿使鸡的体温降至37℃时,则可失去对炭疽的先天免疫性。

(二)社会因素

人和动物所处的环境,很大程度上还受人们社会生产活动的影响,它与社会结构,生产力水平,人口素质,经济生活,文化、科技的发展,国家的法规建设和民族风俗习惯都有直接关系。人们的社会生产活动既可以是影响疫病广泛流行的原因,也可以是有效消灭和控制疫病流行的关键。

1. 自然资源的开发 随着经济发展和人口不断增长,人类需要进入之前尚未开发或人烟稀少的地区兴办水电,建造公路、铁路和桥梁,伐林开垦等,就使原在这些地区野生脊椎动物中流行的自然疫源性疾病的病原体有可能侵入人类或家畜家禽,而引起人兽共患疫病流行;或人们在山野、森林捕捉的野生动物引至动物园或住宅饲养,极有可能把某些自然疫源性疾病带入人口聚居的地区。这在后面地理景观流行病学中将进一步述及。

2. 畜禽高度集约化饲养 20世纪50年代后,世界畜牧业生产向大规模集约化方向发展,单位面积内的动物饲养量大大增加,饲养数万头猪,数万头肉牛,数千头乳牛和数百万只鸡、鸭的牧场已不罕见。这些牧场的防疫工作稍有疏忽就会引起疾病的暴发流行,造成重大经济损失。

3. 风俗与生活习惯 某些疫病的流行与民族或地区的风俗习惯也有密切关系。如日本人喜食生鱼片,我国广东、福建和越南农村还有习惯用蛙肉敷贴伤口或吞食活蛙以治疗疥癣病,我国农村不少地方,过去习惯把猪圈与厕所建在一起,增加了猪吞食人粪的机会,这些都为某些人兽共患疫病的流行提供了可能。又如养犬的地区,一旦有狂犬出现,未能及时采取正确处理措施,造成犬犬交互感染,这样犬就成了狂犬病病毒传播的流动载体。有些人不注意防疫卫生,人与犬共用食碗、人与犬亲嘴、手接触犬嘴后不洗手消毒就喝水、进食或挖鼻孔、揉眼睛等，引起狂犬病在这些地方流行，造成人畜死亡。

4. 环境污染　包括多种因素的污染，这里着重指致病微生物的污染。如人畜排泄物管理不善，卫生设施破坏，病原体随同人畜排泄物污染水源、土壤和植被，则成为一些人兽共患疫病传播的重要途径。如用未经无害化处理的粪水给蔬菜施肥，蔬菜生食后即易感染病原。屠宰场、肉食品厂排出的下脚水，或农户宰杀动物的下脚水未经无害化处理，常常也是引起某些人兽共患疫病的重要原因。如新中国成立前某地曾食用从口蹄疫疫区带出的牛头，因洗涤的下脚水泼入水沟，邻村牛只沟边饮水后发生口蹄疫。

从上面几点可以看出，人的社会活动对疫病流行有重要影响。严格执行国家颁布的卫生法规和兽医防疫法规，严格执行防制措施，是控制和消灭人兽共患疫病的重要保证。相反，缺少相关法规或有法规而不严格执行，则是造成一些人兽共患疫病长期不能控制、消灭，使疫情得以扩散的主要原因之一。

三、人兽共患疫病流行过程的特征

以下主要叙述人兽共患疫病发生时在动物中流行的特征。

（一）流行形式

在人兽共患疫病的流行过程中，根据在一定时间内某地域某疫病发病率的高低和传播范围的大小，可分为以下4种表现形式：

1. 散发性（sporadic）　指发病动物和人数目不多，在一个较长的时间里病例只是零星地在某地域内散在发生。出现这种散发形式的原因大致有：①动物群对某病的特异性免疫水平较高，但又不是所有动物都获得了高水平特异性免疫力。如鸡新城疫是流行性强、危害大的传染病，如每年按防疫规程进行全面预防注射后，因鸡只存在个体差异，并不能保证每只鸡都获得了高水平特异性保护，还有可能出现散发病例。②某些人兽共患疫病在畜禽通常表现为隐性感染，少数动物表现症状，如家畜的钩端螺旋体病。③一些病的传播需要某些特殊条件，如破伤风的发病需要有破伤风梭菌和深创伤能构成厌氧环境，因而一般情况下只是零星散发。又如放线菌病，病原存在于污染的土壤、饲料或饮水中，当黏膜和皮肤上有破损（如给牛饲喂带刺的饲料）时便会发生，表现为散发。相似的情况还见于恶性水肿等。

2. 地方流行性（endemic，enzootic）　指在一个时期内，发病数目较多，但传播的范围常局限于一定地区（如一个县、乡或村镇范围）内。它表示在一定地区某一时期里，发病的数量超过散发性，但并不是超过很多，在一定区域流行。如猪丹毒、猪气喘病等常呈地方流行性，常是由于该地区存在某些有利这些疫病发生的条件，如饲养管理条件差，土壤、水源有病原体污染及有带菌（毒）动物和昆虫传播媒介等。又如牛气肿疽、炭疽的病原体形成芽孢，污染了某个地区，成了常在的疫源地，如防疫措施不周密，每年都可能出现一定数量的病例。某些散发性人兽共患疫病在畜禽群易感性增高或传播条件有利时也可能出现地方流行性，如巴氏杆菌病、沙门菌病等。

3. 流行性（epidemic，epizootic）　在较短时间内发病数目多，并传播到较广的范围（几个县，甚至几个省），这种现象称为流行性。此概念并不指动物发病数目有一个规定的界限，而主要指发病频率较高，时间相对集中而传播范围较广。口蹄疫、牛流感、绵羊痘、鸡新城疫等常以这种形式流行。这些传染病的病原往往毒力较强，并呈急性经过。

一些书籍和专业期刊上还常常用"暴发"（outbreak）一词来描述疫病的流行情况。一般认为，"暴发"是指某种疫病在一个集中的动物群或人群或一定地区范围内，短期内突然出现很多病例时的情况。

4. 大流行（pandemic，panzootic）　指一个时期内发病数目很多，传播蔓延的地区非常广泛，可传播到全国或几个国家，甚至整个大陆。这类疫病一般都是由传染性很强的病毒所引起的，历史上如口蹄疫、流感都曾以此种形式发生过。

上述几种流行形式之间的界限是相对的，同一种人兽共患疫病的流行情况因时间、地点、环境不同表现也可能会有明显差异。如某疫病在某地流行，每年动物中有5％新病例出现，可能认为是散发，但如在1个月内有同样数量的新病例出现，可能就认为属地方流行性。但同样1％新病例出现在一个从未发生过该疫病的地区，而且时间较集中，则表明该地可能发生了这种疫病的暴发。

（二）流行的季节性

某些人兽共患疫病常在一定的季节发生，或在一定的季节发病率显著上升，这种现象称为疫病流行的季节性。出现季节性的原因，主要有以下几方面：

1. 季节变化对病原微生物在外界环境中的存在和散播发生影响　夏季气温高、日照长、紫外线辐射强烈，这不利于一些抵抗力较弱的病原体在外界环境中的存活。例如，口蹄疫病毒对高温和阳光照射敏感，在直射阳光下，病毒60 min可死亡。因此，口蹄疫的流行在牧区一般夏季会减缓或平息，而常在冬季加剧。多雨季节，如土壤中存有炭疽杆菌芽孢或气肿疽梭菌芽孢，很可能被流水（或洪水）冲出散布到草场牧地，炭疽或气肿疽发生的可能就会增多。

2. 季节对生物传播媒介的影响　夏秋炎热季节，蝇、蚊、虻类等吸血昆虫大量滋生，非常活跃，凡能由它们传播的疾病，都易发生，如猪丹毒、炭疽、流行性乙型脑炎、马传染性贫血等。

3. 季节对动物活动和抵抗力的影响　季节变化，主要是气温和饲料的变化，对动物抵抗力有一定的影响。这种影响对于某些病原微生物引起的疫病尤其明显。如仔猪副伤寒和羔羊痢疾等发病与此有关。畜禽冬季舍饲期间，比较拥挤，饲养密度增大，经空气传播的疫病较为多发，这与冬季温度较低，而湿度较高，通风不良有直接关系。

（三）流行的周期性

某些人兽共患疫病经过一定的间隔时期（常为数年）后又再度发生流行，这种现象称为流行的周期性。如口蹄疫、流感的发生都曾有这种周期性表现。出现这种周期性表现的重要原因是人畜（禽）群中易感对象的比例发生较大的变化。在疫病流行过程中感染后康复的或隐性感染的人畜（禽）都能获得特异性免疫力，因而流行会逐渐停息。但是经一段时间后，因特异性免疫力逐渐减弱，又不断有新的人、动物出生，或引进了一定数量的外来易感动物，或易感人群的大量流动，这样易感人和动物的比例增大，群体的易感性又会明显提高，当传染源或传播途径两环节相连时，病原微生物则很容易侵入易感对象，结果就可能发生已流行过的疫病的新一次流行。牛、马等大家畜数量稳定，每年更新数目不大，几年累积后周期性较明显。更新、流动较快的猪、禽等小动物，周期性反而不明显。

人兽共患疫病流行的季节性或周期性，不是无法改变的。只要加强调查，深入研究，掌握它们的特点和规律，使外界不利于病原微生物存在，不利于吸血昆虫的滋生，并采取消毒杀虫措施,同时加强畜禽的饲养管理,增强机体的抵抗力,有计划地做好预防接种,完全可以使人兽共患疫病不发生季节性或周期性流行。

第三节　人兽共患疫病疫源地和地理景观流行病学

一、疫源地

(一)疫源地的含义

凡有传染源及其排出的病原体存在的地区称为疫源地。疫源地的含义比传染源的含义更广泛,它不但包括了带有并可排出病原体的脊椎动物(传染源),而且还包括传染源活动区域内所有已被污染的用具、厩舍、牧地和怀疑被感染的可疑动物群及储存宿主等。疫源地内的传染源可采取隔离、治疗或扑杀、深埋、消毒、烧毁等办法处理,其余受污染的环境则须消毒灭菌,杜绝各种传播媒介,防止易感对象感染。疫源地内有新的动物受感染,则疫病逐渐就可发生流行,研究和查明人兽共患疫病的疫源地并进而清除疫源,是防制人兽共患疫病的重要任务之一。

(二)疫源地的范围划分和存在时间

疫源地的范围大小随传染源的数目和分布不同,因污染区域的大小不同而不同。由单个传染源或同一动物或人群的多个传染源构成的疫源地称为疫点。它可能只限于动物或人所在的厩舍栏圈、场院、草地或饮水区或人的居住小区,或某个比较孤立的畜牧场或自然村。一个地区也可能出现某种疫病的多个疫源地,如果这些疫源地由于自然和社会因素等原因彼此存在一定联系,而且该种疫病正在流行,则这个地区又常常称为该疫病的疫区。显然疫区的范围比疫点大,一般说其范围除患病动物或人所在畜牧场、自然村,还包括患病动物或人于发病前(潜伏期)放牧、饮水、使役及活动过的地区。在实际防疫工作中,经调查,划定执行某些防疫规定的区域也常称为疫区。

疫源地的存在一般有一定的时期,时期的长短由多方面因素决定。只有当最后一个传染源死亡,或未死而不再携带病原体,或已离开疫源地,对所污染的外界环境进行彻底消毒处理,经过本病的最长潜伏期,不再有新病例出现,并经血清学检查动物群或人群均为阴性反应时,才能认为该疫源地已被消灭,疫点和疫区也不再存在。但对有些人兽共患疫病,疫源地和疫点、疫区的消失并不同时发生,疫源地并不随着人和动物群中疫病的消灭而消失。如土壤性病原微生物引起的人兽共患疫病(炭疽、气肿疽、破伤风、恶性水肿等),当患病动物或人死亡或痊愈、经过一定时间(最长潜伏期)观察已无新病例出现,经消毒后可以解除该疫区的封锁,但此地区由于土壤中还有芽孢存在,仍然是该疫病的疫源地。凡与疫源地接触的易感动物或人,都有受感染并形成新传染源的可能,这样一系列疫源地的相继出现,就会逐渐构成疫病更大范围的流行。

二、地理景观流行病学(自然疫源地)

(一)基本概念

地理景观是自然地带区域中按其外部自然特征的相似划分为同一类型的特定的区域单位,是发生上相对一致和形态结构上相对同一的区域。如某某山脉、某某谷地等。在特定的地理景观内(如一个地段或水域内),相互间具有直接或间接关系的各种动植物和微生物、寄生物构成具有特定组成的生物群落,它们相互联系,相互依存,相互影响,长期共存,并和无机体(如地形、气候、土壤、水文等)天然组合成一个统一的综合群,构成了各种独特的生态系统。在一定地理景观的特定生态系统中,微生物和寄生虫也是生物群落的一部分。如在这个地理景观中,无人类活动,微生物中的病原体或寄生虫通过传播媒介自然地侵入易感野生动物中生存增殖并引起疫病的流行,也即病原体、传播媒介(特别是节肢动物)和宿主动物在自己的世代交替中,完全不依赖人而生存,那么病原体所引起的这类疫病称为自然疫源性疾病。这个概念是1939 年由苏联的巴甫洛夫最先提出的。自然疫源性疾病一直在野生动物中传播,当人类由于开荒、从事野外工作等闯进这些生态环境时,病原体才在一定条件下传染给人或畜禽,如蓝舌病、鹦鹉热、流行性出血热、森林脑炎、黄热病、鼠疫、土拉杆菌病、Q 热、蜱传回归热、伪狂犬病等。

自然疫源性疾病的病原体一般不能单独在自然界中长期存在。有些是在宿主体内,有些是在传播者体内(如节肢昆虫、某些鸟类、鼠类等动物体内)。各类动物,都是一定地理景观的组成部分和表现者之一。基于地理景观,联系易感动物和病原体的生物传播者的地理分布,研究影响分布的因素,阐明动物宿主和病原体、媒介和病原体、媒介和宿主之间的关系,预测可能存在的自然疫源性疾病和流行规律并提出预防和控制措施的科学称为地理景观流行病学。

(二)自然疫源地病原体的转移

自然疫源性疾病所在地区,即称为自然疫源地。人进入自然疫源地,由于人和野生动物作斗争及人将某些野生动物驯化为家畜(禽),在野生动物、人类和家畜(禽)三者之间,会发生病原体的转移,这种转移主要是在以下两个方向上发生。

1. 成为家畜(禽)疫病的病原体　这主要发生在人类的生产活动中,将野生动物驯化为家畜(禽)的情况。原寄生于野生动物的病原体由于宿主被驯化,也逐渐适应于新驯化成的家畜(禽)宿主。这种情况下往往病原体对原宿主的致病性会减弱,而对新宿主的致病性反而增强。这一般是由于原宿主的免疫力更强(由遗传性决定)的缘故。

2. 成为人类传染病的病原体　在与野生动物的斗争过程中,从食用野生动物到利用野生动物,因和野生动物频繁接触,使有的野生动物病原体侵入人体并逐渐适应,也使人此后可成为这些病原体的易感宿主。

以上也即野生动物的病原体转变成人兽共患疫病的病原体。这方面的例子很多,如鹦鹉热(鸟疫)原是野生鹦鹉和野禽的典型的自然疫源性疾病,由于人类捕捉和饲养鸟,使此病成为家畜家禽及人类可共患的传染病。又如钩端螺旋体病本是啮齿动物的传染病,后发展成为家畜和人类的共患传染病。东部型马传染性脑脊髓炎病毒的野生动物贮存宿主主要是鸟类,传播媒介是伊蚊、库利赛特蚊等,当鸟类和家禽缺乏时,这些蚊虫会吸家畜血和人血,把病原传播给人畜,使人或牲畜出现较明显的发病表现。

对自然疫源性的研究表明,人和动物都经历过漫长的进化过程,虽然人和动物疫病有较多共性,但它们之间的生物学和流行病学特征仍有着很大的差别。有的病(如猩红热、百日咳)只有人类表现为易感,而动物不易感。相反,有的病(如猪瘟、鸡马立克氏病、鸡新城疫等)动物易感,而人类则不感染。有一些病原体,人常常成为它们增殖传代的终点,不易一代一代长期传播下去,即人作为传染源的情况相对较少,但家畜(禽)则可能包括在自然界病原体的循环链中,不但本身保持了病原体,而且还会将病原体从一种家畜(禽)传给另一种家畜(禽),或传播给野生动物群,或传播给人,形成新的疫源地。如布鲁斯菌病、狂犬病、口蹄疫、炭疽、钩端螺旋体病等都可见于这种情况。因此,人兽共患疫病中,病原体由动物传播给人的是多数(占70%左右),而可由人传播给动物的相对较少。

(三)自然界中一些重要畜禽传染病自然疫源地的构成举例

1. **口蹄疫**　曾发生多次世界范围的大流行,造成过巨大的经济损失。

野生动物宿主:黄羊、鹿、麝、野猪、长颈鹿、扁角鹿、野牛、瘤牛、野生牦牛、驼羊、岩羚羊、象等。

媒介:禽、节肢动物(蝇类、硬蜱等)。

口蹄疫的宿主范围和群体数量较大,而且宿主动物的移动范围也非常广。许多科学家认为野生动物起一种病毒保持者的作用,使口蹄疫可远距离传播。家畜中消灭了口蹄疫并不保证发生了口蹄疫的地区中,病毒已完全杀灭,因为它们可以通过野生动物长期存留。

2. **布鲁斯菌病**　本病易感动物的范围很广,是对畜牧业和人类危害严重的传染病之一。

野生动物宿主:野牛、羚羊、鹿、骆驼、野猪、狐、狼、野兔、猴、鼠、猬、鹤、家雀、乌鸦、蜥蜴、蛙、蟾蜍等。

媒介:节肢动物(如硬蜱、隐缘蜱等)。

野生动物体内的布鲁斯菌可历时2年不丧失其毒力,多种动物如啮齿类、肉食类、有蹄类、食虫鸟类、爬行动物、两栖动物都能感染,在自然界以野兔和高鼻羚羊最易感染。

3. **结核病**　分布极广,所有哺乳动物和禽类,都可能被感染。

野生动物宿主:猴、鹿、狮、虎、豹、犰狳、羚羊、野兔、野牛、野猪、野山羊、熊、野禽(包括水禽)。

媒介:蜱(如蓖子硬蜱、网纹草蜱、波斯锐缘蜱等)。

有报告指出,野鸟不但是禽型而且是牛型分枝杆菌的储菌动物,波斯锐缘蜱能在鸟中传播病原体,鸟也可因啄食了吸过哺乳动物血的硬蜱而被感染。

4. **猪丹毒**　曾广泛流行于世界各地,对养猪业造成过很大的危害。

野生动物宿主:鹳属鸟、鹦鹉、鹌鹑、孔雀、山雀、家雀、金丝雀等;野猪、鹿、猫、鼠类(沙林鼠、地下松鼠等);鱼类(海鱼和淡水鱼)、螃蟹、虾、龟、鳖等。

媒介:蚊、蝇、虱、蜱、螨等。

在草原中已发现猪丹毒自然疫源地。猪丹毒存在土壤性疫源地,猪丹毒杆菌不仅可生存在许多动物体内,并可在富含有机质的碱性土壤中长期存活,在温度适宜的条件下进行增殖,这在阐明猪丹毒的流行病学上有重要意义。

5. **Q热**　在国内外广泛分布,在家畜和野生动物中有众多宿主。

野生动物宿主：世界各地带 Q 热立克次体的野生动物达数十种，其中以啮齿动物最多，如金地鼠、沙鼠、黄胸鼠、喜马拉雅旱獭、藏鼠兔等，以及鸟类中的麻雀等。

媒介：多种硬、软蜱（如扇头蜱、边缘璃眼蜱、革蜱、微小牛蜱等），蝇类和螨（如理纹恙螨、雀刺螨等）。

蜱吸吮患 Q 热的动物血后，立克次体在消化道上皮细胞中增殖，在蜱体内可存活很长时间（可达数年），蜱组织及粪污中常含有大量立克次体，进而污染环境和感染宿主（通过皮肤和被毛等）。

除上述提到过的自然疫源性疾病外，具有自然疫源性的人兽共患疫病还有许多，如流行性出血热、森林脑炎、犬瘟热、日本脑炎、白蛉热、黄热病、蓝舌病、恙虫病、鼠型斑疹伤寒、蜱传斑疹伤寒、鼠疫、土拉杆菌病、李氏杆菌病、沙门菌病、蜱传回归热、钩端螺旋体病等等。

由于野生动物中传染源（包括带菌带病毒带虫现象）的广泛存在，在新辟牧场上家畜与各种啮齿类动物及其他野生的哺乳类动物接触机会很多，加上节肢昆虫的大量活动，这为野生动物和家畜之间病原体的相互传播提供了可能。近年来，随着地理景观流行病学和医学生态学的发展，人们对自然疫源性疾病的流行规律及对动物与人的影响，有了更深刻的认识，因而也为人兽共患疫病综合防制措施的制订提供了更丰富的科学依据。

（四）人对自然疫源地的影响

漫长的历史进程中，随着人口的增多，人类活动范围不断扩大，必然对自然地理景观和自然疫源地的发生分布产生重要影响。人类在改变和改造自然地理景观的同时，也消灭或转移了自然疫源地。人类的影响一般有以下几个方面：

（1）捕杀野生动物。这使寄生于这些野生动物体内的病原体数量必然减少，也迫使动物迁徙和动物群体密度发生变化，这些都使原处于相对稳定的生态平衡中的生物群落种群与结构发生显著变化。

（2）驯化野生动物。被驯养的野生动物会脱离原不受人影响的生物群落，进入与人有密切接触，受人干预的新生物群落中。一方面它们可与新疫病的病原体接触，另一方面又把野生动物中的病原体带入新的生境（栖息地）中，并因人的活动而使这些开始不为人所知的病原体散播到广大地区。如布鲁斯菌病、口蹄疫、炭疽都发生过这种方式的传播。

（3）人类开荒伐林、定居建设可显著改变自然景观的外貌和生物群落的组成。原生物群落中某种病原微生物的生存环境被打乱了或不复存在了，如病原体不能适应新的生物群落，原疫源地的活性就会下降甚至消失。如病原体适应这种新的生物群落，那对人和家畜（禽）来说，就可能意味着一种"新"疫病的出现。如原始混交林是森林脑炎的原始的自然疫源地。由于人为采伐，森林郁闭度下降，日照增加，湿度降低，野生动物多被赶走，蜱相也发生变化，血蜱代替全沟蜱，疫源地的活性下降。如之后较大规模放牧牛、羊代替了原来的野生动物宿主，全沟蜱又会重新繁衍起来，这些地区的原始疫源地就可转变为对人畜（禽）有威胁的疫源地，"新"疫病也就不可避免地出现了。如采取封山育林，次生林、阔叶林发育起来，全沟蜱重占优势，疫源活力也会逐渐由弱变强。

（4）一些野生动物进入人畜（禽）生活区，一些自然疫源性疾病的病原体也随之带入。如伐林开荒种田，因粮食作物增多，田鼠可向这些地方集中、繁殖，潜藏在鼠体上的鼠疫和野兔热等病原就有在人间传播的危险。在人类住所周围栖息的半野生动物（鼠类、鸟类、蝙蝠等）也常成为人畜共患疫病流行病学上非常重要的传染源。

（5）人类的大规模除虫、灭鼠、灭"害"鸟等活动。这些活动使以虫、鼠、鸟为传播媒介的自然疫源性疾病减少或消失，但与它们有关的生态平衡也受到影响。

综上所述，我们看到，一方面由于自然疫源性疾病的病原体可以不依赖人而能在自然界存活增殖、循环，因此当我们说已控制或消灭了某种疫病时，并不绝对意味着该种疫病在自然界中也不存在了。自然疫源性和自然疫源性疾病始终对人畜（禽）存在潜在威胁，因而在疫病防制上切不可疏忽而掉以轻心；另一方面因为自然疫源性疾病与地理景观密切相关，人的活动改变自然地理景观的面貌，也必然对自然疫源地发生重要影响，或者自然疫源地缩小或消失，或者对人或畜（禽）构成新的威胁。因此我们还必须不断深入进行地理景观流行病学的研究，了解其中生物群落各个成分，特别是病原体、传播媒介和宿主三者的生物学特性，病原体在其间的传播循环规律以及自然疫源性疾病的地理景观特色（特别是宿主和媒介生物的地理分布，它们所处的地理环境特点及宿主转换的机理），预报可能存在的自然疫源性疾病，提出相应的对策，使人类既能有计划合理地开发利用自然资源，保持生态平衡，又能提高人类认知水平和自觉性，主动预防和消灭可能存在的自然疫源性疾病。因此地理景观流行病学作为预防医学的重要组成部分，对保障人畜（禽）生命安全和促进经济发展都有重大意义。

第三章　人兽共患疫病的
诊断、预防和控制

第一节　人兽共患疫病的诊断

　　人兽共患疫病的诊断是指在人兽共患疫病或疑似病例发生后,为了弄清楚发病原因、传染源、传播途径、易感对象(动物和人)及流行特点而进行的一系列调查分析工作。疫病发生后,及时准确的诊断是防制工作的关键和首要环节,它关系到防控方向是否正确,是否能制订具有针对性的控制措施。正确的诊断来自于正确的诊断方案、可靠的方法和成熟的技术,特别对重大的疫情,应该全面系统掌握各方面的材料、信息、数据和检测结果。诊断人兽共患疫病的具体方法很多,大体分为两类,即现场诊断和实验室诊断。现场诊断又叫临诊综合诊断,包括流行病学调查、临诊诊断和病理解剖诊断;实验室诊断包括病理组织学检查、病原学诊断、免疫学诊断和分子生物学诊断等。随着医学科学技术不断发展,建立的诊断方法越来越多,但任何一种方法都有其不足或局限性,不可能完美无缺。因此在实际诊断中特别强调综合诊断,注意各种诊断方法的配合使用、各种诊断结果的综合分析,最后得出正确结果。在诊断疫病时,也并不是所有诊断方法都使用,而是根据具体情况和实际需要选取合适的诊断方法进行操作。

　　要特别强调的是,当疫病发生后,兽医或医护人员尚未到达现场之前,应严格采取以下措施:将疑似感染性疫病的动物或人进行隔离,规范管理;对患病动物和人停留过的地方和污染的环境、用具进行消毒;完整地保留患病动物或人的尸体;不得随意急宰患病动物,更严禁食用患病动物;不得随意转运动物或人的尸体;对患病的人和重大经济动物采取边查、边治、边控制的原则;同时到现场诊断疫病的兽医和医护人员应做好自我防护。

一、人兽共患疫病的诊断方法

(一)流行病学调查和分析

　　发生了人兽共患疫病,首先要进行流行病学调查,这是人兽共患疫病诊断必须进行的工作,其目的事是摸清疫病的发生发展及与之有关的各种情况和影响因素。这一方面有助于做出流行病学诊断,另一方面也便于及时采取合理的防疫措施,尽快控制疫病的蔓延,直至最终扑灭发生的疫病。流行病学调查,既要了解发病地区的一般特征,特别是影响疫病发生的一切条件,又要了解发病后该次疫病流行过程的特征,了解其发生和发展的过程和范围,包括疫情来源、传染源数量位置、传播途径、易感动物或人群及影响流行的因素,使用统计方法进行流行病学分析,为拟出有效的综合防制措施提供流行病学依据。

进行流行病学调查(即疫情及相关调查)一般应在接到疫情报告后立即进行。常采用询问调查和现场查看等方法,配合必要的实验室检查和统计学分析。调查的内容因疫病不同而有区别,下面就一般做法扼要分别叙述。

1. 调查方法

(1)询问调查　这是疫情调查的一个主要方法,询问对象主要应是病人或病人家属、动物主、养殖场管理人员、医护人员、兽医防疫人员和当地居民等。在询问调查时,应做好调查的记录和有关表格的填写工作。

(2)现场查看　即仔细查看发病区域的情况,了解流行发生和发展的经过,对关键内容作深入细致的调查和分析。现场查看时,可根据不同种类的疫病进行不同重点的调查。如发生肠道传染病时,应特别注意食物、饲料来源和质量,水源卫生条件,粪尿的处理情况等。如发生节肢动物传播的疫病时,应注意调查当地节肢动物种类、分布、生态习性和感染情况等。

(3)统计学处理　流行病学调查时,须应用统计学方法对调查到的数据(如一定时间和一定区域内各类动物总数、发病动物数、死亡动物数、宰杀动物数、预防接种数等)进行记录、整理和统计。调查完毕后,应分析和评定收集的全部资料,以便做出相应的结论,提出预防或消灭该次疫病的计划和建议。

流行病学资料的统计和分析是一项重要工作,因为它能帮助揭露疫病流行过程的各种相关情况、影响因素和流行规律。整理分析过程是去粗取精,去伪存真的过程,目的是得出客观的、可反映事物本质的结论,为建立正确的诊断提供依据,对拟采取的措施做出正确的评价。总之,流行病学调查为流行病学分析积累资料,流行病学分析可从调查资料中揭示出疫病发生流行的规律,并为下一次流行病学调查提供如发病率、感染率、死亡率、病死率(致死率)等既往疫情的历史资料,因而具有重要意义。

2. 调查内容

(1)疫区内的一般特征　包括地理环境、气象资料(季节特点、天气、雨量等),经济基本情况,群众生产、生活的特点和居民与畜牧有关的经济活动,畜牧兽医机构和工作的基本情况,兽医防疫专业人员人数、技术水平、组织管理情况,家畜家禽数目、品种分布和用途等。

(2)本次流行情况　最初发病的时间、地点,随后蔓延扩散的情况,目前的疫情分布,发病人和畜(禽)的种类、数量、年龄、性别,并用统计学方法统计疫情(包括感染率、发病率、死亡率、病死率等),登记和整理疫区内各类人员(领导、兽医、饲养员和群众)对疫情的看法等。

(3)传染源的调查　本地过去的疫情,何时何地有多少发病?多少死亡?是否做过确诊?有无疫病档案可查?采取过什么防疫措施?是否进行过免疫预防?现状如何?附近地区发生过什么疫情?本次发病前曾否从其他地方引进畜禽、畜产品或饲料?输出地有无类似的疫病存在?

(4)传播途径和方式　包括畜禽的饲养管理方法,使役和放牧的情况,牲畜流动、收购、调拨及防疫卫生情况,交通检疫、市场检疫和屠宰检验的情况,死畜(禽)、病畜(禽)的处理,有利疫病蔓延的自然和社会因素(如地理地貌、河流、气候、植被状况,野生动物和节肢动物的种类、分布和活动情况及它们与疫病的发生和蔓延传播可能的关系等)及已有的行之有效的控制疫病的经验与措施等。

(5)该地区的经济和社会生活基本情况　群众生产活动和日常生活的基本情况和特点,卫生防疫、畜牧兽医机构和工作的基本情况,有关知识的科学普及情况等。

以上调查内容,适用于发病地区平时一般人兽共患疫病的调查。如果在非常时期(如战时、大的自然灾害发生时等)或出现较为特殊的疫病时,应根据不同的实际情况专门制订流行病学调查方案。

(二)临诊诊断

临诊诊断是最基本的诊断方法。它是利用人的感官或借助一些简单常用的器械如体温计、听诊器等直接对患病动物和人进行检查。有时也包括血、粪、尿的常规检验。对于某些具有特征临诊症状的典型病例如破伤风等,经过仔细的临诊检查,一般不难做出诊断。

但是临诊诊断有一定的局限性,特别在发病初期尚未出现有诊断意义的特征性症状时,或对非典型病例(如无症状的隐性患者)依靠临诊检查往往难于做出诊断。在很多情况下,临诊诊断只能提出可疑疫病的大致范围,必须结合其他诊断方法才能做出进一步的诊断。在进行临诊诊断时,应注意综合整个发病群体所表现的综合症状,进行分析判断,不要单凭个别或少数病例的症状轻易下结论,以防止误诊。

(三)病理解剖诊断

患人兽共患疫病死亡的动物或人必然有一定的病理变化,可作为诊断的依据之一。现场病理解剖主要是针对动物,检查肉眼病变(大体病变)。病理剖检应由兽医或医护人员在规定的场所完成,不可随意剖检,以免造成污染,散播疾病。如果怀疑是炭疽时严禁剖检。在剖检时要尽可能检查多个病例,综合看到的病变有助于疫病判断。患病初期动物、最急性死亡的动物及非典型病例,往往缺乏特征性的病变,因此一般应选择症状较典型、病程较长、未经治疗而自然死亡的动物病例进行剖检。对死亡的疫病患者,必要时也应依法进行尸体剖检。在剖检尸体时,注意采取必需的样本以供实验室检查用。

二、人兽共患疫病的实验室诊断

(一)病理组织学检查

对患病动物或人的病变器官,通常还需要进行组织学检查。观察组织细胞病变,有助于深化对疫病危害和致病机理的认识。有些病需要取特定的器官进行组织学观察,如传染性海绵状脑病。

(二)病原学诊断

运用生物病原学方法进行病原学(微生物病原或寄生虫病原)检查是诊断疫病的重要方法之一。一般包括病料的采集、病料涂片检查、病料接种及分离培养和鉴定、动物接种试验等。

(三)免疫学诊断

免疫学诊断是疫病诊断常用的重要方法,主要包括血清学试验和变态反应。

1. 血清学试验 利用抗原和抗体特异性结合的免疫学反应进行的各种方法诊断。可以用已知抗原检测被检动物血清中的特异性抗体,也可以用已知抗体(免疫血清)来测定被检材料中的抗原。如常用的凝集试验、血凝和血凝抑制试验（HA 和 HI）、琼脂扩散试验（AGP）、免疫荧光试验（IFA）、酶联免疫吸附试验（ELISA）、放射免疫试验（RIA）等。

2. 变态反应　动物患某些传染病（主要是慢性传染病）时，机体可对本病病原体或其产物（某种抗原物质）的再次进入产生强烈反应，即变态反应。能引起变态反应的物质（病原体、病原体产物或抽提物）称为变态原，如结核菌素、鼻疽菌素等，将其注入患病动物体，可以引起局部或全身反应，将反应情况作示病指标可以用于疫病的诊断。

（四）分子生物学诊断

分子生物学诊断又称核酸诊断。主要是针对不同病原微生物所具有的特异性核酸序列和结构进行测定。在传染病诊断中涉及的分子生物学技术主要有：限制性内切酶图谱分析法、寡核苷酸指纹图谱法、核酸探针技术、PCR（聚合酶链式反应）技术、Southern 杂交、Western 杂交、原位杂交和基因芯片技术等。

1. PCR 技术　又称体外核酸扩增技术，主要用于人兽共患疫病的病原核酸检测，适宜早期诊断和病原鉴定。该技术不仅可以检测活的病原体，还可检测出已灭活的病原体，只要病原体的核酸没有降解就可检测出。因此，当由于各种原因无法进行病原分离鉴定时，该技术可直接用于检测临床病料，甚至能从多年陈旧的标本中检测出病原。

2. 核酸杂交技术　又称基因探针或核酸探针技术。该技术由待检核酸、固相载体（硝酸纤维素膜或尼龙膜）和荧光素、酶或同位素标记的探针三部分组成。该技术应用范围广：可应用于所有病原体的快速诊断及分类鉴定，可从污染混合物中检测靶基因，特别适宜隐性感染和难培养的病原体，动物产品或食品的卫生检验等。

3. 基因芯片技术　又称 DNA 芯片技术、微阵列（microarray）技术，属于生物芯片技术的一种，是在核酸杂交和测序基础上发展起来的一种新型疫病诊断技术。最主要的优点是具有高通量、平行性、自动化和信息化等特点，可同步联合诊检多个疫病或多个基因。

第二节　预防人兽共患疫病的方针与原则

一、始终坚持以"预防为主"的方针和原则

对人兽共患疫病我国始终坚持和贯彻以"预防为主"的方针，坚持依靠科学、依靠群众、防治结合、分类管理的原则。人兽共患疫病发生后常会影响人畜健康并造成重大的经济损失。因此，预防为主，即平时要加强宣传，普及有关科学知识，做好环境卫生，搞好动物的饲养管理和疫病防控，搞好人的卫生防疫，不断提高人畜（禽）的健康水平和防病能力。要加强各项检疫，认真贯彻国家各项法规，采取综合防控措施，控制和杜绝疫病的传播蔓延，降低发病率和死亡率。实践证明只要搞好平时的预防工作，大多数疫病的发生都可以避免，即使发生也能及时控制，将损失降到最低。随着我国现代养殖业的发展，动物规模饲养数量不断增加，畜禽和人口流动更加频繁，发生人兽共患疫病的机会越来越多，因而预防为主的重要性显得更加突出。如果人兽共患疫病工作的重点不放在预防方面，而是忙于治疗患病的动物和人，就必然出现发病率不断增加、越治疗患病的人和动物越多，这是一种危险的本末倒置的做法。因为防控人兽

共患疫病工作涉及的部门多、区域较广，贯彻"预防为主"的方针，必须依靠政府的统一领导、部署多部门协同作战。同时依靠群众，普及科技知识，尽可能采用先进技术，群防群治，才能真正把防疫工作做好，收到实效。

二、建立、健全相关法律法规，做到依法防控

兽医法规和卫生工作法规是做好人兽共患疫病防制工作的法律依据。改革开放以来，我国政府高度重视法规建设，先后颁布并实施了一系列重要的法律与规定。在动物疫病防制方面，1985 年国务院颁布《家畜家禽防疫条例》；1991 年全国人大常委会通过并公布《中华人民共和国出入境动植物检疫法》；2005 年 11 月 16 日国务院公布《重大动物疫情应急条例》；1997 年全国人大常委会通过《中华人民共和国动物防疫法》并于 1998 年 1 月开始实施，2007 年 8 月对该法进行了修订，新修订的《中华人民共和国动物防疫法》于 2008 年 1 月 1 日起正式实施。在公共卫生方面，1995 年 10 月 30 日国家颁布实施《中华人民共和国食品卫生法》，2009 年修改为《中华人民共和国食品安全法》，2012 年做了进一步修订并很快颁布实施。1989 年全国人大常委会通过的《中华人民共和国传染病防治法》，于 2004 年再次修订实施。另外还相继颁布了《国家突发公共事件总体应急预案》《突发公共卫生事件应急条例》等法规或条例。世界卫生组织（WHO）制定了《国际卫生条例》，国际兽医局法规委员会出版了《国际动物卫生法典》，凡是世界卫生组织的成员，都必须履行条例中规定的各项义务。以上法律法规是我国开展人兽共患疫病防制工作的有效依据，这些法律法规对人和动物疫病的预防、疫情报告、控制和监督各方面都有严格的规定和要求。各级卫生行政主管部门、各类医务人员及兽医工作者有义务、有责任按照这些法律法规的规定和要求做好人兽共患疫病的预防和控制工作，真正做到"依法防疫，科学防控"。

三、建立、健全各级防疫机构，以保证防疫措施的贯彻落实

人兽共患疫病的防疫工作是一项与农业、商业、外贸、卫生和交通等多部门都密切相关的重要工作，各个部门从全局出发，密切配合，大力合作，统一部署，协调行动，建立、健全各级动物和人疾病预防控制机构，特别是基层动物和人的防疫机构，建设稳定的防疫、检疫、监督的高素质队伍，才能真正保证人兽共患疫病防疫措施的贯彻落实，才能把人兽共患疫病防疫工作落到实处。

第三节　人兽共患疫病的控制与扑灭

一、预防措施

依据《中华人民共和国动物防疫法》和《中华人民共和国传染病防治法》的规定，国家兽医行政主管部门和卫生部门负责制订人兽共患疫病的防制规划，根据国内外动物疫情和保护人类健康及养殖业生产的需要，及时规定并公布疫病预防办法。平时的预防措施主要包括以下几方面。

（一）加强宣传教育，提高人民防疫卫生素质

国家要经常开展预防人兽共患疫病的健康教育，新闻媒体应无偿开展人兽共患疫病防治和公共卫生教育的公益宣传。各级各类学校应当对学生进行健康知识和人兽共患疫病预防知识的教育。农业院校和医学院校应当加强人兽共患疫病预防医学的教育和科学研究，不断为人兽共患疫病的防制工作提供人才和技术支持。疫病预防控制机构、医疗机构及兽医部门应定期对工作人员进行人兽共患疫病防治知识和技能培训。积极组织开展群众性卫生活动，利用学校、广播、电视、宣传画、展览、讲座、科普读物、防治手册等多种形式和方法，广泛地宣传普及人兽共患疫病防疫的科学知识，进行人兽共患疫病的健康教育，倡导文明健康的生活方式，使人们充分认识到人和动物共患病的危害性，了解主要人和动物共患病的传播途径和防制知识，摒弃不卫生的习惯和风俗，自觉讲究卫生，预防疾病，同各种疾病做斗争，从而提高全体人民整体的卫生素质，这是人兽共患疫病防制工作的重要方面。

（二）加强动物及动物产品的管理

人兽共患疫病大部分是由动物传染给人，预防和控制好动物疫病，也就大大减少了人感染人兽共患疫病的风险。平时要加强对动物尤其是畜禽和人工饲养的其他动物的饲养管理，做好动物养殖圈舍和环境的卫生工作，包括消毒、杀虫、灭鼠等工作；动物及动物产品的包装、运载均应符合防疫卫生条件，以杜绝病原的传播。对养殖场的卫生要求，国家已制定了相应标准，应严格执行。

（三）切实搞好食品卫生检验工作

食品尤其是肉食品是人兽共患疫病传播的一个重要途径。为保障人民健康，防止人兽共患疫病通过食品途径传播，必须切实搞好食品卫生检验工作。目前我国对动物食品检验设有相关的职能部门，国家正在进行兽医体制改革，正有力地推进动物性食品卫生检验与保障工作，我们要严格按照《中华人民共和国食品卫生法》的规定，加强动物产品卫生检验；规范兽药使用，严格禁止将人药随意用于动物，严格控制动物药品残留等问题。

（四）加强预防接种

免疫接种能激发机体产生特异性抵抗力，是使易感的人和动物转化为不易感的人和动物的一种有效手段。有计划有组织地进行免疫接种，是预防和控制人和动物共患病的重要措施之一。在经常发生某些人兽共患疫病的地区或有某些疫病潜在的地区，或受到邻近地区某些疫病经常威胁的地区，应进行预防接种。国家对人群实行有计划的预防接种制度，国务院卫生行政部门和各级行政部门，根据人兽共患疫病预防和控制的需要，制订预防接种规划并组织实施，用于预防的疫苗必须符合国家质量标准。在动物防疫方面，国家《动物防疫法》规定，国家对严重危害人体健康和养殖业生产的人兽共患疫病对动物实施强制免疫，国务院兽医主管部门确定强制免疫的动物疫病病种和区域，并会同国务院有关部门制订国家动物疫病强制免疫计划。各级地方人民政府兽医主管部门根据国家动物疫病强制免疫计划，制订本行政区域的强制免疫计划。各地根据本行政区动物疫病实际流行情况可扩大实施强制免疫的动物疫病病种和区域，报上级部门批准后执行；对实施强制免疫的动物，应当按照国家兽医主管部门的规

定建立免疫档案,加强畜禽标识,实施可追溯管理。

(五)药物预防

药物预防亦可以使受某种人兽共患疫病威胁的易感人、畜(禽)免于疫病的危害,是预防人兽共患疫病的有效措施之一。

1.计划性药物预防 根据某些疫病的流行季节和特点,给易感人群和畜群进行计划性的药物预防和驱虫。如人的钩端螺旋病、流行性乙型脑炎等。

2.应急性药物预防 在某些人兽共患疫病流行时,可以对与病人、病畜接触过,可能受到该疫病威胁的人、畜进行应急性药物预防,此措施常能收到即时性防控疫病的效果。

(六)搞好消毒、杀虫、灭鼠等工作

平时搞好消毒、杀虫和灭鼠等工作对防控人兽共患疫病的流行和传播具有重要意义。据统计,人兽共患疫病的主要传染源来自家畜、家禽和野生动物。人类与家畜(禽)接近最多,据有关资料统计,约 2/3 的人兽共患疫病的储存宿主是家畜或家禽。人兽共患疫病的流行和传播不少是因为一些生物传播媒介传播病原。生物传播媒介主要有蚊、蝇、蚤、蜱、螨、虻、蛉等节肢动物和鼠类、鸟类,可携带数百种细菌、病毒、原虫等,能传播如鼠疫、登革热、流行性乙型脑炎、流行性出血热、疟疾、布鲁斯菌病、伪狂犬病、口蹄疫、沙门菌病、大肠杆菌病、丹毒、钩端螺旋体病、附红细胞体病、丝虫病、黑热病等多种人兽共患疫病。鸟类常能将人兽共患疫病传播到较远的地方。因此,搞好环境卫生,经常消毒、杀虫、灭鼠,消灭传播媒介,切断传播途径,可有效减少人兽共患疫病的发生与流行。

1. 消毒 平时要加强对可能被病原体污染的物体和场所的消毒。如人用炊具和餐具的消毒,畜禽食具和饮水用具的消毒,饮用水的消毒,食品厂的加工器械、加工人员和工作衣帽的消毒,畜禽厩舍和场地的定期消毒,人、畜(禽)粪便、污水和废料的无害化处理(特别是医院、动物医院的废弃物、垃圾的处理与消毒),毛皮等原料的消毒。

2. 杀虫 蚊、蝇、虻、白蛉、蚤、虱、蜱、恙虫等是人兽共患疫病的重要传播媒介,因此,杀灭这些媒介节肢动物和防止它们的出现,在预防和控制人兽共患疫病方面具有重要意义。杀虫的方法有多种,如物理杀虫法(如机械杀虫、高温杀虫、低温杀虫)、生物杀虫法和药物杀虫法等。

3. 杀灭中间宿主 一些动物,如钉螺、蜗牛等是很多人和动物共患寄生虫病病原体的中间宿主,在流行病学上具有重要意义。只要杀灭这些中间宿主,就能中止其完成整个生活史,从而达到预防和控制这些寄生虫病流行的目的。

4. 灭鼠 灭鼠对于防制人兽共患疫病的发生和流行具有特别重要的意义。鼠除了对人的日常生活可造成很大危害外,对人、畜的健康也有极大的危害。鼠是很多种人和动物共患病的传播媒介和传染源,它们(包括其体外寄生虫)可以传播多种人兽共患疫病,如鼠疫、炭疽、布鲁斯菌病、钩端螺旋体病、结核病、土拉弗朗西斯菌病、李氏杆菌病、猪丹毒、巴氏杆菌病、鼠咬热、流行性出血热、伪狂犬、口蹄疫、森林脑炎、回归热、鼠型斑疹伤寒等。

(七)加强人兽共患疫病监测与预警

平时搞好重大人兽共患疫病的监测和预警尤其重要。国家应建立人兽共患疫病专门监测

制度,卫生和动物疫病预防控制机构应当按照规定,对人兽共患疫病的发生、流行趋势等情况进行监测、信息收集、分析、报告和及时发布预警。从事动物饲养、屠宰、经营、隔离、运输以及动物产品生产、经营、加工、贮藏等活动的单位和个人要予以配合。通过及时发现疫情,及早采取综合性防控措施,防止疫情扩大蔓延。从 2003 年 SARS 暴发之初、2005 年四川猪链球菌感染人事件透露出我国在动物疫病监测上还存在诸多不足,但这几次影响重大的人兽共患疫病的发生也大大促进了我国重大疫病的监测和防控应急机制的完善。

二、加强检疫

检疫是应用各种诊断方法,对人和动物及畜禽产品进行疫病检查,并采取相应措施,防止疫病的发生和传播。检疫是人和动物共患病防制工作的重要环节,直接关系到人民身体健康、畜牧业的发展等。检疫分为卫生检疫和动物检疫。

(一)卫生检疫

1. 国境卫生检疫　　我国从 1950 年起就实行了国境卫生检疫,设有海港、内河、空港及陆地的国境口岸卫生检疫局,形成了比较完整的国境卫生检疫网。国境卫生检疫的任务是对出入境的人员和国际航行的交通工具、行李、货物实施检疫和必要的卫生处理,对国境口岸范围内的地区进行卫生监督和疾病检测,防止传染病从国外传入或由国内传出。

2. 疫区检疫　　重大人兽共患疫病如禽流感、口蹄疫等疫病暴发和流行时,县级以上地方政府经报上一级地方政府决定,可以划定疫区并在疫区采取紧急措施,对疫区人员进行体检,以发现所有的传染源,并可以对出入疫区的人员、物资和交通工具实施卫生检疫。

3. 交通检疫　　当人兽共患疫病暴发和流行时,为防止疫病在不同地区之间传播,可在车站、码头、机场等设立检疫点,进行交通检疫。

以上实施国境卫生监测和检疫的疫病是根据《国际卫生条例》、《中华人民共和国国境卫生检疫法》,由国务院卫生行政部门确定和公布。国内法定管理的疾病即《中华人民共和国传染病防治法》规定管理的传染病分为甲类、乙类和丙类。国务院可以根据情况,增加或减少甲类传染病病种,并予以公布。国务院卫生行政部门可以根据情况,增加或减少乙类丙类传染病病种,并予以公布。

(二)动物检疫

实施动物检疫是防止动物疫病传播、流行的重要手段,是动物防疫工作的重要组成部分。根据检疫监管的对象流向不同,分为以下两种。

1. 进出境动物、动物产品及其他检疫物检疫　　进出境动物和动物产品检疫,由国家检疫机关统一管理。国家检疫机关在对外开放的口岸和进出境检验检疫业务集中的地点设立口岸检疫机关,依照法律实施检疫。检疫管理的内容主要有:

(1)公布检疫对象和禁止入境物名录　　由国务院农业行政主管部门和国家检验检疫机关公布检疫对象和禁止入境动物名录,如《进境动物一、二类传染病、寄生虫病名录》、《禁止携带、邮寄进境的动植物及其产品和其他检疫物名录》。除此之外,输出或输入国家和地区对外签订的有关检疫条款、协议、协定及贸易合同上要求进行检疫的病种,也作为检疫对象实施检疫。

(2)建议审批　　输入或过境的动物、动物产品及其他检疫物,在其入境或过境前应办理审批手续。

(3)注册登记 国家对生产、加工出口动物产品的厂、库以及对向中国输入动物产品的国外生产、加工、存放单位实行注册登记制度。

(4)报检和申报 输入或输出动物、动物产品和其他检疫物,在入境(过境)或出境前,向口岸检验检疫机关报检。旅客携带动物、动物产品和其他检疫物入境时,向海关申报。

(5)检疫验放 输入或输出动物、动物产品和其他检疫物,在入境(过境)或出境时应接受口岸检验检疫人员的查验、检疫和消毒。海关凭口岸检验检疫机关签发的检疫单证验放。

(6)隔离检疫 输入动物需在口岸检验检疫机关指定的隔离现场实施隔离检疫。

(7)检疫监督 国家和口岸检验检疫机关对进出境动物、动物产品的生产、加工、存放过程进行检疫监督。

(8)检疫出证 国家授权的检验检疫机关依法实施检疫后签发证书,证明受检动物、动物产品及其他检疫物的健康和卫生情况或处理要求。检疫证书是货主向银行结算或向对方索赔的凭证,具体法律效力并符合国际规范。

2. 境内动物及动物产品检疫

(1)检疫管理 依照《动物防疫法》的规定,检疫管理分为三个层次:

一是国务院畜牧兽医行政管理部门主管全国的动物防疫工作。工作内容有:负责动物疫病防治、检疫、监督管理工作;公布检疫对象,制定行业标准、检疫管理办法、检疫规程;制订动物疫病防治规划,组织实施动物防疫和监督工作,发布疫情并组织扑灭;制订检疫员任职资格和资格证书颁发管理办法,制订各种检疫证明格式及管理办法等。

二是县级以上地方人民政府畜牧兽医行政管理部门主管本行政区内的动物检疫工作。工作内容有:制订实施强制免疫以外的动物疫病预防计划,报同级人民政府批准后实施;组织控制和扑灭一、二类动物疫病;负责培训、考核、管理动物检疫员等。

三是各级人民政府所属的动物防疫监督机构负责对本行政区域内的动物、动物产品实施动物防疫和动物防疫监督。工作内容有:动物防疫监督机构设动物检疫员,按照《动物检疫管理办法》规定对动物产品进行检疫、消毒;对依法设立的定点屠宰场(厂、点)派驻或派出动物检疫员,实施屠宰前和屠宰后检疫;依照法律法规实施检疫和监督,出具检疫证明等。

(2)检疫报检 动物、动物产品在出售或者调出离开产地前,货主必须向所在地动物防疫监督机构报检。

(3)检疫证明及检疫验讫标志 动物防疫监督机构依法对动物、动物产品及运载工具实施检疫、消毒后,出具产地检疫证明和消毒证明;对检疫合格的动物产品加盖或加封动物防疫监督机构使用的检疫验讫标志;货主凭产地检疫证明、运输工具消毒证明及动物产品的验讫标志,从事动物和动物产品经营活动。

(4)监督检查 动物防疫监督机构依法对动物饲养场、屠宰厂、肉类联合加工厂和其他定点屠宰场(点)等场所从事的动物饲养、动物产品生产及经营活动实行监督检查。对经营依法应当检疫而没有检疫证明的动物、动物产品的,由动物防疫监督机构责令停止经营,没收违法所得。对出售、运输动物和动物产品,实施验证查物。尚未出售的动物、动物产品,未经检疫或者无检疫合格证明的依法实施补检;证物不符、检疫合格证明失效的依法实施重检。

三、疫情的报告

当发现人兽共患疫病,特别是重大的人兽共患疫病时,基层医务人员、卫生防疫人员和兽医工作人员应在规定的时限内向主管部门报告疫情,主管部门根据疫情的重要程度,逐级上报疫情,各主管部门和地方政府,应立即采取有效措施,尽快做出诊断并扑灭疫情。动物防疫机构和疾病预防控制机构,应当及时互相通报动物间和人间发生的人兽共患传染病及相关信息。这是人和动物共患病防制工作中非常重要的措施。

1. 人医方面　任何单位和个人发现传染病病人或者疑似传染病病人时,都应及时向附近的医疗保健机构或者卫生防疫机构报告。执行职务的医疗保健人员、卫生防疫人员发现甲类、乙类和监测区域内的丙类传染病病人、病原携带者或者疑似传染病病人,必须按照国务院卫生行政部门规定的时限向当地卫生防疫机构报告疫情,卫生防疫机构发现传染病流行或者接到甲类传染病和乙类传染病中的艾滋病、炭疽中的肺炭疽的疫情报告,应当及时报告当地卫生行政部门,由当地卫生行政部门立即报告当地政府,同时报告上级卫生行政部门和国务院卫生行政部门。

各级政府有关主管人员和从事传染病的医疗保健、卫生防疫、监督管理人员,不得隐瞒、谎报或者授意他人隐瞒、谎报疫情。

2. 兽医方面　饲养、生产、经营、屠宰、加工、运输畜禽、畜禽产品的单位及个人,发现畜禽传染病或疑似传染病时,必须立即报告当地畜禽防疫检疫机构或乡(镇)畜牧兽医站,畜禽防疫检疫机构要及时组织兽医人员诊断,提出防制办法,并及时逐级上报。特别是可疑为口蹄疫、炭疽、狂犬病等重要人和动物共患传染病时,一定要迅速向上级有关领导机关报告,并通知邻近单位及有关部门注意预防工作。上级机关接到报告后,除及时派人到现场协助诊断和紧急处理外,根据具体情况逐级上报。若为紧急疫情,应以最迅速的方式上报有关领导部门。

当家畜突然死亡或怀疑发生传染病时,应立即通知兽医人员。在兽医人员尚未到场或尚未做出诊断之前,应采取下列措施:将疑似传染病病畜进行隔离,派专人管理;对病畜停留过的地方和污染的环境、用具进行消毒;兽医人员未到达前,病畜尸体应保留完整;未经兽医检查同意,不得随便急宰,病畜的皮、肉、内脏未经兽医检验,不许食用。这些问题应经常向群众宣传解释,做到家喻户晓。

四、疫病控制和扑灭措施

(一)迅速隔离处理

对患病动物(人)和病原携带者迅速隔离;对与患病动物(人)、病原携带者、疑似患病动物和人接触过的人、畜,隔离到指定的场所进行观察并采取必要的预防措施。对被污染的地方进行紧急消毒。拒绝隔离和治疗或者隔离期未满擅自脱离隔离治疗的,可由公安机关采取强制隔离治疗措施。根据诊断和检疫结果,可将全部受检者及家畜分为病人(畜)、疑似感染的人(畜)和假定健康人(畜)等三类,以便区别对待。

1. 病人(畜)　包括有典型症状或类似病状,或其他特殊检查阳性的人和畜。它们是危险性最大的传染源,应选择不易散播病原体、消毒处理方便的场所或房舍进行隔离。如数目较多,可集中隔离在原来的房屋或畜舍里。特别注意严密消毒,加强卫生和护理工作,须有专人看管和及时进行治疗。隔离场所禁止闲杂人畜出入和接近。工作人员出入应遵守消毒制度。隔离区内的用具、食物、衣物、饲料、粪便等,未经彻底消毒处理,不得运出,没有治疗价值的家畜,由兽医根据国家有关规定进行严密处理。

2. 疑似感染的人(畜) 未发现任何症状,但与病人、病畜及其污染的环境有过明显的接触,如同吃、同住、同工作、同圈、同槽、同牧和使用共同的水源、用具等。有可能处在潜伏期,并有排菌(毒)的危险,应在消毒后另选地方将其隔离、看管,限制其活动,详加观察,出现症状的则按病人病畜处理。有条件时应立即进行紧急免疫接种和预防性治疗。隔离观察时间的长短,根据该种传染病的潜伏期长短而定,经一定时间不发病者,可取消其限制。

3. 假定健康人(畜) 除上述两类外,疫区内其他易感者都属于此类。应与上述两类严格隔离,加强消毒和相应的保护措施,立即进行紧急免疫接种,必要时可根据实际情况分散或转移至偏僻地区。

(二)封锁及封锁区措施

地方疾病预防控制机构与畜牧兽医行政部门应立即派人到现场,化定疫点、疫区、受威胁区,调查疫源,及时报请卫生行政部门对疫区实行封锁,封锁区的划分,必须根据本病的流行规律、当时疫情流行情况和当地具体条件进行。执行封锁时应掌握"早、快、严、小"的原则,亦即执行封锁应在流行早期,封锁严密,范围不宜过大。根据我国《动物防疫法》规定的原则,具体措施如下:

1. 疫点应采取的措施 严禁人、畜禽、车辆出入和畜禽产品及可能污染的物品运出。在特殊情况下人员必须出入时,需经有关兽医人员许可,经严格消毒后出入。

对病死畜禽及疑似感染畜禽,县级以上农牧部门有权采取扑杀、销毁或无害化处理等措施,畜主不得拒绝。

疫点出入口必须有监督设施,疫点内用具、圈舍、场地必须进行严格消毒,疫点内的畜禽粪便、垫草、受污染的草料必须在兽医人员监督指导下进行无害化处理。

2. 疫区应采取的措施

(1)对动物方面采取的措施 交通要道必须建立临时性检疫消毒卡,备有专人和消毒设备,监视畜禽及其产品移动,对出入人员、车辆进行消毒。停止集市贸易和疫区内畜禽及其产品的采购。

未污染的畜禽产品必须运出疫区时,需经县级以上农牧部门批准,在兽医防疫人员监督指导下,经外包装消毒后运出。非疫点的易感畜禽,必须进行检疫或预防注射,农村城镇饲养的及牧区的畜禽与放牧水禽必须在指定地区放牧,役畜限制在疫区内使役。

(2)对人采取的措施 限制或停止集市、影院演出或其他人群聚集的活动,停工、停业、停课;封闭或封锁被传染病病原体污染的公共饮水水源、食品及相关物品,控制或扑杀染疫的野生动物、家畜家禽,封闭可能造成传染病扩散的场所,并对出入疫区的人员、物资和交通工具实施卫生检疫。

发生重大传染病疫情时,国务院卫生行政部门有权在全国范围内或者跨省、自治区、直辖市范围内,地方各级政府卫生行政部门有权在本行政区域内,调集各级各类医疗保健人员、卫生防疫人员参加疫情控制工作。患鼠疫、霍乱和炭疽死亡的,必须将尸体立即消毒,就近火化。

患其他传染病死亡的,必要时应当将尸体消毒后火化或者按照规定深埋。

3. 受威胁区应采取的主要措施 疫区的周围地区为受威胁区,其范围应根据疾病的性质,疫区周围的山川、河流、草场、交通等具体情况而定。受威胁区应采取如下主要措施:

对受威胁区内的易感动物应及时进行预防接种,以建立免疫带。

管好本区易感动物,禁止出入疫区,并避免饮用疫区流过来的水。

禁止从封锁区购买牲畜、草料和畜产品,如从解除封锁后不久的地区买进牲畜或其产品,应注意隔离观察,必要时对畜产品进行无害处理。

对设于本区的屠宰场、加工厂、畜产品仓库进行兽医卫生监督,拒绝接受来自疫区的活畜禽及其产品。

(三)解除封锁

疫区(包括疫点)内最后一头病畜禽扑杀或痊愈后,经过本病一个潜伏期以上的检测、观察,未再出现病畜禽时经彻底消毒,由县级以上农牧部门检查合格后,经原发布封锁令的政府发布解除封锁,并通报毗邻地区和有关部门。疫区解除封锁后,病愈畜禽需根据其带毒时间,控制在原疫区范围内活动,不能将它们调到安全区去。

五、加强合作、协同作战

(一)加强多学科、多部门的合作

人兽共患疫病的防治需要医学、兽医学、生物学等多学科和卫生、农牧、商业、外贸、旅游等多部门的密切配合与全体公民的共同努力,才能取得好的效果。在上述部门中,卫生与兽医部门的配合尤其重要,是人兽共患疫病防制工作的关键。许多国家在全国性和地方性公共卫生部门设立了兽医公共卫生机构或安排了专职兽医人员,如美国疾病控制中心的 5 000 名专业人员中有 1 000 多名兽医学专家,其陆军中兽医人员有 1/3 从事兽医公共卫生工作。许多国家的兽医院校开设兽医公共卫生和人兽共患疫病课程。我国农业院校的兽医专业近年来也开设了兽医卫生检验、人兽共患疫病防治与兽医公共卫生等课程,反映了人们对人兽共患疫病防制的重要性有深刻的认识。

但是,由于受传统观念的影响,我国长期以来在人和动物共患病的防制中,卫生防疫机构与兽医防疫机构缺少合作,没有发挥出人医与兽医的配合及在知识技术方面互补的作用。随着社会的进步和人们观念的改变,今后,我国的人医和兽医在组织形式上和知识技术方面将会有很好的配合,使我国人和动物共患病的防制工作取得前所未有的成效。2004 年元旦前后发生的禽流感疫情的防控,在兽医、人医、交通、公安、工商等部门配合下取得很好的控制效果,已经充分体现了这种部门配合的威力。

《中华人民共和国传染病防治法》和《动物防疫法》都规定动物防疫机构和疾病预防控制机构,应当及时互相通报动物间和人间发生的人兽共患疫病疫情以及相关信息,当发生人畜共患的传染病时,当地农牧部门必须与卫生部门共同采取扑灭疫病的措施。

(二)加强国际合作

人类要控制或消灭一种传染病,必须开展国际合作。随着世界经济全球化,由于国际贸易和旅游业迅猛发展,人口流动、动物引种、动物产品交易以及候鸟迁徙等原因,人兽共患疫病在不同国家之间传播和流行越来越频繁,因此,控制和消灭人兽共患疫病,必须依靠国际合作,共同努力。国际合作包括信息交流方面的合作,也包括技术和法律制度等方面的交流与合作。目前,为防止动物传染病传给人类,各国政府都制定了相关的法律,设立了专门机构进行检疫,严把国门,在人兽共患疫病防制方面发挥了重要作用。而世界卫生组织(WHO)和世界动物卫生组织(OIE)则在全球范围内发挥重要作用,及时发布疫情信息,协调各国政府行为,加强国际合作。SARS和高致病性禽流感的暴发,以及在全球范围内统一步调进行防控所取得的成绩,无不显示了国际合作的必要性和重要性。

六、加强科学研究

人兽共患疫病防制任重道远,只有不断加强科学研究,才能最终很好地全面控制人兽共患疫病的流行与传播。目前人兽共患疫病还有许多问题没有解决,如SARS、艾滋病、Q热、落基山斑点热、基孔肯雅病、裂谷热、拉沙热、埃博拉出血热、马尔堡出血热等疫病到目前还没有有效的疫苗,许多人兽共患疫病如结核病耐药性突出等。国家除了在政策上支持和鼓励开展人兽共患疫病防治的科学研究,还要加大基础研究的投入,在不同的地区或严重发病地区,建立一些跨学科的专门的人兽共患疫病研究机构和控制中心,并组建相应的专家队伍,在人兽共患疫病的病原、诊断技术、疫苗、耐药机制及有效药物筛选等方面开展扎实有效的研究。只要打下扎实的科研基础,就能面对突发的人兽共患疫病疫情临危不乱,迅速查清病原和制订有效的防控措施。在人兽共患疫病研究方面,美国的科研体制和运行机制给我们树立了一个良好的典范。政府在积极推动人兽共患疫病的分子生物学等现代生物技术研究的同时,还应注意扶持和鼓励一些传统的生物学研究,比如大型流行病学的调查和分析,传染病流行模型的研究等。可以看到,许多传统的传染病防制措施在预防和有效控制SARS等现代烈性传染病的扩散中仍起到了关键作用,如积极调查传染链、控制传染源头、隔离疫病区域等。只有通过科学研究,提高诊断能力,研发新疫苗和有效的药物,才能在人兽共患疫病的综合防控中取得好的效果。

第二篇

各　论

第一章 人兽共患病毒病

第一节 流行性感冒

流行性感冒(influenza)简称流感,是由流感病毒引起的一种急性呼吸道传染病,传染性强、发病率高,容易引起暴发流行或大流行。其临床特征是高热、呼吸困难以及其他各系统程度不同的临床症状,人和多种动物对本病易感。

【病原学】

流感病毒(influenza virus),属于正黏病毒科(*Orthomyxoviridae*),该科病毒主要包括 A 型流感病毒属、B 型流感病毒属和 C 型流感病毒属。在动物和人群中能够引起发病的主要为 A 型,B 型、C 型流感病毒仅能感染人而很少感染动物。

流感病毒是有包膜的单股负链 RNA 病毒,病毒粒子形态不规整,直径为 $80 \sim 120$ nm。其基因组由 8 条单股负链 RNA 组成,共编码 10 种蛋白质,包括血凝素(HA)、神经氨酸酶(NA)、核蛋白(NP)、基质蛋白(MP)、聚合酶蛋白(PB1、PB2、PA)、非结构蛋白(NS)和其他蛋白(HE、M2、M3、NB)。其中 HA 和 NA 是流感病毒的表面抗原,具有良好的免疫原性,同时也具有高度的变异性,是病毒血清亚型及毒株分类的重要依据。目前已知 HA 抗原有 18 个亚型($H1 \sim H18$),NA 抗原有 11 个亚型($N1 \sim N11$)。由于不同的流感毒株携带的 HA 和 NA 抗原不同,因此组成了众多的血清亚型,如 H5N1、H7N9、H9N2 等。HA 蛋白具有细胞融合功能,其 HA1-HA2 裂解位点存在的连续多个碱性氨基酸是决定流感病毒高致病性的关键分子基础。NA 具有神经氨酸酶活性,对病毒装配后的释放和感染发挥重要作用,也是神经氨酸酶抑制剂类抗病毒药物的主要靶蛋白。M2 蛋白具有离子通道活性,对病毒侵入细胞后 HA 发挥融合功能至关重要,同时也是金刚烷胺类抗病毒药物的主要靶蛋白。其他的蛋白,如 NS1 具有干扰素拮抗功能,聚合酶蛋白具有与基因组 RNA 形成转录复合体的功能。

由于流感病毒的基因组具有多个节段,在不同亚型的流感病毒感染同一宿主细胞时,病毒复制过程中容易发生不同片段的重组和交换,从而形成新的亚型。流感病毒的变异主要发生在 HA 和 NA 抗原上,当只有个别氨基酸或抗原位点发生变化时,只形成新的毒株而不形成新的亚型,称为抗原漂移;当抗原变异幅度较大,HA 抗原或 NA 抗原发生改变时,就会形成新的亚型,称为抗原转换。由于流感病毒不同亚型之间只有部分具有交叉保护作用,抗原转换为疫苗的研制和流感的防控带来了极大的困难。不同亚型的流感病毒对不同宿主感染的特异性和致病性不同,这和宿主不同组织特别是呼吸道携带的流感病毒受体类型不同有关,家禽主要感染 H5N1、H9N2 等亚型,猪主要感染 H1N1、H3N2 等亚型,人主要感染 H1N1、H3N2 等亚型,马主要感染 H3N8 等。同一血清亚型的流感病毒,其毒力有时也有很大差异,在感染不同宿主时表现的致病性也可能不同,即使是同一毒株在疾病流行的初期和后期,其致病力也会有较大差异。

流感病毒可以在感染宿主的各组织器官中存在,在呼吸道、消化道等含量最高,上皮细胞是病毒复制和增殖的主要场所。流感病毒能在发育的鸡胚和多种细胞中生长,小鼠、仓鼠、雪貂、鸡胚、马、猴、犬等动物源性的原代或继代细胞都可以进行病毒的增殖,但以 9～11 日龄的鸡胚效果最好。

流感病毒对外界环境的抵抗力不强,病毒不耐热,100℃ 1 min 或 56℃ 30 min 可灭活,对常用消毒剂(如 1‰甲醛、过氧乙酸、含氯消毒剂等)敏感,对紫外线敏感,耐低温和干燥,真空干燥或－20℃以下仍可存活。

【流行病学】

A 型流感病毒感染谱广泛,可以感染家禽、野鸟、猪、马、犬、猫、人等,一般只侵害自然宿主,但某些流感病毒亚型会发生种间传播,例如人与猪、禽之间的跨种感染。

患病动物是本病的主要传染源,多种野生动物是本病的自然贮毒宿主,一般认为带毒不发病的候鸟可造成本病的世界性传播,因此在流行病学上具有重要意义。本病水平传播,传播途径主要是呼吸道。由于禽类感染流感病毒后会随粪便排出大量病毒,所以禽流感的传播途径还包括消化道。病毒污染的饮水、饲料和其他物品会导致直接接触性传播的发生。本病一年四季均可发生,流行高峰一般发生在冬春季。阴暗、潮湿、拥挤、营养不良、卫生状况差、消毒不严格、免疫抑制性疾病的发生等都可以促进本病的发生。

B 型和 C 型流感病毒自然状态下只感染人,一般为散发或地方流行性。人流感在婴幼儿、老年人和存在心肺基础疾病的患者中容易并发肺炎等严重并发症而导致死亡。

【病理学】

流感病毒的不同毒株致病力不同,表现的病理变化也有明显差异。流感病毒表现的致病特征与其发病机理密切相关。病毒侵入机体后在呼吸道和消化道等的黏膜上皮细胞内繁殖,并引起轻微的初期症状,当病毒增殖到一定浓度时,可引起相应组织病变。随后由于病毒血症的发生,引起机体组织细胞的变性和坏死,从而出现更加明显的病理组织学变化和临床症状。部分禽流感毒株可以突破血脑屏障,从而引起家禽的神经系统病变。

1. 猪　猪的单纯流感感染引起的病理变化轻微,无特征性病变。在有些病例可见气管黏膜被覆大量黏液,肺部常有气肿,胃肠一般为卡他性炎症。

2. 禽　高致病性禽流感病毒感染时,主要表现为头颈部和腿部皮下水肿、出血,皮肤、肉冠、肉垂出现白色坏死区,腿部关节肿胀、出血。主要的病变包括口腔、心外膜、体腔浆膜、肌胃角质下层、十二指肠黏膜等点状出血;肝脏、脾脏、肾脏、心脏等实质器官出现出血或坏死灶;气囊、腹腔、输卵管表面被覆纤维素性渗出物;肺脏发生实变、出血。有些毒株还会引起淋巴组织和器官的坏死,胰腺呈现广泛坏死性炎症。病理组织学主要表现为心肌、脾脏、肺脏、脑和胰腺的淋巴细胞浸润及坏死性变化。低致病性禽流感感染时主要表现为呼吸道和生殖道内有较多的黏液和干酪样渗出物。

【临床学】

一、临床表现

人和动物流感的症状均以呼吸道症状为主,潜伏期长短因个体不同而有差异,同时与感染的流感毒株血清型有关。

(一)人的临床症状

感染流感后多出现发热、咳嗽、身体疼痛、头痛等症状,有些还会出现胃肠道不适如腹泻和呕吐等;重者会继发肺炎和呼吸衰竭,甚至死亡。

(二)动物发病表现

1. 猪　潜伏期短,自然感染 3～4 d,常突然全群发病,体温可达 41℃ 或更高,精神沉郁,食欲减退,呼吸急促,流鼻涕,结膜潮红。病程 3～7 d 不等,若并发或继发其他疾病,则死亡率高。

2. 禽　根据其临床表现,可分为高致病性禽流感和低致病性禽流感。

高致病性禽流感潜伏期很短,常 1～3 d 内全群发病,病程 1～2 d,症状明显。发病后体温迅速升高至 43.3℃ 或更高,食欲废绝,精神极度沉郁,头颈部水肿、发绀;呼吸高度困难,甩头,口流黏液;拉黄白、黄绿或绿色稀粪;后期瘫痪。急性发病禽发病数小时后死亡,多数病禽病程 2～3 d,致死率可达 100%。

低致病性禽流感临床症状复杂,与品种、年龄、性别、饲养管理状况等密切相关,主要表现为不同程度的呼吸道和消化道症状,病程长短不一,如果发生继发感染,则死亡率较高。

二、临床诊断

依据本病的流行病学特点、临床症状和病理变化可以做出初步诊断,确诊主要依靠实验室检查进行诊断。

病毒的分离和鉴定:取发病动物的呼吸道分泌物、脏器破碎上清或禽类的泄殖腔拭子,接种于 9～11 日龄的鸡胚尿囊腔或 MDCK 细胞(犬肾细胞)上,孵育后进行血凝试验,确定病毒型和亚型。

快速病原检测:可以采用商品化的荧光抗体进行免疫组织化学、荧光免疫化学等检测。

血清学试验:通常采用血凝和血凝抑制试验进行判断,也可采用 ELISA 方法等。

分子生物学诊断:常规的逆转录聚合酶链式反应(RT-PCR)诊断即可快速、准确地进行流感的诊断,此外也可以采用核酸探针技术、荧光定量 PCR 技术等。

三、临床治疗

目前尚无治疗流感的特效药物。临床上常采用解热镇痛的药物来缓解症状,采用抗生素防止继发感染的发生。

【防制】

由于本病流行速度快、感染谱广、危害程度大、防制难度大,因此必须采取严格的综合防控措施。

预防:由于禽流感病毒血清亚型众多,各亚型之间不能产生完全的交叉保护,因此一般禁止高致病性禽流感疫苗的使用。但为了防止病毒的扩散和传播,可以使用国家批准的灭活疫苗进行禽流感的预防。猪流感等目前缺乏疫苗,因此必须采取加强饲养管理和定期消毒等生物安全措施。此外,防止动物饲养区野鸟进入、严格灭鼠等措施也有利于流感的预防。

扑杀:一旦发生高致病性禽流感,应立即封锁疫区,对感染禽只和可疑禽只进行扑杀、焚烧,封锁区内严格消毒,确认无感染性病原存在后,解除封锁。

人员防护:人群发生流感时,应对高危人群进行免疫接种。由于动物的某些血清型病毒可以感染人,因此当动物群有流感流行时,应加强有关人员的自我防护。

二维码

思考题

1. 流感病毒主要通过什么途径传播?
2. 高致病性禽流感主要有什么样的临床症状?
3. 流感应如何进行综合防控?

第二节　流行性乙型脑炎

流行性乙型脑炎(epidemic encephalitis B)又称日本乙型脑炎(Japanese encephalitis B),简称乙脑,是由乙型脑炎病毒引起的一种人兽共患自然疫源性传染病,人和马感染常引起脑膜炎,呈现高热、意识障碍、惊厥、强直性痉挛等神经症状,猪主要表现为流产、死胎和睾丸炎,仔猪呈现脑炎症状。其主要通过蚊虫来传播,急性病例死亡率较高,易留下严重后遗症。本病主要在亚洲和太平洋地区流行。本病有明显季节性,蚊虫大量繁殖的 7～9 月是发病高峰期。由于本病人兽共患,疫区较大,危害严重,在我国被列为乙类传染病。

【病原学】

乙型脑炎病毒(encephalitis B virus)属于黄病毒科(Flaviviridae)黄病毒属(*Flavivirus*),其同属成员还包括黄热病毒、西尼罗病毒、蜱传脑炎病毒和登革热病毒等,黄病毒成员之间存在着不同程度的血清学抗体交叉反应。乙型脑炎病毒颗粒电镜下呈球形,直径为 40～45 nm,由脂质双分子膜结构包裹。病毒基因组为全长 11 kb 左右的单股正链 RNA,只含有 1 个连续的开放阅读框(ORF),编码 3 种结构蛋白与 7 种非结构蛋白。病毒核衣壳外包裹的囊膜上分布的膜蛋白具有血凝性,能凝集鹅、鸽、雏鸡与绵羊的红细胞。病毒可在动物体、鸡胚及细胞培养系统中增殖。病毒对外界环境的抵抗力不强,常用消毒药都能良好地灭活病毒。

目前研究显示乙型脑炎病毒只有 1 个血清型,通过对病毒 PrM/C 基因区段的分析,将乙型脑炎病毒分为 5 个基因型。乙型脑炎病毒基因 Ⅰ 型主要分布于泰国北部、柬埔寨、韩国、中国、日本、越南及澳大利亚,基因Ⅱ型分布于泰国南部、马来西亚、印度尼西亚、巴布亚新几内亚和澳大利亚北部,基因Ⅲ型分布于亚洲温带的大部分地区,包括中国、日本、菲律宾等地区,基因Ⅳ型仅在印度尼西亚分离到,基因Ⅴ型则在中国西藏地区和马来西亚分离得到。中和试验显示病毒前4个基因型之间有很强的交叉保护作用。

【流行病学】

乙型脑炎病毒主要通过蚊虫(库蚊、伊蚊、按蚊等)叮咬传播,其中最主要的是三带喙库蚊。病毒可在蚊体内繁殖和越冬,可经虫卵传递至后代,带毒越冬蚊虫可成为感染人畜的传染源,因此蚊不仅是传播媒介,还是病毒的贮存宿主。

猪感染的主要表现为仔猪脑炎和种猪繁殖障碍(公猪睾丸炎、怀孕母猪流产)。猪感染后病毒血症期较长,且猪的饲养数量大,容易通过猪→蚊→猪的循环,扩大病毒的传播,所以猪是本病毒的主要增殖宿主和传染源。猪还可经胎盘垂直传播。

带毒库蚊叮咬人类致人患病,表现出脑炎的神经症状,但多发于婴幼儿,乙型脑炎病毒不能在人群之间传播。

鹭科水鸟也可带毒,但不表现出临床症状,由于鸟类迁徙的习性,其对本病毒的远距离传播具有重要意义。

乙型脑炎病毒在自然界的活动形式主要表现为地方流行性和季节性两方面。例如在中国、日本、朝鲜半岛、尼泊尔、印度、泰国北部等亚洲的温带地区,主要表现出其季节性,发病高峰多集中在夏秋两季;在泰国南部、越南南部、印度尼西亚、马来西亚、斯里兰卡、菲律宾等赤道附近的热带区域则主要表现出其地方流行性,终年都有散的发生,并在雨季达到一个致病高峰期。在中国,7月、8月和9月是流行的高峰期,大多数的病例都出现在这一时期,但是在我国范围内,不同地区乙脑流行又有各自的特点:东北地区流行高峰期为8~9月,华中地区为7~8月,华南地区则在较早的6~7月。

【病理学】

本病的肉眼病变不明显。病畜脑脊液增多,脑膜充血出血。公猪睾丸肿大,实质有出血点和坏死灶,流产母猪子宫内膜有出血点。流产死胎常见脑水肿,皮下血样浸润。病理组织学检查,中枢神经系统发生广泛病变,从大脑到脊髓出现不同程度病变,以大脑、中脑、丘脑病变最重,小脑皮质、延脑及桥脑次之,脊髓病变较轻。

人和动物被带毒的蚊虫叮咬后,病毒先在局部组织细胞、淋巴结与血管内皮细胞内增殖,而后迅速进入机体血液循环,形成短暂的病毒血症期,持续大约一至数天。初期病毒血症后,病毒会扩散到脾、肝与肌肉等组织,再进一步增殖。乙型脑炎病毒具有嗜神经性,可通过脑脊液、内皮细胞、淋巴细胞、吞噬细胞和血源途径进入中枢神经系统,体弱或血脑屏障低下者易发病,大多数健壮动物感染乙脑后不出现明显的临床症状,血液中的病毒迅速被机体免疫系统消灭,感染终止,呈隐性感染。

【临床学】

一、临床表现

(一)人的临床症状

人被叮咬后,潜伏期为 10～15 d。多数患者症状较轻或呈隐性感染,少数患者出现高热、意识障碍、惊厥等神经症状;严重患者病情发展迅速,发病后 1～2 d,体温达 41℃以上,深度昏迷,强烈惊厥,最终呼吸系统衰竭而死亡,典型病例病程可分 3 个阶段。

1. 前驱期　起病急骤,体温急剧上升达 39～40℃,头痛、恶心和呕吐,常伴有嗜睡和精神萎靡,病程 1～6 d。

2. 明显期　体温持续升高,可达 40℃以上。意识障碍,昏睡乃至昏迷,惊厥或抽搐、颈项强直,呼吸节律不规则、呼吸暂停或潮式呼吸等,可出现脑膜刺激征,瞳孔对光反应迟钝、散大,浅反射减弱,深反射亢进。

3. 恢复期　大多数患者在经过明显期后 2～3 周逐渐恢复正常体温,神经症状好转或消失,以至痊愈。一些重症病人痊愈后会留下后遗症,主要有精神失常、痴呆、失语、肢体瘫痪和癫痫等,予以积极治疗会有不同程度的恢复。

(二)动物发病表现

1. 猪　繁殖障碍是母猪感染乙脑的主要临诊症状,主要表现为流产或产死胎、畸形胎和木乃伊胎等。不同妊娠阶段的流产胎儿可混合存在,产后胎儿大小、病变呈现很大区别。死胎和弱仔的主要病变有脑水肿、脑膜充血、皮下水肿、胸腔积液、肝和脾坏死。

公猪感染后症状一般不明显,多见单侧或双侧睾丸炎。初期可见阴囊肿胀,触诊有热、痛感,3～5 d 后可消退,有的公猪睾丸出现萎缩,性欲减退或失去繁殖能力,多数被淘汰。

仔猪感染后,口吐白沫、转圈、视力减弱、盲目冲撞,有的关节肿大、肢体麻痹、倒地不起。

2. 马　马潜伏期为 1～2 周,3 岁以下的幼马易发,成年马多为隐性感染。发病初期体温短期升高,精神沉郁,头颈下垂,呆立少动,可视黏膜充血或轻度黄染。部分病马 1～2 d 后,体温恢复正常,逐渐康复。有些病马由于病毒侵害中枢神经系统,出现神经症状。

二、临床诊断

一般采用临诊诊断和实验室诊断相结合做出确诊,本病有明显季节性,多发生于幼龄动物和 10 岁以下的儿童,出现神经症状,怀孕母猪发生流产,公猪出现睾丸炎。

(一)病毒分离

采取病畜血液、脑组织、脑脊液和睾丸组织,进行乳鼠脑内接种和利用鸡胚或传代细胞进行病毒培养,可分离到病毒并进行鉴定。

(二)血清学诊断

主要有酶联免疫吸附试验(ELISA)、补体结合试验(CFT)、中和试验(neutralization)、血凝抑制试验(HI)等,在进行血清学诊断时,一般在发病初期和恢复期采取双份血清,把恢复期血清抗体效价比发病初期高 4 倍以上作为诊断标准。

(三)分子生物学检测

主要有 RT-PCR、基因探针、逆转录环介导等温扩增技术(RT-LAMP)等,其中 RT-PCR 技术是目前技术最成熟且应用最广泛的方法,针对乙型脑炎病毒基因组 PrM/C 基因区段,进行核酸检测,并通过核酸序列的分析可以鉴别乙型脑炎病毒的基因型别。

三、临床治疗

目前尚无治疗乙脑的特效药,治疗主要是采用对症疗法与支持疗法,如降温、降低颅内压、镇惊、解除呼吸道梗阻和加强护理。

【防制】

对本病的防控,可以从免疫接种和防蚊灭蚊两方面着手。

1. 免疫接种　接种疫苗是预防本病的重要措施之一,在本病流行季节之前,对马驹、后备母猪进行免疫接种,猪场母猪、种公猪可在配种前 20～30 d 加强免疫。目前在马和猪上广泛使用的疫苗是我国研制的仓鼠肾细胞培养的乙脑减毒活疫苗。免疫接种乙脑疫苗不但可以有效地保护家畜免受感染,同时还起到控制本病传染源的作用,对人乙型脑炎的防控起重要作用。

2. 防蚊灭蚊　消灭蚊虫是防制本病的根本措施。三带喙库蚊是乙型脑炎的主要传播媒介,三带喙库蚊成虫越冬后活动较其他蚊类晚,水田和浅水洼是其产卵和滋生的主要地方,可用杀虫剂进行喷洒。对圈舍应定期进行杀虫喷药,对一些圈舍还可安装纱窗等防蚊设施。在一些流行地区可在流行季节开始前开展群众性灭蚊活动。

 ## 思考题

1. 如何诊断流行性乙型脑炎?
2. 试述流行性乙型脑炎的流行特点。
3. 预防和控制流行性乙型脑炎的关键措施有哪些?

二维码

第三节　获得性免疫缺陷综合征

获得性免疫缺陷综合征(acquired immunodeficiency syndrome,AIDS),简称艾滋病,是由人类免疫缺陷病毒引起的一种高病死率的传染病。临床主要表现为免疫缺陷,以淋巴结肿大、厌食、慢性腹泻、体重减轻、发热、乏力等全身症状发病,逐渐发展至各种机会性感染、继发性肿瘤、神经障碍而死亡。艾滋病已在全球迅速扩散蔓延,其流行已成为全球严重的公共卫生与社会问题。我国目前正面临着艾滋病扩大流行的危险。

【病原学】

人类免疫缺陷病毒（human immunodeficiency virus，HIV）属逆转录病毒科（Retroviridae）慢病毒属（Lentivirus）中的人类免疫缺陷病毒组。目前全球流行的 HIV 可分为两型：HIV-1 型和 HIV-2 型。本属的另一个成员是猴免疫缺陷病毒（SIV），SIV 感染猕猴可导致与人类 AIDS 相似的疾病。

HIV 是带有包膜的 RNA 逆转录病毒。电镜下 HIV-1 病毒颗粒为圆形或卵圆形，二十面体结构，直径 100～200 nm。病毒的核心由两条相同的单股正链 RNA、蛋白质（P7、P9）、逆转录酶、核糖核酸酶 H、整合酶和蛋白酶等组成。其中，两条相同的单股正链 RNA 含病毒的遗传基因。病毒核衣壳含蛋白 P24。病毒的最外层为含有包膜糖蛋白三聚体或四聚体的 72 个刺突状结构，这些突起由包膜糖蛋白 gp120 和镶嵌于病毒包膜上的膜内糖蛋白 gp41 组成，是病毒感染宿主细胞时与细胞膜结合和融合的部位。在病毒包膜的下面是甲基化基质蛋白 M（P17），在病毒复制的早期（病毒穿入以后、整合之前）起重要的作用。

HIV 具有高度的变异性，基因重组是 HIV-1 基因高度变异性和产生新亚型病毒的原因之一。世界上已发现的 HIV-1 和 HIV-2 两个型中，HIV-1 的流行最为广泛。

HIV 对外界的抵抗力较弱，对热很敏感，60℃以上就可被杀死。HIV 对常用的化学品也十分敏感。本病毒不耐酸但耐碱，pH 高至 9 时，病毒滴度仍下降甚微。HIV 可在人体外环境中生存，但取决于伴随物质与外界温度。在实验室条件下，HIV 在干燥环境中很快失去活性。

HIV-1 病毒株根据感染细胞的特性，可分为合胞体诱导型和非合胞体诱导型。带有 CD4 受体的细胞是 HIV 的敏感细胞，主要有人淋巴细胞、人巨噬细胞系和部分肿瘤细胞。目前应用较多的细胞有 HT 细胞系和 MT 细胞系，其中敏感性较高的是 H9、MT2 和 MT4 细胞。

非人灵长类动物是目前较理想的艾滋病模型动物，如黑猩猩、云南境内的北平顶猴、猕猴等。

【流行病学】

HIV 感染者和艾滋病病人是本病的传染源，无症状 HIV 感染者及艾滋病患者均具有传染性，病毒存在于血液、浆膜腔液、唾液、泪水、乳汁、精液和阴道分泌物中，因此均能造成传播。

本病的传播途径主要有三种：①HIV 经血液和血制品的传播：几乎达到 100%，常见的传播形式包括静脉吸毒，输血及血制品，医务人员工作中的意外暴露，消毒不严格的针灸、手术和内镜检查等。②HIV 的性接触传播：性接触传播是目前全球主要的传播途径。肛交是最危险的性接触传播途径之一。HIV 的性传播与许多因素有关，如性伴数、性伴的感染阶段、生殖器局部的损害程度、性交方式及保护措施等。③HIV 的母婴传播：包括胎盘传播、分娩传播、母乳喂养传播。此外，还有其他传播途径：如经破损皮肤、牙刷、刮脸刀片、口腔科操作感染等。

人群普遍易感，高危人群有同性恋及双性恋男性，静脉药瘾者，多个性伙伴或卖淫嫖娼，血友病患者以及接受输血、血制品或器官移植者。全球各地的感染情况不相同。非洲是目前感染情况最严重的地区，撒哈拉南部非洲目前受影响最为严重。亚洲地区发现感染者的时间较北美稍晚，但是继北美、非洲之后成为全球 HIV 感染上升最迅速、流行最严重的地区之一。世界其余地区均有不同数量的感染者。

由于 AIDS 传播的不同方式和人类行为方式的不同，世界各地人群中具有不同的 HIV 感染率。近年来妇女的感染率呈现明显的上升趋势,此外,儿童感染率也有明显的上升。

国际上根据艾滋病最初流行阶段在全球的表现,划分为3种流行模式。模式Ⅰ指感染人群主要发生在男性同性恋者和静脉吸毒人群中,男性感染者显著多于女性,人群流行率较低;模式Ⅱ主要指感染人群发生在异性性接触者中,男女感染者几乎相等,人群感染率较高;模式Ⅲ指尚未发生流行的国家和地区,仅发现极少的感染者,且都是国外传入。

【病理学】

AIDS导致机体发生的病理形态学改变主要表现为四个方面:

1. 免疫缺陷的形态表现 主要见于淋巴结、胸腺、脾及其他淋巴样组织。淋巴结病变可分为两类:一类为反应性病变,包括滤泡增殖性淋巴结肿大等,另一类为肿瘤性病变,如卡波济肉瘤(KS)和其他淋巴瘤。胸腺的病变可有萎缩、退行性或炎性病变。

2. 机会性感染 由于严重免疫缺陷而表现出的多种机会性病原体反复重叠感染,组织中病原体多而炎性反应少。常见有皮肤单纯疱疹、带状疱疹和真菌感染以及口腔白念珠菌感染等所致的皮肤黏膜病变,卡氏肺囊虫感染引起的卡氏肺囊虫性肺炎(PCP)病变,巨细胞病毒感染引起的溃疡性结肠炎病变,分枝杆菌属感染引起的肺结核病变等。

3. 肿瘤 由于严重免疫缺陷,在多种因素,尤其是致癌因子的共同作用下,可发生肿瘤。其中最常见的为卡波济肉瘤,目前认为是诊断AIDS的标记性病变,可广泛分布于体表任何部位或体内任何器官。其次为非何杰金氏恶性淋巴瘤,具有组织学分化低,恶性度高的特征。

4. 中枢神经系统病变 HIV常侵犯中枢神经系统,病理变化主要为胶质细胞增生,灶状坏死,血管周围炎性浸润,合胞体形成及脱髓鞘现象等。

【临床学】

一、临床表现

HIV感染后,典型的自然病程经历以下阶段:急性HIV感染期、无症状感染期、艾滋病前期、艾滋病期。各个阶段的持续时间不等,分别为数月至数年,各个阶段都有其相对特殊的临床表现。AIDS可累及人体各个系统,引起各系统的相应症状。人体感染HIV后,病毒会缓慢削弱人体的免疫功能,从感染HIV到发展为AIDS,大约需要经过10年时间,但在人与人之间可有很大差异。有的病人从无症状期迅速发展为AIDS,有的病人则经过漫长过程缓慢发展为AIDS。

艾滋病的临床表现主要包括:

1. 艾滋病相关的皮肤黏膜病变 皮肤、黏膜是AIDS侵袭的主要部位之一,许多AIDS患者是以皮肤损害为其首发症状的。AIDS皮肤表现按病因可简单分为:感染性皮肤表现、非感染性皮肤表现及皮肤恶性肿瘤等。最常见的疾病为丘疹性鳞屑性疾病、脂溢性皮炎、皮脂性湿疹、念珠菌病、单纯疱疹病毒感染、卡波济肉瘤等。口腔毛状黏膜白斑病、杆菌性多发性血管瘤病及嗜酸性粒细胞性脓疱性毛囊炎为HIV感染的特有表现或罕见于其他疾病。

2. 艾滋病相关常见的消化系统疾病 包括胸骨后不适、吞咽疼痛和吞咽困难;肝炎和胆管炎;腹泻、吸收不良和体重减轻。

3. 艾滋病相关常见的呼吸系统疾病 AIDS患者常患各种肺部疾病,并引起复杂甚至严重的临床表现。许多患者以呼吸道症状为首发表现,严重的肺部感染与肿瘤可导致呼吸衰竭而死亡。有 40%～65% 的 AIDS 病人肺部会出现危及生命的病变,因此必须给予重视。包括卡氏肺囊虫性肺炎、肺部细菌性感染、肺部其他病原体感染、肺部肿瘤性疾病。

4. 艾滋病相关常见的神经系统疾病 在 HIV 感染过程中,常发生神经系统病变,大脑、小脑、脑干、脊髓及周围神经均可受累。在 AIDS 病人中,有 10%～20% 以神经系统损害为首发症状。目前比较明确的与 HIV 直接相关的疾病包括:无菌性脑膜炎、HIV 脑炎、脊髓病、白质脑病等。在 AIDS 病人中,中枢神经系统(CNS)的机会性感染相当常见,其临床发生率为50%～70%。

二、临床诊断

艾滋病感染各期的确诊需要慎重,必须根据流行病学接触史、临床表现和实验室检查结果综合分析。HIV 感染必须有抗原抗体的实验室检查依据。我国现阶段 HIV 实验室检测主要为 HIV 抗体检测。HIV 抗体检测需要经过初筛和确认试验。只有确认阳性时,才能确定为HIV 感染。

(一)HIV 病原学检查

1. HIV 病毒培养与分离 病毒培养是检测 HIV 感染最精确的方法。一般采取培养外周血单核细胞的方法进行 HIV 的诊断。目前常用的两种病毒分离方法分别为共培养大量法与微量全血法。

2. HIV P24 抗原的检测 机体感染 HIV 后,P24 抗原是较早能从血清中检出的病原学标志,感染后 2～3 周即可检出,1～2 个月进入抗原高峰,然后随着抗体的产生形成抗原抗体复合物,由于抗体的中和作用,P24 抗原浓度下降至难以测出的水平。HIV P24 抗原检测主要是作为 HIV 抗体检测窗口期的辅助诊断。通常采用夹心法 ELISA。

(二)HIV 感染的血清学诊断

HIV 抗体检测可用于 HIV 感染的诊断、监测和血液筛查。我国的常规 HIV 抗体检测程序分为筛查试验(包括初筛和复检)和确认试验。

1. 筛查试验方法 筛查试验方法主要包括酶联免疫吸附试验(ELISA)、凝集试验、免疫斑点试验及免疫层析试验等。

2. 确认试验方法 确认试验方法主要包括免疫印迹试验(Western blot,WB)、线性免疫试验(line immunoassay,LIA)、放射免疫沉淀试验(radio immunoprecipitation assay,RIPA)及免疫荧光试验(immuno-fluorescence assay,IFA)。目前国内最常用的是 WB。

(三)HIV 感染的分子生物学检查

包括采用原位杂交、聚合酶链式反应或其他分子生物学技术定性或定量检测标本中的HIV 前病毒 DNA(proviral DNA)和 HIV-RNA。病毒核酸检测方法可用于 HIV 的早期诊断,如窗口期辅助诊断、病程监控、指导治疗方案及疗效测定、预测疾病进程等。HIV 核酸可以从各种组织液及组织中分离到,如血、唾液、精液、阴道分泌物、脊髓液及尿液,以及脑、淋巴结、皮肤、心脏、肺、肾、脾和消化道上皮等组织。检测方法包括巢式 PCR、RT-PCR、分枝 DNA

信号扩增试验、核酸序列扩增试验（nucleic and sequence based assay，NASBA）、实时荧光定量 PCR。

三、临床治疗

针对 HIV/AIDS 的治疗，主要包括抗病毒治疗、宿主免疫重建和针对机会性感染/恶性肿瘤的治疗。抗艾滋病病毒治疗（ART）是目前唯一有效的减少艾滋病病人的机会性感染、延长病人生命、提高病人的生存质量的方法。但是，抗病毒治疗不能根除体内的 HIV，只能控制 HIV 繁殖，减轻病毒血症，使病情缓解。近年根据 HIV 复制动力学，研制了针对 HIV 病毒感染和复制各个环节的抗病毒药物，国际上已有的抗逆转录药物（ARV）有五类：核苷类逆转录酶抑制剂（NRTI）；非核苷类逆转录酶抑制剂（NNRTI）；蛋白酶抑制剂（PI）；进入和融合抑制剂；整合酶抑制剂。

【防制】

1. 宣传教育　通过广泛地宣传教育，使群众了解、认识和防范艾滋病，是控制艾滋病在人群中流行的关键。开展全民宣传教育，大力普及预防控制艾滋病的政策，消除群众的恐惧心理，减少社会歧视，增强群众的自我保护意识，创造有利于防控艾滋病的社会环境。在中国艾滋病防治实践的摸索中，逐渐形成了"预防为主，宣传教育为主，防治结合，综合治理"的基本方针。

2. 行为干预　艾滋病行为干预的具体措施包括：宣传教育（旨在提高知识和改变观念）、技巧培训（旨在促进行为改变）、同伴影响、提供行为改变的条件（如针具交换、发放安全套）、实施行为改变的政策（如"100％安全套"）及核心人物的言传身教等。

3. 疫苗研究　目前，世界各国都投入了大量资金开展 HIV 疫苗的研究，尝试了所有疫苗的构建方法，并进行了无数次体内和体外试验，试图开发有效的疫苗。但由于 HIV 基因的高变异性、免疫保护抗原的缺乏、现有动物模型的局限性与临床试验实施相关问题，阻碍 HIV 疫苗研究的进展，目前尚无批准可进入临床使用的疫苗。

思考题

1. 艾滋病的传播途径有哪些？
2. 如何防控艾滋病？

二维码

第四节　流行性出血热

流行性出血热（epidemic hemorrhagic fever，EHF）是由流行性出血热病毒，又称汉坦病毒引起的一种伴有肾脏症候群的出血性急性传染病。鼠为本病主要传染源。本病的主要病理变化是全身小血管和毛细血管广泛性损伤。临床上以发热、休克、充血出血和急性肾功能衰竭为主要表现。本病在我国流行范围广，病死率高，危害较大，是国家重点防治的传染病之一。

【病原学】

1978 年韩国首次从黑线姬鼠肺组织分离到可以传代的流行性出血热病毒（epidemic hemorrhagic fever virus，EHFV），命名为汉坦病毒（hanta virus，HtV）。本病毒属布尼亚病毒科（*Bunyaviridae*）汉坦病毒属（*Hantavirus*），其属内成员统称为汉坦病毒。

病毒为圆形中等大小的颗粒，平均直径约 120 nm（90～160 nm），有双层包膜，包膜内为颗粒线状结构，感染细胞的胞质内常见较多的包涵体。病毒的核酸为单股负链 RNA 型，分大（L）、中（M）、小（S）三个不同片段。病毒蛋白由四个结构蛋白组成，即 G1、G2 为包膜糖蛋白，NP 为核蛋白，L 蛋白可能为多聚酶。G1、G2 蛋白上存在中和抗原和血凝素抗原，并能诱导中和抗体。本病毒对有机溶剂（乙醚、氯仿、丙酮、苯等）、酸性环境（pH 5.0 以下易失活）、温度（60℃下 1 h 可完全灭活病毒）、紫外线敏感。

【流行病学】

本病的传染源主要为鼠类，可经呼吸道、消化道、虫媒、皮肤、血液等传播，也有研究证明本病毒在人类可经子宫感染胎儿。普通人群均易感染，但感染病毒后仅小部分人发病，大部分呈隐性感染状态。病后可获得持久性免疫力，极少见到二次感染病例的报道。本病的发生具有一定的地区性，与地理环境、储存宿主和传播媒介的分布有关，多呈散发、局限性分布。全年均可发生，一般 11 月到翌年 1 月为流行高峰。

【病理学】

流行性出血热主要病理生理变化是出血、低血压休克、急性肾衰竭。EHFV 侵入机体后，随血液循环到达全身各处，并与血小板、内皮细胞和单核细胞表面受体结合进入细胞并侵入骨髓、肝、脾、肺、肾及淋巴结等组织，在这些组织内大量增殖后重新入血，引发病毒血症。而由本病毒诱发产生的免疫复合物也会造成血管和肾脏的损伤。病程中后期，由于微循环障碍，凝血系统被激活，合并发生弥散性血管内凝血（DIC），以及免疫功能紊乱等因素，加上大量介质的释放等形成的中间病理环节，促进了各脏器及组织病变的加剧。

剖检病例可见全身广泛小血管损伤导致多脏器病变，右心房有特征性的内膜下大片状出血，左心房和左心室的出血则远较右心房为轻，可能与右心房压力较低，心房壁小血管易于出血有关；肾脏肿大，脂肪囊有水肿及出血，尤以皮髓交界处最为严重，二者分界明显是其病理特征之一。脑垂体前叶出血坏死。肝、胰、脑实质有充血、出血和坏死。腹膜胶冻样水肿也是本病的特征。

镜检可见心脏细胞有灶性肌溶和脂肪变性，间质有水肿伴淋巴细胞、单核细胞浸润。肾小球基膜增厚，肾小管明显肿胀、变性和坏死，管腔变窄和闭塞。

【临床学】

一、临床表现

本病潜伏期为 5～46 d，一般为 1～2 周。

（一）人的临床症状

本病在人类典型表现有发热、出血和肾脏损害三大主征，以及发热、低血压、少尿、多尿与恢复期等五期临床过程。

（二）动物发病表现

多种啮齿动物感染后，可产生毒血症，但通常没有临床症状。在犬、猫表现出显性感染。典型病例短期发热后，相继发生休克、出血和急性肾功能衰竭。

二、临床诊断

本病一般依据临床特点和实验室检查、结合流行病学资料，进行综合性诊断。对本病进行确诊的实验室诊断技术包括：免疫荧光技术、琼脂免疫双向扩散试验、对流免疫电泳试验、补体结合试验、反向乳胶凝集试验、鹅红细胞凝集抑制试验、皮肤试验和血清沉淀试验等。

三、临床治疗

本病尚无特效疗法，主要是根据各期病理生理变化，予以对症治疗。抓好"三早一就"（早诊断，早休息，早治疗，就近就地到有医疗条件的医疗机构救治）是本病治疗的关键，把好四关（休克、肾衰、出血、感染）亦是治疗本病的重要环节。采用多种方法监测病情，进行预防性治疗、防止致死性并发症的出现，可降低病死率，提高治愈率。

【防制】

流行性出血热的主要传染源是鼠，人通过接触鼠的排泄物污染的食品、空气、血液均可感染本病。主要防制措施是防鼠、灭鼠，辅以防螨、灭螨。

灭鼠防鼠：灭鼠是防止本病流行的关键，常采用机械法和毒饵法等，灭鼠时机应选择在本病流行高峰期（5～6 月和 10～12 月）前进行。在灭鼠为主的前提下，同时做好防鼠工作。

疫苗接种：流行季节前 1 个月接种出血热疫苗能有效预防出血热发病，有效保护率达 95％以上。

灭螨防螨：要保持屋内清洁、通风、干燥，用湿式清扫，必要时用过氧乙酸或福尔马林等消毒灭螨。

做好个人防护：不直接用手接触鼠类及其排泄物等；在野外工作时，要穿袜子，扎紧裤腿、袖口，以防螨类叮咬。

严格消毒隔离：对鼠类动物的尸体及其排泄物应严格消毒处理。

 ## 思考题

二维码

1. 流行性出血热主要通过什么途径传播？
2. 流行性出血热主要的诊断依据有哪些？
3. 对流行性出血热传染源，应如何控制和消灭？

第五节 痘病毒感染

痘病(pox disease)是由痘病毒引起的多种动物和人类的一种急性、热性、高度接触性传染病,此病多出现局部病变,以在皮肤和有些部位的黏膜出现丘疹、水疱、脓疱和结痂为特征,有的也出现全身性反应。畜禽痘病中,以绵羊痘和鸡痘表现较为严重,其他动物发病较少,症状也较轻。

【病原学】

痘病毒是痘病毒科(Poxviridae)脊柱动物痘病毒亚科(Chordopoxvirinae)的成员,其中,与痘病相关的有 6 个属:正痘病毒属(Orthopoxivrus)、山羊痘病毒属(Capripoxvirus)、禽痘病毒属(Avipoxvirus)、兔痘病毒属(Leporipoxivrus)、猪痘病毒属(Suipoxvirus)和副痘病毒属(Parapoxvirus)。各种动物的痘病毒分属于各个属,其宿主虽不同,但形态结构、化学组成和抗原性方面均大同小异。痘病毒呈砖形或椭圆形,大小(300~450) nm×(170~260) nm,为最大的一类 DNA 病毒。以绵羊痘、禽痘和猪痘较为多见,山羊痘、牛痘和马痘较少发生,下面将分别介绍。

(一)绵羊痘

绵羊痘(sheep pox)又名绵羊"天花",是由绵羊痘病毒引起的一种急性、热性传染病,其特征是皮肤和黏膜上出现特异的痘疹。所有品种、性别和年龄的绵羊均可感染,细毛羊较粗毛羊易感;羔羊较老龄羊易感。四季均可发生,以冬、春较多。

绵羊痘病毒(sheep pox virus)属于山羊痘病毒属的成员。本病毒主要由血虱或蚊、蝇等传播,病毒呈椭圆形,大小为 115 nm×194 nm,是一种亲上皮性病毒,大量存在于病羊的皮肤、黏膜的丘疹、脓疱及痂皮内。绵羊痘病毒可在绵羊、山羊、犊牛等的睾丸细胞和肾细胞培养物以及 BHK21 细胞系培养物中生长繁殖。一般细胞培养物接种病毒 3~4 d 可在细胞内发现胞浆包涵体,在发育的鸡胚绒毛尿囊膜上亦可繁殖。

(二)山羊痘

山羊痘(goat pox)是由山羊痘病毒引起的急性、接触性传染病,以在皮肤上发生丘疹-脓疱性痘疹为特征。在没有免疫的山羊中呈暴发性流行,发病率高。

病原为山羊痘病毒,与绵羊痘病毒同属,两者在琼脂免疫扩散试验和补体结合交叉试验时有共同抗原。山羊痘病毒能在羔羊睾丸细胞、肾细胞以及犊牛睾丸细胞中增殖,可在胞浆内形成包涵体。在发育的鸡胚绒毛尿囊膜上产生痘斑和结节性病灶。

(三)牛痘

牛痘(vaccinia,cow pox)是由痘苗病毒(vaccinia virus)或牛痘病毒(cowpox virus)所引发的皮肤疾病,以乳房或乳头上局部发生痘疹为特征。奶牛最易感。

两种病毒均属于正痘病毒属,性状相似,具有同样范围的易感宿主,两者感染牛后引起的临床症状也相似。病毒对外界抵抗力不强,对热、阳光直射、碱和大多数常用消毒药较敏感,在 58℃下 5 min 即可死亡。

(四)禽痘

禽痘(variola avium,avian pox)是由禽痘病毒引起的一种急性、接触性传染病,以皮肤发生痘疹或在口咽部黏膜出现纤维素性坏死性炎症为特征。鸡和火鸡最易感,鸽和其他鸟类也可感染。

禽痘病毒是禽痘病毒属的成员,种间具有交叉血清学反应。本属包括鸡痘病毒、鸽痘病毒、金丝雀痘病毒、燕八哥痘病毒和火鸡痘病毒等。鸡痘病毒(fowlpox virus)的病毒粒子大小为 280 nm×330 nm,表面呈现桑葚样。病毒粒子核心中含有双股线状 DNA。鸡痘病毒对氯仿敏感,对干燥具有强大抵抗力,痂皮内的病毒可以存活几个月。鸡痘病毒易在组织培养的鸡胚细胞内增殖,产生明显的细胞病变。

(五)猪痘

猪痘(swine pox)是由痘病毒引起的猪的一种急性热性病毒性传染病,其特征是在皮肤上发生典型的丘疹和痘疹。

猪痘是由两种形态近似的病毒引起的,一种是猪痘病毒,是猪痘病毒属的成员;另一种是痘苗病毒,是正痘病毒属的成员。

【流行病学】

(一)绵羊痘

自然情况下,绵羊痘只发生于绵羊,不感染山羊和其他动物。发病或带毒绵羊是其传染源。本病可经呼吸道传播,也可通过饲料、垫草和某些寄生虫等媒介传播。绵羊痘是各种家畜痘病中最易感且危害严重的传染病,常呈地方性流行或广泛流行。细毛羊较粗毛羊更易感;羔羊较老龄羊敏感;妊娠母羊易引起流产。本病四季均可发生,主要在冬末春初流行,气候严寒和饲养管理不良等因素都有助于本病的发生和加重病情。

(二)山羊痘

本病一年四季均可发生,在没有免疫的山羊群中暴发性流行。病羊和病愈羊是主要传染源,病毒通过损伤的黏膜传染,也可通过吸血昆虫间接传播。

(三)牛痘

病毒能感染多种动物,尤其是奶牛。传染源是病牛,人因接触牛乳房或乳头而感染。人之间的直接传播非常罕见。

(四)禽痘

本病一年四季均可发生,但以春秋两季蚊虫活跃季节最易流行。病鸡和带毒鸡是主要传染源。禽痘病毒通常随脱落和碎散的带毒痘痂在空气中散布,经损伤的皮肤和黏膜感染。带毒的蚊子和体表寄生虫的叮咬也能传播。鸡、火鸡、鸽易感,其中以鸡最易感。

（五）猪痘

本病呈地方性流行。由猪痘病毒引起的猪痘常发生于 1～2 月龄的仔猪,断奶仔猪也敏感。成年猪对本病有抵抗力。由痘苗病毒引起的猪痘可发生于各种年龄的猪。

【病理学】

（一）绵羊痘

病毒对皮肤和黏膜上皮细胞具有特殊的亲和力,无论通过哪种感染途径侵入机体的病毒,都需经过血液到达皮肤和黏膜,并在上皮细胞内繁殖,引起一系列的病理性炎症过程,从而发生特异性的丘疹、水疱、脓疱和结痂等病理过程。

绵羊痘的病变因个体和病毒毒力不同而异。轻微的病例只在皮肤、黏膜出现少量痘疹并迅速愈合。重症病例体温升高,皮肤、黏膜出现大量痘疹。有继发感染时,则痘疹发生化脓和坏疽,形成较深的溃疡,发出恶臭。特征性病变往往是在咽喉、气管、肺和第四胃等部位出现痘疹。在唇、食道、胃肠等黏膜上出现大小不同的扁平的灰白色结节,其中有些表面破溃形成糜烂和溃疡,特别是唇黏膜与胃黏膜表面更明显。眼观肺脏表面散布圆形灰白色结节,其数量不等。镜检痘疹部见终末细支气管上皮细胞和肺泡上皮细胞增生、脱落,肺泡壁上皮细胞为立方形,局部结构呈腺瘤状。肝脏被膜下有时可见到灰白色结节,镜检见结节中的单核细胞内有嗜酸性包涵体。

（二）山羊痘

病死山羊的呼吸道、肺上有红白相间水疱,在消化道黏膜上也有,淋巴结水肿,切面多汁,肝脏有脂肪变性病灶。

（三）牛痘

牛痘表现为表皮坏死性炎症,表皮基底细胞肥大增生,可见胞质内包涵体。

（四）禽痘

病毒侵入皮肤或黏膜后,首先在上皮细胞中繁殖,引起细胞增生肿胀,随后形成结节。此时病毒在胞浆中形成特征性的嗜酸性包涵体。痘疹结节中变性的上皮细胞进一步产生液化,真皮中的炎性细胞渗出进入结节中,可使结节与基层分离,结节表面干燥结痂最后脱落。常因细菌性继发感染在黏膜上形成大量含有纤维蛋白复合物的假膜。

（五）猪痘

猪痘病毒引起体表皮肤损伤,镜检可见皮肤的表皮棘细胞水肿、变性,胞浆内有包涵体。

【临床学】

一、人

人可感染痘病毒科的猴痘病毒（MPV），人感染后的临床表现和体征与天花相似，二者的不同之处在于前者伴有淋巴结肿大但病情缓和。根据非洲地区猴痘病例的观察结果，典型人猴痘整个病程 2～4 周，包括潜伏期、发病初期、急性期和恢复期，在开始出疹的第一周内传染性最强。

1. 潜伏期　7～17 d，一般为 12 d 左右，潜伏期内无明显症状和体征。

2. 发病初期（前驱期）　发病急，前驱症状多为头痛、肌肉痛，发冷或寒战、发热等，同时还可伴有全身疲乏、胸部紧迫感和虚脱等。几乎所有病人均以发热起病，体温达 38℃ 左右。

3. 急性期（出疹期）　前驱症状加重，可伴有上呼吸道症状，如持续性咳嗽、咽炎、扁桃体肥大或糜烂；也可伴有消化道症状，如腹泻、恶心呕吐等。随后开始出现全身淋巴结肿大和天花样皮疹。

4. 恢复期（结痂期）　病程 2～4 周后开始，脓疱逐渐干缩结成厚痂，体温恢复正常，一般情况好转。最后结痂脱落，通常不留疤痕，但较大或较深的皮损可能留疤。

二、动物

（一）绵羊痘

1. 临床表现　根据临床表现可分为典型和非典型两种。典型病例体温明显升高到 41～42℃，精神不振，食欲减退，并伴有可视黏膜卡他性、脓性炎症。经 1～4 d，出现痘疹，起初发生在无毛或少毛部位，以后有毛的部位也受到侵害。最初为圆形的红色斑疹，1～2 d 后形成丘疹，突出于皮肤表面，随后丘疹扩大，变成苍白色坚实结节，结节在 2～3 d 内变成水疱。水疱内容物起初像淋巴液，后变为脓性。如无继发感染，则几日之内脓疱干缩成褐色痂块。痂块脱落后遗留一微红色或苍白色的瘢痕。全过程为 3～4 周。病绵羊常死于继发感染。非典型病例仅出现体温升高、呼吸道和眼结膜的卡他性炎症，不出现或仅出现少量痘疹，或痘疹呈现硬结状，在几天内经干燥后脱落，不形成水疱或脓疱。

2. 临床诊断　典型病例可根据流行病学、临床症状和病理变化做出诊断。对非典型病例，可综合不同个体发病情况做出诊断。实验室检查包括琼脂糖免疫扩散试验、血凝抑制试验、中和抗体试验等，均有助于本病的诊断。确诊需要用病理组织学检查。

3. 临床治疗　本病尚无特效药，常采用对症治疗等综合措施。治疗应在严格隔离的条件下进行，防止病原扩散。痘疹局部用 0.1% 高锰酸钾溶液清洗，再涂紫药水或碘甘油。如用免疫血清效果更好。病愈血清有一定的防治效果，预防剂量按成年羊每只 5～10 mL，小羊 2.5～5 mL，治疗剂量翻倍，皮下注射。

（二）山羊痘

1. 临床表现　山羊痘潜伏期 6～8 d。发病初期出现精神沉郁、嗜睡，体温 39.8～41.9℃，有的山羊流浆液或黏液性鼻涕,眼睑肿胀,结膜充血、有浆液性分泌物。鼻孔周围、面部、耳部、背部、胸腹部、四肢无毛区有块状疹或结痂。

2. 临床诊断　山羊痘的临床诊断与绵羊痘相似。确诊需要用病理组织学方法。

3. 临床治疗　山羊痘的临床治疗和绵羊痘类似。

(三)牛痘

1. 临床表现　本病潜伏期 4~8 d。发病后病牛体温升高,食欲减退,乳头与乳房敏感,随后皮肤上出现红色丘疹,并经 1~2 d 后形成水疱,逐渐形成脓疱,然后结痂,10~15 d 痊愈。牛痘也可发生于挤奶工人手、臂,甚至脸部,4~6 周自愈。

2. 临床诊断　上述病变比较特征,常可做出初步诊断。确诊可采取病部组织做包涵体检查,也可进行动物感染试验。

3. 临床治疗　本病采用对症治疗和防止继发感染等措施。为防止继发感染,可用各种抗微生物药(如青霉素、链霉素)皮下注射。酌情使用免疫球蛋白或干扰素 γ、β。

(四)禽痘

1. 临床表现　根据病变部位不同,通常分为皮肤型、黏膜型、混合型和内脏型。

皮肤型:以头部皮肤多发,有时见于腿、脚、泄殖腔和翅内侧,形成痘疹,起初呈灰白色小结节,最后变为暗褐色痘痂,经 20~30 d 脱落。

黏膜型:又称"白喉型",是发生在口腔、咽喉等处黏膜表面的固膜性炎。起初黏膜表面形成稍微隆起的灰白色小结节,很快发生坏死,形成一层不易剥离的灰黄色假膜,严重时在喉头形成的沉积物块堵塞喉咙。

混合型:皮肤和黏膜均被侵害,有皮肤型和黏膜型的病理变化。

内脏型:主要表现为整个胃肠道都有出血点、溃疡灶,肠黏膜的表面出现水疱样的点状肿,充血红肿,随后溃疡。

2. 临床诊断　根据临床症状和病理变化可做出初步诊断,确诊需进一步做实验室诊断。

病原分离与鉴定:通过鸡胚接种、细胞培养、易感雏鸡接种等进行病毒的分离与鉴定。

血清学检查:有中和试验和荧光抗体试验。

3. 临床治疗　一般采用对症疗法。病禽如有患部破溃,可涂以紫药水。白喉型如咽喉假膜较厚,可用 2% 硼酸溶液洗净,再滴一到二滴庆大霉素溶液。每千克饲料加土霉素 2 g,连用 5~7 d,可防止继发感染。

(五)猪痘

1. 临床表现　本病潜伏期平均 4~7 d。病初体温升高到 41℃ 以上,出现典型的痘疹,发生在下腹部、大腿内侧、背部、体侧等处皮肤。病初可见深红色结节,随后出现脓疱后,迅速结痂而痊愈。

2. 临床诊断　本病主要根据流行病学及临诊症状进行诊断。取有病变的皮肤,做成组织切片,可见表皮棘细胞中有典型的胞浆内包涵体。

3. 临床治疗　本病没有特异的治疗方法,常采用对症疗法。溃烂的皮肤用 0.1%~0.5% 高锰酸钾溶液或 1%~2% 硼酸溶液清洗,然后涂上碘酊。同时用抗生素如环丙沙星、氟苯尼考等肌内注射以防止继发感染。

【防制】

（一）绵羊痘

做好平时预防工作，坚持自繁自养的原则，不从疫区引进种羊。对病羊隔离治疗，对羊舍及其周围环境进行严格的消毒。此外，可以接种羊痘疫苗进行本病的预防。

（二）山羊痘

在本病常发地区，每年应定期预防接种山羊痘弱毒疫苗。一旦发病，应立即封锁、隔离病羊和消毒，对未发病的羊与受威胁的羊群进行紧急接种。

（三）牛痘

发现病牛及时隔离。在牛痘发生流行时，可用痘苗接种预防。

（四）禽痘

为预防鸡痘的发生，可以对 7 日龄以上各种年龄的鸡进行免疫接种。此外可采取鸡群卫生消毒、消灭蚊蝇等措施进行预防。

（五）猪痘

我国目前尚无有效疫苗。加强饲养管理，做好检疫工作，防止猪只皮肤损伤均有利于本病的预防。

 思考题

1. 绵羊痘的典型症状有哪些？
2. 如何防治山羊痘？
3. 鸡痘主要有什么样的临床症状？

二维码

第六节 轮状病毒感染

轮状病毒感染（rotavirus infection）是由轮状病毒引起的人和多种动物的一种急性肠道传染病，以腹泻和脱水为特征。轮状病毒属于呼肠孤病毒科，是各种年龄动物非细菌性腹泻的主要病因之一，并常诱发、并发或继发一些其他腹泻性疾病，对人类健康和畜牧业发展都有较大危害。轮状病毒可以感染人、猿猴、牛、猪、羊、鼠、猫、犬、马、兔以及鸟类等。

【病原学】

轮状病毒（*Rotavirus*）是呼肠孤病毒科（*Reoviridae*）轮状病毒属（*Rotavirus*）的成员，共有

7种,分别为 A、B、C、D、E、F 与 G 等。人类主要是受到轮状病毒 A 种、B 种与 C 种的感染,而其中最常见的是轮状病毒 A 种的感染。而这 7 种轮状病毒都会在其他动物身上造成疾病。在轮状病毒 A 种之中有不同的病毒株,称之为血清变异株。

轮状病毒呈圆形,直径大约 76.5 nm。轮状病毒的基因组包括了 11 条核糖核酸双螺旋分子,每一条螺旋或是分段即是一个基因,并且依照分子尺寸由大到小依次编号为 1 到 11。轮状病毒编码 6 个结构性蛋白(分别被称为 VP1、VP2、VP3、VP4、VP6 与 VP7)和 6 个非结构性蛋白(分别被称为 NSP1、NSP2、NSP3、NSP4、NSP5 与 NSP6),共 12 个蛋白,其中至少 6 个会与核糖核酸结合。这些蛋白的功能可能与病毒体内核糖核酸的合成与包装相关,或与将 mRNA(信使核糖核酸)输送至基因复制现象相关,或与 mRNA 转译与基因表型调节相关。

轮状病毒很难在细胞培养基中生长繁殖,即使繁殖也不会产生或仅产生轻微细胞病理变化。只有犊牛和猪的某些毒株能在一些细胞株中生长繁殖。新生犊牛轮状病毒可在恒河猴胎肾传代细胞株(MA-104)单层中产生明显蚀斑。

轮状病毒室温下能保存 7 个月,在 63℃需要 30 min 才能灭活,在 37℃下需要 3 d 才能灭活。常见消毒剂都可使其丧失感染力。

【流行病学】

本病传播迅速,多发生在晚秋、冬季和早春。本病可感染人和各种动物。从各种动物分离的轮状病毒对幼龄动物均具有明显的病原性。病变程度与发病年龄有关,年龄越小,病变越严重。病人、患病动物和隐性感染的动物是本病的传染源。病毒主要存在于消化道内,随粪便排出到外界,污染饲料、垫草、土壤和水源等。消化道是本病的主要感染途径,而且有可能经由呼吸途径感染。轮状病毒在人和动物间有一定的交互感染性,所以,只要病毒在人或一种动物中持续存在,就有可能造成本病在自然界中长期传播。寒冷、潮湿、不良的卫生条件和其他疾病的并发等,对疾病的严重程度和病死率均有很大影响。

【病理学】

轮状病毒经口进入动物机体,由于能抵抗蛋白分解酶和胃酸的作用,所以能顺利通过胃进入到小肠,经胰蛋白酶激活而感染小肠绒毛顶部上皮,病毒在其中进行核酸的复制,合成病毒蛋白,并在粗面内质网获得完全的衣壳。被感染的上皮细胞胞浆电解质丧失,线粒体肿胀,微绒毛不规则,甚至脱落。随后由肠腺隐窝增生的上皮细胞被覆于绒毛上,导致绒毛的萎缩,引起吸收不良。双糖特别是乳糖消化障碍和电解质随细胞外液转移至肠腔,从而引起腹泻。

各种动物轮状病毒感染的病理变化基本相同,主要病变在消化道。幼龄动物胃壁迟缓,其内充满凝乳块。小肠内容物呈棕黄色水样液及黄色凝乳样物质,肠壁非常薄呈半透明,其他器官常无明显病变。有时小肠广泛出血,肠系膜淋巴结肿大。镜检见绒毛缩短与隐窝伸长,有微绒毛融合。黏膜皱襞顶端绒毛萎缩更为明显,而绒毛固有层有淋巴细胞浸润。

【临床学】

一、临床表现

(一)人的临床症状

人感染后的病征多为轮状病毒肠胃炎,它是一种从温和到严重的疾病,出现呕吐、水状腹泻,以及低程度的发热。当儿童受到这类病毒感染时,在症状发生前大约会有 2 d 的潜伏期。症状通常是从呕吐开始,接着是 4～8 d 的大量腹泻。轮状病毒感染比容易造成脱水的细菌性病原体更常引起脱水的现象,也因此,脱水成为轮状病毒感染的最常见的死因。

(二)动物发病表现

1. 猪　各种年龄的猪均可感染,但多为 2～8 周龄的仔猪,发病率一般为 50%～80%。仔猪感染后精神委顿,食欲缺乏,常有呕吐。多在 24 h 排出黄色水样粪便,并迅速出现失重和脱水现象。严重的脱水常见于腹泻开始后的 3～7 d,体重可减少 30%。由于脱水而导致血液酸碱平衡紊乱。临床症状轻重决定于发病日龄和环境条件,低温和继发感染常使病情严重和病死率升高。大多数猪,特别是大龄猪感染后多无明显症状,呈亚临床感染。

2. 牛　3 周龄以下犊牛最易感,严重的疾病出现在出生后 1 周内。潜伏期 15～96 d,病犊牛精神委顿,体温正常或略有升高。食欲缺乏,排黄色水样粪便,有时带有黏液和血液,病程长者有脱水现象。严重的常死亡,病死率达 50%。本病多发生于冬季,恶劣的寒冷气候常使许多病犊牛在腹泻后暴发严重的肺炎而死亡。

3. 犬　主要危害出生 1 周以内的仔犬,以腹泻为主。发病突然,排水状黏液样粪便,可持续 1 周,重病犬有出血性肠炎,粪便中混有血液,心跳加快,体温下降,可导致死亡。成年犬感染后呈隐性经过。

4. 其他家畜　如驹、羔和鸡等的轮状病毒感染,潜伏期短,主要的临床症状是腹泻。病畜表现为精神委顿,厌食,体重减轻,腹泻和脱水等症状。一般经 4～8 周痊愈。

二、临床诊断

根据疾病发生在寒冷季节、多感染幼龄家畜、突然发生水样腹泻、发病率高和病理变化集中在消化道的特点可做出初步诊断。实验室确诊首推电镜检查,其次为免疫荧光抗体技术。

三、临床治疗

发现患病家畜立即隔离到清洁、干燥、温暖的场所,停止喂奶。对患病家畜进行对症治疗,如投用收敛止泻剂,使用抗菌药物防止继发感染,静脉注射葡萄糖盐水和碳酸氢钠溶液以防脱水和酸中毒等,一般都可获得良好效果。

【防制】

本病的预防主要依靠加强饲养管理,以增强动物的抵抗力。新生幼畜应及早吃到初乳,接受母源抗体的保护。我国目前研制出了猪源和牛源弱毒疫苗,具有较好的预防作用。

二维码

思考题

1. 轮状病毒感染的发病机制是什么?
2. 轮状病毒感染应怎样确诊?
3. 怎样防制轮状病毒感染?

第七节　狂犬病

狂犬病(rabies)又称恐水病,俗称疯狗病,是由狂犬病病毒引起的一种急性传染病,发病后主要表现出狂躁或麻痹等神经症状,病理特征为非化脓性脑脊髓炎。人和所有温血动物对本病毒易感,人主要由带此病毒的犬咬伤而受到威胁。早在公元前就有对此病的描述,现除南极洲外,世界各大洲都有此病发生和流行。

【病原学】

狂犬病病毒(rabies virus,RB)属于弹状病毒科(*Rhabdoviridae*)狂犬病病毒属(*Lyssavirus*)成员。病毒颗粒在电镜下观察,一端钝圆、一端平凹,如子弹状[(75~80) nm×(150~300) nm]。病毒外部包有双层膜,膜表面有多个糖蛋白构造的纤突。病毒中心是核酸和包在其外的核蛋白组成的核衣壳。核酸为单股负链 RNA,约 12 kb,分子质量为 $4.6×10^3$ ku,其绝大部分碱基参与编码病毒核蛋白(N)、糖蛋白(G)、磷蛋白(P)、转录酶大蛋白(L)及基质蛋白(M)等结构蛋白。

病毒对所有温血动物和人的感染性均较强,具有高度的嗜神经组织性,在神经细胞中复制时可在细胞质中形成一种嗜酸性包涵体,呈球形或卵圆形,因其 1903 年最先由 Negri 描述,故又为称内基小体(Negri body),是狂犬病病毒感染后的重要确诊指标之一。

在自然情况下分离到的狂犬病流行毒株称为"街毒"(street virus)。不同地区"街毒"存在抗原性差异。病毒可在鸡胚或成纤维细胞、原代仓鼠肾上皮细胞、人三倍体细胞 HDSC 株、BHK-21 细胞(地鼠肾细胞)、Vero 细胞(绿猴肾细胞)上增殖。病毒对温度的抵抗力弱,56℃ 30 min 或 60℃ 10 min 即灭活,煮沸 2 min 全部死亡。直射阳光、紫外线、超声波等可破坏病毒。消毒剂如酒精、甲醛、高锰酸钾、新洁尔灭等均可灭活病毒。病毒在冻干状态下可长期保存。病毒在 pH 7.4~8.0 较稳定,在腐烂的脑组织中可存活 7~10 d。

通过抗体检测和中和试验,可将狂犬病病毒分为 4 个血清型,即血清Ⅰ型、Ⅱ型、Ⅲ型和Ⅳ型。只有血清Ⅰ型病毒称为狂犬病原型病毒,其他所有则称为狂犬病相关病毒。病毒表面 G 蛋白是唯一能诱导产生中和抗体的抗原,不同流行毒株的 G 蛋白存在抗原性差异。试验证明,G 蛋白肽链上的糖基化对免疫效果至关重要,其三维构象破坏后,免疫原性降低。病毒内部的核衣壳也具有良好的抗原性。通过病毒 N 蛋白基因组分析,又将狂犬病病毒分为 7 个基因型,前 4 个基因型分别与 4 种血清型相对应。从欧洲蝙蝠分离到的狂犬病病毒(EBL-1 和 EBL-2)分别为基因 5 型和基因 6 型,从澳大利亚蝙蝠分离到的狂犬病病毒(ABL$_S$)为基因 7 型。

【流行病学】

　　所有温血动物对狂犬病病毒都很敏感,狐的易感性最高,豺、狼和鼠的易感性亦高,犬、羊、马易感性中等,很多野生动物是狂犬病病毒的天然储存宿主。在欧美等发达国家和地区,野生动物如浣熊和臭鼬是狂犬病的主要传染源。吸血蝙蝠可长期携带狂犬病病毒,还可传给牛、马、羊、猪等家畜。在大中城市中,由于犬的饲养密度高,如对狂犬病免疫预防工作做得不好,则犬可长期成为储存宿主,因而犬是导致人和家畜感染狂犬病的主要传染源。

　　狂犬病病毒可通过皮肤黏膜、呼吸道、消化道和胎盘传播,多数人和动物感染狂犬病是带毒动物咬伤所致,如皮肤伤口接触了带毒犬唾液,或儿童大便时被带毒犬舔舐肛门都可能受感染。易感动物食入感染动物或吸入大量带毒的气体也可受感染。有报告证实,梅花鹿感染狂犬病常经消化道途径。感染病毒的母畜可通过胎盘将病毒传染给胎儿。

　　狂犬病流行还受自然地理、文化习俗、经济发展水平等因素影响。如孤岛这类天然隔离地区可无狂犬病发生。一些禁止杀犬的发展中国家,狂犬病发生率常较高,如对犬饲养管理较好,而且采取了高密度疫苗接种,则犬狂犬病发病率完全可控制在预期目标内。

　　狂犬病发病无明显季节性,但春、夏、秋季动物发情易伤人,常表现发病数增加。

【病理学】

　　本病常无特征性肉眼可见的病理变化,可见体瘦,血液浓稠,口腔黏膜糜烂,胃黏膜充血、出血或溃疡,脑膜与脑实质小血管充血,并见点状出血。病理组织学变化主要为非化脓性脑脊髓炎变化,可见海马角、大脑皮质、小脑和延髓等神经细胞胞质内出现圆形或卵圆形嗜酸性包涵体,即内基小体,用狂犬病荧光抗体染色可清楚显示,这可确证狂犬病病毒感染,但并非病理切片中都能看到。

　　狂犬病病毒主要存在于带毒动物的脑组织和中枢神经系统中,唾液中也有大量病毒并排出体外。病毒进入伤口先在伤口内停留数小时,然后在末梢神经轴突内上行扩散到神经节细胞和中枢神经细胞内增殖,再经周围神经到达全身相应的组织和器官,导致人和动物死亡。狂犬病病毒在其他组织器官中也可复制,如肺脏、皮脂腺、角膜、毛囊、生发细胞等。研究证实,狂犬病病毒主要分布在嗅球、海马及大小脑中,嗅球中病毒出现早、数量多,可通过嗅神经传播到鼻黏膜,随分泌物向外扩散。海马区的神经细胞感染较严重,在海马旁回中检出内基小体的概率较高。

【临床学】

　　人和动物狂犬病的潜伏期长短因个体不同而有差异,同时与感染状况(感染量和咬伤部位)有关。潜伏期一般1周左右至3个月,长的可达半年以上或数年。若伤口靠近中枢神经系统,潜伏期常较短。

一、临床表现

（一）人的临床症状

一般分为3个病期,即前驱期、兴奋期和麻痹期。

1. 前驱期　此期可持续 5～7 d,表现发热、发冷、头痛、咽痛、肌肉痛等,咬伤部位皮肤感觉异样(如发麻、发痒、灼热等),出现幻听、幻视等幻觉。

2. 兴奋期　也称痉挛期,主要表现神经系统疾患,如狂躁,咽喉肌痉挛、吞咽困难,极度恐水,对水声、风、光高度敏感、紧张、焦虑,甚至出现咬人和冲撞等行为,继而出现肌肉抽搐等症状。

3. 麻痹期　经过了兴奋期的狂犬病患者,之后均进入昏迷状态。昏迷前全身感觉减退,最后全身衰竭,呼吸停止而死亡。

(二)动物发病表现

1. 犬

(1)狂暴型　此型可分为前驱期、兴奋期和麻痹期。

前驱期　此期病犬精神沉郁,喜躲暗处,一反常态,不愿接触人,强行牵引则攻击人。食欲反常,喜食异物,吞咽不畅(喉肌麻痹),瞳孔散大。

兴奋期　随着病情发展,反射机能和性欲亢奋,轻度刺激即兴奋,唾液分泌增多。此期也可兴奋与沉郁交替出现,坐卧不动或突然站起,表现出特殊的斜视和惶恐。此时病犬狂躁不安,常攻击人畜或咬伤自体。

麻痹期　随着病情发展,出现意识障碍,加快消瘦,吠声嘶哑,瞳孔散大或缩小,下颌、四肢麻痹,流涎,见水惶恐(故名恐水症),最后因呼吸中枢麻痹或衰竭死亡。整个病程 1 周左右。

(2)麻痹型　此型病犬常兴奋期很短或不明显即进入麻痹期,病程常不超过 5 d。

2. 其他家畜　从世界范围看,牛发病仅次于犬。牛、羊、鹿发病后亦兴奋不安,表现攻击行为,四肢乱踢,撞墙,吼叫,流涎,最后麻痹死亡。猪因病犬咬伤也可患狂犬病,但表现与伪狂犬病常混淆,需作鉴别诊断。

二、临床诊断

根据动物发病情况和动物受伤史(如咬伤或抓伤)等可做出初步诊断,一般采用以下实验室方法做出确诊。诊断实验室的安全措施必须符合生物安全要求。

(一)内基小体检测

取动物脑组织标本做成病理组织切片,用 Seller 氏染色后镜检,如见鲜红色内基小体可确诊。该小体最易出现在海马角、大脑皮质锥体细胞和小脑浦肯野细胞胞质中,但不同动物内基小体检出率有较大差异。

(二)免疫学检测

1. 免疫荧光试验(IF)　可用动物脑组织作此检测。此法是世界卫生组织推荐的方法,我国也将此法作为检测狂犬病的首选方法。

2. 酶联免疫吸附试验(ELISA)　此法既可用于狂犬病早期检测(检 IgG),也可用于中期检测(检测中和抗原),从检测结果可了解动物狂犬病感染情况。

3. 单克隆抗体技术　用抗狂犬病病毒 G 蛋白和 N 蛋白的单克隆抗体,可检出不同病毒株的差异,这对流行病学研究有重要意义。

（三）核酸检测

采用快速、特异和高灵敏度的 RT-PCR 技术，可提早检测诊断时间和阳性率。一般选择 N 基因区基因扩增后检测或进行基因型鉴定。

三、临床治疗

对受伤的动物及时彻底地处理伤口并接种疫苗和注射抗狂犬病病毒血清，可有效降低发病率或使不发病，这条原则也适用于被带病毒犬咬伤的人。如受伤动物有必要治疗，应迅速扩开伤口使局部出血，再用肥皂水冲洗，用 70％酒精或 3％石炭酸或 0.1％升汞等消毒剂处理，也可对受伤局部烧烙。同时立即注射狂犬病疫苗。如能同时分点在伤口周围注射抗狂犬病病毒血清，则效果更好。

【防制】

对本病的防制必须高度重视，并采取综合防制措施。

（1）大力开展宣传教育，普及防制狂犬病的有关知识。积极宣传和严格实施国家《动物防疫法》，加强对犬、猫等动物的管理，杜绝流浪犬、流浪猫。让公众了解狂犬病的严重危害、传播途径及规律，发病表现和自我防护措施。对家养犬、猫普遍进行强制性免疫接种。

（2）控制和消灭传染源，这是防制狂犬病的根本措施。在许多发展中国家，带毒的犬和猫是人类狂犬病的主要传染来源，又因社会公共卫生方面有许多不完善，因此有必要对所有城市和农村的家养犬和猫实施定期检疫，建立疫苗接种登记制度，这样可大大减少易感动物的数量，是预防狂犬病最实际的措施。对所有犬 3 月龄时进行初次免疫，一年后加强免疫一次，以后每年一次。国内目前使用的狂犬病疫苗有单弱毒疫苗，也有多联苗。近年来使用进口弱毒疫苗免疫牛、山羊、绵羊、犬和家兔安全有效。发达国家还将兽用狂犬病病毒口服疫苗用于野生动物，对防制狂犬病也起到积极的作用，世界卫生组织对此给予积极评价并推广使用。

加强狂犬病检疫是控制或杜绝狂犬病的一项不可缺少的措施。由于狂犬病的潜伏期长短不一，因此检疫期不能太短，一般应 4～6 个月。国际动物运输，应在启程前至少 2 周注射疫苗，到达进口国还需要进行检疫。对检疫检出的带毒犬、猫，或病犬、病猫，要及时捕杀后焚烧或深埋，严禁食用患病动物。

（3）从公共卫生角度高度重视狂犬病防控，切实保障人类健康。狂犬病对人的威胁很大，一旦发病，死亡率高达 100％，在我国多年其死亡率一直为多种传染病之首。狂犬病潜伏期长短与年龄、受伤情况、感染病毒数量和病毒毒力有关，也与一个地区人们的生活风俗习惯、经济发展和公共卫生水平相关。由于狂犬病的高死亡率，为安全起见，不管伤人动物是否感染狂犬病病毒，主张受伤后都应十分重视伤口的局部处理，并立即接种狂犬病疫苗。世界卫生组织推荐接种方案为 2-1-1 法，即当天于两臂三角肌各注射一次，第 7 天和第 21 天再各注射一次。对某些高危人群，如从事狂犬病研究的有关人员（兽医、动物管理员等），世界卫生组织建议在受到动物伤害前，在第 0 天、第 7 天和第 28 天各注射一次疫苗，每 2 年加强免疫一次。

二维码

思考题

1. 狂犬病主要通过什么途径传播？
2. 狂犬病主要的诊断依据有哪些？
3. 一旦被犬咬伤，应如何紧急处理？对狂犬病传染源，应如何控制和消灭？

第八节　克里米亚-刚果出血热

克里米亚-刚果出血热（Crimean-Congo hemorrhagic fever，CCHF）又称新疆出血热。本病是由克里米亚-刚果出血热病毒引起的自然疫源性人兽共患传染病，传播媒介为蜱。临床上主要表现为发热、全身疼痛、出血、低血压、休克及神经系统症状。本病于1944年在俄国的克里米亚报道，随后在非洲、印度、中东等地均有流行。我国于1965年在新疆发现本病。

【病原学】

克里米亚-刚果出血热病毒（Crimean-Congo hemorrhagic fever virus，CCHFV）属于布尼亚（布尼奥罗）病毒科（*Bunyaviridae*）内罗毕病毒属（*Nairovirus*）。本病毒与新疆出血热病毒（Xinjiang hemorrhagic fever virus，XHFV）属于同一种病毒。CCHFV基因组是由S、M、L三个片段组成的单股负链RNA，每个片段末端由氢键连接成环状。病毒颗粒含有50%以上的蛋白质和20%～30%的脂类。病毒有4种主要蛋白，分别为核衣壳蛋白（NP）、膜糖蛋白G1、G2和L聚合酶。

成熟的病毒颗粒呈圆形或椭圆形，直径90～120 nm，周边致密，中心透明，包膜为双层脂质膜，外周伸出8～10 nm的纤突。CCHFV以出芽方式进入高尔基体装配，病毒成熟后转移至细胞表面，以膜融合或细胞裂解的方式释放病毒。

本病的自然感染只引起人发病，家畜及野生动物是重要的贮存宿主。本病毒对各种实验动物感染性较弱，但对新生小鼠最敏感。病毒可引起10日龄鸡胚、新生大鼠和金黄色地鼠死亡，但发病不规律。对3周龄小鼠、豚鼠、仓鼠、家兔、猴等实验动物均不致病。绵羊和山羊可以自然感染，但无临床症状。

CCHFV可在多种原代或传代细胞中生长和增殖，但不产生细胞病变（CPE）和蚀斑。通常病毒在LLC-MK$_2$细胞上复制比Vero E6快，抗原滴度高，接毒后5～7 d左右感染的细胞可达80%～90%或以上。病毒在pH 6.0～9.5之间较稳定，对热不稳定，对脂溶剂、乙醚、氯仿、去氧胆酸钠等敏感。

【流行病学】

CCHF广泛分布于非洲、欧洲、中东和亚洲等的30多个国家和地区，除了极寒冷或高湿度地区外，CCHFV的传播可以发生在生态环境完全不同的地区。1965年在我国首先发现于新疆的巴楚地区，塔里木河流域两岸为本病的自然疫源地，在北疆和南疆地区经常出现新的自然疫源地,除新疆外,在云南、青海、四川等地也检测到本病的阳性抗体。本病自然感染只引起人发病,呈现出明显的散发性和季节性。本病高危人群是畜牧业、农业及部分林区工人。此外,也有国家间输入性病例的报道。

本病对某些家畜、野生动物、鸟类及人群均易感。受感染家畜表现出病毒血症,但不引起发病。硬蜱是病毒的主要传播媒介,同时也是储存宿主。带毒蜱的叮咬是 CCHFV 感染人类的主要途径,接触带毒动物血液或急性期患者的血液通过皮肤伤口可感染本病。

【病理学】

CCHF 的发病机理尚不完全清楚,DIC 是 CCHF 致病的主要机制,并进一步引起大量的出血、休克甚至死亡。本病的基本病理变化是全身毛细血管扩张、充血,血管壁胶原纤维肿胀破碎导致血管通透性改变、脆性增加,出血、水肿,皮肤黏膜以及全身各脏器组织不同程度的充血、出血。其中胃肠黏膜最为严重,表现为上皮脱落,黏膜层和黏膜下层充血、出血和水肿,有少量炎性细胞浸润。各实质器官细胞均有不同程度的变性和坏死,如心肌纤维颗粒变性,脂褐素沉着,肌纤维断裂。肺泡壁毛细血管扩张充血,肺泡腔纤维素性渗出。肝脏静脉窦明显扩张瘀血,肝细胞颗粒变性,并有少量脂褐素沉着,并见枯否氏细胞增生。胰腺小灶性坏死,脾出血、坏死,血管内纤维素性凝血。肾脏皮质、髓质交界处血管扩张、充血明显,肾上腺束状带细胞灶状坏死等。脑垂体前叶血管充血和局灶性坏死,后叶有充血、出血变化。

【临床学】

一、临床表现

(一)人的临床症状

人感染初期,多表现出剧烈的头痛,并伴有发烧、寒战、恶心、呕吐等症状,随着病情的发展表现出疲乏无力、压抑和嗜眠,还可能伴有结膜炎、巩膜水肿。病人常有心动过速或淋巴结肿大、皮疹及喉、扁桃体、口腔黏膜出现瘀斑等病征。

(二)动物发病表现

受感染家畜不引起发病,但表现出病毒血症等症状。如血管内皮损伤,毛细血管扩张,通透性增高,发生皮疹、脱水、凝血功能障碍乃至极度贫血。重要器官出现病变,肺、肝、肾等细胞变性或坏死,发生肺水肿、肝脏大面积坏死、脑实质水肿、脑出血等。

二、临床诊断

主要根据流行病学和临床症状做出初步诊断,确诊需要进行实验室诊断。

1. 病毒分离鉴定　患病动物的血液等,接种于 1～3 日龄乳鼠,取发病濒死的乳鼠的脑组织传代,若呈现规律的潜伏期和发病的典型症状时即可进行鉴定。

2. 血清学诊断　中和试验、补体结合试验、反向间接血凝(RPHA)和反向间接血凝抑制试验(RPHI)、酶联免疫吸附试验(ELISA)、免疫荧光试验和免疫印迹检测常用于实验室确诊本病。

3. 分子技术诊断　常规 RT-PCR 进行病毒结构蛋白编码核酸的检测也可进行本病的确诊。

三、临床治疗

目前尚无特效治疗方法，原则上应采取综合治疗措施，以控制出血和抗休克为主。为防止出血可输入血小板、血浆，并用止血剂。注意保护心、肺，预防并发症，适当补充液体和电解质，以免因心肌损害和肺血管通透性增高而发生水肿。利巴韦林对本病有明显的抑制作用，早期治疗有一定效果。

【防制】

与 CCHF 病原接触可能性较大的野外工作人员、畜牧工作人员、实验室工作人员等必须做好个人防护。来自疫区的家畜和待屠宰的动物，首先检查体表是否带蜱，然后可通过实验室检测方法对蜱或体内组织进行本病的检测，一旦发现，立即予以销毁。积极开展宣传教育，普及防制知识。

二维码

思考题

1. 简述克里米亚-刚果出血热的流行特点。
2. 克里米亚-刚果出血热主要的诊断方法有哪些？
3. 如何预防及治疗克里米亚-刚果出血热？

第九节　森林脑炎

森林脑炎（forest encephalitis，FE）又称苏联春夏脑炎（Russian spring-summer encephalitis）或称远东脑炎，是森林脑炎病毒所致自然疫源性传染病，病原体由硬蜱传播。本病多见于森林地带，流行于春、夏季节，病人常为森林地区作业人员。森林脑炎病毒存在于松鼠、野鼠等的血液中，通过吸血节肢动物（蜱）叮咬传播给人。本病潜伏期为 8～14 d。临床特征是突然高热、意识障碍，头痛、恶心、呕吐，后遗症多见颈强、上肢与颈部及肩胛肌瘫痪。本病主要是对症处理。防止蜱叮咬，接种森林脑炎疫苗，可以预防本病。

【病原学】

森林脑炎病毒（forest encephalitis virus，FEV）又称蜱传脑炎病毒（tick-borne encephalitis virus），属黄病毒科（*Flaviviridae*）黄病毒属（*Flavivirus*）。本病毒属单股正链 RNA 病毒，为直径 30～40 nm 的正二十面体。具有类网状脂蛋白包膜，表面有包膜糖蛋白 E 组成的刺突，包膜内侧为膜蛋白 M，核衣壳内有蛋白 C，为结构蛋白，E 蛋白包含血凝抗原和中和抗原。

最常用的实验动物是小鼠和乳鼠，采用脑内接种。本病毒能够在鸡胚卵黄囊或绒毛尿囊膜繁殖,也能在人胚肾细胞、鼠胚细胞、猪肾细胞、羊胚细胞、HeLa 细胞及 BHK-21 细胞中繁殖。

病毒对外界因素的抵抗力不强,煮沸立即死亡,加热至 60℃ 10 min 即被灭活,对乙醚、丙酮均敏感。病毒在脑组织中可保存 70 d,在 50%甘油中可保存 3 个月以上(4℃),在低温下可保存更久。

【流行病学】

森林脑炎病毒存在于啮齿动物如松鼠、野鼠等的血液中,通过吸血节肢动物(蜱)传播,主要是蓖子硬蜱(*Ixodes ricinus*)、森林硬蜱(*Ixodes persulcatus*)。当人被感染性蜱咬后可能受染,但大部分病人呈隐性感染或仅有轻微症状,只有部分出现明显症状。

本病的发生具有明显的职业分布特征,多为森林地区的作业人员或外地到林区放养蜜蜂者,旅游人员也有发生。感染者以男性为主。

潜伏期 7~21 d,大多 10~12 d。蜱通常分布在不同类型的植被过渡地带(如与草原相邻的森林边缘或落叶林和松树林之间的过渡地带)。蜱个体悬挂在叶子的边缘,追踪和袭击附近通过的哺乳动物。

疾病呈地方性聚集性发生,与欧洲和亚洲在纬度 39°~65°之间的温带地区媒介蜱的分布一致。我国主要见于东北及西北原始森林地区,多散发,已知的流行地区是吉林省珲春和云南缅甸边界附近。具有季节性发生特点,在温暖潮湿的环境下媒介蜱最为活跃,因此,有两个发病高峰期:4~5 月和 9~10 月。

【病理学】

蜱咬伤后,病毒在皮下组织复制。皮肤树突状细胞作为载体将病毒输送到淋巴结。在淋巴结内病毒大量增殖,导致传播的病毒进入血液和诱导病毒血症。局部淋巴结中淋巴细胞明显减少,白细胞也出现暂时性减少现象,所有的细胞成分显著减少。

脑及脊髓病变主要为炎性渗出性病变,表现为出血、充血、血管周围淋巴细胞套状浸润,神经细胞变性、坏死及神经胶质细胞增生,亦可出现退行性病变。森林脑炎病理改变广泛,大脑半球灰质、白质及脑膜均可累及,脊髓颈段、脑桥、中脑及基底神经节病变常较为严重。

【临床学】

一、临床表现

(一)人的临床症状

潜伏期一般为 10~15 d,也有长达 1 个月者,平均潜伏期为 1 周。本病病程长短不一,一般约 1 周,体温恢复正常后症状逐渐消失,但瘫痪仍可继续存在。森林脑炎通常具有双相过程。第一阶段包括全身毒血症、发热、头痛、肌肉疼痛、恶心、呕吐、乏力。少数有血疹及心肌炎表现。热程 7~10 d。之后是为期 1 周的无症状间歇期。第二阶段,出现脑膜炎、脑炎、脊髓炎等中枢神经系统表现,可出现颈肌及肩胛肌弛缓性瘫痪。脑神经及下肢受累少见。瘫痪 2~3 周可恢复,约半数肌肉萎缩。轻症无明显神经症状。欧洲型较温和,只有 20%~30%的病例会经历第二阶段,死亡率低于1‰。

诊断是出现特异的IgM,通常是在疾病的第二(神经)阶段能够被ELISA检测。至于森林脑炎病毒抗体在实验室检测时与其他黄病毒的交叉反应,将需要知道是否之前存在登革热感染史或黄病毒疫苗接种史。

(二)动物发病表现

牛感染后仅见体温升高和食欲减退,一般不发生神经症状。羊感染后有时会出现肢体麻痹。其他动物多为隐性感染。

二、临床诊断

1. 血象 白细胞1万~2万个/mL,中性粒细胞增高。
2. 脑脊液细胞计数 一般在0.2×10^3个/mL以下,淋巴细胞占多数。
3. 补体结合试验 双份血清效价增长4倍以上者或单份血清效价1:16以上可确诊。
4. 血凝抑制试验 双份血清效价增长4倍以上者或单份血清效价1:320以上可确诊。
5. 病毒分离 病初以血清与脑脊液分离病毒,但阳性率低,死后可取脑组织分离病毒。

通过以下手段进行检测:一是利用哺乳动物细胞培养的病毒分离和RT-PCR技术,在感染的第一(病毒血症)阶段直接检测病毒或病毒RNA;二是利用酶联免疫法、免疫荧光法或中和试验等血清学方法,检测间接的特异性IgM抗体。

三、临床治疗

森林脑炎治疗以对症处理为主,高热、昏迷、呼吸衰竭等症状处理与流行性乙型脑炎相同,重危病人可使用恢复期病人或已患过本病的人的血清。后遗症以瘫痪为主,应采用针灸、推拿、体疗等综合治疗,有条件时可肌内注射或静脉注射高效价免疫球蛋白,亦可用α干扰素等肌内注射。此外应严格卧床休息,加强护理,直到发烧和神经症状已消失。水和电解质平衡的维护,足够的热量摄入,镇痛药、维生素和退烧药为主。

1. 一般治疗及对症治疗 护理、降温、止惊以及呼吸衰竭等处理可参照乙脑的治疗。
2. 免疫疗法
(1)起病3 d内患者可用恢复期患者或林区居住多年者的血清20~40 mL肌内注射,或椎管内注射5~10 mL。
(2)高效价丙种免疫球蛋白肌内注射,至体温降至38℃以下停用。
(3)干扰素、转移因子、免疫核糖核酸、核糖核酸酶均可酌情采用。

【防制】

(1)加强防蜱灭蜱。
(2)在林区工作时穿五紧防护服及高筒靴,头戴防虫罩;衣帽可浸邻苯二甲酸二甲酯;游客避免暴露于蜱出没地区的森林和林地。穿长袖,扎裤腿或将裤腿放进袜子或鞋子,免受蜱叮咬。浅色的衣服更容易检测蜱,平滑的服装使蜱更难附着。野营服装和装备也可浸渍氯菊酯化合物。

(3)预防接种。每年3月前注射疫苗,第1次2 mL,第2次3 mL,间隔7～10 d,以后每年加强1针。

 思考题

1. 森林脑炎具有哪些流行病学特点?
2. 森林脑炎如何诊断?
3. 森林脑炎有哪些主要防护措施?

二维码

第十节 口蹄疫

口蹄疫(foot-and-mouth disease,FMD)是偶蹄动物的一种急性热性高度接触性传染病,病原为口蹄疫病毒。本病特征为口腔内黏膜、鼻镜、蹄部及乳房皮肤发生水疱和烂斑。

早在十五、十六世纪,阿拉伯和意大利学者对牛即有过完全同于此病症状的描述。由于本病传播途径多、传染性强,多种动物共患,17—20世纪,本病在世界范围内发生过多次大规模流行,造成了巨大的经济损失,迄今在世界许多国家仍有发生和流行。由于本病对农牧业生产有严重危害,还危害人类健康,因此国际上将此病确定为应消灭的最重要的传染病之一,我国也将其列入A类传染病的首病。

【病原学】

口蹄疫病毒(foot-and-mouth disease virus,FMDV)分类上列入小RNA病毒科(*Picorna-viridae*),原属于鼻病毒属,现为口蹄疫病毒属(*Aphthovirus*),目前属下仅口蹄疫病毒一种。口蹄疫病毒具有多型性、易变异的特点。根据其血清学特性,目前可分为7个血清主型,即A、O、C、SAT1(南非1型)、SAT2(南非2型)、SAT3(南非3型)及Asia-Ⅰ(亚洲Ⅰ型)。每个血清型又包含若干个亚型。口蹄疫病毒在流行过程中及经过免疫的动物体均容易发生变异,故口蹄疫病毒常有新的亚型出现。根据世界口蹄疫中心公布,口蹄疫亚型已达到80多个,而且还会有新的亚型出现。我国流行的血清型主要是A型、O型和Asia-Ⅰ型,欧洲主要是A型、O型,以O型多见。口蹄疫病毒是已知最小的动物RNA病毒,FMDV结晶呈棱形十二面体,病毒颗粒直径25～30 nm,表面光滑。口蹄疫病毒对外界的抵抗力很强,耐干燥。病毒在低温下非常稳定,在−70℃可保存数年,但高温和直射阳光(紫外线)对病毒有杀灭作用。

【流行病学】

口蹄疫病毒可侵害多种动物和人,动物中以偶蹄兽最为易感。单蹄兽对口蹄疫病毒有很强的抵抗力,家畜中一般牛的易感性最强,其次是猪。绵羊、山羊和骆驼的易感性比牛和猪低。野生动物如野牛、驯鹿、长颈鹿、羚羊、野猪、象、刺猬等也能被感染。幼畜较老龄家畜易感性强。口蹄疫自然发病率和死亡率的高低,与家畜种类、年龄关系很大,但也受病原毒力的强弱、自然条件(季节、气温、地理环境等)和社会因素的影响。近十余年来国际上报道猪患口蹄疫有增加趋势。猪对某些毒株非常易感而牛的易感性降低。据世界粮农组织兽医年鉴,法国 1960年近 2 万头家畜发生口蹄疫,其中牛占 83%,猪占 15%,羊占 2%;到 60 年代末,猪发病 53%,牛 20%,羊 27%;1981 年 3 个猪场发生 C 型猪口蹄疫,扑杀病猪近万头。

一、传染源和易感动物

带毒动物是最危险的传染源,在症状出现前即可大量排毒,发病后,排毒量还会大大增加。病牛含毒量最高的是舌皮,病猪以破溃的蹄皮为最多,每 10 g 中含毒量可达 10^{10} 个感染单位,其他如水疱液、呼出气、粪、尿、奶、唾液、精液也有很高的含毒量。病愈动物的带毒期长短不一,据英国学者报告,痊愈牛的咽喉带毒可达 27 个月,病愈绵羊的咽喉带毒达 9 个月。

羊感染本病后因病状常较轻,易被忽视,在羊群中可成为长期的传染源,因此感染羊在流行病学上的作用须重视。据检测,病猪经呼气排出的病毒量相当于牛的 20 倍,而牛感染后症状却常常较羊、猪严重而明显,因此 1968 年英国口蹄疫调查委员会报告中即指出,从流行病学观点看,羊常是本病的"保持者",猪是"扩大器",牛是"指示灯"。

二、传播途径和流行形式

口蹄疫传播的重要途径是人、易感家畜与病畜直接接触。食入受病料污染的食物或吸入带毒空气都易受感染。实验和事实还证明,活的传播物(如带毒的动物包括飞鸟、野生啮齿动物、昆虫及人类)、畜产品(毛皮、肉、奶等)、饲料、饮水、饲管用具、运输工具受污染后都能成为口蹄疫的重要传播媒介。

口蹄疫是一种高度传染、流行迅速的传染病,流行形势在牧区、半农半牧区和农区有区别。一般说来,动物数量越大、越集中越易造成大流行。引入带毒的动物、畜产品或其他传播媒介也常引起局部地区暴发本病,造成危害。

在牧区,由于畜群集中放牧,流动性大,草场和流水污染后,因牧区辽阔,封锁、隔离、消毒不易做到严密彻底,疫情一旦发生,很易如潮水般大面积蔓延,因而发病率较高,常表现为流行或大流行。半农半牧区次之。在农区如分散养畜则发病率较低,但如城市或郊区大量集约化养猪,因猪只高度集中,发病率也会很高。

口蹄疫的传播,既可表现为逐步蔓延,也有"跳跃式"传播方式。有时口蹄疫可在原发地几百千米外突然暴发,或从一国传到另一国,这种情况多因引入带毒动物或物品引起。虽然研究者已证明近距离病毒气源性传播的意义,但说口蹄疫病毒能随空气传到很远的距离,还有待进一步验证。防疫地区如发生口蹄疫则多为散发。

口蹄疫可发生于一年中任何月份,但因口蹄疫病毒的生存与气温高低、日光强度密切相关,畜产品的流动又有淡、旺季之分,因此其流行常表现出明显的季节性规律。口蹄疫病毒对直射阳光和热敏感,可很快失去毒力,因此,口蹄疫流行一般在夏季减缓或平息。冬季低温有利于病毒在外界环境中存活,也是屠宰家畜、销售肉食品的旺季,病原易扩散。春秋两季动物和人的活动都较频繁,因此,口蹄疫流行的季节动态,大致是"秋冬开始,冬春转剧,春末减缓,夏季基本平息"。从有些国家资料看,口蹄疫的暴发流行,还有周期性特点,即每隔 2～3 年或 4～5 年流行一次。

【病理学】

病毒侵入机体后,首先在侵入部位的上皮细胞内生长繁殖,引起浆液性渗出物而形成原发性水疱(第一期水疱),此类水疱由于通常发生于自然状况下无法观察到的部位,并且感染动物无发热症状,通常不易发现。原发性水疱上皮及水疱液内存在高滴度的病毒。1~3 d 后病毒进入血液引起体温升高和全身症状,病毒随血液到达所嗜好的部位,如口腔黏膜和蹄部、乳房皮肤的表层组织继续繁殖,形成继发性水疱(第二期水疱)。水疱融合裂解时,体温下降至正常,病毒从血液中逐渐减少消失,此时病畜即进入恢复期,多数病例出现好转。有的病例,特别是吃奶的幼畜,当血液感染时,病毒产生的毒素危害心肌,致使心肌变性或坏死,出现灰白色或淡灰色的斑点、条纹,多以急性心肌炎而致死亡。

人和动物感染发病后发现相似的病理变化。人唇、舌、口腔、手、足、指(趾)部、鼻翼、面部发生水疱,破裂后形成烂斑或溃疡。重病患者可出现胃肠炎、肺炎、神经炎、心肌炎等病理变化。患病动物的口腔、蹄部、乳房、咽喉、气管、支气管和胃黏膜可见到水疱、烂斑和溃疡,上面覆盖有棕黑色的痂块。反刍动物真胃和大小肠黏膜可见出血性炎症。心包膜有弥漫性及点状出血,心肌有灰白色或淡黄色的斑点或条纹,称为"虎斑心"。心肌松软似煮过的肉。病理组织学检查可见到皮肤的棘细胞肿大呈球形,间桥明显,棘细胞渗出明显乃至溶解。心肌细胞变性、坏死、溶解。

【临床学】

一、临床表现

(一)人的临床症状

人感染发病是因大量病毒侵入机体,病史具有较大的诊断参考价值。潜伏期 2~20 d,多为 1 周左右。发病急,体温升高到 39℃以上。头疼、眩晕、四肢痛、精神萎靡、呕吐等。2~3 d后,口腔发热,舌、唇、口腔内发生水疱,颊部黏膜潮红。也见于手掌、指端、足趾、鼻翼和面部。水疱破裂后形成烂斑,逐渐愈合或形成溃疡。有的出现咽喉痛、吞咽困难、腹泻、低血压、循环紊乱和虚弱等症状。重病例可并发胃肠炎、神经炎、心肌炎及皮肤、肺部的继发感染。婴儿发生本病时,呈胃肠卡他,或似流感样,严重者可因心肌麻痹而死。老年人患病后病情表现较重。原发性水疱后 1 周左右可出现继发性水疱。一般病程 10 d 以内,预后良好。

(二)动物发病表现

1. 牛 潜伏期平均 2~4 d,最长可达 1 周左右。病牛体温升高达 40~41℃,精神委顿,食欲减退,闭口,流涎,开口时有吮吸声。1~2 d 后,在唇内面、齿龈、舌面和颊部黏膜发生蚕豆至核桃大的水疱或形成烂斑。口温高,此时口角流涎增多,呈白色泡沫状,常常挂满嘴边,采食反刍完全停止。水疱约经一昼夜破裂形成浅表的边缘整齐的红色糜烂,水疱破裂后,体温降至正常,糜烂逐渐愈合,全身状况逐渐好转;如有细菌感染,糜烂加深,发生溃疡,愈合后形成瘢痕。有时并发纤维蛋白性坏死性口膜炎和咽炎,胃肠炎,有时在鼻咽部形成水疱,引起呼吸障碍和咳嗽。

在口腔发生水疱的同时或稍后,趾间及蹄冠的柔软皮肤上表现红、肿、疼痛,迅速发生水疱,并很快破溃,出现糜烂或干燥结成硬痂,然后逐渐愈合。若病牛衰弱,或饲养管理不当,糜烂部位可能继发感染,化脓、坏死,病畜站立不稳,跛行,甚至蹄匣脱落。

乳头皮肤有时也可出现水疱,很快破裂形成烂斑。如涉及乳腺引起乳腺炎,泌乳量显著减少,有时乳量损失高达75%,甚至泌乳停止。实践证明乳房上口蹄疫病变多见于纯种牛,黄牛较少发生。

本病一般取良性经过,约经1周即可治愈。如果蹄部出现病变,则病期可延至2～3周或更久,病死率很低,一般不超过1%～3%。但在某些情况下,当水疱病变逐渐痊愈,病牛趋向恢复健康时,有时病情可突然恶化,病牛全身虚弱,肌肉发抖,特别是心跳加快,节律失调,反刍停止,食欲废绝,行走摇摆,站立不稳,因心脏麻痹而突然倒地死亡。这种病型称为恶性口蹄疫,病死率高达20%～50%,主要是由于病毒侵害心肌所致。

哺乳犊牛患病时,水疱症状不明显,主要表现为出血性肠炎和心肌麻痹,病死率很高,病愈牛可获得1年左右的免疫力。

2. 羊 潜伏期1周左右。病状与牛大致相同,但感染率较低,病变多见于口腔,呈弥漫性口膜炎,水疱发生于硬腭和舌面,羔羊有时有出血性胃肠炎,常因心肌炎而死亡。

3. 猪 潜伏期1～2 d。病猪以蹄部水疱为主要特征,病初体温升高至40～41℃。精神不振,食欲减少或废绝。口黏膜(包括舌、唇、齿龈、咽、腭)形成小水疱或糜烂。蹄冠、蹄叉、蹄踵等部出现局部发红、微热、敏感等症状,不久渐形成米粒大、蚕豆大的水疱,水疱破裂后表面出血形成糜烂,如无细菌感染,1周左右痊愈。如有继发感染,严重者侵害蹄叶蹄壳脱落,患肢不能着地,常卧地不起。病猪鼻镜、乳房也常见到烂斑,尤其是哺乳母猪,乳头上的皮肤病灶较为常见,但也常发于鼻面上,其他部分皮肤如阴唇及睾丸上的病变少见。还可常见跛行、流产、乳房炎及慢性蹄变形。吃奶仔猪的口蹄疫,通常呈急性胃肠炎和心肌炎而突然死亡,病死率可达60%～80%,病程稍长者,亦可见到口腔(齿龈、唇、舌等)及鼻面上有水疱和糜烂。成年猪也有死亡。

4. 骆驼 壮年驼发病较少,以老、弱、幼骆驼发病较多。临诊症状与牛相似,主要是在口腔和蹄部发生水疱。病驼口腔水疱多在舌面两侧,有的在齿龈上,水疱破裂后,有糜烂和溃疡,有的口腔流涎,挂满口角与下唇,拉成线状。病驼不吃,消瘦,随后沿蹄冠出现大小不一的水疱,大的如蚕豆,小的如樱桃,有时蔓延到蹄叉,水疱破裂后,由于泥土污染,溃疡加深,致使蹄壳与肌肉脱离,仍与蹄的前部相连,似穿拖鞋状,有的蹄壳脱落,使病驼不能行走,表现极为痛苦。

二、临床诊断

口蹄疫发病后症状比较具有特征性,除口腔舌面发生特征性的水疱(葡萄至核桃大)和烂斑外,蹄冠、趾间和乳房等处也发生水疱及烂斑,可作为最重要的临床诊断依据,再结合流行病学特点(如发生于偶蹄兽,传播迅速,引入带毒动物等)不难做出初步诊断,也易与其他疫病区别。确诊口蹄疫须作病毒分离、生物学鉴定和血清学试验,确定为口蹄疫病毒之后,再作型和亚型的鉴定。鉴定毒型可采取病料,迅速送有关单位定型,或送检病畜恢复期的血清进行乳鼠中和试验或琼脂扩散试验来鉴定毒型。

注意牛口蹄疫应与牛病毒性腹泻-黏膜病、牛恶性卡他热、水疱性口炎相区别。

（一）病毒的分离

自患畜病料中分离出病毒，应是最可靠的诊断方法。以前有将检验材料接种于牛的舌皮内直接检查病毒，或接种小鼠、豚鼠、鸡胚内分离病毒。现多应用组织培养细胞进行病毒分离。口蹄疫病毒可在牛舌上皮，牛甲状腺细胞，牛、猪、羊胎肾细胞，豚鼠、仓鼠、兔肾等细胞内增殖，并常引起细胞病变。在猪肾细胞中产生的细胞病变较牛肾细胞明显，以细胞圆缩和致密化为特征。犊牛甲状腺细胞对口蹄疫病毒极为敏感，可产生很高滴度的病毒，所以很适于由野外病料（感染组织）分离病毒。近年国外将仓鼠肾和猪肾等细胞，如 BHK 细胞、IB-RS-2 细胞广泛用于口蹄疫病毒的增殖。

病毒分离的成功率与病料的采取和保存是否得当关系很大。一般采取水疱皮（牛舌表面、猪鼻吻部或蹄冠）和水疱液作病毒分离材料，未污染愈新鲜愈好。可由未破溃的水疱内用经灭菌的 1～2 mL 注射器直接抽取。国外还常用食道探杯（cup probing）刮取牛、羊的食管、咽头分泌液。采集后立即投入等量细胞培养维持液中，用力振荡混匀后应用或冷藏备用。细胞接种病毒后一般 36～48 h 即可出现明显细胞病变。吸出感染细胞培养液，置－20℃保存，或做传代和病毒鉴定用。

（二）免疫学及分子生物学检测

1. 酶联免疫吸附试验（ELISA）　ELISA 检测口蹄疫其稳定性比其他方法要好，能自动化操作，可迅速检测大量样品，且不需要组织细胞培养，甚至可以用灭活抗原进行，对生物安全设施要求不太严格，检测所需时间短，具有特异、敏感、快速、简便、可靠性好等特点，在 FMD 诊断中日益受到人们的重视，现已成为国际上检测 FMD 的常规方法之一。常用的方法有直接 ELISA、双抗体夹心 ELISA 和液相阻断 ELISA 等。

新型的 ELISA 可区分口蹄疫强弱毒。发达国家往往通过扑杀感染动物和可疑动物来控制和消灭口蹄疫，而大多数国家，主要通过注射疫苗来控制本病流行，因此如何检测隐性感染动物，如何区分自然感染动物和免疫动物一直是控制和消灭 FMD 非常重要的课题。3ABC-ELISA 是通过检测血清中口蹄疫非结构蛋白的抗体来确定动物是否感染口蹄疫的方法，口蹄疫的非结构蛋白 3ABC 在疫苗的制备过程中被去掉，免疫动物不再产生针对其的抗体，而自然感染的动物则会产生此抗体。因此，3ABC-ELISA 可用于鉴别诊断自然感染和免疫动物所产生的抗体。

2. RT-PCR 技术　此法在使用时以特异的引物在反转录的作用后再进行 PCR 扩增，扩增产物用聚丙烯酰胺凝胶电泳（PAGE）、琼脂糖电泳或硝酸银染色检查，看扩增出的 DNA 片段大小与设计的是否相符。PCR 检测法与其他方法相比，其特点是特异性好，灵敏度高，简便快速，对检测样品要求低。在分子流行病学中 RT-PCR 可与序列分析结合研究不同分离株之间的系统关系，也有助于追踪本病暴发的传染源。

3. 其他方法　其他一些技术包括基因芯片技术、核酸探针技术、核酸指纹图法、核酸序列分析法、多肽分析法、单克隆抗体技术、高效液相色谱技术、紫外分光光度计检测技术等在口蹄疫的检测和研究中都有报道。

三、临床治疗

病人应及时住院隔离治疗。本病尚无特效治疗药物，以对症处理为主，一般很快自愈。

牛发生口蹄疫后，一般经 10～14 d 自愈。为了促进病畜早日痊愈，缩短病程，特别是为了防止继发感染和死亡，应在严格隔离的条件下，及时对病畜进行治疗，方法如下：精心饲养，加强护理，给予柔软的饲料，对病状较重、几天不能采食的病牛，应喂以麸糠稀粥、米汤或其他糊状食物，防止因过度饥饿使病情恶化而引起死亡。畜舍应保持清洁、通风、干燥、暖和，多垫软草，多给饮水。

口腔可用清水、食醋或 0.1％高锰酸钾洗漱，糜烂面上也可涂以 1％～2％明矾或碘酊甘油（碘 7 g，碘化钾 5 g，酒精 100 mL，溶解后加入甘油 10 mL），也可用冰硼散（冰片 15 g，硼砂 150 g，芒硝 18 g，共为末）。

对蹄部病变可用 3％双氧水或来苏儿洗涤，擦干后涂以龙胆紫液或松馏油或鱼石脂软膏等，再用绷带包扎。对乳房病变部可用肥皂水或 2％～3％硼酸水洗涤，然后涂以青霉素软膏或其他防蚀软膏。定期将奶挤出以防发生乳腺炎。恶性口蹄疫病畜除局部治疗外，可用强心剂和补剂，如安钠咖、葡萄糖盐水等。用结晶樟脑口服，可收良效。

【防制】

（一）免疫预防

自然感染口蹄疫耐过或经疫苗注射的家畜，可以形成比较坚强的免疫力。但各病毒产生的抗体均有其特异性，各主型之间无交叉免疫力，同一主型的各亚型间仅存在一定程度的交叉免疫力。注射恢复动物的全血或血清可产生被动免疫，保护易感动物不受感染，但免疫期甚短，一般不超过 2 周，主要用于疫情暴发时对仔猪和犊牛等提供紧急保护。人工免疫包括注射弱毒疫苗和灭活疫苗两类，免疫效果较好，免疫持续时间也较长，一般使用剂量较小，价格也较低廉，兔化或鼠化等弱毒疫苗甚至可在基层单位就地制造，在疫区和受威胁区使用可很快控制蔓延。

目前应用的弱毒疫苗株包括鼠化、兔化、鸡胚化以及组织培养细胞驯化毒等。有的驯化工作还在进行，通过交叉培养以致弱，如将鼠化株再经鸡胚、组织培养细胞或兔体外传代以及将兔化毒株进一步通过组织培养细胞等。在应用上述疫苗进行免疫注射时，必须严格遵照各疫苗的使用说明以及保存、运输的有关规定。

多年来，许多研究者应用不同的毒株进行了各种途径的传代驯化，先后培育了多达几十个弱毒疫苗株。理想的弱毒疫苗应该致弱程度适当，能在动物体内增殖，引起较好的免疫反应，但又不产生机体损伤；多代通过敏感动物，毒力不会增高，而且可以应用于牛、羊、猪等多种动物。目前现有的几十个弱毒疫苗株均未达到完全理想的程度，或者毒力过弱，免疫原性不够好，或者毒力过高，会引起机体损伤，甚至出现明显的发病症状；有的对牛无毒力或者毒力很低的疫苗株，可能对猪仍有致病力；有的应用于不同生理应激水平的动物如怀孕、泌乳的母牛及犊牛和仔猪，可以致病，甚至引起死亡。加之弱毒疫苗中的活病毒可能在畜体和肉品内长期存在，构成疾病散布的潜在威胁，而病毒在多代通过易感动物后可能出现的毒力增强——返祖，更是一个值得注意的危象。因此，尽管弱毒疫苗研制仍在继续，世界上已有不少国家如欧洲国家以及北美、澳大利亚、新西兰等无口蹄疫疫情的国家和地区均已规定禁止使用弱毒活疫苗。在许多国家，口蹄疫的预防接种几乎都采用灭活疫苗。

尽管灭活苗的研制发展迅速，但灭活疫苗是否绝对安全？对此仍有争论。世界一些国家和地区（如欧洲）发现，一些地方口蹄疫暴发似乎与灭活疫苗中残留的活病毒有关，这促使了口蹄疫亚单位疫苗和基因工程疫苗的研制。

亚单位疫苗亦即只含病毒蛋白而无病毒核酸的免疫制剂，已有成功的报道。之后，通过基因工程制备口蹄疫疫苗方面，也有重要突破。1982 年美、英科学家首次报道用化学合成肽疫苗免疫口蹄疫获得成功，这一成果为新的第三代疫苗问世揭开了序幕。

（二）综合性防制措施

我国在口蹄疫防制工作上积累了丰富的经验，有一套比较完善的综合性防制措施。

（1）加强领导，统一指挥，协调行动，这是防制工作的一项重要经验和措施，也是取得防疫胜利的重要保证。有关部门应分工负责，互相配合，协同作战，对人、财、物给予支持。指挥部下设办公室，应负责具体措施的落实。

（2）制订明确的目标和规划。根据国家有关规定，无疫区以监测疫情，加强检疫，严防外疫传入为主；散发区以扑杀、消毒、灭源为主，制止疫情散播蔓延；重疫区应综合治理，全面实施防制措施，就地扑灭。巩固和发展扑灭成果，实行统一验收。

（3）开展疫情普查，大力宣传口蹄疫的危害和防治方法。结合普查把防制技术传授给广大基层兽医、卫检人员和养畜户。有条件的地方，应检测畜群有无特异性抗体或携带抗原等情况。

（4）全面贯彻国家《动物防疫法》，遵照"早、快、严、小"的原则，采取综合性防疫措施。"早"是指必须发现得"早"，对口蹄疫的发生应有高度警惕；"快"是指防制口蹄疫措施的执行应迅速，做到快确诊、快通报、快隔离、快封锁等；"严"是指对防制工作应严肃对待、措施严密、严格执行，堵塞漏洞，制止蔓延。"小"是指对疫点疫区范围划分不宜过大，但不能遗漏，以利于在小范围彻底扑灭。

当某一地区发生口蹄疫时应划定疫区，疫区内划分疫点和非疫点；非疫区划分为受威胁区和安全区。牧区内的疫区，为病畜群发病前 14 d 放牧和饮水的地区；农区应包括有口蹄疫的整个村庄。疫区即为封锁区，要由上一级政府发布封锁令，封锁期内应停止家畜的集市贸易，不能运出家畜产品。疫区内有关场所、用具、车辆、环境彻底消毒，易感家畜免疫注射后始能解除。对受威胁地区应迅速施行疫苗紧急预防注射，隔离可疑病畜，做好环境卫生和消毒工作。非疫区应加强动物管理，防止与疫区动物各种途径的接触。总之，我们按照国家《动物防疫法》上有关预防和扑灭家畜传染病的规定，结合实际，制订出具体措施，全面贯彻执行，就一定能预防和杜绝口蹄疫的发生。

 ## 思考题

1. 简述口蹄疫的流行特点与发病表现。
2. 简述口蹄疫的综合防控措施。

二维码

第十一节　牛海绵状脑病

牛海绵状脑病(bovine spongiform encephalopathy,BSE)俗称疯牛病,是一种传染性海绵状脑病(transmissible spongiform encephalopathies,TSEs),是由正常朊蛋白(PrPc)的异构朊蛋白(PrPsc)即非常规致病因子——朊病毒引起的发生于一些哺乳动物的一种致死性神经退行性疾病;以其潜伏期长、病情逐渐加重及中枢神经系统退化、最终死亡为主要特征,是一种慢性、食源性、传染性、致死性的人兽共患疫病。绵羊痒病(SC)是首先发现的动物传染性海绵状脑病,之后人们在动物上相继发现了牛海绵状脑病、水貂传染性脑病(TME)、鹿的慢性消耗病(CWD)和猫海绵状脑病(FSE)。

现已发现的人类传染性海绵状脑病有克-雅氏病(Creutzfeldt-Jakob disease,CJD)、新型克-雅氏病(new variant Creutzfeldt-Jakob disease,vCJD)、库鲁病(Kuru-disease)、格斯特曼综合征(GSS)和致死的家族性失眠症(FFI)。目前,已有多个国家和地区发生了疯牛病。本病首先发生于苏格兰(1985),以后在世界 20 多个国家均有发生。英国的 BSE 最为流行,至 1997 年累计确诊达 16 万例 3 万多个牛群。

【病原学】

牛海绵状脑病病原体,即朊病毒蛋白(prion protein),是一种不含核酸的特殊糖蛋白。朊病毒蛋白普遍存在于人和动物细胞内,并由宿主自身基因编码,通常用 PrP 代表(Pr 代表 prion,P 代表 protein)。

PrP 包括 PrPc 和 PrPsc 两种形式,两者在 mRNA 和氨基酸水平无任何差异,但生物学特性和立体结构不同。PrPc 是正常的细胞蛋白,对蛋白酶敏感,易被其消化降解,存在于细胞表面,无感染性,没有致病性;但在一定的条件下可以转化成异常构象的致病性 PrPsc,从而引起 TSE 的发生。PrPc 和 PrPsc 虽然具有完全相同的一级序列,但因构象上的差异导致生化性质显著不同。

PrPc 是可溶的单体,以 α 螺旋为主,易被蛋白酶 K 降解;PrPsc 高度不溶,β 折叠含量高,极易形成抗蛋白酶 K 水解的多聚体。朊病毒蛋白是由 PrPc 经错误折叠转变成的 PrPsc,PrPsc 形成后可催化更多的 PrPc 向 PrPsc 转变,从而具有自我复制能力。

PrPsc(致病性朊病毒)相对分子质量为 27 000~30 000,因与正常机体细胞膜成分结合在一起,不易为机体免疫系统所识别,因而用一般的抗原抗体反应很难检测出来。

PrPsc 的抵抗力很强,对热、辐射、酸碱和常规消毒剂有很强的抗性。病畜脑组织匀浆经134~138℃高温 1 h,对实验动物仍有感染力;用含有 PrPsc 的组织制成的饲料(肉骨粉)或用于人类食品或化妆品的添加剂,干热 180℃ 1 h 仍有部分感染力。病畜组织在 10%~20% 福尔马林中几个月仍有感染性,还能耐受 2 mol/L 的氢氧化钠达 2 h。

PrPsc 单个无侵袭力,3 个相结合后才具有侵袭力,在脑组织中大约 1 000 个 PrPsc 可形成 100~200 nm 大小的纤维状物,称为痒病相关纤维(scrapie associated fibrils,SAF),在电镜下可检出。SAF 发现于自然感染和人工感染痒病的绵羊脑组织内,也见于牛海绵状脑病和人类克-雅氏病的脑组织内,因其具有一定的特异性,因此可作为各种海绵状脑病的病理学诊断指标。

PrPsc 在感染动物各种组织中的含量不同,按感染滴度大小,以脑为最高,脊髓次之,淋巴结、骨骼、肺、心、肾、肌肉等的感染滴度均甚低。

PrPsc 已知能引起人和动物多种传染性海绵状脑病。

目前已经在人类以及 20 余种动物中发现有 TSE,其共有的病理改变是在中枢神经系统出现海绵样的变性,伴有神经元的丢失和胶质细胞的增生。

【流行病学】

肉骨粉所致疯牛病的潜伏期平均 4~5 年。牛开始发病的年龄通常为 3~5 岁,2 岁以下和 6 岁以上牛很少发生。小牛感染 BSE 的危险性是成年牛的 3 倍。乳牛发病率显著高于肉牛,品种、性别和遗传因素与 BSE 的感染性无关。大部分肉牛被屠宰食用时还处于发病的潜伏期,这种处于潜伏期的肉牛进入人类食物链,会对食品安全及人类健康造成重大影响和潜在危害。

【临床学】

传染性海绵状脑病的共同特征是潜伏期长(几个月至几十年);机体感染后不发热、不产生炎症、无特异性免疫应答,表现进行性共济失调、震颤、姿势不稳、知觉过敏、痴呆和行为反常等神经症状,病程发展缓慢,但全部以死亡告终;组织病理学变化局限于中枢神经系统,以神经元空泡化、脑灰质海绵状病变等为特征。目前已知的人和动物传染性海绵状脑病有近 10 种。

一、临床表现

(一)人的临床症状

1. 库鲁病 库鲁病又称震颤病,是人的一种以小脑变性为特征的中枢神经系统疾病。库鲁病的病原因子与痒病朊病毒一样,在感染脑组织中能长期存在。

人感染后潜伏期长 4~20 个月,主要症状是运动失调、震颤、步态不稳、说话含糊不清、发音和吞咽困难,3~9 个月内死亡。神经系统病变与痒病相同,中枢神经系统神经元空泡化,星形胶质细胞增多,脑灰质呈海绵状,以小脑、桥脑和纹状体最明显。

本病仅发生于大洋洲巴布亚新几内亚东部高地福尔(Fore)人聚居地,发生和传播是食用死亡亲属脑组织所致。

2. 克-雅氏病 克-雅氏病是 1920 年法国 Creutzfeldt 首先报告的,次年 Jacob 又进行了详细描述,故以这两人的名字命名本病。

克-雅氏病也是 PrPsc 引起的一种中枢神经系统疾病。临床表现为急性进行性痴呆,多发生于 50 岁以上的老年人。潜伏期长达数年。症状有视觉模糊,言语不清,肌肉痉挛,坐立和行动困难,最后因大脑组织溶解而死亡。本病为最常见的人朊病毒病,在世界上分布很广,许多国家都有报告,一般发病率为百万分之一。我国 1989 年首次报道本病病例,至 1992 年累计报告 28 例。

3. 新型克-雅氏病 vCJD 与典型克-雅氏病不同,主要发生于青年,以常吃牛肉馅汉堡包的人最易感染,发病年龄多为 14~40 岁,平均为 26.3 岁;病程 9~53 个月,平均 14 个月。临床上大部分病例以精神异常为主要症状,包括焦虑、抑郁、孤僻、萎靡和其他行为异常。在病程早期均表现肢体和脸部的感觉障碍及进行性小脑综合征。随着病情的发展,出现记忆力障碍、肌阵挛,后期出现痴呆等症状。组织病理学检查,海绵状病变在基底神经节、丘脑中最为明显,在大脑和小脑内侧以灶状形式存在,在融合的海绵状病变处较为明显。这与CJD海绵状病变多见于大脑皮层不同。

(二)动物发病表现

1. 牛海绵状脑病　牛海绵状脑病的发病症状主要分为全身性神经症状和系统症状。共同特征是,在中枢神经系统会形成大量的神经元空泡,聚集了异常的抗蛋白酶水解的致病形式朊蛋白,传染性非常强,死亡率相当高。而全身症状则是身体平衡出现异常,正常的生理机能受损。染病的牛多数中枢神经系统发生改变,行为异常、烦躁不安,对碰触和声音尤其是对头部触摸非常敏感,身体出现不平衡,经常暴躁疯跑以至抽搐、摔倒。也有些发病初期无明显症状,直至后期才出现两耳对称性活动困难,强直性痉挛,极度消瘦衰竭而死亡。

2. 绵羊痒病　自然感染的潜伏期为1～5个月或更长,因此,1岁半以下的羊极少出现临诊症状。神经症状逐渐发展并加剧。病初病羊表现沉郁和敏感,易惊,有癫痫症状。随着病程进展,共济失调逐渐严重。在发展期,病羊靠着栅栏、树干和器具不断摩擦其背部、体侧、臀部和头部,一些病羊还用其后肢搔抓胸侧、腹侧和头部,并自咬其体侧和臀部皮肤(出现秃毛区)。当视力丧失时可与栅栏和器具之类的物体相碰撞。病的后期,机体衰弱,出现昏睡或昏迷,卧地不起。在整个患病期间,体温并不升高,食欲虽仍保持,但体重下降。病程从几周到几个月,甚至一年以上,所有病羊转归死亡。

尸体解剖,除摩擦和啃咬引起的羊毛脱落及皮肤创伤和消瘦外,内脏常无肉眼可见的病变。病理组织学变化仅见于脑干和脊髓,特征性的病变包括神经元的空泡变性与皱缩,灰质的海绵状疏松,星形胶质细胞增生等。

3. 鹿慢性消耗病　患病动物食欲下降,表现未知原因的进行性消瘦,体重不断减轻,行为异常,主要症状包括:动物交流减少、情绪低落、厌食、口渴、多尿、磨牙、唾液增多、头部震颤、知觉过敏、共济失调等。组织病理学检查,病变多集中在中枢神经系统,其中大脑灰质的神经元出现空泡,大小均匀对称分布,并伴随着大量星形胶质细胞出现,且大小不一。

4. 水貂传染性脑病　是一种亚急性的脑海绵样变性的疾病,无炎症变化,病死率几乎100%。病原因子的特性与痒病朊病毒相似,以痒病病料接种水貂,引起的症状和脑组织学变化与自然发生的水貂脑病不能区别。取病貂脑组织乳剂作皮下或腹腔接种,可使水貂、雪貂、臭鼬、浣熊、仓鼠、山羊、绵羊和猴感染。水貂口服感染的潜伏期约为1个月,病初症状不明显。一般表现食欲不振,日渐消瘦和衰弱,皮毛变粗,由后肢开始发生运动障碍,尾向上弯于背上。继而嗜眠,最后不能行动和丧失定位能力。经4～6周衰竭而亡。

二、临床诊断

根据典型的症状和组织病理学变化,诊断并不困难。潜伏期很长,双亲中有痒病的病史,表现不断擦痒、反射性咬唇和运动性共济失调等症状。

组织病理学检查,在丘脑和延髓可发现特征性病变。但在新疫区或新发病群,为确诊还必须进行有关的实验室诊断。

目前,疯牛病的实验室检测方法主要有常规病理组织学检查、生物学测定、免疫组织化学、免疫印迹和酶联免疫吸附测定等方法。

1. 朊病毒的生物学测定法　将被检标本(脑、脊髓、脾等)匀浆作 10 倍稀释(8～10 个稀释度),每稀释度通常脑内接种 6 只小鼠(各 30 μL)或仓鼠(50 μL)。接种动物每 3 d 检查一次,濒死扑杀取脑作组织病理学检查。

2. PrPsc 的免疫组织化学检测　PrPsc 只见于人和动物的传染性海绵状脑病。存在于健康和患其他疾病的人和动物细胞中的 PrPc 可被蛋白酶消化消除,不会干扰 PrPsc 的检测。PrPsc 虽不能使感染宿主产生特异抗体,但作为非易感动物的兔却可产生他种动物 PrPsc 的抗体,用抗体对病牛脑组织切片进行免疫组织化学染色,可检出变性的 PrP。该抗体也能与正常 PrP 结合,故检测前需用蛋白酶把正常 PrP 消化掉。以此抗体对被检材料(脑组织)作 Southern blotting,可检测其中的 PrPsc。

3. 痒病相关纤维(SAF)检查　SAF 检查也是 TSEs 的特异诊断方法,在被检材料不适合作组织病理学检查时尤为重要。通常以冰冻保存的脑和脊髓作被检材料。将抽提物在超速离心机 22 000g 10 min,540 000g 2 min,540 000g 25 min,最终沉淀物以蛋白酶 K 处理,然后重悬于 50 μL 蒸馏水供负染作电镜检查;或聚丙烯酰胺凝胶电泳,再进行蛋白印迹检测。

4. 单克隆抗体　应用各种特异的单克隆抗体可以区分小鼠、仓鼠和人的 PrPsc。应用只和各种动物 PrPsc 共有位点而不和 PrPsc 反应的特异单克隆抗体,标本无须蛋白酶 K 处理即可检测。

三、临床治疗

目前已发现,蔗糖、海藻糖、二甲基亚砜、刚果红、多烯复合物、分枝多胺等,在体内外均有抑制 PrPc 转化为 PrPsc 的活性,但大多难以透过血脑屏障。利用能分解磷脂酰基肌醇的磷脂酶可将 PrPsc 从细胞膜表面除去;使用螯合剂可除去 PrPsc 分子中的金属离子,改变其蛋白酶抗性和致病性。

【防制】

疯牛病主要是通过消化道的感染而致病,并且由于朊蛋白的特异性,目前尚不能通过疫苗进行预防治疗。因此,疯牛病的防控手段主要是切断其传播途径,消灭传染源。

目前主要由欧盟认可的一些疯牛病专门检测机构负责对获取的组织器官样品进行快速、准确的疯牛病检测分析。抽检对象包括市场上所有进行贸易的牛、突然死亡牛、因特殊状况而屠宰的大于 24 月龄的牛以及所有大于 30 月龄的牛。为了防范疯牛病,美国农业部坚持实施"BSE 监控和准入制度"(BSE inspected and passsed)规定;同时,美国农业部提议实施国家认证系统,追踪国际畜禽贸易中的所有动物及相关产品。

禁止使用动物源性饲料饲喂反刍动物,禁止从有疯牛病和绵羊痒病的国家进口牛羊、牛羊肉及其肉骨粉等相关产品。

二维码

 思考题

1. PrPsc 的免疫组织化学检测利用的什么原理？
2. 疯牛病和绵羊痒病是什么关系？
3. 中国预防疯牛病发生的主要手段应该有哪些方面？

第十二节　伪牛痘

伪牛痘(pseudocow pox)，又称假牛痘、副牛痘(paravaccinia)，在人称挤奶者结节。本病是由假牛痘病毒引起的一种急性、接触性传染病。在临诊上与牛痘和痘苗感染相似，即在泌乳牛乳头上发生丘疹、水疱，最后形成痂皮而愈合。本病在乳牛群中迅速传播，发病率有时高达80%，干奶母牛、青年母牛和公牛一般不感染。人感染本病与职业有关，临床上主要见于挤奶员、兽医及屠宰人员，特别是挤奶员经常发生感染。

【病原学】

假牛痘病毒(pseudocowpox virus，PV)属于痘病毒科(*Poxviridae*)副痘病毒属(*Parapoxvirus*)。病毒粒子呈卵圆柱形，大小290 nm×170 nm，属 DNA病毒。电镜观察已用胰蛋白酶处理的病毒粒子，中央为致密的核心，外由十字形交叉的同轴性索状结构包围，从而使整个病毒粒子呈线团样。

假牛痘病毒对乙醚中等敏感，但氯仿可在 10 min 内使其灭活。−70℃保存，可长期保持毒力。本病毒不产生血凝素。被纯化的病毒粒子内含有 RNA 聚合酶、核苷磷酸羟基酶和蛋白激酶，蛋白激酶被包围在病毒核心内或与其他物质结合存在。假牛痘病毒与痘苗病毒、牛痘病毒没有交叉免疫。但在血清学上，本病毒难与接触传染性脓疱性皮炎病毒和牛丘疹性口炎病毒区别。

假牛痘病毒接种在鸡胚绒毛尿囊膜上不产生痘斑。但可在牛羊睾丸、牛胚肾原代细胞以及人羊膜等细胞培养物中生长，并于接毒后的6～8 d 产生细胞病变。感染细胞出现胞浆内包涵体以及许多不同大小的嗜酸性颗粒。假牛痘病毒的分离和增殖也可用牛脐带上皮细胞和牛胎儿肺细胞。于 BHK-21、L 细胞和 KB 细胞等传代细胞中不产生细胞病变。

【流行病学】

病牛或带毒牛为本病的主要传染源，可通过挤奶员的手或挤奶器而传染。本病发生于泌乳母牛和挤奶员，而公牛、干乳期母牛、青年母牛及犊牛未见感染。

本病是一种急性、接触性传染病，天然传播途径主要是健畜与病畜的直接接触，也可通过挤奶员的手传播。在卫生条件差的情况下，牧场、畜舍、用具、饲料、饮水、褥草以及护理工具等都有可能成为传染媒介。

人群感染主要是因与病乳牛的密切接触，人类之间的感染亦与密切接触有关。发病与性别、年龄、挤奶工龄无明显相关性。

康复的伪牛痘患牛对本病缺乏免疫力或免疫力低下,仍然对伪牛痘病毒易感,从而出现本病在牛群中的复发现象,但整个牛群的发病率显然有所降低。在乳牛群中发病率介于5.6%～70.8%之间,而在泌乳母牛中发病率多数高达100%,无一幸免,一般不发生死亡。饲养员感染率平均在90%以上。就胎次而言,胎次越高,发病率也越高,这可能与高胎次乳牛的皮肤抵抗力下降有关。

本病虽可常年在患病牛群中存在,但冬季发病率增高,可能是由于寒冷季节乳头皮肤发生皲裂,为伪牛痘病毒感染打开了门户。

【病理学】

一、人

人体被感染后其潜伏期为5～14 d。在接触部位产生1～3个或更多皮疹,不痛。一般经过6周,每周为一期,依次为斑丘疹期、靶疹期、急性渗出、结节期、乳头瘤期和消退期。斑丘疹期,表现为扁平的红色丘疹;靶疹期,此期损害为中心红色,外有一白色环,再外围绕以红晕;急性渗出期,损害部位明显充血及水肿,周围有炎性红晕;结节期,表现质硬、无压痛的结节;乳头瘤期,结节表面不平,呈乳头瘤状淡红色赘生物,类似化脓性肉芽肿;消退期,损害自然消退,不留瘢痕。全身症状轻微,局部淋巴结肿大。有些病人在结节出现的1～2周内,在手、前臂、上肢、下腿及颈部等处出现丘疹、疱疹、荨麻疹或多形红斑样发疹,这是一种毒性或变态反应,在1～2周内消退。

组织学病变:在组织学上,斑丘疹期及靶疹期组织学征象与病毒感染的变化相一致,表现棘细胞层上1/3细胞空泡化,某些部位出现多房性水疱,在空泡化的表皮胞质及核中可见到许多嗜酸性包涵体,少数病例也可见核内包涵体。到靶疹期则中心空泡化细胞被病毒所破坏而完全消失。在这两期可见到表皮突延长,真皮有许多新生的毛细血管且管腔扩张,周围有单核细胞浸润。渗出期包涵体见不到,真皮可见大量单核细胞浸润。在结节期和乳头瘤期表皮棘层肥厚,表皮突呈指状向下延伸,表现假性上皮瘤样增生,真皮内毛细血管扩张,有中性、嗜酸性粒细胞及浆细胞浸润。消退期组织学上呈消退改变。

二、动物

发病牛无全身症状,绝大多数病牛仅在乳头上表现处于不同时期的病变,乳房上的病变很少,而且距乳头基部较近。病牛一个或多个乳头患病,但仅一个乳头患病的病牛数最多。同一乳头上可有不同时期的病变,以糜烂或溃疡占的比例最大。肉眼病变,可见肉芽样增生性丘疹结节,肉眼难以看到丘疹上的水疱,形成痂皮后突起而坚硬,手剥无痛感,留下肉芽样白色圆形隆起的疤痕。周庆国等普查发现,乳头病变不全经过由丘疹到水疱、糜烂或溃疡以至痂皮形成这个典型的过程,有轻重不同的三种表现:第一种表现为乳头皮肤表面的小丘疹;第二种表现为乳头皮肤上较大的丘疹,丘疹周围有红晕和轻度水肿;第三种表现为大水疱,局部肿胀严重。

组织学病变:丘疹表皮棘细胞层显著增厚,棘细胞间距离加大,棘细胞空泡变性、形体肿大,胞核悬浮于中央或位于细胞一侧。浅层棘细胞变性更为严重,胞浆透明,胞核固缩或消失,呈典型的气球样变,胞浆内有大小不一的嗜伊红性包涵体。丘疹中央棘细胞层一处或多处坏死,有大量多形核白细胞和淋巴样细胞浸润。

【临床学】

一、临床表现

(一)人的临床症状

人类感染本病的潜伏期为 5~14 d。挤奶的饲养员一般在乳牛暴发本病 10 d 后出现感染症状。首先在手上发生深红色半球形丘疹结节,高粱米或黄豆粒大小,无痛但觉奇痒,破溃后流黄色黏液性液体,造成出血,留下鲜红创面,随后形成表面凹陷内有硬心的灰白色结节,愈后遗留凹凸不平的硬结节,病程 2 周左右。发生结节的部位多在右手拇指和食指,有的饲养员继手上发生结节后在颈部、脚趾上也发生同样结节,痛痒难忍,影响睡眠;有的还发生淋巴结炎,体温升高,乏力无神;部分饲养员在病假二十多天后仍感到四肢无力、精神不振;曾报道,有一饲养员同时出现小便淋漓等症状。呈现一般体征(仅发生结节)的病员,作血常规检验,红、白细胞值均属正常。

(二)动物发病表现

乳牛感染后,潜伏期约 5 d。患牛未出现前驱症状时,精神、食欲和体温均无明显变化。最初在患牛的乳头上发生轻度红斑,很快发展成红色丘疹,一般为黄豆粒大,直径 0.3~0.7 cm,最大的超过 1 cm。每个乳头上通常有丘疹 3~5 个,也有的多达 15~30 个,有的丘疹可遍布每个乳头、乳房和乳房间沟。丘疹常在挤奶时被压破,破溃后成为暗红色浸润的溃疡面,2~3 d 后结成突出的硬痂。痂皮脱落后留下圆形隆起,中央凹陷,呈现肉芽样疤痕。有 50% 以上的病牛在患病后 2~4 d 内,泌乳量下降 15%~30%。

二、临床诊断

伪牛痘是泌乳母牛乳房和乳头上常见的病毒感染性疾病,根据病变特征和传播情况可做初步诊断。人的伪牛痘是一种职业病,常限于乳牛场工作人员,尤其是挤奶工人,偶可涉及其家属。如果病员手指或手背上发生丘疹结节,并有与乳牛接触史,则易做出诊断。如需进一步确定病原,则可取水疱液或病变组织作病毒分离或电镜检查。

(一)电镜检查

病料选取发病 3~4 d 的患牛丘疹完整地剪下,快速固定,作超薄切片,可见大量有核心的病毒。也可将乳化的痂皮或水疱液滴于有膜铜网上,蘸样 15 min,滤纸吸干,再用 1.3% 的磷钨酸负染 15 min,滤纸吸干后置电镜下观察。

(二)病毒分离

可取病料处理后接种 11~12 日龄鸡胚绒毛尿囊腔,如属伪牛痘病毒感染,在绒毛尿囊膜上不出现痘状病斑。也可将病料上清液接种于牛羊睾丸细胞、牛胚肾原代细胞以及人羊膜等细胞培养物中生长,并于接毒后的 6~8 d 产生细胞病变——出现核变形,随后由瓶壁脱落。

(三)包涵体检查

伪牛痘病毒在感染的牛胚肾原代细胞产生胞浆内包涵体,采用吖啶橙或梅-格-吉染色易于辨认。

(四)兔角膜接种

取处理的病料上清液在家兔眼角膜划痕接种,剂量 0.2 mL,另设生理盐水和牛痘苗对照组,每组 4 只兔。接种后 48 h,接种牛痘苗的兔一般发生眼角膜红肿,有黏液性分泌物,而接种生理盐水和伪牛痘病料组的兔均无异常变化,应连续观察 1 周。

(五)分子生物学技术

包括 PCR 技术、实时 PCR 技术、限制性片段长度多态性(RFLP)、分子杂交、单克隆抗体技术、系统进化分析法、核苷酸序列比对可用于本病诊断。

三、临床治疗

(一)局部治疗

1. 碘伏甘油治疗 用 0.5% 碘伏甘油,每天 3 次挤奶后进行涂擦,直至完全愈合。一方面是碘伏对病原具有较强的杀灭作用,另一方面是高浓度甘油对病变部的保护,因此,碘伏甘油是目前治疗乳头伪牛痘病变或其他损伤感染的理想药物。

2. 西药疗法 采用 0.2% 过氧乙酸消毒液洗浴乳房被感染区,然后用凡士林 100 g,链霉素 2 g,环丙沙星 2 g,病毒唑 3 g,强的松 1 g,调匀后涂抹病区,每日 2 次。本处方可用于人皮肤感染的治疗。还可用 10% 磺胺嘧啶(SD)、盐酸吗啉胍软膏(SD 膏加 10% 盐酸吗啉胍混匀)制备乳剂涂抹患处。

(二)全身治疗

1. 西药疗法 应用 10% 磺胺嘧啶(SD)注射液(0.07 g/kg)、10% 病毒灵注射液 20 mL 和 25% 葡萄糖注射液 500 mL,一次静脉滴注,每天 2 次。

2. 中药疗法 治宜清热解毒,凉血活血。方药:金银花 50 g,连翘 50 g,地丁 50 g,紫草 30 g,苦参 30 g,浮萍草 30 g,黄柏 30 g,蒲公英 40 g,生地 30 g,丹皮 30 g,甘草 20 g。共研末,每天 1 剂,连服 3~4 剂。人服此方减量 2/3,煎汤口服 3 剂即可有明显好转。

人感染后应注意休息,并避免用手抓擦,同时可在丘疹结节上涂擦炉甘石,内服病毒灵(盐酸吗啉胍)20 mg,每日 3 次,克敏嗪 25 mg,每日 3 次。结节破溃可涂擦新霉素软膏,以防继发感染。如出现其他症候,则应采取对症疗法,以减缓症状。

【防制】

(1)病、健牛分开隔离饲养,工具与人员也应分开。

(2)为了保持乳房清洁,挤奶前可用 0.1% 新洁尔灭、0.3% 洗必泰、3% 过氧乙酸或次氯酸钠洗净,做到一头一巾,避免相互感染。

(3)加强挤奶卫生,挤奶者的手指消毒,防止感染,必要时,可戴上外科手套。

(4)每天3次挤奶后施行常规乳头浸浴。

(5)病牛的奶必须高温消毒后饮用。

(6)发病后的控制:伪牛痘本身是一种危害性较小的疾病,患牛无全身症状,局部病变若不受到刺激,一至数周内即可自愈。然而泌乳牛患病乳头每天要接受3次挤奶刺激,所以往往造成局部病变的加深和扩大,乳头溃烂肿胀,疼痛严重,患牛抗拒挤奶,容易导致产奶量降低。因此,对患病乳头尤其是病变严重的乳头及时施行有效的药物治疗,防止其发展和恶化并取得愈合,显然十分必要。治疗上一般采取对症处理和防止继发感染。

二维码   **思考题**

1. 伪牛痘的主要临床表现有哪些?

2. 如何防控伪牛痘?

第十三节　水疱性口炎

水疱性口炎(vesicular stomatitis,VS)是由水疱性口炎病毒引起的一种急性、热性人兽共患传染病,主要危害牛、马、猪等多种哺乳动物,偶尔感染人。由于发病后传播迅速,造成严重损失。其特征为口腔黏膜发生水疱,流泡沫样的口涎,有些病畜在蹄部也可发生疱疹。19世纪初发生于北美,而后发生于美国,第一次世界大战期间通过军马传播至法国,而后在非洲、美洲、亚洲等地广泛流行。世界动物卫生组织(OIE)将本病列为A类传染病,可见本病的传播能力和对动物生产具有重要影响。

【病原学】

水疱性口炎病毒(vesicular stomatitis virus,VSV)属弹状病毒科(*Rhabdoviridae*)水疱性口炎病毒属(*Vesiculovirus*)。病毒粒子呈炮弹形,一端为半球形,一端直截。病毒粒子的长度约为直径的3倍[(150~180) nm×(50~70) nm],内含单股RNA。病毒粒子表面具有囊膜,囊膜上均匀密布短的纤突,纤突长约10 nm。电镜观察时,除了典型的子弹状粒子外,还常见到短缩的T粒子,是复制过程中形成的干扰缺损颗粒,具有正常病毒粒子的全部结构蛋白,但其RNA的含量比正常病毒少,不具有感染性。

本病毒在细胞浆内繁殖,常积聚于细胞膜的小孔内,病毒在7~13日龄鸡胚绒毛尿囊膜上、尿囊腔内和卵黄囊内均能良好增殖,并于24~48 h内致死鸡胚。对多种动物的肾细胞和鸡胚上皮细胞有迅速破坏作用,能在多种动物的肾或上皮原代细胞和多种传代细胞中良好增殖,并产生细胞病变(CPE),如BHK-21或MDCK等细胞,在单层培养的肾细胞上形成蚀斑。

在实验条件下,人工接种牛、马、猪、绵羊、兔和豚鼠等动物的舌面,可发生水疱,接种于牛肌肉内则不引起动物发病;接种于豚鼠、小鼠脑内可引起脑炎而死亡;接种于豚鼠后肢趾部皮内可引起红肿和水疱;皮下接种于 4～8 日龄乳鼠可使之死亡;鸡、鸭和鹅在趾蹼上接种也会引起感染。

水疱性口炎病毒至少有 14 个病毒型,根据抗原性的不同用补体结合试验和中和试验可区分为新泽西(New Jersey)和印第安纳(Indiana)两个血清型,两者不具有交互免疫。两型下面又分多种亚型。新泽西型和 Indian 1、Indian 2 和 Indian 3 对家畜最为常见。

本病毒的抵抗力较弱,58℃ 30 min 即可灭活,对乙醚较敏感,在直射阳光和紫外线照射下可迅速死亡。但病毒在 pH 4～10 的条件下或在 4～6℃ 的土壤中能长期存活。

【流行病学】

病畜和患病野生动物是主要传染源。病畜的唾液和水疱液中含有大量病毒,主要通过受损伤的皮肤和黏膜传播,消化道途径传播还存在一定争议;也可因污染饲料、饮水以及形成气溶胶而散布传染;吸血昆虫是重要的传染源。本病具有明显的季节性,多发生于夏、秋季节,而秋末则趋平息,即 5～10 月开始发病,8～9 月为流行高峰,寒冷季节流行终止。同时具有一定的周期性,比如在美国几乎每隔 10 年就大流行一次,其间伴随多次小流行。

牛、马、猪对本病较易感,成年牛的易感性高,而犊牛的易感性低,幼猪较成年猪易感。野生动物中野羊、鹿、野猪、刺猬等也可感染;实验动物中雪貂、豚鼠、家兔、地鼠、小鼠和鸡、鸭、鹅等均有易感性。

人也有易感性,但人感染后症状较轻。

【病理学】

病变主要集中在口腔、鼻腔的复层鳞状上皮,脚、乳头、四肢受力点、趾间、眼睑及冠状带等周围形成水疱。病初小面积变白,进而形成苍白隆起,随着水疱形成病变面积逐步扩大。上皮与基底层分离后,形成一个有破裂上皮碎片的红色病灶。由于水疱常处于受压力较大的部位,因此,水疱很快破裂,留下红色病变。由于环境卫生较差,病变部位通常被粪便污染,从而导致细菌继发感染,这是本病引起较大危害的主要原因。牛水疱性口炎的组织病变与猪的组织病变相似。病变发生于表皮生发层,细胞间水肿发展至细胞间桥粒,其与基底层平行的末端细胞连接在一起,但由于细胞间水肿,形成网状或"日本灯笼"状外观。病变后期细胞坏死,基底层上面的上皮层常常会出现分离。水疱液可从角质层流失,所以一般不形成可见水疱。

【临床学】

一、临床表现

(一)人的临床症状

人感染后 20～30 h 后发作,呈流感样症状,主要表现为突然发热、冷颤、恶心、肌肉酸痛。少部分病人发生口炎和扁桃体炎,一般 1 周内可完全康复。小孩感染可致脑炎,无并发症及致死。

（二）动物发病表现

1. 牛　　潜伏期一般为 3～7 d。病初体温升高达 40～41℃，精神沉郁，食欲减退，饮欲增加，反刍减少；口腔黏膜及鼻镜干燥，耳根发热，在舌、唇黏膜上出现米粒大的小水疱，多个小水疱融合成大水疱，内含透明黄色液体。经 1～2 d 后，水疱破裂，水疱皮脱落形成边缘不规整的鲜红色烂斑。此时病牛大量流涎，呈牵缕状，并发出咂唇声，采食困难。有的病牛在乳头及蹄部也能发生水疱。奶牛的产奶量急剧下降，病程为 1～2 周，转归多良好，极少死亡，但对奶牛生产有较大影响。

2. 马　　临床症状与牛相似，但较缓慢。舌和口腔黏膜发生水疱，水疱破裂后留下鲜红的糜烂面，久不愈合，容易引起口腔的继发感染。蹄部病变见于蹄冠及蹄枕部。

3. 猪　　病变位置主要集中在吻突和蹄部，可形成糜烂和溃疡。在疾病的早期，可能发现一些处于水疱期的病变，但由于水疱很容易破裂，故此期容易忽略，随后表皮脱落，只留下糜烂和溃疡的病变。这些病变尤其是蹄部病变容易造成继发感染，还可能引起蹄壳脱落，露出鲜红色的出血面，延长康复时间。无并发症时，在 1～2 周内就可康复。

二、临床诊断

结合本病的流行特点、临床症状和病理变化，可做出初步诊断。临床诊断时注意与口蹄疫、猪水疱病、猪水疱疹等症状类似疫病进行鉴别，必要时应进行实验室检验。

（一）病毒的分离

水疱性口炎病毒可以在多种细胞中增殖，常用 Vero、BHK-21 等细胞分离病毒，但该方法实验周期较长。

（二）血清学诊断

1. 中和试验（neutralization）　　血清中抗体能够特异性地与病毒表面抗原结合，中和病毒，使病毒的感染能力降低，从而检测血清中水疱性口炎抗体。

2. 补体结合试验（CFT）　　补体结合试验的基础是抗原和抗体特异性的结合。当形成抗原抗体复合物后能够与血清中的补体结合，加入红细胞后不会发生溶血反应，反之，则会引起溶血反应，从而检测血清中的特异性抗体。

3. 酶联免疫吸附试验（ELISA）　　可用间接夹心酶联免疫吸附试验鉴定病毒抗原，是一种成本最低、速度最快的方法。同时也可使用间接酶联免疫吸附试验检测血清中的特异性抗体。

（三）核酸检查

PCR 是检查病毒核酸常见的方法，该方法具有快速、简便、灵敏度高等优点。常见的有 RT-PCR、多重 PCR 和 RT-PCR-ELISA 等。

三、临床治疗

在一般情况下只要加强饲养管理和护理就可迅速恢复，必要时进行对症疗法。

【防制】

一旦发现疑似本病,必须马上对病畜进行隔离,迅速向上级防疫部门汇报,尽快进行与口蹄疫、猪水疱病的实验室鉴别诊断。对于水疱性口炎疫区,为了防止其蔓延,必须建立隔离区和封锁带,限制病畜的移动。对疫区进行彻底的消毒,直到所有的病畜痊愈后1个月,才可以解除隔离。本病损伤轻,多呈良性经过,如注意护理,可自行康复。对于疫区,由于本病对奶牛的影响最大,可以适当使用水疱性口炎的疫苗免疫,常用疫苗有紫外线照射灭活病毒制成的疫苗、鸡胚结晶紫甘油疫苗等。

 思考题

1. 如何鉴别诊断猪水疱性口炎、猪水疱病、猪口蹄疫?
2. 如何防制水疱性口炎?
3. 当奶牛场发生水疱性口炎时该如何处置?

二维码

第十四节 疱疹病毒感染

疱疹病毒感染(Herpesvirus infection)是一种由疱疹病毒引起的,能感染动物和人类的一类传染病的总称。疱疹病毒分布相当广泛,几乎所有家畜和家禽都有各自的疱疹病毒,除此之外,牡蛎、鱼类、蛙类、鸟类和多种野生动物也可发生疱疹病毒感染。近年来出现的异种器官移植(主要是猪的器官移植给人),也给人兽共患疫病的传播提供了新途径。

疱疹病毒与其各自固定宿主之间长期存在一种共存和共进化关系,至目前,世界范围人和动物共患的疱疹病毒感染病例还不多,但其潜在的危害性是不容忽视的。在人兽共患的疱疹病毒感染中,主要是猴疱疹病毒1型感染。

【病原学】

一、生物学分类地位

疱疹病毒(*Herpesvirus*)分类上属疱疹病毒目(*Herpesvirales*)疱疹病毒科(*Herpesviridae*),是一群较大的有囊膜的双链DNA病毒,主要感染人或脊椎动物,也感染无脊椎动物(如软体动物)。根据国际病毒分类委员会2005年7月发表的最新病毒分类第8次报告,已将原疱疹病毒科(*Herpesviridae*)升级为目,下分3个科,即*Herpesviridae*(包括哺乳动物、鸟类和爬虫类疱疹病毒)、*Alloherpesviridae*(包括鱼和蛙类疱疹病毒)和*Malacoherpesviridae*(包括双壳类疱疹病毒),其下又分为若干个亚科、属或群,而且数量在不断增加。

根据病毒的生物学特性,疱疹病毒科又有α、β、γ三个亚科之分,分别称为α疱疹病毒、β疱疹病毒和γ疱疹病毒,存在于人和动物体内,与人类感染有关者包括:①α疱疹病毒:单纯疱疹病毒(herpes simplex virus,HSV;水痘-带状疱疹病毒),其宿主范围广,复制周期短,繁殖速度快,是一类溶细胞性感染的病毒,多潜伏在感觉神经节内;②β疱疹病毒:巨细胞病毒、人疱疹病毒 6 型和 7 型,该亚科病毒的宿主范围窄,在细胞培养中复制缓慢,繁殖周期长,受感染细胞变大形成巨细胞,病毒在淋巴细胞内潜伏感染,也可潜伏于分泌腺、肾脏或其他组织;③γ疱疹病毒:人疱疹病毒 4 型、人疱疹病毒 8 型,主要感染 B 淋巴细胞并长期潜伏,大多不引起溶细胞性病变。此外,B 型疱疹病毒也偶尔引起人类疾病。

目前,明确人兽共患疫病的只有猕猴疱疹病毒 1 型(cercopithecine herpesvirus 1,CeHV-1),亦称 B 型疱疹病毒(herpes B virus)、B 病毒(B virus)或猴疱疹病毒(herpesvirus simiae)。非人灵长类疱疹病毒中,只有猴疱疹病毒 1 型(B 病毒)对人有致病性。广泛用于生物医学研究的猕猴可自然携带 B 病毒。猕猴感染 B 病毒非常普遍,初次感染症状与人感染单纯疱疹病毒(HSV)相似,对其自然宿主只产生温和的局部损伤,但可致人严重感染。

二、B 病毒的生物学特征

B 病毒为双链 DNA 病毒,有囊膜,直径 160～180 nm,有多个开放阅读框,其中的一些氨基酸序列与 HSV-1 和 HSV-2 约有 79% 的同源性。B 病毒具有典型的疱疹病毒结构,二十面体对称的衣壳包裹病毒 DNA 核心。衣壳外面包被有蛋白层和由病毒糖蛋白镶嵌的脂质囊膜。

对从不同种的猴分离到的 B 病毒进行基因组序列比较和限制性片段长度多态性分析发现,不同来源的 B 病毒存在不同的基因型,按其宿主不同已鉴定出 4 种病毒基因型:豚尾猴、恒河猴、食蟹猴以及日本猕猴,其与猴的种类直接相关,但只有一个血清型。

病毒囊膜上的糖蛋白在病毒黏附并进入宿主细胞的过程中起着非常重要的作用。在 HSV 中,已知有 11 种糖蛋白存在,分别是 gB、gC、gD、gE、gG、gH、gI、gY、gL、gN 及 gM,其中有 9 种存在于 B 病毒中。B 病毒存在三轮转录,包括三个基因的复制。B 病毒感染细胞后致使细胞裂解,将病毒释放到其他细胞和感觉神经末梢。B 病毒也能从细胞散布到细胞而不与细胞外环境接触,在神经中枢潜伏感染。潜伏的病毒定期激活释放到黏膜上皮细胞进行复制并释放感染性病毒。

从恒河猴唇及舌部疱疹样溃疡可以分离出 B 病毒,并经组织培养、血清中和试验、兔脑内接种试验证实。在实验动物中,家兔对 B 病毒最易感,以任何途径接种家兔,都会出现神经系统受害的症状,如感觉过敏,斜颈,呼吸困难,多涎,眼和鼻的分泌物增多,结膜炎和角膜混浊。典型症状为上行性脑脊髓炎,在 7～12 d 内死亡。小鼠、大鼠和豚鼠较不敏感。可产生非致死性的感染,有的产生暂时性麻痹,体内有抗 B 病毒抗体生成。3 周龄以内的小鼠,特别是乳鼠较易感。

B 病毒能在鸡胚尿囊绒毛膜,家兔肾细胞,HeLa 细胞,人的羊膜细胞和肾细胞,猪的肾细胞以及猴的肾细胞中生长。其中,以家兔肾细胞最为敏感。在鸡胚尿囊绒毛膜上形成同人的单纯疱疹外观相似的疱疹,在感染细胞内形成 A 型核内包涵体。

病理标本以 50% 的甘油液保存较好,在 36℃ 于 1∶9 000 甲醛内经 48 h 可灭活。B 病毒大小为 150～170 nm,有两层膜,同单纯疱疹病毒和伪狂犬病病毒之间有抗原关系。

【流行病学】

迄今,全世界已有几十例人感染 CeHV-1 病例,大约有 2/3 出现在美国,其他在加拿大或英国。患者多系同猴有关的研究人员或动物饲养管理员。

虽然所有已知的人 CeHV-1 感染都与实验动物有关,但是,在一些能与猴子密切接触的地方也有可能发生。在美国,研究者对 6 只宠物猴的 CeHV-1 抗体进行检测,发现 4 只的血清呈阳性。这说明 CeHV-1 已经威胁到人类的健康。因此,在英国 Woburn 野生动物园里,CeHV-1 抗体阳性的猴子会被执行严格的淘汰程序。

B 病毒可感染多种哺乳动物和禽类,包括猴以及人类。B 病毒的自然宿主主要是猕猴科,其种类超过 16 种(包括恒河猴、日本猴、台湾猴等),这些猴类绝大部分生活在亚洲。野生猴和捕获猴感染率都相当高,但大多数并不发病。猴子被感染后终生携带病毒。

B 病毒感染主要发生于生物医学常用的恒河猴和食蟹猴。猴通常在 2~4 岁性成熟期间被感染,随着年龄增长血清学抗体阳性比率逐渐增加,成年猴可达 80%~100%。

猴被感染后一般终生携带病毒,可以通过唾液和生殖道向外排毒,猴子之间的病毒一般通过交配、咬伤或者抓伤等方式传播。

猴 B 病毒感染的发病机理与 HSV 相似,病毒首先在上皮组织中进行第一次增殖,而后入侵神经细胞,一般在感染 3 周后猴血清中出现 B 病毒中和抗体。

大多数人感染病例都与猴直接接触有关,如抓伤、咬伤或者黏膜接触了猴子的体液或是分泌物。CeHV-1 感染主要是人被动物咬伤或抓伤时经唾液传播,间接接触主要是被猴笼划伤或者是被污染的针头刺伤,也有经空气感染人的报道。

人与人之间的传播到目前为止仅有一例,经调查人体感染 B 病毒后进行二次传染的概率极低。

【病理学】

猴出现的病理变化包括在舌背部出现水疱,嘴唇边缘或者其他腔道的黏膜水疱逐渐破裂,一般在 2 周后痊愈,同时猴子还可能出现严重的角膜炎。

组织学检查可见表皮内有白细胞浸润,上皮的生发层呈球状肿胀,继而坏死,形成腔隙。疱疹部位上皮的角化细胞脱落,溃疡底部为纤维素性物质,坏死很少侵犯到表皮乳头层下面。在疱疹和正常组织交界处有气球状上皮细胞,其内可见核内包涵体。包涵体呈微细的颗粒状,嗜酸性着色。含有包涵体的细胞常聚集成多核细胞团块。包涵体最常在病程为 3~4 d 的病灶内出现。

B 病毒可以自口腔病灶沿神经根直达神经干,引起中枢性反应,也可以经血液使内脏感染。在猴群当中,B 病毒的传染可能是因患病猴的唾液污染饮水和食物引起,猴子间的抓伤和咬伤也是传染的可能原因。在猴自愈后,B 病毒仍然潜伏在猴体内。在做组织学检查时,以猴舌溃疡的检查最有意义。

【临床学】

一、临床表现

(一)人的临床症状

B 病毒对人类的致病作用远比对猴强,人一旦被感染,死亡率达 70%。病毒感染后潜伏期 2~10 d,通常在暴露后 1 个月内发生,潜伏期从几天到 1 周。一旦发病则情况严重。局部皮肤出现红斑、硬结,1～3 d后形成水疱;症状开始为流感样综合征,如发热、肌肉痛、疲劳和头痛。其他症状还包括淋巴腺炎、淋巴管炎、恶心、呕吐、腹痛和打嗝。病毒传播到中枢神经系统时出现神经症状,随侵犯的大脑或脊髓部位不同表现症状不同。病毒传播到脑时,引起感觉过敏、共济失调、复视、激动、麻痹等。病毒感染中枢神经系统后,即使进行抗病毒治疗,大部分病人也会死亡,存活的病人会留下严重的神经后遗症。死亡通常是由麻痹引起的呼吸系统衰竭所致。

(二)动物发病表现

B病毒同人的单纯疱疹病毒相近,它可引起恒河猴呈良性经过的疱疹样口炎,于7～14 d内自愈,可使人类产生致死性的脑炎或上行性脑脊髓炎。

猴被感染后一般终生携带病毒,但不表现或很少表现出临床症状,有时表现为口腔的疱疹样损伤(如口腔溃疡)、结膜炎等,在猴中没有生殖道损伤症状。起初,在舌表面和口腔黏膜与皮肤交界的唇缘有小疱疹,疱疹会很快破裂,破裂后形成溃疡,表面覆盖着纤维素性坏死性痂皮,常常在7～14 d内自愈,无瘢痕遗留。在唇缘的痂皮呈褐色,干燥而致密,在口腔内的则为灰黄色,同周围组织有明显的界限。在早期用棉拭子从疱疹或溃疡取材进行组织培养,可以分离出B病毒。B病毒感染的猴子外观无全身不适,饮食正常,所以很容易被人忽略。患猴鼻内常有少许黏液或脓性分泌物,常并发结膜炎和腹泻。偶然见到口腔内有细菌和真菌的继发感染。

二、临床诊断

在猴子,可以根据舌的疱疹性溃疡,组织学方法检查包涵体,检查恢复病例中B病毒中和抗体以及病毒的分离等做出诊断。

在人类,凡是同猴子或猴组织有过接触的人患脊髓炎或脑脊髓炎都应首先怀疑是B病毒感染。只有实验室诊断才能确诊:①在疾病过程中,病人血液内B病毒抗体逐渐上升;②有时能从组织和分泌物中分离出B病毒;③肾上腺坏死和受侵害的细胞内有B病毒产生的核内包涵体。

在血清学检查时选择中和试验。B病毒和疱疹病毒的抗原成分相近,用补体结合试验是不适宜的。用对B病毒易感的实验动物(家兔和乳鼠)来分离B病毒是很有价值的方法。

至今,进行B病毒的分离培养是感染的标准诊断方法,也是对感染性B病毒的临床样品检测和定量的唯一方法。B病毒属于生物安全(BSL)4级病原,它的培养最低要求为BSL-3设施。目前用于培养B病毒的细胞系主要有Vero细胞、HeLa细胞及其他上皮细胞系。

检测B病毒感染的血清学方法也需要在组织培养中增殖病毒作为抗原。为减少操作B病毒的危险性,可用一些相关病毒抗原替代,如猴因子8(SA8)、狒狒疱疹病毒(*Herpesvirus papio* 2,HVP2)等。

用PCR方法扩增B病毒gG基因,在同样条件下,以人HSV做模板,不能扩增出其DNA产物。这个方法可区分BV和HSV。PCR检测B病毒临床样品,具有灵敏、快速的特点,降低了病毒培养的危险性,但PCR只能检测病毒核酸,并不能确定样品中是否存在感染性病毒。

三、临床治疗

一旦疑似感染了 BV,应口服大剂量阿昔洛韦(ACV)1 个疗程(即 ACV 800 mg,5 次/d,持续 3 周)用作快速预防。对于出现症状者,应在 24 h 内实施治疗;静滴 ACV 10～15 mg/kg,8 h 1 次,共 5～7 d,以后可口服 800 mg,5 次/d,直到血清试验阴性或病毒培养阴性。丙氧鸟苷 (GCV)用法按常规进行。局部处理:对被猴咬伤或抓伤的局部创面须彻底清创,可注射精制破伤 风抗毒素或破伤风免疫球蛋白,亦可肌内注射人血丙种球蛋白。

【防制】

大部分人感染 B 病毒都是由健康猴(无明显疱疹样损伤)引起的,表明 B 病毒的散布主要 为无症状散布,由于确定是哪只猴散布病毒很困难,因此,与猴接触的人应将每只猴都看作 B 病毒的潜在感染源,处理猴时,应采取适当的保护措施。

由于 B 病毒不仅因被猴咬伤而使人感染,而且会因同猴组织接触和吸入含 B 病毒的气溶 胶使动物或人发生感染,这就给预防工作带来很大困难。一般预防措施如下:

(1)工作人员万一被疑似 B 病毒感染的猴子咬伤或抓伤,伤口应立即放血,用肥皂水充分 洗涤,至少 15 min,然后以碘酊或酒精消毒,病人观察 3 周(因为 B 病毒病的潜伏期最长 为20 d)。

(2)同有疑似 B 病毒病变的猴子或猴组织接触的人应戴口罩和护目镜。

(3)新来猴最好单笼关养,应仔细检查它们的唇缘和舌。

(4)尽量不要徒手捕捉猴子,必要时可给动物注射麻醉剂和镇静剂,以利于实验操作,有开 放性创伤的工作人员需待充分恢复后才能同猴子接触。

应该注意检查新来猴的口腔,不让 B 病毒患猴漏掉,发现有可疑 B 病毒病灶的猕猴后,除 及时报告有关部门和做些必要的检查之外,应及时将该动物焚毁。

但由于 B 病毒重新激活和散布的特点,使检测感染动物非常困难,现在主要采用血清学 方法筛选猴。无 B 病毒感染猴群虽可减少感染的发生,但并不能完全消除感染的危险性,因 此与猴接触时,应加强个人防护,使用安全的操作步骤,以限制人类疾病的发生。

 思考题

1. 疱疹病毒病的主要传染源是什么?
2. 如何进行疱疹病毒感染的诊断?
3. 如何针对疱疹病毒感染进行有效的防制?

二维码

第十五节　埃博拉出血热

埃博拉出血热(Ebola hemorrhagic fever,EHF)即埃博拉病,是由埃博拉病毒引起的一种 人类和灵长类动物的急性出血性传染病。其临床表现为发热、出血和多脏器损害,病理学主要 特征为呼吸和消化道器官的严重瘀血、出血。本病病死率高,可达 50%～90%。

本病于 20 世纪 70 年代在非洲首次发现,主要在非洲的乌干达、刚果、加蓬、苏丹、科特迪瓦、利比里亚、南非等国家流行。2014 年 3 月本病在西非利比里亚、塞拉利昂、几内亚再次突然暴发,因传播迅速,一度对全球公共卫生安全构成严重威胁,针对埃博拉疫情造成的危机,联合国安理会甚至召开紧急会议讨论全球性对策,至 2015 年 5 月此次疫情发现及确诊病例26 800 余人,其中 11 100 余人死亡,成为现代最严重的一场卫生危机。

【病原学】

埃博拉病毒(Ebola virus,EBoV)是丝状病毒科(*Filoviridae*)丝状病毒属(*Filovirus*)的成员。EBoV 多呈长的丝状结构,长度差异甚远,病毒的基因组被包裹在完全封闭的外壳中,囊膜上有病毒 GP 蛋白形成的间隔 10 nm 整齐排列的刺突。其核酸是单股负链 RNA,全长约19 kb,基因组 3′ 端无 Poly(A),5′ 端无 CAP 结构。其排列顺序为:3′-NP-VP35-VP40-GP-VP30-VP24-L-5′,共编码 7 个结构蛋白和 1 个非结构蛋白。病毒在自然条件下对人和猴易感,在实验室条件下也可感染豚鼠、仓鼠、乳鼠。

目前已报道的 EBoV 分 5 个亚型:埃博拉病毒-本迪布焦型(EBoV-B)、埃博拉病毒-科特迪瓦型(EBoV-C)、埃博拉病毒-莱斯顿型(EBoV-R)、埃博拉病毒-苏丹型(EBoV-S)和埃博拉病毒-扎伊尔型(EBoV-Z)。EBoV-B、EBoV-C、EBoV-S 和 EBoV-Z 都对人有致死性,其中EBoV-Z 是最早发现的,对人致死率达 90% 以上;EBoV-R 亚型是唯一的一种在非人类灵长类动物中引起致死疾病而人类感染后不发病的 EBoV。

EBoV 是一种泛嗜性病毒,能够在多种动物细胞中增殖,如绿猴肾细胞(Vero)、地鼠肾细胞(BHK)、人胚肺纤维母细胞等。EBoV 侵入宿主细胞主要是通过跨膜糖蛋白与宿主细胞的受体结合而完成的。EBoV 的稳定性在常温下较好,当温度达到 60℃ 可在 30 min 内使其感染性遭到破坏。紫外线照射 2 min 可使其完全灭活。病毒对乙醚、去氧胆酸钠、β-丙内酯、福尔马林、次氯酸钠等消毒剂敏感,病毒感染性可被其完全灭活。常温下,EBoV 在血液样本或病尸中可存活数周;置于 -70℃ 冰箱中可达到长期保存的目的。

【流行病学】

本病首次被发现在 1976 年的非洲苏丹南部和扎伊尔西北部。因从扎伊尔西北部埃博拉河附近的患者体内分离得到第一株病毒,所以命名为埃博拉病毒(EBoV)。本病的主要传染源是已确认感染本病毒的人(兽)及尸体,前驱期病例传染性较弱,晚期死亡病例传染性极强。

黑猩猩、猴和蝙蝠等动物也可能是本病的传染源及宿主,目前埃博拉病毒的自然宿主尚未确定。本病的传播途径目前也不清楚,不过在首发病例发生后,人与人(或动物与动物)之间的传播则主要是通过密切接触的方式,另外注射途径、患者分泌物以气溶胶的形式存在于空气中及性行为都可以导致本病的传播。

各年龄阶段人群对 EBoV 敏感,尤其是儿童,可能是因为儿童的免疫系统相对成人更薄弱一些。另外,临床医务人员、实验操作人员由于接触病原体频率高是主要的高危人群。自然条件下,猴(包括非洲绿猴、猕猴等)对本病毒易感。实验室条件下,豚鼠、仓鼠、乳鼠也可感染。小鼠也可感染,但不发病。

EHF 没有明显的季节性,但具有明显的地理流行特征,主要呈现地方性流行,目前主要局限在中非热带雨林和东南非洲热带大草原,即赤道线内一些非洲国家是流行的主要地区。

【病理学】

病毒侵入机体后,首先感染单核-吞噬系统的细胞。被感染的单核-吞噬细胞的抗原信号的加工也被影响,损害宿主诱生保护性细胞免疫反应的能力。EBoV 感染内皮细胞将导致免疫抑制,分别通过一系列参与炎症反应的物质作用,激发炎症反应,产生毒性 T 淋巴细胞,使体液免疫反应受到阻碍,从而使被感染的细胞躲过机体的免疫监视和清除机制而保留在体内。最终死亡的急性病例血液中出现高水平的细胞因子。高水平的细胞因子可能有致死作用。这也可能是 EBoV 高度致死性的原因之一。

由于 EBoV 是一种泛嗜性病毒,几乎所有器官都因此受损。病理学主要特征为皮肤丘疹样血斑、呼吸系统和消化系统的出血。组织病理学特征是肝、脾、肺、淋巴结和睾丸呈急性坏死,并有弥漫性血管内凝血。其中肝、肾、淋巴组织损害最为严重,脑、心、脾次之。肝细胞中有嗜酸性包涵体,质地易碎,切开有浅黄色液体流出。肺部有不同程度的肺间质水肿、出血和坏死。肾脏的间质和肾上腺出血。淋巴组织的单核细胞变性坏死。神经系统的病变主要是在脑神经胶质的各成分中。尸检时从血清及组织中可查出高滴度病毒。

【临床学】

一、临床表现

(一)人的临床症状

人感染后潜伏期一般为 1~2 周。临床表现为早期发热、头痛、肌痛、结膜充血、恶心、呕吐、腹痛和腹泻等,多数感染者有咽痛和咳嗽症状。发病几天后皮肤出现丘疹样血斑,多见于肩部、手心和脚掌,并见口腔、鼻、结膜、胃肠道、阴道及皮肤等处出血,还可出现咳血和血尿,多数患者出现弥漫性血管内凝血症候群。非重症患者可于病后半个月内恢复。90% 的患者于病后 12 d 内死亡。

(二)动物发病表现

猴在实验条件下经不同途径和剂量接种都可感染发病。潜伏期 2~6 d,发病早期,病猴体温升高;发病后期,病猴呼吸困难,皮肤上可见瘀斑状丘疹;临死前 2 d 内表现厌食,扎堆,对外界刺激反应变慢等,多在发病后 6~13 d 死亡。猴感染埃博拉病毒后的致死率很高,耐过猴体重减轻、精神抑郁和发育不良。

二、临床诊断

根据本病的流行病学特点、临床表现和病理变化可初步诊断,确诊需进行实验室检测。实验室诊断的安全措施必须符合生物安全要求,有关病毒培养、动物感染等试验都必须在生物安全四级实验室(BSL-4)进行。常用的实验室诊断方法有病毒分离法、电镜检测、PCR 检测和血清学检测。

（一）病毒分离法

由于 EBoV 在危害程度分类中归为第一类，因此病毒的分离与检测等须按照卫生部的规定在生物安全四级实验室中进行。埃博拉病毒主要存在于病人（畜）的血液或者精液等分泌物中，取上述病料接种 Vero 细胞，37℃培养 5～7 d，可以通过免疫荧光技术等特异性检测手段确定。

（二）电镜法检测

用电镜法观察 EBoV 是一种较为有效和最快的检测方法。EBoV 的鉴定则根据通过电镜直接观察到的病毒粒子的大小、形状和粒子内的核衣壳来判断。

（三）血清学检测

血清学检测在临床上大多采用酶联免疫吸附试验（ELISA）及间接免疫荧光抗体（IFA）试验等方法。在病毒感染早期，机体还没有产生相应的抗体，此时采用抗原捕获 ELISA 可以进行快速及时的检测。另外，针对病毒的 IgG-ELISA 和 IgE-ELISA 也是运用较多的检测方法。

（四）PCR 检测

RT-PCR 技术及实时荧光 RT-PCR 技术，都已用于诊断 EBoV 的感染。如今，特异性的引物或核酸探针已被一些符合条件的实验室根据病毒的编码基因设计成功，其敏感性和特异性有的甚至比血清学抗原检测法更高，且快速简单。此方法通过提取患者血清、血浆或全血样品中的总 RNA，然后建立基因扩增反应体系，检测样品中的 EBoV 核酸。

三、临床治疗

目前尚无特效治疗药物。人感染后一般采用对症处理，主要是退烧降温，保持水、电解质的平衡，保障血液正常循环，保护内脏功能，补充凝血因子、预防控制出血等。动物发现疑似病例后应立即报告上级部门并按照国家规定进行相应处理。

【防制】

目前，我国尚未发现埃博拉出血热病例，但随着我国的快速发展，与各国人员往来频率日益增加，埃博拉病毒通过各种途径传入我国的可能性日益增大，在口岸做好本病的检疫也越来越重要。

埃博拉病毒的防制主要有以下措施：①密切注意埃博拉病毒的世界疫情动态，严格控制疫区人口的来往，并加强进出口检疫；②在流行危险区域进行免疫预防，坚持一人一针，防止通过注射器传播；③发现病人后立即严格隔离，病人的分泌物和排泄物要严格消毒，病人用过的器具和衣物进行消毒处理，病人的尸体应包裹严密就近处理，需转移处理时，应放在密闭容器中进行，医务人员做好自身防护工作，如接触病人时需戴口罩、手套、眼镜、帽子和穿防护服，严密防止接触病人污染物；④当实验猴发现疑似病例，应将同一环境的所有相应动物或猴群全部捕杀，将有关的场所和房舍及用具等彻底消毒。

思考题

1. 试述埃博拉病的流行情况。
2. 埃博拉病的诊断依据有哪些？
3. 发现埃博拉病例后应采取什么措施？

二维码

第十六节 其他人兽共患病毒病

病名	病原	概 况
严重急性呼吸综合征	新型冠状病毒	以发热和严重肺部感染为主要特征。以发热、头痛、肌肉酸痛、乏力、干咳少痰等为主要临床表现,严重者可出现呼吸窘迫。本病具有较强的传染性
尼帕病毒病	尼帕病毒	以人和猪脑炎和呼吸系统症状为主的急性、高致病性传染病。果蝠为尼帕病毒的自然宿主,自然条件下主要感染人及猪、马、猫、犬等动物。本病毒 1998 年在马来西亚报道,患者呈现高热、脑炎等临床症状,死亡率高达 40%。随后在新加坡、孟加拉国、泰国和印度等地也发现尼帕病毒。我国目前还没有尼帕病毒感染的报道
环状病毒病	环状病毒	动物感染环状病毒的死亡率并不高,临床症状表现典型者主要是出血性病理变化,系统症状表现较为迟缓。人感染环状病毒的临床表现以神经系统损害为主
基孔肯雅病	基孔肯雅病毒	以发热、皮肤斑丘疹和出血、关节疼痛为主要特征的急性传染病,属于自限性传染性疾病,也是一种自然疫源性疾病
淋巴细胞脉络丛脑炎	淋巴细胞脉络丛脑炎病毒	一种急性、热性人兽共患传染病,本病具有脑脊液中淋巴细胞明显增多、脉络丛病变显著以及有脑膜刺激征等特征。本病曾被称为"无菌性脑膜炎"或"流感样疾病"等
脑心肌炎	脑心肌炎病毒	危害多种脊椎动物,以脑炎、心肌炎、心肌周围炎及繁殖障碍为特征。本病对养猪业危害较大,哺乳仔猪感染后,产生急性致死性心肌炎,仔猪病死率高达 100%。妊娠母猪繁殖障碍,其他成年猪多呈隐性感染状态
裂谷热	裂谷热病毒	人和反刍动物的一种急性、热性传染病。主要发生于绵羊、山羊和牛等,其流行特点是妊娠动物出现流产或产弱胎,幼龄动物的死亡率急剧上升,临床上以坏死性肝炎和出血为特征。同时人类对此病也易感,严重者可致死亡
登革热	登革热病毒	以传播迅速,发病率高为主要流行特征。临床上表现为登革热(dengue fever,DF)和登革出血热/登革休克综合征(dengue hemorrhagic fever/dengue shock syndrome,DHF/DSS)两种类型。前者是自限性疾病,病死率低,后者是登革热的严重的临床类型,以严重的出血、休克和高病死率为主要特征

续表

病名	病原	概　况
戊型病毒性肝炎	戊型肝炎病毒	临床型感染成人多见,亚临床型感染儿童多见。临床型感染与甲型病毒性肝炎(HA)一样,可分为急性黄疸型、急性无黄疸型、淤胆型和重型肝炎。感染戊型肝炎病毒后的经过与 HA 相似,但重型肝炎的发生率较高。潜伏期一般为 2～9 周,平均为 40 d。在潜伏期末以及急性期初,戊型病毒性肝炎的传染性最强
博尔纳病	博尔纳病病毒	博尔纳病病毒可引起多种动物感染,临床表现多种多样,包括急性致死性神经疾病以及慢性、轻微的神经与精神行为的变化等,并且研究发现本病毒感染可能与人类某些神经精神疾病等有关
亨德拉病毒病	亨德拉病毒	被感染的马匹最初是畏寒,发热(体温可达 41℃),抑郁,呼吸困难或急促,心动过速,共济失调,流泡沫样鼻涕,黏膜发绀。大部分被感染的马在症状出现 3 d 内死亡。尸检常见多种器官血管损害,有严重肺充血、水肿,灶状坏死性肺炎,受侵的血管内皮细胞形成合胞体。病人也出现与感染的马匹一样的临诊症状,包括呼吸系统和神经系统的症状和体征
马尔堡出血热	马尔堡病毒	临床症状包括高热、全身不适、前额和太阳穴剧烈疼痛、结膜炎、肌肉痛、关节痛、全身痛(尤以腰部为甚)。2～3 d 后出现恶心、呕吐、稀水样腹泻及嗜睡等神经症状,还包括其他一些非特异的症状。4～5 d 后出现斑丘疹和红斑。急性期一般持续 14～16 d,若病人退热,可有明显好转,可见明显脱皮,伴有头痛和食欲不振等。流产是感染该病毒的一个常见结局
西尼罗热	西尼罗病毒	病人表现为中枢神经系统损害的疾病,如脑炎、脑膜脑炎、脑膜炎等
辛德毕斯病	辛德毕斯病毒	早期表现为突然出现水疱、红斑、皮疹、关节及肌腱疼痛,也可出现全身肌痛。症状还包括:轻度发热,眼周痛,头疼,恶心呕吐,手部有麻刺感,腹股沟、枕部和颈部淋巴结肿大,疲惫无力等类似感冒症状。中晚期临床表现以神经系统损害为主
科罗拉多蜱传热	科罗拉多病毒	临床上类似一般感冒样症状,以双峰热和白细胞减少为特征,虽然大多数病例是自限性的,少数病人有脑炎症状,但也有更为严重的并发症,甚至死亡
新城疫	新城疫病毒	鸡和多种禽类的急性高度接触性传染病,主要特征是呼吸困难、下痢、神经紊乱、黏膜和浆膜出血。新城疫病毒偶尔也可感染人引起发病
马传染性贫血	马传染性贫血病毒	马、骡、驴的一种传染病,以持续感染、反复发热和贫血为特征。临床主要表现以高热(稽留热或间歇热)为主,并有贫血、出血、黄疸、心脏衰弱、浮肿和消瘦等症状
羊传染性脓疱	口疮病毒	主要危害山羊和绵羊,其临床特征为口唇、舌、鼻、乳房等处皮肤和黏膜形成丘疹、脓疱、溃疡和结成疣状厚痂。人因接触患病动物或污染媒介通过伤口感染发病,其病灶多发生于手、手臂和脸
拉沙热	拉沙病毒	发病急,患者症状类似于伤寒,伴有中毒症状和出血性休克,也有无症状和亚临床感染。由于本病发病急、传播快、发病后病情凶险、死亡率高,因而首次发现便震惊医学界而被认为是最烈性的病毒

续表

病名	病原	概 况
曼那角病	曼那角病毒	本病毒能引起猪的繁殖障碍和先天性畸形,偶尔引起人的严重疾病,果蝠是本病毒的贮存宿主
东部马脑炎	东部马脑炎病毒	人和马共患的急性病毒性传染病,主要特征为高热和中枢神经系统症状
西部马脑炎	西部马脑炎病毒	人和马共患的急性病毒性传染病,主要特征为发热和中枢神经系统症状
委内瑞拉马脑炎	委内瑞拉马脑炎病毒	一种蚊媒性人兽共患病,本病主要引起中枢神经系统感染,特征为发热和结膜充血、恶心、呕吐症状,少数有神经系统症状。本病流行于美洲
圣路易斯脑炎	圣路易斯脑炎病毒	一种经蚊虫传播的急性中枢神经系统性虫媒病毒性脑炎。临床特征包括发热、头痛和中枢神经系统症状。人普遍易感,感染后可获持久免疫力
苏格兰脑炎	跳跃病毒	以发热、共济失调、肌肉震颤、痉挛、麻痹为临床特征。由于其可导致羊的跳跃步态,又称为"羊跳跃病"
波瓦生脑炎	波瓦生脑炎病毒	主要经蜱类传播,特征为发病急,并伴有持续高热、头痛,随之出现中枢神经症状,有时出现肢体强直或偏瘫
阿根廷出血热	Junin 病毒(沙粒病毒属)	以啮齿动物传播为主的自然疫源性疾病,临床特征有发热、剧烈肌痛、出血、肾脏损害、休克、神经异常及白细胞和血小板减少等
玻利维亚出血热	马秋博病毒	特征为发热、肌肉疼痛、结膜炎、肾功能损害、多系统出血、休克和死亡等
鄂木斯克出血热	鄂木斯克出血热病毒	引起急性传染病,以高热、头痛、出血和黏膜损伤(口腔、咽部等)为主要特征
寨卡热	寨卡病毒(Zika virus)	患病动物的症状类似登革热,但在形式上要温和,通常持续 4~7 d,无出血现象。人感染本病后通常表现为皮疹、结膜炎、关节疼痛、低度发烧和头痛、黄疸等
韦塞尔斯布朗病	韦塞尔斯布朗病毒(Wesselsbron disease virus)	临床特征表现为发热、厌食、白细胞减少,怀孕母羊流产和新生羔羊的高死亡率
仙台病毒感染	仙台病毒(Sendai Virus)	主要引起多种啮齿动物感染发病和儿童的呼吸道感染

第二章 人兽共患细菌病与真菌病

第一节 鼠 疫

鼠疫(plague)又名黑死病,是由鼠疫耶尔森菌(简称鼠疫杆菌)引起的一种烈性传染病,是一种主要借助鼠蚤传播的、广泛流行于鼠类和其他野生啮齿动物中的自然疫源性人兽共患疫病。此病具有发病急、传染性强、传播快、病死率高等特点,被列为甲类传染病之首。病原体广泛寄居于鼠类及旱獭等野生啮齿动物体内,由带菌跳蚤叮咬引起人类鼠疫,发生腺鼠疫、肺鼠疫及败血症型鼠疫,临床上表现为发热、严重毒血症症状、淋巴结肿大、肺炎、出血倾向等。病人死亡之前因严重呼吸困难和缺氧,造成皮肤出血、坏死,患者皮肤呈紫黑色,故有黑死病之称。鼠疫在历史上曾有过 3 次大流行,死亡数以亿计。

【病原学】

鼠疫杆菌(*Yersinia pestis*)属肠杆菌科(Enterobacteriaceae)耶尔森菌属(*Yersinia*),革兰氏染色阴性,呈多形性。最适宜的生长温度为 28~30℃,培养基最适 pH 为 6.9~7.2。

本菌的抗原包括荚膜 FI(fraction I)抗原和毒力 V/W 抗原。前者分为两种,一种是多糖蛋白质(F-I),另一种为蛋白质(F-IB)。抗原性较强,特异性较高,有白细胞吞噬作用,可用凝集试验、补体结合试验或间接血凝试验检测。后者在细胞表面,V 抗原是蛋白质,可使机体产生保护性抗体,W 抗原为脂蛋白,不能使机体产生保护力。V/W 抗原结合物有促使产生荚膜、抑制吞噬的作用,并有在细胞内保护细菌生长繁殖的能力,故与细菌的侵袭力有关。

鼠疫杆菌在低温及有机体生存时间较长,在脓、痰中存活 10~20 d,尸体内可存活数周至数月,蚤粪中能存活 1 个月以上。对光、热、干燥及一般消毒剂均敏感。日光直射 4~5 h 即死,加热 55℃ 15 min 或 100℃ 1 min 及 5%石炭酸、5%来苏儿、5%~10%氯胺均可将病菌杀死。

【流行病学】

啮齿类动物(特别是野鼠、家鼠和旱獭)是鼠疫耶尔森菌的自然宿主,在鼠疫的自然循环中,人类只是意外的宿主。

1. 传染源　鼠疫为典型的自然疫源性疾病,在人间流行前,一般先在鼠间流行。鼠间鼠疫传染源(储存宿主)有野鼠、地鼠、狐、狼、猫、豹等,其中黄鼠属和旱獭属最重要。家鼠中的黄胸鼠、褐家鼠和黑家鼠是人间鼠疫重要的传染源。各型患者均可成为传染源,以肺鼠疫患者最为重要;败血症型鼠疫早期的血有传染性;腺鼠疫仅在脓肿破溃后或被蚤吸血时起传染源作用。

2. 传播途径　在自然界,鼠疫杆菌通过媒介蚤在宿主和其他动物间传播,人偶然与患病动物接触或被带菌跳蚤叮咬而感染。感染了鼠疫杆菌的啮齿动物死亡前常出现严重的败血症。寄生蚤吮吸了带菌血后,鼠疫杆菌即可在蚤前胃中繁殖,形成菌栓,引起消化道栓塞,鼠疫杆菌无法进入中肠,无法消化吸收血液而总是处于饥饿状态的栓塞蚤反复叮咬动物或人,反吐出来的带菌血液注入被叮咬的动物或人体内,造成动物或人的感染。

蚤粪也含有鼠疫杆菌,可因搔痒进入皮内。此种"鼠→蚤→人"的传播方式是鼠疫的主要传播方式。

少数可因直接接触病人的痰液、脓液或病兽的皮、血、肉经破损皮肤或黏膜感染。肺鼠疫患者可借飞沫传播。

我国鼠疫的主要媒介蚤种为近代新蚤、同型客蚤、方形黄鼠蚤、斧形盖蚤、谢氏山蚤、腹窦纤蚤、方叶栉眼蚤、秃病蚤、原双蚤和光亮额蚤。

3. 易感人群　人群对鼠疫普遍易感,并可为隐性感染,无性别、年龄差别。病后一般可获得持久免疫力,但轻症鼠疫容易被治愈,病后免疫不充分。预防接种可获得一定免疫力。

4. 流行特征　世界各地存在许多自然疫源地,野鼠疫长期持续存在。人间鼠疫多由野鼠传至家鼠,由家鼠传染于人引起。偶因狩猎(捕捉旱獭)、考查、施工、军事活动进入疫区而被感染。

5. 季节性　与鼠类活动和鼠蚤繁殖情况有关。人间鼠疫多在 6～9 月流行,肺鼠疫多在 10 月以后流行。

6. 隐性感染　在疫区已发现有无症状的咽部携带者,带菌者作为传染源。

【病理学】

在致病过程中,鼠疫杆菌完成在机体内的黏附、侵袭、扩散、抗吞噬以及细胞毒性等多个步骤,涉及众多毒力因子。鼠疫杆菌的毒力基因在质粒和染色体上均有分布。染色体上的毒力因子包括 pH6 抗原(在菌体表面形成纤维状结构,具有抗吞噬作用)、强毒力岛(耶尔森菌素的生物合成与转运,执行铁摄入功能)、脂多糖(LPS)(LPS 结构变异与胞内生存、逃避宿主免疫反应相关,与血清抗性有关,感染后期作为内毒素损伤宿主)、黏附素与侵袭素分子如 Ail 等。毒力完整的鼠疫杆菌含有 3 个质粒。pCD1 质粒为鼠疫杆菌、假结核菌和小肠结肠炎耶尔森菌所共有。pCD1 质粒携带Ⅲ型分泌系统基因(组装Ⅲ型分泌系统元件,分泌效应子蛋白并注入宿主细胞,从而干扰宿主信号转导,抑制细胞因子合成,削弱细胞介导的免疫反应,发挥免疫抑制作用;毒杀噬菌细胞作用;通过封闭凝血酶调节炎症反应等)。pMT1 质粒携带 FI 荚膜抗原操纵子,其编码的 FI 荚膜具有抗吞噬作用。pPCP1 质粒携带血浆酶原激活因子基因,与鼠疫杆菌在机体内的侵袭、扩散密切相关。

【临床学】

一、临床表现

(一)人的临床症状

潜伏期一般为 2～5 d。腺鼠疫或败血症型鼠疫 2～7 d;原发性肺鼠疫 1～3 d,甚至仅数小时;曾预防接种者可长至 9～12 d。

临床上大多表现为腺型、肺型及二者继发的败血症型。鼠疫杆菌侵入机体后,首先被局部淋巴组织中的吞噬细胞(包括单核细胞和巨噬细胞)所吞噬。单核细胞中的鼠疫杆菌被杀死,而被巨噬细胞吞噬的鼠疫杆菌在巨噬细胞中存活和繁殖,从巨噬细胞释放出来的鼠疫杆菌将获得抗各种吞噬细胞的能力,沿淋巴流到达局部淋巴结,引起严重的淋巴结炎,称为腺鼠疫。鼠疫杆菌可由淋巴转移至血液和全身脏器中,形成高致死性的败血症型鼠疫(黑死病)和肺鼠疫。

近年来轻型及隐性感染也相当常见。轻型多见于流行初、末期或预防接种者,仅表现为不规则低热,全身症状轻微,局部淋巴结轻度肿大、压痛,无出血现象。除轻型外的其他各型,起病急骤,均有较重的毒血症症状及出血现象。

1. 腺鼠疫　最为常见,占 85%～90%。多发生于流行初期,除全身中毒症状外,以急性淋巴结炎为特征。在病程第 1 天即有淋巴结增大,伴红、肿、痛,于第 2～4 天达高峰。因下肢被蚤咬机会较多,故腹股沟淋巴结炎最多见,约占 70%;其次为腋下、颈及颌下淋巴结。局部淋巴结起病即肿痛,病后第 2～3 天症状迅速加剧,红、肿、热、痛并与周围组织粘连成块,剧烈触痛,病人处于强迫体位。随后淋巴结化脓破溃,随之病情缓解。部分病例可发展成败血症、严重毒血症及心力衰竭或肺鼠疫而死亡;用抗生素治疗后,病死率可降至 5%～10%。

2. 肺鼠疫　是最严重的一型,病死率极高,多见于流行期的高峰。包括原发性肺鼠疫和继发性肺鼠疫。

继发性肺鼠疫是由腺鼠疫或败血症型鼠疫经血行播散而引起的。常表现为病情突然加剧,出现咳嗽、胸闷、呼吸困难,随之咳出稀薄泡沫样血痰,痰中能查出大量鼠疫杆菌,可成为原发性肺鼠疫流行的传染源。

原发性肺鼠疫是直接吸入含鼠疫杆菌的空气飞沫被感染的,是鼠疫临床上最重的病型。除具有严重的鼠疫一般症状之外,还有呼吸道感染的特有症状。潜伏期短,发病急剧,恶寒,高热可达 39～41℃。病人颜面潮红,眼结膜充血。因严重发绀,故有"黑死病"之称。

该型起病急骤,发展迅速,除严重中毒症状外,在起病 24～36 h 内出现剧烈胸痛、咳嗽,咯大量泡沫血痰或鲜红色痰;呼吸急促,并迅速呈现呼吸困难和紫绀;肺部可闻及少量散在湿啰音,可出现胸膜摩擦音;胸部 X 线呈支气管炎表现,与病情严重程度极不一致。如抢救不及时,多于 2～3 d 内因心力衰竭、出血、休克等死亡。

3. 败血症型鼠疫　又称暴发型鼠疫,可原发或继发。

原发型败血症型鼠疫,由人体抵抗力弱而病原菌毒力强、菌量多等所致。全身毒血症症状、中枢神经系统症状和出血现象均极严重,体温过高或不升。患者谵妄或昏迷,并出现休克或心力衰竭,多在发病后 24 h 内死亡,很少超过 3 d。病死率极高。因患者皮肤广泛出血、瘀斑、紫绀、坏死,故死后尸体呈紫黑色,俗称"黑死病"。

继发性败血症型鼠疫,可由肺鼠疫、腺鼠疫发展而来,症状轻重不一。

4. 其他类型　除轻型鼠疫如前所述外,尚有皮肤鼠疫、眼鼠疫、扁桃体鼠疫、肠鼠疫、脑膜型鼠疫等,均少见。

(二)动物发病表现

有报道患鼠疫的宠物鼠全身呈现中毒的症状,畏寒或者寒战发热,发热至 39～40℃,有恶心呕吐等症状,意识迅速变得模糊,表情惊慌,脸部和眼结膜极度充血,行走不稳。极度衰竭,脉搏与呼吸加速,脉律不规则,血压下降,肝脾肿大。而且有时出现皮肤、黏膜瘀血或皮下出血,鼻出血,尿血,胃肠道出血等。

肺鼠疫是鼠疫中十分严重的一种,这种鼠疫发展迅速,宠物鼠在患病 24~36 h 就会出现明显的剧烈胸疼和咳嗽,呼吸急促甚至会咳出大量的泡沫血痰或鲜红色痰,患这种肺鼠疫的宠物鼠的死亡概率都非常高。

二、临床诊断

鼠疫诊断主要依靠流行病学资料、临床症状和实验室检查确诊。

曾到过疫区的发热、淋巴结炎病人应怀疑鼠疫。淋巴结炎迅猛发展,附近无皮肤感染病灶,无上行性淋巴结炎,伴有高热和严重毒血症症状是腺鼠疫的特征;咯血痰,明显的呼吸窘迫却无相应的肺部体征是肺鼠疫的特征;广泛出血,2~3 d 内死亡则应考虑败血症型鼠疫。

实验室诊断是确定本病最重要的依据。对一切可疑病人均需做细菌学检查,对疑似鼠疫的尸体,应争取尸体解剖或穿刺取材进行细菌学检查。

(一)病原学检查

可取血(包括死者心血)、脓、痰、脑脊液、淋巴结穿刺液、死者及动物的脏器(包括骨髓)等进行培养。血培养在腺鼠疫早期阳性率为 70%,晚期可达 90% 左右;败血症型鼠疫时可达 100% 阳性。

(二)血清学检查

1. 间接红细胞凝集试验(IHA)　WHO 推荐为鼠疫诊断的常规方法之一,是国内鼠疫诊断和检测的重要方法之一。鼠疫间接红细胞凝集试验可用于鼠疫疑似患者的诊断和追溯诊断,特别是对症状不典型的鼠疫感染者和经抗生素治疗而未经细菌学证实的患者有特殊的诊断意义。

反向间接红细胞凝集试验(RIHA)可检查活菌、死菌以及腐败材料,甚至腐败后 1 年的材料仍可获得阳性结果,对判定当地鼠疫流行和追溯疫源有一定意义。

2. 放射免疫沉淀试验(RIP)　该法具有较高的特异性。当感染鼠疫后用 IHA 检测呈阴性后 12 个月,用 RIP 仍能检测出抗体,比 IHA 具有更高的敏感性,较适用于静息期内的疫源检索。

3. 免疫荧光检查法　在国外,该技术已成为鼠疫诊断的主力技术,其优点是可靠,可以直接观察鼠疫杆菌的形态及其抗原特异性,无须等待细菌培养的结果,可直接做出确定诊断。本法具有特异性强、敏感性高、快速的特点。

4. 酶联免疫吸附试验(ELISA)　用于任何啮齿动物的鼠疫诊断,具有敏感、特异、简便、快速等特点。抗原捕获法检测 FI 抗原,其敏感性和特异性均高于反向血凝。斑点酶联免疫吸附试验(dot-ELISA)与常规 ELISA 法相比具有操作简便、快速、不需特殊仪器、可以目测等优点,从而更适合于现场运用。

5. 胶体金免疫层析技术　具有较好的特异性,尤其不与鼠疫杆菌近源关系的以及其他细菌发生交叉反应,不易受腐败材料的影响,具有操作简便、快速、灵敏、特异、实验结果可以长期保存的特点,其应用具有广阔的前景。尚有提高敏感性的空间。

(三)分子生物学技术

1. PCR技术　鼠疫杆菌的Pla基因和FI基因分别位于鼠疫杆菌的Pst和Fra质粒上,具有相当稳定和非特异性的分子生物学特征,可用于引物设计检测鼠疫。但试验的假阴性和假阳性率较高,还很难在野外现场应用。

常规PCR可能出现假阴性结果,导致漏检。如用鼠疫特异的染色体序列为靶标,可特异检测鼠疫,但不能区分鼠疫的有毒株和无毒株。

巢式PCR经过两次PCR放大,可将单个拷贝的目的核酸检出,既可提高检出率,又可克服污染导致的假阳性。

多重PCR(multiplex PCR),又称复合PCR,用于鼠疫耶尔森菌检测可在同一PCR反应里同时检测多种鼠疫耶尔森菌特异的毒力因子和染色体序列,可提高检出率,降低漏检率,有可能成为鼠疫耶尔森菌检测的常规方法。

竞争性定量PCR是一种定量PCR检测方法。主要是检测实验感染蚤、鼠体内鼠疫耶尔森菌DNA量的变化,揭示鼠疫感染的规律,用于流行病学监测。

实时荧光定量PCR主要是检测实验感染蚤、鼠体内鼠疫耶尔森菌DNA量的变化,研究揭示鼠疫感染的规律,用于流行病学监测。

质粒图谱分析用于流行病学追踪溯源和类型确定。

2. 基因检测技术　把DNA探针技术应用到检测宿主和跳蚤中的鼠疫杆菌,可确定疫源地的范围。DNA芯片技术具有平行化、微型化和高通量等特点,可定量数以千计的不同蛋白质分子,因而能克服ELISA方法耗时,消耗大量样品、试剂,大量筛选的局限性。

鼠疫杆菌特异性DNA探针及PCR方法等与常规监测方法同时使用,在鼠疫自然疫源地动物鼠疫微弱流行和静息期内可以提高非典型鼠疫杆菌的检测效果。在动物鼠疫流行末期,宿主动物抗性增高,鼠疫噬菌体也逐渐增殖,由于噬菌体、鼠疫抗体等多种因素的复合作用,使鼠疫杆菌发生某些生物学性状的变异。静息期可在宿主动物、媒介体中分离出非典型鼠疫杆菌。

三、临床治疗

1. 隔离观察　凡确诊或疑似鼠疫患者,均应迅速组织严密的隔离,对肺鼠疫患者应单独隔离。症状消失后,腺鼠疫患者一般尚需观察7 d,血液或局部分泌物培养检菌连续3次(每3 d 1次)阴性;肺鼠疫患者痰培养6次(每3 d 1次)阴性,方可出院。

2. 一般治疗和对症治疗　急性期患者应绝对卧床休息,给予流质或半流质饮食及足量水分,并按需要静脉内补液。烦躁不安、局部淋巴结疼痛者,给予镇静、止痛药;呼吸困难者吸氧;出现休克、DIC、心力衰竭等应及时做相应处理;严重毒血症患者可短期应用肾上腺皮质激素,如100~300 mg氢化可的松静脉滴注,但必须与有效抗菌药物同用。

3. 局部处理　肿大淋巴结可用抗菌药物外敷,其周围组织内注入链霉素0.15 g。已软化者可切开排脓,在应用足量抗菌药物24 h以上方可进行;眼鼠疫可用四环素、氯霉素眼药水滴眼;皮肤鼠疫可用抗菌药液湿敷、冲洗或抗菌药软膏外敷。

4. 抗菌治疗　早期应用抗生素是降低鼠疫患者病死率的关键,可联合应用两种抗生素治疗,一般首选为链霉素加氯霉素或四环素,次选为庆大霉素加氯霉素或四环素。首剂宜大,疗程视不同病型而异,热退后继续用药 4～5 d。

肺鼠疫的治疗一般以链霉素为首选,其次是广谱抗生素,磺胺类药物用于辅助治疗或预防性投药。

【防制】

1. 管理和消灭动物传染源 对自然疫源地进行疫情监测,控制鼠间鼠疫;广泛开展爱国卫生运动,灭鼠、灭蚤;旱獭在某些地区是重要传染源,也应大力捕杀。一旦发生人间鼠疫传播,应立即按紧急疫情上报并采取应急措施,控制其继续传播。病人排泄物应彻底消毒,病人死亡应火葬或深埋。接触者应医学观察 9 d,对曾接受预防接种者,医学观察期应延至 12 d。

2. 切断传播途径 灭蚤必须彻底,首先要明确各疫源地内鼠疫杆菌的主要媒介,从而选择相应的对策;其次要选好灭蚤时机,通常应在鼠疫媒介蚤繁殖季节和鼠疫流行季节之前;第三要区别不同场所及不同宿主的寄生蚤,从而制订相应的对策;要合理选择杀虫剂的种类和剂量。

3. 预防接种 进入疫区的医务人员,必须接种菌苗 10 d 后方能进入疫区。工作时必须着防护服,戴口罩、帽子、手套、眼镜,穿胶鞋及隔离服。接触患者后可预防性服药(磺胺嘧啶,1.0 g,2 次/d;或四环素,0.15 g,4 次/d,口服,连服 6 d)。

自鼠间开始流行时,对疫区及其周围的人群、进入疫区的医务人员,均应进行预防接种。正在使用的鼠疫疫苗主要有死菌苗(USP)和减毒活菌苗(EV)。后者人体接种后免疫强度不高,免疫有效期短,因为该疫苗株在动物体与人体使用效果不平行。通常皮上划痕接种 10 d 后开始产生免疫力。1 个月后抗体水平达高峰,6 个月后开始下降,1 年后免疫力降至最低。有感染危险者每年都要接种 1 或 2 次,有接种该菌苗后仍然发病的报道。

目前疫苗仅用于疫区人群,进入疫区者除施以物理防护,如戴口罩、穿防护服外,可口服四环素和注射链霉素加以预防。虽然抗生素治疗鼠疫的效果良好,但败血症型鼠疫与肺型鼠疫进展十分迅速,即使早期足量合理使用抗生素,病死率依然较高。另外,治疗鼠疫的抗生素副作用大,近年来世界各地陆续发现耐药鼠疫杆菌菌株。

 思考题

1. 简述鼠疫的流行病学特征。
2. 鼠疫的临床发病特征有哪些?
3. 如何防制鼠疫?

二维码

第二节 结核病

结核病(tuberculosis)是由结核分枝杆菌引起的人和动物共患的慢性肉芽肿性传染病,病理特征为在多种组织器官形成结核结节和干酪样坏死或钙化结节。本病呈世界性分布,是一种十分古老的疾病,严重威胁着人和动物的健康与生命。

【病原学】

病原为分枝杆菌属（*Mycobacterium*）下的结核分枝杆菌（*Mycobacterium tuberculosis*）、牛分枝杆菌（*Mycobacterium bovis*）、禽分枝杆菌（*Mycobacterium avium*）、田鼠分枝杆菌（*Mycobacterium microti*）和非洲分枝杆菌（*Mycobacterium africanum*）。该菌为细长、直或微弯的杆菌，长 $1.5\sim4\ \mu m$，宽 $0.2\sim0.6\ \mu m$，于生长发育期间形成分枝，无鞭毛、荚膜和芽孢。在菌落形态上，该菌分成粗糙（R）型和平滑（S）型，其中，R 型多为致病性抗酸菌，S 型多为非致病性抗酸菌。结核分枝杆菌菌体内含有多量类脂质，从而使该菌在染色时具有抗酸性。抗酸染色后，结核菌染成红色，属革兰氏阳性菌，而其他菌一般呈蓝色。

结核杆菌为专性需氧菌，$5\%\sim10\%\ CO_2$ 可刺激生长，在 $35\sim40℃$ 均可生长，最适生长温度为 $37℃$。结核杆菌生长缓慢，培养时间需 8 d 以上。分枝杆菌细胞结构复杂，各分枝杆菌之间血清学试验呈现出明显的交叉反应。

结核杆菌对物理或化学因素的作用均较一般致病菌的抵抗力强。结核杆菌具有耐低温的特点，$0℃$ 下可存活 $4\sim5$ 个月。阳光直射 1 h 可使细菌数量迅速减少，直射 4 h 可全部杀死，265 nm 紫外线杀菌力最强。分枝杆菌对干燥的抵抗力强，但对湿热抵抗力弱，$60℃$ 30 min 或 $80℃$ 以上 5 min 即丧失活力。一般消毒剂对结核杆菌杀菌力不强，15％的石炭酸苛性钠混合液消毒效果很好，75％的乙醇 5 min 即可杀死结核杆菌，故可用于手的消毒。

【流行病学】

本病可感染人和多种动物，家畜中牛最易感，特别是奶牛，猪和家禽易感性也较强，羊极少患病。

结核杆菌入侵机体的主要途径是呼吸道，也可经消化道、皮肤和子宫侵入。开放型肺结核患者（畜）是主要的传染源，当其咳嗽或打喷嚏时，排出含有结核杆菌的微滴核形成气溶胶，飘浮于空气中，从而被人或动物吸入。另外，这些开放型患者（畜）的痰液、粪尿、乳汁和生殖道分泌物中也可带菌，污染饲料、食物、饮水和空气从而散播疾病。

饲养管理不良易导致肺结核的传播和发病。在畜（禽）舍通风不良，拥挤，阳光不足，潮湿的条件下，动物最易患病。高产奶牛产乳负担很重，在管理不善和营养缺乏时，抵抗力减弱，易发病。传染源排菌量越大，传染力越强。与传染源的接触越频繁越密切，受感染的概率越高。

【病理学】

结核菌作为一种胞内寄生菌，侵入机体后，被吞噬细胞捕获，带到局部淋巴组织，并在该处形成原发性病灶。若机体抵抗力较强，这种局部的原发性病灶被局限化，长期或终身不扩散。但若机体抵抗力弱，细菌经淋巴液或血液向其他组织扩散，可引起其他组织器官的继发性病灶或全身性结核。若结核菌直接入侵靶器官（肺、肠等），人和动物更易发病。如含菌飞沫、尘埃被吸入后到达肺泡，侵入局部，则出现炎性病变，如食入大量结核菌，则和肠道接触，易发生肠道原发病变。人和动物机体对结核菌具有普遍易感性，在初次感染时，无变态反应和免疫力，机体不一定都发病。

结核病的主要病变特点是器官组织发生渗出性或增生性炎症。当菌少、毒力低或免疫反应强时，机体对结核菌的反应以细胞增生为主，形成增生性结核结节。在感染初期或机体抵抗力低下,菌多、毒力强或变态反应强时,机体以渗出性炎症为主。

【临床学】

结核病潜伏期可从十几天至数月或数年不等。通常本病呈慢性经过,病初症状不明显,随病程延长,症状才逐渐显现。

一、临床表现

(一)人的临床症状

由结核菌引起的症状具有以下共同特点:

(1)出现全身不适、倦怠、乏力、易烦躁、心悸、食欲不振、体重减轻和妇女月经失调以及植物神经紊乱等症状。

(2)长期低热常达数周以上,多呈不规则性,一般在38~39℃之间。午后发热,傍晚或晚间下降,晨起及上午体温可正常,俗称潮热。

(3)盗汗多发生在重症患者,其特点是入睡后出汗,醒后汗止。

(二)动物发病表现

1. 牛 结核分枝杆菌对牛毒力较弱,多引起局限性病灶。牛常发生的是肺结核,其次是淋巴结核、肠结核、乳房结核等,其他脏器结核较少见。病初临床症状不明显,偶尔有轻度的体温反应,机体不适、易疲劳或轻微咳嗽。典型症状是日渐消瘦和生产性能下降,病牛咳嗽,气喘。胸膜和腹膜发生密集结核结节,即所谓的"珍珠病"。乳房结核时,见乳房上淋巴结肿大无热无痛,泌乳量减少,严重时乳汁呈水样稀薄。

2. 其他家畜 猪对牛分枝杆菌、结核分枝杆菌都易感。猪结核病很少在猪间传染。在肺、肝、胃等出现结核时,主要表现消瘦、咳嗽、气喘等症状,肠道有病灶时则表现为下痢。禽结核病主要表现为贫血、消瘦、鸡冠萎缩、跛行以及产蛋减少或停止。

二、临床诊断

根据动物出现的进行性消瘦、咳嗽、气喘、慢性乳房炎、体表淋巴结慢性肿胀等症状可做出结核病的初步判断。另外还需结合流行病学、病理变化、病原学、免疫学、血清学等进行综合诊断。诊断实验室的安全措施必须符合生物安全要求。

(一)病原学检查

取病牛患病器官的结核结节、干痰、气管黏液、乳汁及其他分泌物,直接涂片镜检、分离培养和进行动物实验。

(二)免疫学检查

1. 牛结核菌素(OT)皮内反应 在牛颈部皮内注射,使用剂量为成年牛0.2 mL,3~18月龄牛0.15 mL,3月龄以下牛0.1 mL。结核菌素皮内注射应和点眼法同时进行,两种方法中的任何一种是阳性反应,即判定最终结果为阳性。

2. 纯化结核菌素(PPD)皮内试验　在牛颈部皮内注射每毫升含 25 000 IU 的纯化结核菌素 0.2 mL。在猪耳和肛门的皮下注射稀的结核菌素(1:1 000)可避免猪对哺乳动物结核菌素的交叉反应。一般情况下,猪对哺乳动物结核菌素的反应是耳朵出现红斑和肿大,而对禽结核菌素只有轻微反应。

（三）血清学检查

酶联免疫吸附试验可用于牛、猪血清中抗体的检测。血清沉淀试验、凝集试验、补体结合试验、血凝试验和琼脂扩散试验等经实践检验均不甚满意。

（四）分子生物学诊断

目前用于结核杆菌的分子生物学技术主要有:核酸扩增试验、DNA 探针杂交技术和指纹图谱分析等方法。

三、临床治疗

1. 牛　以抗结核药物为主,如异烟肼、对氨基水杨酸和链霉素等。根据情况,联合用药或单独用药。有腹泻的肠结核的牛口服黄连素,可取得一定效果。

2. 猪及其他动物　可参考牛的治疗方法。

【防制】

1. 人结核病　防治措施主要有:①卡介苗(BCG)接种:在结核病患病率和发病率均高的国家,应尽可能在婴儿出生至 1 岁以内接种卡介苗。②药物预防:包括联合用药、间歇用药以及短于 6 个月疗程的药物预防等。

2. 畜禽结核病　应采取综合防疫措施,防止疾病传入,净化污染群,培育健康群。以牛结核病的防控为例,其措施主要有:①检疫:对未经检疫或结核菌素阳性检出率在 3% 以上的牛群,用结核菌素皮内注射和点眼法检疫,每年 4 次;经定期检疫检出率在 3% 以下的牛群,用结核菌素皮内注射法检疫,健康牛群每年检疫 2 次,假定健康牛群每年 4 次;犊牛群分别在出生后 1 月龄、4 月龄、6 月龄时各检疫 1 次。②隔离:根据检疫结果,将牛群分为健康群,假定健康群及阳性隔离群 3 群。阳性隔离群须远离健康群 1 km 以上,不再检疫,经常进行临床检查和治疗。对开放性的病牛应淘汰,按规定处理病死牛。③消毒:对牛舍及舍内一切用具用 5% 来苏儿或 3% 氢氧化钠消毒;运动场用 20% 石灰水或 2% 氢氧化钠消毒,以上工作 1 年 2 次;牧场出入口置消毒池,工作人员及用具勤消毒;粪尿堆放应远离牛舍,外用泥土封闭发酵。④培育健康犊牛:应采用严格的消毒、检疫、饲养管理措施。

二维码

 思考题

1. 结核病的典型临床症状有哪些?
2. 结核病的流行特征是什么?
3. 结核病的诊断和防制要点有哪些?

第三节 沙门菌病

沙门菌病(salmonellosis)是肠道细菌科沙门菌属的部分成员引起的人和动物共患病的总称,包括食物中毒,所致的胃肠炎、伤寒、副伤寒等,临床上多以败血症和肠炎为特征。它们除可感染人外,还可感染很多动物,包括哺乳类、鸟类、爬行类、鱼、两栖类及昆虫。

动物沙门菌病,又名副伤寒(paratyphoid),是由沙门菌属中的不同血清型感染各种动物而引起的多种疾病的总称。临诊上多表现为败血症和肠炎,也可使怀孕母畜发生流产。对人畜的危害,以幼龄最为明显。

【病原学】

沙门菌系肠道细菌科沙门菌属(*Salmonella*)成员,为革兰氏阴性短杆菌,长 $1\sim3~\mu m$,宽 $0.5\sim0.6~\mu m$,两端钝圆,不形成荚膜和芽孢,具有鞭毛,有运动性。该菌属有菌体抗原"O"58 种和鞭毛抗原"H"54 种。个别菌还有表面抗原"Vi"。根据菌体抗原结构分为 A、B、C、D、E 等 34 个组,再根据鞭毛抗原的不同鉴别组内的各菌种或血清型,总共包括近 2 000 个血清型。

在沙门菌中,有些仅对人类有致病性,如伤寒杆菌、副伤寒杆菌(甲和丙)等。有些是动物和人类的共同致病菌,如副伤寒乙沙门菌、鼠伤寒杆菌、肠炎杆菌、猪霍乱沙门菌等。引起人类疾病的沙门菌主要属于 A、B、C、D、E 5 组,其中除伤寒和副伤寒沙门菌外,以 B 组的鼠伤寒沙门菌、C 组的猪霍乱沙门菌、D 组的肠炎沙门菌及 E 组的鸭沙门菌等 10 多个型最为常见。有些仅对动物有致病性,如鸡白痢沙门菌、鸡伤寒沙门菌等。

沙门菌为需氧兼厌氧性菌。在肉汤培养基中变混浊,而后沉淀,在琼脂培养基上 24 h 后形成光滑、微隆起、圆形、半透明的灰白色小菌落。

沙门菌能发酵葡萄糖、甘露醇、山梨醇、麦芽糖,产酸产气。不能发酵乳糖和蔗糖,从此可与其他肠道菌相区别。

本菌抵抗力较强,60℃ 1 h、70℃ 20 min 或 75℃ 5 min 死亡。

对低温有较强的抵抗力,在琼脂培养基上于 −10℃,经 115 d 尚能存活。在干燥的沙土中可生存 2~3 个月,在干燥的排泄物中可保存 4 年之久。在 0.2% 甲醛溶液、3% 石炭酸溶液中 15~20 min 可被杀死。在含 29% 食盐的腌肉中,在 6~12℃ 的条件下,可存活 4~8 个月。

【流行病学】

本病在自然界分布极为广泛,常引发肠炎,对幼畜、雏禽危害甚大,成年畜禽多呈慢性或隐性感染。患病动物、带菌动物、病人及无症状带菌者是本病的传染源,经口感染是其最重要的传染途径,被污染的食物与饮水为传播媒介。沙门菌可因与病人直接接触或通过染菌用具传播。人主要以动物为其储存宿主,如鸡、鸭、鹅、猪、牛、羊、马等;野生动物以啮齿类、狼和鸟类为其储存宿主。人群对沙门菌普遍易感,感染后结果与菌种毒力及宿主免疫状态有关,常见食物中毒的病原体是鼠伤寒沙门菌。各种因素均可诱发本病。

动物沙门菌病可通过病畜禽的粪便、污染的水源和饲料等经消化道感染健康动物。鼠类也可传播本病。本病一年四季均可发生,多雨潮湿季节更易发,环境污秽、潮湿,棚舍拥挤,粪便堆积,饲料和饮水供应不及时等应激因素易促进本病的发生。

【病理学】

1. 猪沙门菌病

(1)败血型沙门菌病　耳、蹄、尾部和腹侧皮肤发绀。脾肿大,色暗带蓝,坚如橡皮,切面蓝红色。肠系膜淋巴结索状肿大,其他淋巴结也有不同程度的增大,淋巴结软而红,类似大理石状。肝、肾也有不同程度的肿大、充血和出血。有时,肝实质可见糠麸状、极为细小的灰黄色坏死点。全身黏膜、浆膜均有不同程度的出血点。胃肠黏膜可见急性卡他性炎症。

(2)结肠炎型沙门菌病　特征性病变为局部的或弥散性坏死性结肠炎和盲肠炎。有时波及回肠后段。肠壁增厚,黏膜上覆盖一层弥漫性、坏死性、腐乳状物质,剥离见底部红色、边缘不规则的溃疡面。少数病例滤泡周围黏膜坏死,稍突出于表面,有纤维蛋白渗出物积聚,形成隐约可见的轮环状。淋巴结特别是回盲淋巴结高度肿胀、湿润。部分淋巴结干酪样变。肝脾不肿,只有末端性充血。

2. 鸡沙门菌病

(1)雏鸡　肝肿大、充血或有条纹状出血。其他脏器充血。卵黄囊变化不大。病期延长者卵黄吸收不良,其内容物色黄如油脂状或干酪样;心肌、肺、肝、盲肠及肌胃肌肉中有坏死灶或结节。常有腹膜炎。在上述器官病变中,以肝的病变最为常见,其次为肺、心、肌胃及盲肠的病变。死于几日龄的病雏,见出血性肺炎,稍大的病雏,肺可见灰黄色结节和灰色肝变。

(2)成年鸡　慢性带菌的母鸡,最常见的病变为卵子变形、变色、质地改变以及卵子呈囊状,有腹膜炎,伴以急性或慢性心包炎。受害动物的卵子常呈油脂状或干酪样。有些卵从输卵管逆行而坠入腹腔,或阻塞在输卵管内,引起广泛的腹膜炎及腹腔脏器粘连。

3. 马沙门菌病　流产多为死胎,且呈败血性病变。胎膜水肿,有出血和坏死区。母畜流产后多数能自愈,少数可能继发。幼驹感染后多呈败血症或局部炎症。公畜则为睾丸炎。

4. 牛沙门菌病　剖检可见出血性胃肠炎与败血性病变,肝、脾可能有坏死灶。成年较少发生或仅散发,但病后期可能转为内毒素性。孕牛常流产。

5. 羊沙门菌病　下痢型羊可见消瘦。真胃和肠道空虚,黏膜充血,内容物稀薄。肠系膜淋巴结肿大充血,脾脏充血,肾脏皮质部与心内外膜有小出血点。

流产型羊出现死产或初产羔羊几天内死亡,呈现败血症病变。组织水肿、充血,肝、脾肿大,有灰色坏死灶。胎盘水肿出血。母羊有急性子宫炎,流产或产死胎的子宫肿胀,有坏死组织、渗出物和滞留的胎盘。

【临床学】

一、临床表现

(一)人的临床症状

潜伏期因临床类型而异,胃肠炎型短至数小时,而类伤寒型或败血症型可长达1~2周。

1. 胃肠炎型　最常见的临床类型,约占75%,多由鼠伤寒、猪霍乱及肠炎沙门菌引起。多数起病急骤,畏寒发热,体温一般38~39℃,伴有恶心、呕吐、腹痛、腹泻,大便每日3~5次至数十次不等,大便常为水样,可有少量黏液,有恶臭,偶可呈黏液脓血便。本型病程一般2～4 d,偶有长达1～2周的。

2. 类伤寒型　多由猪霍乱及鼠伤寒沙门菌所引起。潜伏期平均3～10 d。临床症状与伤寒相似,但病情和经过均较伤寒轻。热型呈弛张热或稽留热,亦可有相对缓脉,但皮疹少见,腹泻较多,由于肠道病变较轻,形成溃疡较少,故很少发生肠出血和肠穿孔。

3. 败血症型　常见的致病菌为猪霍乱或鼠伤寒沙门菌。多见于婴幼儿、儿童及兼有慢性疾病的成人。起病多急骤,有畏寒、发热、出汗及轻重不等的胃肠道症状。

4. 局部化脓感染型　多见于C组沙门菌感染。一般于发热阶段或热退后出现一处或几处局部化脓病灶。

(二)动物发病表现

1. 猪沙门菌病　主要表现为败血症和坏死性肠炎,有时发生脑炎、脑膜炎、卡他性或干酪性肺炎。

(1)败血型沙门菌病　主要发生于小于4月龄的仔猪。哺乳仔猪中少见。病猪表现为不安,食欲不振,体温升高。大群发病时,少数死猪尾部、腹部、肢端发紫。到发病的第3天或第4天,出现黄色水样粪便。本病暴发时,发病率很低(通常低于10%),但死亡率很高。

(2)结肠炎型沙门菌病　以腹泻为主要特征。初期症状为黄色水样腹泻,不含血液或黏液。几天之内同群中多数发病,典型的腹泻症状是一种白色蜂蜡样腹泻,可在几周内复发2～3次。有时粪便带血。病猪发热,采食减少,并出现与腹泻的严重程度和持续时间对应的脱水。病猪的死亡率一般较低。纯系种猪群有时可发生异常高的死亡率。

2. 禽沙门菌病　本病在雏鸡和成年鸡中所表现的症状和经过有显著的差异。

雏鸡潜伏期4～5 d,故出壳后感染的雏鸡,多在孵出后几天才出现明显症状。7～10 d后雏鸡群内病雏逐渐增多,在第二、三周达高峰。发病雏鸡呈最急性者,无症状死亡。稍缓者表现精神委顿,怕冷拥挤在一起。腹泻粪便污染肛门周围绒毛,干结封住肛门周围,影响排粪,加之肛门周围炎症引起疼痛,故常发生尖锐的叫声,最后因呼吸困难及心力衰竭而死。

中鸡(育成鸡)本病多发生于40～80日龄的鸡,另外育成鸡发病多有应激因素的影响。本病发生突然,鸡群中不断出现精神、食欲差和下痢的鸡,常突然死亡。每天都有鸡只死亡,数量不一。本病病程较长,可拖延20～30 d,死亡率可达10%～20%。

成年鸡白痢多呈慢性经过或隐性感染。当鸡群感染比较多时,可明显影响产蛋量,产蛋高峰不高,维持时间短,死淘率增高。有的感染鸡因卵黄囊炎引起腹膜炎,腹膜增生而呈"垂腹"现象。有时成年鸡可呈急性发病。

3. 马沙门菌病　初产母马和幼驹易感性高。流产常发生于怀孕中后期。流产前大多有体温升高、乳房肿胀、阴道流出血色液体等先兆。母畜流产后多数能自愈,少数可能继发。公畜则为睾丸炎。

4. 牛沙门菌病　病犊发烧、停食、虚弱,泻出恶臭液状粪便,常混有血丝和黏液。死亡率高者可达50%～70%,一般为5%～10%;不死者或出现关节肿胀。

5. 羊沙门菌病　潜伏期长短不一,依动物的年龄、应激因子和侵入途径等而不同。

(1)下痢型羔羊副伤寒　多见于15～20日龄的羔羊,病初精神沉郁,体温升高到40～42℃,大多数病羔羊出现腹痛、腹泻,排出大量灰黄色糊状粪便,迅速出现脱水症状。经1～

5 d 死亡。

(2)流产型副伤寒　流产多见于妊娠的最后 2 个月。病羊在流产前体温升高到 40～41℃,厌食,精神沉郁,部分羊有腹泻症状,阴道有分泌物流出。病羊产下的活羔羊比较衰弱,不吃奶,并可出现腹泻,一般于 1～7 d 内死亡。

二、临床诊断

根据流行病学、发病症状等可做出初步诊断。确诊需进行实验室诊断。

1. 细菌分离、鉴定　把肝、脾、回盲肠淋巴结等可疑病料接种到血液和麦康凯琼脂上培养,24 h 后生长出中等大小菌落,菌落在麦康凯琼脂上无色,接种到三糖铁琼脂上,斜面变成红色,柱为黄色,产硫化氢的菌株可使培养基变成黑色。必要时进行生化鉴定和血清学检查。综合临床症状、病理变化和细菌学检查即可确诊。

2. 免疫学方法　如病愈马血清内含有较高滴度的凝集抗体,可作本病的辅助诊断。

三、临床治疗

1. 猪　应在隔离消毒、改善饲养管理的基础上及早进行。疗效与所用药物作用强度、用药时间、剂量和疗程有密切关系。注意要较长的疗程,坏死性肠炎需相当长时间才能修复,中途停药,常引起复发而死亡。常用药物有:卡那霉素、磺胺类和喹诺酮类药物。

2. 鸡　白痢的防治,在饲料或饮水中添加抗菌药物,一般情况下可取得较为满意的结果。添加药物的种类很多,如庆大霉素(2 000～3 000 U/只,饮水)及新型喹诺酮类药物、新霉素。

3. 其他动物　选用敏感抗生素或微生态制剂防治。

【防制】

一、人

本病的预防以注意饮食卫生及加强肉类等食物管理为主要措施。

(1)注意饮食卫生,不吃病、死畜禽的肉类及内脏,不喝生水。动物性食物如肉类及其制品均应煮熟煮透方可食用。

(2)加强食品卫生管理,应注意对屠宰场、肉类运输、食品厂等的卫生检疫及饮水消毒的管理。消灭苍蝇、蟑螂和老鼠。搞好食堂卫生,健全和执行饮食卫生管理制度。

(3)发现病人及时隔离治疗,恢复期带菌者或慢性带菌者不应从事饮食行业的工作。

(4)防止医院内感染。医院特别是产房、儿科病房和传染病病房要防止病房内流行。一旦发现,要彻底消毒。

(5)禁止将与人有关的抗生素用于畜牧场动物而增加耐药机会。

二、动物

(1)加强饲养管理,消除发病原因。

(2)对常发本病的畜禽群,可采用药物预防,在饲料、饮水中添加抗菌药物。在饲料中添加药物,如痢特灵(0.04%拌料)、氯霉素(0.1%拌料)、庆大霉素(2 000～3 000 U/只,饮水)及新型喹诺酮类药物、新霉素等交替和轮换使用,每种只需投药 4～5 d 即可。雏鸡出壳前用福尔马林 14 mL/m³,高锰酸钾 7 g/m³,在出雏器中熏蒸 15 min。用 0.01%高锰酸钾溶液作饮水 1～2 d。在鸡白痢易感日龄期间,用 0.02%呋喃唑酮作饮水,或在雏鸡粉料中按 0.02%比例拌入呋喃唑酮或按 0.5%比例加入磺胺类药,有利于控制鸡白痢的发生。

(3)选用微生态制剂预防。近些年来微生态制剂开始在畜牧业中应用,有的生物制剂对防治畜禽下痢有较好效果。常用的有促菌生、调痢生、乳酸菌等。

(4)发现本病,立即隔离消毒。必要时可选用疫苗预防。

 思考题

1. 人沙门菌病的贮存宿主主要有哪些动物?
2. 人沙门菌病的临床症状主要有哪些类型?
3. 动物沙门菌病的公共卫生意义在于哪些方面?

二维码

第四节 军团菌病

军团菌病(legionellosis)是近几十年来新发现的一种人和动物可感染的呼吸道传染病。此病首次发生于 1976 年美国费城退伍军人集会时,故得名。嗜肺军团菌是本病主要的致病菌,常引起人类军团菌肺炎(军团病,legionaires' disease)和类似流感的庞蒂亚克热(pontiac fever),同时已有家畜感染的报道。军团菌引起的肺炎大多属于非典型肺炎,诊断比较困难,死亡率高于其他肺炎。目前一些发达国家已将军团菌病纳入法定传染病管理之列,WHO 也将其列入传染病报告范围。我国自 1982 年南京首次证实军团菌病以来,已有多起军团菌病的暴发流行及散发病例报道。

【病原学】

军团菌(*Legionella*)属于军团菌科(Legionellaceae)军团菌属(*Legionella*)成员,是一种革兰氏阴性多形性杆菌,大小(0.3～0.9)μm×(2～20)μm,不形成芽孢和荚膜。军团菌人工培养极其困难,虽为需氧菌,但只在含 2.5% CO_2 的气体环境或烛缸中培养才能生长,厌氧不生长。可生长温度为 25～43℃,最适生长温度为 36℃±1℃。最适 pH 为 6.8～7.0。生长比较缓慢,初次分离培养一般需要 3～5 d,有时可达 7～10 d,营养要求苛刻,生长需要 L-半胱氨酸(*L. oakridgensis* 和 *L. spiritensis* 除外)和铁盐。活性炭酵母浸液(CYE)琼脂和缓冲活性酵母浸液(BCYE)适于所有军团菌的培养。嗜肺军团菌(*Legionella pneumophila*)可在 Feely-Gorman(F-G)琼脂生长。本菌生化反应不活泼,不发酵也不氧化碳水化合物,不还原硝酸盐,脲酶阴性,氧化酶试验阴性或弱阳性,触酶阳性,可水解明胶。

现已发现的军团菌属包括 52 个军团菌种,共 70 多种血清型,并不断有新的菌种从环境中分离。已知的有致病性的军团菌有 20 个种,其中嗜肺军团菌发现最早,也最为常见(90%以上的军团菌感染由嗜肺军团菌引起),是社区获得性肺炎和医院内获得性肺炎的重要病原。目前已发现嗜肺军团菌种有 16 种血清型,以 1 型(LP1)引发的军团菌肺炎最为常见(占 85%)。

1 型嗜肺军团菌又可分为 15 个亚型。

军团菌普遍存在于各种水环境中,包括空调冷却塔或蒸汽冷凝器的水、淋浴水龙头、河流、湖泊、潮湿土壤等。军团菌对外界环境因素的抵抗力较强,在蒸馏水中可存活 139 d,在自来水的龙头中可存活 1 年左右,而在灭菌的自来水中不生长。当温度在 31~36℃ 和水中含有丰富的有机物时,军团菌可长期存活。但军团菌对干燥的抵抗力比大肠杆菌、金黄色葡萄球菌和绿脓杆菌低。嗜肺军团菌对热和常用化学消毒剂敏感,1% 来苏儿处理数分钟即可杀死,但对加氯作用的抵抗力比肠道杆菌强,于 21℃ 水中含有 0.1 mg/L 游离氯,杀死 90% 嗜肺军团菌需40 min,而杀死大肠埃希菌则不到 1 min。

【流行病学】

军团菌主要感染人,也可使马、牛、羊、猪、犬及某些野生动物感染,豚鼠、大鼠、仓鼠、小鼠、家兔和沙鼠等实验动物也有不同程度的易感性,但雏鸡、鸽和鹌鹑不敏感。人任何年龄都可感染发病,至于人感染军团菌是否可获得巩固的免疫力目前尚不完全清楚。

军团菌感染的主要途径是呼吸道,气溶胶是军团菌传播、传染的重要载体。供水系统可通过淋浴、水龙头、人工喷泉等方式形成气溶胶;冷却塔和空调系统的空调风机可将冷却水或冷凝水吹到空气中,形成气溶胶。另一个传播载体是原虫,军团菌在阿米巴等原虫细胞内的寄生增强了其在环境中的存活能力、传播能力和致病性;此外,军团菌还可在原虫细胞内增殖,使对军团菌检测和控制的难度增大;当大量军团菌从原虫细胞内释放出来时,会成为军团菌病严重暴发的潜在危险因素。除此之外,医院水系统、被污染的呼吸道治疗器械等往往引起医院内感染。通过饮用了含有军团菌的水而发生消化道感染的可能性很低。人与人之间不传播。

军团菌病散发病例全年均有,但暴发多集中在夏、秋季,这与其他多种原因引起的肺炎有着较明显的季节区别。

【病理学】

牛和人病理变化相似,主要病理特征为肺炎伴全身性毒血症,胸部 X 射线检查可见在早期为单叶斑片状阴影,继而肺实变,病变迅速发展至多个肺叶,可有肺脓肿形成或少量胸腔积液。

军团菌的致病因子有两个方面:①直接损伤:直接因素包括它产生的溶血素、细胞毒素和酶类;②间接诱导:以肺泡内的巨噬细胞吞噬作用开始,军团菌被吞噬后通过细胞除极等变化反而俘虏巨噬细胞,既为它生长繁殖提供必要的营养因素,又为它提供免疫逃逸场所,进而裂解细胞,导致肺泡炎性浸润而致病。人类尸体解剖肺组织病理学检查及动物实验模型结果表明,只有直接感染肺泡的军团菌才会导致发病,而侵袭与黏附于上呼吸道的军团菌是不会造成病理损害的。空调冷却塔和淋浴器中能产生许多细小的气溶胶,这类气溶胶的大小刚好适宜直达人体肺泡,一旦其中有军团菌污染而被人体直接吸入肺泡,即可感染发病。虽然军团菌病患者咳嗽与吐痰所产生的飞沫也会含有军团菌,但由于这种飞沫颗粒较大而无法定位于人类肺泡中,这也是军团菌病至今未见人—人传播报道的根本原因。

【临床学】

一、临床表现

(一)人的临床症状

人的军团菌感染分为 4 个类型:肺炎型、非肺炎型(庞蒂亚克热)、亚临床感染型和肺外炎症型,最常见的是肺炎型和庞蒂亚克热。健康人群也可隐性感染。

1. 肺炎型　潜伏期 2～10 d,发热,大多数(>90%)病例体温迅速升高,可达 39～41℃。发冷、不适、肌肉酸痛、头痛,伴有烦躁,呼吸困难,胸痛,腹痛,呕吐,腹泻,很少咳嗽。

2. 庞蒂亚克热　潜伏期短(数小时至数天),侵袭率高(>95%),发热、头痛、不适、肌肉痛、咳嗽、腹泻、非特异性感冒症状等,X 射线检查肺部无炎性浸润。本病是一种自限性地方性疾病,预后良好,一般不引起死亡。

(二)动物发病表现

人工感染试验表明,静脉注射或气溶胶感染的马匹均不出现临床症状,仅发生轻度的暂时热以及血液学和血清生化值的轻度变化。说明军团菌对马匹只有较低的病原性,不能引起临床症状和严重的病理学变化。但在自然情况下,马匹感染这种病原菌后,可在较长时间内保持血清学的反应性。据报道,从瘫痪羔羊和无其他症状突然死亡的犊牛体内均可分离到嗜肺军团菌血清 1 型菌株,家畜中尤其是牛、羊普遍存在有军团菌抗体,但家畜的临床表现及危害尚不清楚。

目前关于家畜和野生动物自然感染军团菌发病的病例报道仅见于意大利 1 例犊牛病例。20 日龄犊牛感染嗜肺军团菌血清 1 型和 10 型引起致死性肺炎,临床特征为水样腹泻、高热、食欲废绝和严重的呼吸困难。犊牛虚弱、衰竭而死。从患牛肺和肝脏可分离到病原菌。

二、临床诊断

根据动物发病情况和病变等可做出初步诊断,确诊依赖于特异性抗体的检查及在痰、胸腔积液、肺组织活检标本中分离出细菌。

(一)军团菌分离培养

细菌分离培养是诊断军团菌病的标准。采取患病动物肺组织、胸腔液、痰液和血液,接种于 BCYE 琼脂或 CYE 琼脂平板。血液材料可于 CYE 琼脂双相培养基中培养。对于污染病料,可接种于选择性培养基,获纯培养后,涂片用直接荧光抗体检查或进行细菌的鉴定。

(二)血清学检查

由于从病料和环境材料中分离培养军团菌比较困难,所以实验室诊断目前以血清学检查为主。常用方法有检查抗原法和检查抗体法,前者以直接荧光抗体检测为主,后者以间接免疫荧光试验和微量凝集试验为主。

（三）核酸检测

PCR 可以特异性扩增军团菌 DNA 上的一小段片段，在很短的时间内出结果。目前应用的特异性片段包括 16S rRNA，5S rRNA，mip 基因，23S-5SDNA 基因间隔区等。

三、临床治疗

因为军团菌是胞内寄生菌，只有能在胞内浓缩的抗生素对军团菌有效。红霉素、利福平对本病有治疗效果。

【防制】

目前军团菌病尚无人—人传播的证据，空气传播的特性使切断传播途径的预防措施难以实现，也无有效的疫苗预防本病的发生，所以加强对军团菌重要传播媒介——水系统的管理，是预防军团菌病发生和流行的关键。首先要加强公共场所、医院等集体单位中央空调水质监测及人工水源军团菌检测，积极采取措施预防军团菌病暴发。其次要加强对可能污染源的良好管理，包括定期清洗和消毒以及采用其他物理或化学措施减少军团菌生长。注意个人卫生，居室清洁通风（尤其是浴室和卫生间），定期进行体育锻炼，经常进行室外活动，提高免疫力。

二维码

思考题

1. 军团菌病主要通过什么途径传播？
2. 军团菌病主要的实验室诊断方法有哪些？
3. 预防军团菌病发生和传播的主要措施是什么？为什么？

第五节　炭　疽

炭疽（anthrax）是由炭疽芽孢杆菌引起的人畜共同感染的急性、热性传染病。其症状急剧，死亡率高，因此对于人畜危害极大。人因接触病畜及其产品而发生感染。临床上主要表现为皮肤坏死、溃疡、焦痂和周围组织广泛水肿及毒血症症状，皮下及浆膜下结缔组织出血性浸润，血液凝固不良，呈煤焦油样，偶可引致肺、肠和脑膜的急性感染，并可伴发败血症。自然条件下，食草兽最易感，人中等敏感，主要发生于与动物及畜产品加工接触较多及误食病畜肉类的人。

【病原学】

炭疽芽孢杆菌（*Bacillus anthracis*）是不动、需氧或兼性厌氧的革兰氏阳性菌，大小为（1.0～1.5）μm×（3～5）μm，芽孢位于菌体中央；大多数分离的菌落是非溶血性的，白色或灰色，常常似毛玻璃状。在营养琼脂中 37℃下培养过夜，形成具有荚膜的菌体，菌落有黏液，荚膜可用甲基蓝和印度墨汁染色而得到证实；血样本可出现大量的荚膜杆菌，也可从痰液、胸腔液、大小便、脑脊液中培养观察到。因为循环中菌体大量繁殖，选择性培养基做血培养大多阳性;然而,皮肤溃疡的组织培养对诊断无意义,可能由于抗生素的使用和局部皮肤培养菌群的杀菌活性,阳性率不超过 60%～65%。如发现耐药菌株必须做药敏试验。

【流行病学】

炭疽散布于世界各地,尤以南美洲、亚洲及非洲等牧区较多见,呈地方性流行,为一种自然疫源性疾病。近年来,由于世界各国的皮毛加工等炭疽感染集中于城镇,此外,炭疽也暴发于城市,成为重要职业病之一。目前本病在国内的发病率已逐渐下降。

患病的牛、马、羊、骆驼等食草动物是人类炭疽的主要传染源。猪可因吞食染菌青饲料,犬、狼等食肉动物可因吞食病畜肉类而感染得病,成为次要传染源。炭疽病人的分泌物和排泄物也具传染性。

人感染炭疽杆菌主要通过工业和农业两种方式。接触感染是本病流行的主要途径。皮肤直接接触病畜及其皮毛最易受染,吸入带大量炭疽芽孢的尘埃、气溶胶或进食染菌肉类,可发生肺炭疽或肠炭疽。应用未消毒的毛刷,或被带菌的昆虫叮咬,偶尔也可致病。

普遍易感,主要取决于接触病原体的程度和频率。青壮年因职业(农民、牧民、兽医、屠宰场和皮毛加工厂工人等)关系与病畜及其皮毛和排泄物、带芽孢的尘埃等的接触机会较多,其发病率也较高。一次感染后有较持久的免疫力。

【病理学】

炭疽杆菌能产生外毒素,实验动物的系统研究证明,炭疽杆菌致病和致死的原因主要是毒素所致。炭疽毒素由 3 种成分组成。成分 I(水肿因子)为脂蛋白,在毒性复合物中起络合作用,能抑制豚鼠白细胞的吞噬作用;成分 II(保护性抗原)为蛋白质,具有抗吞噬作用和免疫原性,注射豚鼠可产生抗感染抗体;成分 III(致死因素)为蛋白质,无免疫原性。此 3 种成分单独对动物均没有毒性作用。其中前两种成分混合注射家兔或豚鼠皮下,可引起皮肤水肿;后两种成分混合注射可引起肺部出血水肿,并使实验动物致死;3 种成分混合注射则引起实验动物产生炭疽典型中毒症状。炭疽毒素的毒性作用主要是增强微血管的通透性,导致出血和组织肿胀;毒素对于中枢神经系统具有迅速和显著的抑制作用,引起呼吸衰竭和心脏衰竭,从而导致死亡。

炭疽杆菌的主要毒力因子在两个毒力质粒 pXO1 和 pXO2 上编码。pXO1 为 18 415 bp 大小的质粒,编码分泌外毒素的基因;pXO2 为表达荚膜的小质粒,9 513 kb 大小。所有已知毒力因子的表达由宿主特异性因素调节,如温度和 CO_2 浓度,及血清成分的存在。毒素和荚膜基因表达的调节由 AtxA 介导,其活性受环境条件影响,荚膜基因的表达是必需的,失去任何一个都可使毒力减弱。

炭疽杆菌的毒素包括致死毒素和水肿毒素,由三个因子组成:水肿因子 EF(89 ku)、致死因子 LF(83 ku)和保护因子 PA(85 ku)。水肿因子 EF、致死因子 LF 和保护因子 PA,极不耐热。PA、LF 和 EF 由位于 pXO1 上的独立基团 *Pag*、*Lef* 和 *Cya* 编码,非连续性地位于 182 kb 的 pXO1 质粒上的 30 kb 内。*Pag* 由 *PagA* 和 *PagR* 组成。*PagA* 为 *PA* 的结构基因,*PagR* 可能在 *PagA* 促进子区域或影响 *PagA* 表达。致死因子 LF 与保护因子 PA 结合构成致死外毒素 LeTx,被认为是感染导致死亡的最初反应;水肿因子 EF 与保护因子 PA 结合构成水肿毒素 ET。在某种条件下,B 亚单位能在脂质双层中形成通道,研究表明通道形成与 A

亚单位进入细胞膜的过程相关。

【临床学】

一、临床表现

(一)人的临床症状

炭疽按感染途径不同可分为皮肤炭疽、肺炭疽、肠炭疽和脑膜炭疽等临床类型,其中皮肤炭疽最多见。一般潜伏期为 1～5 d,短至 12 h,长至 2 周。

1. 皮肤炭疽 多见于面、颈、肩、手和脚等裸露部位皮肤,常表现为炭疽痈和恶性水肿,偶见有唇及眼部感染者。初为斑疹或丘疹,次日出现水疱,内含淡黄色液体,周围组织硬而肿胀;第 3～4 天中心呈现出血性坏死,稍下陷,四周有成群小水疱,水肿区继续扩大;第 5～7 天坏死区破溃成浅溃疡,血样渗出物结成硬而黑似炭块状焦痂,痂下有肉芽组织生成(即炭疽痈);黑痂在 1～2 周内脱落,逐渐愈合成疤。起病时出现发热(38～39℃)、头痛、关节痛、周身不适以及局部淋巴结和脾肿大等。少数病例局部无黑痂形成而呈大块状水肿(即恶性水肿),其扩展迅速,可致大片坏死,多见于眼睑、颈、大腿及手等组织疏松处。全身症状严重,若贻误治疗,预后不良。

2. 肺炭疽 常发生于皮毛加工厂工人,也可因人为接触炭疽芽孢而感染。疾病初起有流感样症状,表现为低烧,疲乏,全身不适,肌痛,咳嗽;然后发展成一种急性病症,出现呼吸窘迫、气急喘鸣、咳嗽、紫绀、咯血等。肺部仅可闻及散在的细小湿啰音或有胸膜炎体征。可迅速出现昏迷和死亡。约 50% 的病人出现脑膜炎,死亡率高。

3. 肠炭疽 主要是经食入污染了炭疽芽孢的食物感染,在肠道黏膜上形成炭疽损伤,具有特征性的焦痂或恶性痈。可表现为急性肠炎型或急腹症型。急性肠炎型潜伏期 12～18 h,病人似食物中毒,发病时突然恶心呕吐、腹痛、腹泻。急腹症型患者全身中毒症状严重,持续性呕吐及腹泻,排血水样便,腹胀、腹痛,有压痛或呈腹膜炎体征,常并发败血症和感染性休克。如不及时治疗,常可导致死亡。

肺炭疽和肠炭疽是两个凶险的临床类型,起病急,常并发败血症。前者剧烈咳嗽伴血性痰,后者急起,剧烈腹泻、腹痛和呕吐。肺炭疽、重症肠炭疽和败血症的病死率可达 90% 以上。

4. 脑膜炭疽(炭疽性脑膜炎) 脑膜炭疽起病急,有剧烈头痛、呕吐、昏迷、抽搐等明显的脑膜刺激征,脑脊液多呈血性,少数为黄色,压力增高,细胞数增多。病情发展急促,可于 2～4 d 内迅速死亡,常因误诊得不到及时治疗而死亡。

(二)动物发病表现

本病潜伏期一般为 1～5 d,最长的可达 14 d。按照发病表现,炭疽病例的平均潜伏期是 5 d,大致范围是 1～10 d。动物发病表现可按照不同的标准划分为不同的类型。

1. 按照病程划分

(1)最急性型 常见于绵羊和山羊,偶尔也见于牛、马,表现为脑卒中的经过(卒中型)。外表完全健康的动物突然倒地,全身战栗,摇摆,昏迷,磨牙,呼吸极度困难,可视黏膜发绀,天然孔流出带泡沫的血液,常于数分钟内死亡。

(2)急性型 多见于牛、马,病牛体温升高至42℃,表现兴奋不安、吼叫或顶撞人畜、物体,以后变为虚弱,食欲、反刍减少或停止,呼吸困难,初便秘后腹泻带血,尿暗红,有时混有血液,乳汁量减少并带血,常有中等程度臌气,孕牛多迅速流产,一般1~2 d死亡。马的急性型与牛相似。

(3)亚急性型 多见于牛、马,症状与急性型相似,常在颈部、咽部、胸部、腹下、肩胛或乳房等部皮肤、直肠或口腔黏膜等处出现炭疽痈,初期硬固有热痛,以后热痛消失,可发生坏死或溃疡,病程可长达1周。

(4)慢性型 主要发生于猪,多不表现临床症状,或仅表现食欲减退和长时间俯卧,在屠宰时才发现颌下淋巴结、肠系膜及肺有病变。有的发生咽型炭疽,呈现发热性咽炎。咽喉部和附近淋巴结肿胀,导致病猪吞咽、呼吸困难,黏膜发绀,最后窒息死亡。肠炭疽多伴有便秘或腹泻等消化道失常的症状。

2. 按照发病症状划分

(1)吸入性炭疽 吸入性炭疽主要是由于炭疽芽孢颗粒沉淀于肺泡的间隙中而发生。巨噬细胞会吞噬芽孢颗粒。一些芽孢颗粒被溶解、破裂;存活下来的芽孢颗粒经由淋巴管被传送到纵隔淋巴结,芽孢休眠一段时间后就开始发芽。

正在进行复制的炭疽芽孢杆菌释放出毒素而导致组织出血、水肿和坏死。吸入性炭疽反映了疾病发生的自然属性。其病理表现主要有出血性胸部淋巴结炎,出血性纵隔炎和胸腔积液。有的病人还有出血性脑膜炎。

(2)皮肤炭疽 皮肤炭疽是随着生物有机体沉积于皮肤表面而发生的,皮肤表面擦伤特别容易感染。皮肤的暴露区域,例如手臂、手和面部是最容易感染的区域。

(3)胃肠道炭疽 炭疽芽孢杆菌的芽孢沉淀于下胃肠道并在此发芽后,就会发生胃肠道炭疽。发生在下胃肠道的疾病主要导致末端回肠或盲肠的损伤。最初会有恶心、呕吐和身体不适,随着病情的迅速发展还会有出血性腹泻、急腹症或败血症。在胃肠道炭疽病中会有大量的腹水。早期的感染与吸入性炭疽或皮肤炭疽出现的脓毒血症相似。

(4)脑膜型炭疽 大多继发于伴有败血症的各型炭疽,原发性偶见。临床症状有剧烈头痛、呕吐、抽搐等明显的脑膜刺激征。病情凶险,发展特别迅速,患者可于起病2~4 d内死亡。脑脊液大多呈血性。

(5)败血型炭疽 多继发于肺炭疽或肠炭疽,由皮肤炭疽引起者较少。可伴高热、头痛、出血、呕吐、毒血症、感染性休克、DIC等。

二、临床诊断

根据患病动物的临床症状、病理变化及流行病学特征可做出初步诊断。病畜常有麻痹性肿胀、腹痛、高热、病情急剧和死后天然孔出血等症状。

(一)镜检

取病畜的末梢血液、水疱内容物或其他组织进行涂片,用瑞氏、革兰氏或姬姆萨染色后镜检,可见革兰氏阳性,单个或竹节状排列,有荚膜的粗大杆菌。

（二）串珠反应

炭疽杆菌受低浓度青霉素作用，菌体肿大呈圆珠状，称为"串珠反应"。这也是炭疽杆菌特有的反应。

（三）免疫学诊断

1. 沉淀反应（Ascoli 反应）　沉淀反应是诊断炭疽的一种常用方法，该方法简便快速，并可检测腐败病料中的病原。将病畜肝、脾、肾和血液等研磨后制成抗原，滴于小试管内的沉淀素血清上，1～5 min 内在两液接触面出现清晰白色沉淀环者为阳性。该方法灵敏性不高，检测样品中含有足够多的抗原才能检出。

2. 酶联免疫吸附试验（ELISA）　具有操作简便且特异、灵敏和重复性好等优点，现已得到广泛应用，主要是检测血清中炭疽杆菌多聚 D-谷氨酸荚膜抗体。

（四）分子生物学诊断

炭疽分子生物学诊断方法主要有 PCR 技术、基因探针、适配子、肽核酸、生物传感器等，其中 PCR 技术是目前最成熟、应用最广的炭疽诊断技术，具有快速、特异、灵敏等优点，还可区分炭疽杆菌强毒和弱毒。

三、临床治疗

（一）对症治疗

对病人进行严格隔离，对其分泌物和排泄物按芽孢的消毒标准进行消毒。出血严重者应适当输血。皮肤恶性水肿者可用肾上腺皮质激素，以控制局部水肿的发展及减轻毒血症，一般可在青霉素的保护下采用氢化可的松，短期静脉滴注。有 DIC 者，应及时用肝素、双嘧达莫等。对严重水肿型及内脏型炭疽建议同时应用抗血清治疗，抗血清可中和体内毒素，消退水肿，降低持续高温，恢复心血管功能，缩短病程。

（二）局部治疗

对皮肤局部病灶切忌挤压，也不宜切开引流，以防感染扩散。局部可用 1∶2 000 高锰酸钾液洗涤，敷以四环素软膏，纱布包扎。

【防制】

1. 免疫接种　在疫区或易感人群中，首先应进行疫苗预防接种。我国生产的炭疽减毒活疫苗已广泛应用多年，疫苗接种 2 周后，机体产生的细胞免疫及体液免疫可达保护水平，其免疫持久性可维持 1 年。其次，在控制疫情时亦可采用药物预防。抗血清预防亦有一定效果。

最早期成功的疫苗是 Pasteur 用高温（42～43℃）培养减毒后的炭疽杆菌免疫绵羊的疫苗；最近美国 FDA 批准的炭疽疫苗是从 V770-NP1-R 株培养的上清液制备的，原则上由被吸收于氢氧化铝的 PA 构成，对感染的保护与人体对 PA 的直接免疫反应有关。

2. 发病的处置　发现本病发生，应尽快上报疫情，扑杀病畜，对受威胁区域应做好疫情监测及紧急预防接种。对于病畜场内的垫料应彻底焚烧,用具进行火焰消毒,病死畜应就地深埋。禁止疫区内牲畜及畜产品的交易、输出。

 ## 思考题

1. 炭疽主要通过什么途径传播?
2. 一旦发现疑似炭疽,应如何紧急处理? 如何防控炭疽?
3. 炭疽临床的发病形式有哪些?

二维码

第六节　土拉弗朗西斯菌病

土拉弗朗西斯菌病(tularemia)又称野兔热,原发于鼠兔类等野生啮齿动物,可传染于家畜和人。主要表现为发热、淋巴结肿大、皮肤溃疡及脾和其他内脏的坏死性变化。1912 年在美国加利福尼亚州的土拉地区首次从患鼠疫样疾病的黄鼠中分离出病原体,1914 年在俄亥俄州发现首例病人,1921 年 Francis 证实了本病是由土拉杆菌引起的疾病,因此被称为土拉弗朗西斯菌病。自 1957 年以来,我国在内蒙古、西藏、黑龙江、青海和新疆等地的动物和病人体内分离到了本病病原菌。本病的自然疫源地分布在北半球,我国北方个别地区人和动物有零星散发病例。

【病原学】

土拉弗朗西斯菌(*Francisella tularensis*)为弗朗西斯菌属(*Francisella*)的革兰氏阴性专性需氧杆菌,美蓝染色呈两极染色。在适宜培养基中的幼龄培养物形态相对一致,呈小的、单在的杆状,大小为(0.3~0.7) μm×0.2 μm,但很快(培养 24 h)呈多形性,表现为球状至丝状等形态。在患病动物的血液内近似球状,有荚膜,不形成芽孢。该菌在一般培养基中不易生长,而在血清-葡萄糖-半胱氨酸或血清-卵黄培养基中生长良好,孵育 24~48 h 形成灰白色、细小、光滑,略带黏性的菌落。可生长温度范围为 24~39℃,最适生长温度为 37℃。分解葡萄糖、果糖、甘露糖迟缓,产酸不产气,可由半胱氨酸或胱氨酸产生 H_2S,触酶弱阳性,氧化酶阴性,不水解明胶,不产生吲哚。

土拉弗朗西斯菌不同菌株之间无抗原差异性,与布鲁斯菌和鼠疫耶尔森菌具有共同抗原。根据其生化特性、动物流行病学和对兔的毒力测定,土拉弗朗西斯菌可分为 4 个亚种:A 型即土拉热亚种(*F. tularensis* subsp. *tularensis*),B 型又叫全北区亚种(*F. tularensis* subsp. *holarctica*),中亚细亚亚种(*F. tularensis* subsp. *mediaasiatica*)只分布于中亚地区,新凶手亚种(*F. tularensis* subsp. *novicida*)分离株很少,只能使免疫力低下的个体患病。其中土拉弗朗西斯菌 A 型和 B 型是主要的亚种,A 型菌的毒力强于 B 型菌,主要见于北美洲,是该地区主要的土拉弗朗西斯菌亚种。通过蜱咬或接触有传染性的动物传播。毒力强,死亡率曾高达 5%~10%。皮下接种或吸入三、四个细菌即能发病,但一般不在人群之间传播。土拉弗朗西斯菌 B 型常见于北半球欧亚洲各国,主要是通过与动物直接接触,吸入气溶胶,摄入污染的食物、水或被节肢动物叮咬而感染。据报道,我国土拉弗朗西斯菌属于 B 型,共存在 9 种基因型。

土拉弗朗西斯菌在土壤、水、肉和皮毛中可存活数十天,在尸体中可存活100余天,在4℃水中或湿土中可存活4个月,在0℃以下可存活9个月。对60℃以上的热和常用消毒药都敏感。

【流行病学】

本病的易感动物种类已知的有250种,包括哺乳类、鸟类、爬行类、鱼类、无脊椎动物。各种野生啮齿动物尤其是棉尾兔、水鼠、海狸等最为易感。其他野生动物、各种皮毛动物以及畜禽都有发病的报道,人也可受到感染。家禽中自然发病的报道以火鸡较多,鸡、鸭、鹅很少,但可成为传染源。家畜中最敏感的动物是绵羊,犬可通过食用患病动物的肉、内脏及被污染的食物和饮水而感染。实验动物中小鼠和豚鼠具有高度感受性,其次是大鼠和家兔。机体感染之后可获得持久免疫力。

本病的传染媒介为吸血节肢动物,主要有蜱、螨、蚊、苍蝇等,通过叮咬将病原体从患病动物传给健康动物。该菌在蜱体内还能繁殖,而且能够将菌长期保存下来,因此,蜱是本病最主要的传播媒介。或通过受污染的水、土壤、饲料、巢穴和气溶胶吸入感染等造成土拉弗朗西斯菌病的流行。被带菌动物咬伤或抓伤也可经皮肤感染。

野兔和其他野生啮齿动物是本病的主要传染源,在啮齿动物中常呈地方流行性,但不引起严重死亡;自然灾害时,或当繁殖过多食物不足之时可发生大流行,并通过蜱等吸血节肢动物传染于家畜和人。水鼠、海狸也是本病的传染源,感染后排出细菌污染水源,传染于人畜。家畜发病一般只有个别或少数病例出现,绵羊尤其羔羊有时发病较多。人与人之间不能相互传染,因此病人不是传染源。

本病多见于5～9月,通常都发生于夏季,但由于土拉弗朗西斯菌病的感染途径和方式很多,如直接接触,经消化道、呼吸道或虫媒传播,不同的感染方式由多因素如气候、雨量、地势等决定,所以总的来看,一年四季均可流行。

【病理学】

典型的病理变化多见肝、脾、淋巴结等器官肿大并具有结核样结节。绵羊体表淋巴结肿大,有时化脓,肝、脾可能肿大,有坏死结节,心内外膜有小点状出血。山羊脾肿大,肝有坏死灶,心外膜和肾上腺有小点状出血。牛曾见有肝脏变性和坏死。马流产后见胎盘有炎性病灶及小坏死点。猪淋巴结肿大、发炎和化脓,肝实质变性,支气管肺炎。兔淋巴结肿大,有坏死结节,肝、脾等实质器官有白色坏死灶,肺有局灶性纤维素性肺炎变化。水貂全身淋巴结肿大,内脏器官发生肉芽肿与干酪样坏死。人患本病的特征性病变是局部淋巴结出现急性炎症,各器官尤其是肝、脾、淋巴结内有结节性肉芽肿形成。

土拉弗朗西斯菌经不同途径侵入机体后首先进入附近淋巴结,引起淋巴结炎症和淋巴结肿大,在局部繁殖的细菌部分被吞噬,部分则从淋巴结进入血液循环,侵入全身各组织,尤以肝、脾、淋巴结和骨髓等网状内皮系统摄菌最多。病原菌在组织内大量生长繁殖,并释放出内毒素,导致临床症状的发生。部分患者在临床症状恢复后,淋巴结或骨髓中仍长期带菌。

【临床学】

一、临床表现

(一)人的临床症状

潜伏期 1～10 d,平均 3～5 d。大多突然发病,高烧(体温达 39～40℃),寒战,疲乏无力,周身疼痛和盗汗,剧烈头痛及恶心;干咳、喉痛时有发生。发热时间可持续几天或几周,肝、脾肿大,有压痛感。B 型土拉弗朗西斯菌病的症状较轻,一般不致死;而 A 型土拉弗朗西斯菌病可导致横纹肌溶解和败血症性休克等。

1. 溃疡型　最多见,占 75%～80%。受损皮肤溃疡和痛性淋巴结肿大,全身中毒症状较明显。

2. 腺型　局部或全身淋巴结肿大,多无全身中毒症状。

3. 眼型　眼痒、流泪、视力障碍及急性眼炎等。

4. 咽型　通常表现为溃疡性咽峡炎,颈部淋巴结肿大似白喉的"牛颈",常伴有全身中毒症状。

5. 肺型　主要表现为咳嗽、胸闷、胸痛、呼吸困难、吐血丝样痰,肺部呈湿性啰音。

6. 胃肠型　突出症状是腹部严重阵发性钝痛。有时病人有恶心、呕吐的症状。

7. 全身型　又称伤寒型、中毒型。高热,持续性剧烈头痛、肌痛,神志不清,上下肢可出现玫瑰红色皮疹。

(二)动物发病表现

临床症状以体温升高、衰竭、麻痹和淋巴结肿大为主,不同家畜、不同个体差异较大。

1. 绵羊和山羊　绵羊体温升高(40～41℃),精神委顿,后肢软弱或瘫痪,步态摇晃,2～3 d 后体温降至正常,但又可再次上升,体表淋巴结肿大。一般经 8～15 d 痊愈,但体重减轻,皮毛质量降低。妊娠母羊常发生流产、死胎或难产。羔羊发病后常见贫血、腹泻、后肢麻痹、兴奋不安或昏睡等症状,常数小时内死亡,病死率很高。山羊发病者少,症状与绵羊相似。

2. 牛　病牛体表淋巴结可能肿大,有时出现麻痹症状。妊娠母牛常发生流产,犊牛表现衰弱、体温升高、腹泻等症状。

3. 马　症状不明显,妊娠母马可发生流产。

4. 猪　小猪发病较为多见,体温升高至 41℃以上,精神萎靡,行动迟缓,食欲不振,腹式呼吸,有时咳嗽,病程 7～10 d。

5. 兔　一般有鼻炎症状,体表淋巴结肿大、化脓,体温升高,白细胞增多,12～24 d 痊愈。

6. 水貂　突然发病,大多拒食,体温升至 42℃ 左右,精神沉郁,呼吸困难,气喘,后肢麻痹,步态蹒跚或卧地不起。被毛无光,体表淋巴结轻度肿胀,个别病貂颈部变粗。排黄白色黏液性粪便,有的死亡时发出尖叫声。

二、临床诊断

流行病学资料如与野兔接触、受昆虫叮咬等具有重要诊断意义。除结合流行病学、临床症状和病理变化进行诊断之外,本病的确诊依赖于实验室检查。

(一)细菌学诊断

采集血液和病变组织接种于含半胱氨酸、卵黄等的特殊培养基可以分离到致病菌。亦可采取淋巴结、肝或脾的病灶制备组织悬液,给豚鼠或小鼠做皮下注射,濒死动物应立即检查,典型病症是脾脏肿大,并有大量小的灰色坏死灶。从心、脾、肝中分离到革兰氏阴性菌,具有土拉弗朗西斯菌典型菌落特征,在普通培养基上不生长,能与土拉弗朗西斯菌抗血清凝集方可判定。

(二)血清学诊断

凝集反应为本病最古老的诊断方法,尤其适用于畜群的普查。血清凝集试验效价≥1∶160 提示近期感染,1∶100 以上者凝集为阳性,1∶50 凝集可疑,1∶50 以下凝集为阴性。由于土拉弗朗西斯菌与布鲁斯菌有共同凝集素,故应注意非特异性反应。阳性血清用布氏抗原吸收后,效价不得低于 1∶20。荧光抗体技术和 ELISA 等试验方法均有用于本病血清学诊断的报道。

(三)变态反应

以土拉弗朗西斯菌菌素或 1 亿/mL 死菌变态原,于尾根皱褶皮内注射 0.2~0.3 mL,注射后 24~48 h 观察结果,阳性者局部发红、弥漫性肿胀。但有一小部分病畜不发生反应。

(四)PCR 技术

与传统的细菌培养方法相比,PCR 仍然是最为常用的检测技术之一。常用于检测土拉弗朗西斯菌的靶位点为 16S rRNA 结构基因,编码 17 ku 脂蛋白的 tul4 基因,琥珀酸脱氢酶基因座的 sdhA 基因,编码外膜蛋白的 fopA 基因。

三、临床治疗

该菌对链霉素、四环素类、卡那霉素和庆大霉素等抗生素均敏感,但临床上以链霉素的治疗效果较为理想。辅以对症治疗和支持疗法。

【防制】

预防本病主要通过消除自然疫源地的传染性,扑杀啮齿动物和消灭体外寄生虫。牧场应经常做好杀虫、灭鼠和畜舍的消毒,染有本病牧场的牲畜应经检查,血清学阴性、体表寄生虫完全驱除后方可运出。目前国外已有菌苗使用,在本病疫源地对人群进行弱毒活苗皮肤划痕接种,为预防控制本病取得了显著效果。由于该菌易感动物广泛,对人具有极高的传染性和高致病性,并且可通过多种途径感染,因此可能被用作生物武器。本病亦为我国进口动物的检疫对象,对进口畜、禽,包括观赏性啮齿动物,应加强本病的检疫。

思考题

1. 土拉弗朗西斯菌一直被国际社会视为可能的生物武器病原,为什么?

2. 在防制土拉弗朗西斯菌病时，为什么要杀灭吸血昆虫？

3. 案例分析。某种貂场饲养种貂 650 只，饲喂淘汰兔的肉。某日突然发病，3 d 内共死亡 130 只，死亡率达 20%。水貂表现为低头、不食，精神委顿，被毛粗糙无光。体温 40℃ 以上，不愿运动，驱赶运动迟缓，步态蹒跚，有的卧地不起。呼吸困难。粪便呈黄白色，黏稠，重者血 便。剖检肺瘀血并有出血斑；心耳及心外膜有少量的出血点；肝脏发黄，轻度肿大，有出血点；脾肿大，有出血斑和坏死点；肠系膜淋巴结肿胀，周边出血；脑膜高度充血。可能的病因是什么？应怎样确诊？

二维码

第七节　链球菌病

链球菌病（streptococosis）是由多种链球菌引起的一种人兽共患病的总称。人链球菌病以猩红热较多见，动物链球菌病中以猪、牛、羊、马、鸡较常见。猪链球菌病属国家规定的二类动物疫病，其中，猪 2 型链球菌是一种重要的人兽共患疫病致病菌，引起猪和人的脑膜炎、关节炎、心内膜炎及败血症等，近年来欧洲和北美一些国家以及我国一些省份均有报道。

【病原学】

链球菌（*Streptococcus*）为革兰氏阳性菌，呈圆形或卵圆形，单个、成对或数个排列成短链（固体培养基），也可排列成串珠状长链（液体培养基）。大多数链球菌在幼龄培养物中可见到荚膜，不形成芽孢，多数无鞭毛。本菌为需氧或兼性厌氧菌。多数致病菌的生长要求较高，在普通琼脂上生长不良，在加有血液、血清的培养基中生长良好。在菌落周围形成 α 型（草绿色溶血，致病力较低）或 β 型（完全溶血，致病力强）溶血环，不溶血的为 γ 型。

链球菌属（*Streptococcus*）的细菌种类繁多，分类复杂，按荚膜多糖抗原可分为 35 个血清型，即 1～34 型和 1/2 型，其中，1 型、2 型、7 型和 9 型对猪的致病性较强；按兰氏（Lancefield）菌体抗原分类法（血清型分类），该菌可分为 A～V 共 20 个群（缺 I、J 群），每个群又可分为若干型或亚型。引起猪链球菌病的病原多为 E 群、C 群和 D 群的链球菌，其中，D 群的猪 2 型链球菌（*Streptococcus suis* type 2）是各国最常见、致病力最强的血清型，常寄生在猪扁桃体和鼻腔。猪 2 型链球菌在绵羊血培养基上生长良好，为 α 型溶血，在马血平板上呈 β 溶血。能发酵葡萄糖、蔗糖、乳糖、山梨醇、水杨苷；不分解菊糖、阿拉伯糖；40% 和 10% 胆汁阳性。

猪 2 型链球菌的致病性与多种毒力因子的作用有关。目前，研究比较清楚的毒力因子包括荚膜多糖（CPS）、溶菌酶释放蛋白（MRP）、细胞外因子（EF）、溶血素、黏附素、纤连蛋白结合蛋白、IgG 结合蛋白、44 ku 胞壁蛋白、谷氨酸脱氢酶（GDH）蛋白、*TragG* 基因、透明质酸酶、ORF2 毒力相关序列以及其他的致病性毒力岛和细菌样抑制性物质。

链球菌对干燥、湿热均较敏感，多数链球菌经 60℃ 加热 30 min，均可杀死，煮沸可立即死亡。常用消毒剂都易将其杀死，如 2% 石炭酸、0.1% 新洁尔灭、1% 煤酚皂液，均可在 3～5 min 内死亡；日光直射 2 h 死亡。但链球菌耐低温，0～4℃ 可存活 150 d，冷冻 6 个月特性不变。

【流行病学】

人、猪、牛、马属动物、鸡、兔、绵羊、山羊、水貂以及鱼等均有易感性。3 周龄以内的犊牛、1 周岁左右的幼驹易感性最强。猪则不分年龄、品种和性别均易感,常发于 16 周龄以内的猪,3～12 周龄的猪最易感,断奶仔猪和怀孕母猪发病率高。人类对猪 2 型链球菌普遍易感,尤其是接触病死猪及猪肉等人群,病后免疫力尚不清楚。

本病的主要传染源是患病动物、病死动物和带菌动物。仔猪感染本病,多是由母猪作为传染源而引起的。目前,还没有发现猪 2 型链球菌由患者传染给人的现象。

本病的传播途径是呼吸道和受损的皮肤及黏膜。幼畜断脐时处理不当会引起脐感染。腺疫患驹可因吮乳将本病传染给母马引起乳房炎,再经血流引起败血症。而猪和鸡经各种途径均可感。人可通过破损的皮肤和黏膜、未煮熟的病猪肉及污染的厨具而感染猪 2 型链球菌,目前尚无证据表明人可以通过呼吸道传播本病。

本病流行的季节性较明显。羊链球菌病多在每年的 10 月到翌年 4 月的冬春季寒冷季节;马腺疫一般由 9 月开始一直延续到翌年的三四月,5 月逐渐减少,夏季很少发生。猪链球菌病一年四季均可发生,无明显的季节性,但以 7～10 月气候炎热时易出现大面积流行。人感染猪 2 型链球菌后多为散发。

【病理学】

败血型患猪以全身各个脏器充血、出血为主要特征。可见颈下、腹下及四肢末端等处皮肤有紫红色出血斑点;全身淋巴结水肿、出血;胸腔有大量黄色或混浊液体;心包积液且混浊,心肌柔软色淡;脾脏明显肿大,呈灰红或暗红色,包膜下有小点状出血;胆囊水肿,胆囊壁增厚;肾脏稍肿大,皮质髓质界限不清,有出血斑点;胃肠黏膜、浆膜散在点状出血;脑膜炎病例最典型的病变为中性粒细胞的弥漫性浸润,脑脊液增量,脑膜和脊软膜充血、出血。个别病例脑膜下水肿,脑切面可见白质与灰质有小点状出血。关节炎病例患病关节多有浆液纤维素性炎症。关节囊膜面充血、粗糙,滑液混浊,并含有黄白色奶酪样块状物。有时关节周围皮下有胶样水肿,严重病例周围肌肉组织化脓、坏死。

牛主要特征是脾脏呈充血性增生性肿大,脾髓呈黑红色,质韧如硬橡皮。浆膜、黏膜、心包出血。胸腔渗出液明显增量并积有血液。肝脏和肾脏充血、出血,有脓肿。成年牛感染则表现为子宫内膜炎和乳房炎。羊特征性病理变化为各个脏器泛发性出血,淋巴结肿大、出血。兔皮下组织出血性浸润,脾肿大,肝、肾脂肪变性,肠黏膜弥漫性出血。

致病链球菌入侵机体后,首先在入侵处分裂繁殖,并分解机体结缔组织中的透明质酸,进入淋巴管和淋巴结。继之冲破淋巴屏障,沿淋巴系统扩散到血液中,引起菌血症,同时产生毒素作用,以致发生热性全身性败血症。最后导致各实质器官严重充血、出血,浆膜腔出现大量浆液、纤维蛋白。器官和组织发生炎症及退行性病变,如肝脏、胆囊、脾脏肿大等。当机体抵抗力强时,网状内皮细胞吞噬机能活跃,短暂的菌血症后,大部分细菌在血液中消失,小部分细菌被局限在一定范围内或定居的关节囊内,引起关节发炎,表现悬蹄、跛行或有疼痛感。严重的引起脓肿。最后因咽喉肿胀窒息而死(羊);或因吞咽困难,不能吃食,体力衰竭而死亡,或脓肿破溃而自愈(马);或因心力衰竭、瘫痪、麻痹死亡(猪)。

【临床学】

一、临床表现

(一)人的临床症状

人感染猪 2 型链球菌的临床表现可分为 4 种类型:败血症型、脑膜炎型、关节炎型、化脓性淋巴结炎(淋巴结脓肿)型。潜伏期短,平均 2~3 d,起病急,畏寒、发热、头痛、头昏、全身不适、乏力、腹痛、腹泻,重症病例迅速发展为中毒性休克综合征。部分病例表现为脑膜炎,恶心、呕吐。还可发生永久性耳聋或复视等后遗症。

(二)动物发病表现

链球菌病的临床表现多种多样,可以引起种种化脓创和败血症,也可表现为各种局限性感染。

1. 猪 急性病例常为败血症和脑膜炎,由 C 群马链球菌兽疫亚种和 D 群猪 2 型链球菌引起的发病率高,病死率也高,危害大;慢性病例则为关节炎、心内膜炎及组织化脓性炎,以 E 群链球菌引起的淋巴结脓肿最为常见,流行最广。此外,C、D、E、L 群 β 溶血性链球菌也可经呼吸道感染,引起肺炎或胸膜肺炎,经生殖道感染引起不育和流产。

(1)败血型 最急性病例往往不表现任何症状而突然死亡。急性病例主要表现为发热、精神萎靡、厌食,随后表现如下症状(可能出现其中的一种或几种症状),如呼吸困难、跛行、神经症状、失明、听觉丧失、流产、心内膜炎、阴道炎等。慢性型主要表现为多发性关节炎,表现一肢或多肢关节肿胀、疼痛,高度跛行,甚至不能站立。

(2)脑膜炎型 病猪体温升高,废食,便秘,有浆液性(或黏液性)鼻液,继而出现神经症状,盲目走动,步态不稳,做转圈运动,空嚼、磨牙,直至后躯麻痹,四肢呈游泳状运动。本病型多发生于哺乳仔猪或断乳小猪。

(3)脓肿型 颌下、咽、耳下、颈下等淋巴结发炎肿胀,触诊硬固,有热痛。病猪表现全身不适,体温正常或稍高,由于局部的压迫或疼痛,可影响采食、咀嚼、吞咽甚至产生呼吸障碍。脓肿成熟后,肿胀部位中央变软,表面皮肤坏死,自行破溃流出脓汁,随肿胀的破溃,全身症状显著好转。病程 3~5 周,一般不引起死亡。

2. 其他动物 B 群无乳链球菌、乳房链球菌、停乳链球菌以及 C、N、O、P 等群链球菌引起泌乳母牛(或牦牛)链球菌乳房炎;肺炎链球菌引起犊牛急性败血性传染病(曾被称为肺炎双球菌感染)。C 群马链球菌兽疫亚种引起羊链球菌病,以全身性出血性败血症及浆液性肺炎与纤维素性胸膜肺炎为主要特征。雏鸡链球菌病表现为胫骨下关节红肿、不能站立以及出现神经症状,发病率高达 42%,病死率高达 100%。C 群 β 溶血性链球菌引起兔体温升高,停食,精神沉郁,呼吸困难,呈间歇性下痢,或死于脓毒败血症。

二、临床诊断

根据临床特征、病理变化,再结合流行病学特点,可做出初步诊断。确诊需要进行实验室检查。

（一）细菌学检查

1. 直接涂片镜检　取发病或病死动物心血、脑脊液、关节液等病料涂片，染色后镜检。可见球形或椭圆形呈短链排列的革兰氏阳性菌。

2. 病原菌的分离培养　无菌操作将病料接种于含 5％～10％血液的琼脂平板或斜面上，培养 24～48 h，沿划线可见灰白色、有光泽、半透明、湿润黏稠的菌落。菌落周围出现 β 型或 α 型溶血环，再通过生化反应进行鉴定。

（二）血清学检查

常用于诊断本病的血清学方法有 SPA（金黄色葡萄球菌蛋白 A）协同凝集试验、乳胶凝集试验和 ELISA。针对猪 2 型链球菌的鉴定，要先用兰氏分型乳胶凝集链球菌试剂盒进行分群，再用猪链球菌 1～34 型血清进行分型。猪 2 型链球菌应与兰氏 D 群血清和猪 2 型链球菌血清凝集，而不与其他抗血清发生凝集反应。ELISA 常用于检测猪链球菌血清抗体。

（三）分子生物学诊断

PCR 法检测猪 2 型链球菌快速而特异，适合实验室对大批量样品的检测。PCR 检测的基因有 mp、$cp1$、$cps2J$、溶血素基因等毒力基因。由于猪 2 型链球菌不同菌株携带的毒力因子不尽相同，对单一基因的检测存在漏检的可能，毒力因子多重 PCR 方法可提高诊断的敏感性和特异性。

三、临床治疗

可用青霉素类抗生素、链霉素、四环素和磺胺类药物治疗。清理感染部位病灶。对重症病例可配合对症疗法。

【防制】

在流行季节前进行预防注射，是预防链球菌病暴发流行的有力措施。我国已研制出预防猪、羊链球菌病的灭活苗和弱毒活苗。灭活苗保护率能达到 75％～100％，免疫期均在 6 个月以上。弱毒冻干苗保护率可达 60％～80％。蜂胶灭活苗也已经研制成功。

引进动物时须经检疫和隔离观察，确证健康时方能混群饲养。加强管理，建立和健全消毒隔离制度；做好防风防冻，减少诱因，增强动物自身抗病力，也是预防本病的主要措施。

二维码

思考题

1. 怎样鉴定猪 2 型链球菌？
2. 链球菌的溶血性和致病性有何关系？
3. 猪 2 型链球菌有何公共卫生意义？

第八节　布鲁斯菌病

布鲁斯菌病(brucellosis)是由布鲁斯菌感染人及牛、羊、猪等动物引起的一种以生殖器官炎症和流产为特征的人兽共患疫病。本病为自然疫源性疾病,广泛分布于世界各地,我国自1905年首次报道本病以来,一直有散发和流行。

【病原学】

布鲁斯菌属(*Brucella*)细菌是一类革兰氏阴性的短小杆菌,大小为$(0.5\sim1.5)$ μm$\times$$(0.5\sim0.7)$ μm,无鞭毛和芽孢,为需氧或兼性厌氧菌,生长缓慢,分离培养需$5\sim10$ d。齐尼氏法染色布鲁斯菌染成红色,背景及其他菌染成蓝色。在固体培养基上,形成光滑(S)型、粗糙(R)型或黏液(M)型菌落。

布鲁斯菌属有8个种22个生物型,即马耳他布鲁斯菌(*Br. melitensis*)生物型$1\sim3$,流产布鲁斯菌(*Br.abortus*)生物型$1\sim7$型和9型,猪布鲁斯菌(*Br.suis*)生物型$1\sim5$,沙林鼠布鲁斯菌(*Br.neotomae*),绵羊布鲁斯菌(*Br.ovis*),犬布鲁斯菌(*Br.canis*),田鼠布鲁斯菌(*Br. microti*),海洋布鲁斯菌(*Br. maris*)鲸型和鳍型。习惯上称马耳他布鲁斯菌为羊布鲁斯菌,流产布鲁斯菌为牛布鲁斯菌。各个种与生物型菌株之间,形态及染色特性等方面无明显差别。我国流行的主要是羊、牛、猪布鲁斯菌,其中以羊布鲁斯菌最为多见。采用Rep-PCR技术可将布鲁斯菌分为8个基因型。

光滑型布鲁斯菌表面抗原分为A(牛布鲁斯菌主要抗原成分)和M(羊布鲁斯菌主要抗原成分),非光滑型布鲁斯菌共同抗原为R抗原。布鲁斯菌与小肠结肠炎耶尔森菌、土拉弗朗西斯菌、霍乱弧菌和大肠杆菌O157存在共同抗原成分。布鲁斯菌不产生外毒素,但有毒性较强的内毒素,目前已发现的布鲁斯菌毒力相关基因有*ery*、H_2O_2酶基因、*Rec*、*groE*、*HtrA*、*Lon*和*SOD*。

布鲁斯菌在病畜脏器和分泌物中,一般能存活4个月左右,在胎儿体内可活6个月,在鲜乳中可存活2 d至18个月,在食品中约能存活2个月。巴氏灭菌法$10\sim15$ min,0.1%升汞数分钟,1%来苏儿或2%福尔马林或5%生石灰乳15 min可将其灭活,而直射日光则需要$1\sim4$ h。在布片上室温干燥5 d、在干燥土壤内37 d死亡。

【流行病学】

已知有60多种家畜、家禽和野生动物是布鲁斯菌的宿主,与人类有关的主要是羊(绵羊和山羊)、牛和猪,其次是犬。母畜较公畜易感,成年家畜较幼畜易感。

本病的传染源是病畜及带菌动物,受感染的妊娠母畜最为危险,流产后大量布鲁斯菌随着胎儿、胎水、胎衣、阴道分泌物以及乳汁排出。公猪睾丸中也有布鲁斯菌存在。

本病的主要传播途径是消化道,但经皮肤感染也有一定的重要性,皮肤有无创伤均可感染。通过结膜、交媾,也可感染。吸血昆虫如蜱通过叮咬可以传播本病,布鲁斯菌在蜱体内存活时间较长,且保持对哺乳动物的致病力。

布鲁斯菌进入人体的途径有受损皮肤黏膜、呼吸道和消化道。人的传染源主要是患病动

物,在我国,人主要感染羊布鲁斯菌,其次是牛布鲁斯菌,猪布鲁斯菌仅在个别地区有意义,一般不由人传染于人,但也有报道哺乳期内的母亲可以感染婴儿,也可以通过性传播。一般牧区人的感染率要高于农区。患者有明显的职业特征,病后可获得坚强免疫力。

【病理学】

本病的病理变化极为广泛,几乎所有器官均可被侵犯,急性期有弥漫性细胞增生,慢性期可形成肉芽肿,这是本病的典型病变。流产胎儿胎衣呈黄色胶冻样浸润,有些部位覆有纤维蛋白絮片和脓液,有的增厚而杂有出血点。绒毛叶部分或全部贫血呈苍黄色,或覆有灰色或黄绿色纤维蛋白或脓液絮片或覆有脂肪状渗出物。脐带常呈浆液性浸润、肥厚。胎儿和新生犊可能见有肺炎病灶。公牛生殖器官内可能有出血点和坏死灶,睾丸和附睾可能有炎性坏死灶和化脓灶。

布鲁斯菌侵入牛体后,在几日内到达侵入门户附近的淋巴结内,由此再进入血液中发生菌血症,菌血症引起体温升高,其时间长短不等,菌血症消失,经过长短不等的间歇后,可再发生菌血症。侵入血液中的布鲁斯菌散布至各器官中,可在停留器官中引起病理变化,同时可能由粪、尿中排出。但是到达各器官的布鲁斯菌也有的不引起任何病理变化,常在 48 h 内死亡,以后只能在淋巴结中找到。胎盘、胎儿和胎衣组织中特别适宜布鲁斯菌生存繁殖,其次是乳腺组织、淋巴结(特别是乳腺组织相应的淋巴结)、骨骼、关节、腱鞘和滑液囊,以及睾丸、附睾、精囊等。

【临床学】

一、临床表现

(一)人的临床症状

潜伏期一般 1～3 周,可分为急性、亚急性和慢性 3 种类型。急性和亚急性者多为菌血症,主要表现弛张热或长期低热,寒战,多汗,发生睾丸炎、子宫内膜炎,偶尔导致流产。慢性者病程超过 1 年,多由急性转变而来,通常无菌血症,无特异症状,病人常疲乏、多汗,亦可表现关节、肌肉痛、外周神经炎等,可持续多年。

(二)动物发病表现

动物感染布鲁斯菌的特征是弛张热,生殖器官和胎膜发炎,流产。

1. 牛　潜伏期 2 周至 6 个月。母牛最显著的症状是流产,有弛张热。流产最常发生在妊娠的第 6～8 个月。妊娠晚期流产者常见胎衣滞留,可发生慢性子宫炎,引起长期不育,有乳房炎的轻微症状。如流产胎衣不滞留,则病牛迅速康复,又能受孕,但以后可能再度流产,但大多数流产牛经 2 个月后可以再次受孕。流产后常继续排出污灰色或棕红色分泌液,有时恶臭,分泌液迟至 1～2 周后消失。产死胎、弱仔。公牛更常见的是睾丸炎、附睾炎及关节炎,睾丸、关节肿胀疼痛,最常见于膝关节和腕关节患病,滑液囊炎特别是膝滑液囊炎较常见,腱鞘炎比较少见。

2. 绵羊及山羊　常不表现症状,而首先被注意到的症状也是流产。流产发生在妊娠后第

3或第4个月,有的山羊流产2~3次,有的则不发生流产。流产前,食欲减退,口渴,委顿,阴道流出黄色黏液等。其他症状可能还有乳房炎、支气管炎、关节炎及滑液囊炎引起的跛行。公羊睾丸炎、绵羊附睾炎和乳山羊乳房炎常较早出现。

3. 猪　最明显的症状也是流产,多发生在妊娠第4~12周。有的在妊娠第2~3周即流产,有的接近妊娠期满即早产。早期流产常不易发现,因母猪常将胎儿连同胎衣吃掉。流产的前兆症状常见沉郁,阴唇和乳房肿胀,有时阴道流出黏性或黏脓性分泌液。流产后胎衣滞留情况少见,子宫分泌液一般在8 d内消失。少数情况因胎衣滞留,引起子宫炎和不育。公猪常见睾丸炎和附睾炎,睾丸及附睾的不痛肿胀多见,有时全身发热,局部疼痛,不愿配种。偶见皮下脓肿、关节炎、腱鞘炎等。后肢麻痹是椎骨中有病变所致。

二、临床诊断

流行病学资料,流产,胎儿胎衣的病理损害,胎衣滞留以及不育等都有助于布鲁斯菌病的诊断,但确诊只有通过实验室诊断才能得出结果。

(一)细菌学检查

采集流产胎儿、胎盘、阴道分泌物、血液和乳汁等病料,采用显微镜检查或分离培养鉴定,通过布鲁斯菌形态、染色、菌落形态、生长特性、氧化酶及过氧化氢酶试验及抗布鲁斯菌多克隆抗体玻片凝集试验来鉴定。

(二)免疫学试验

比较常用的有虎红平板凝集试验(RBPT)、试管凝集试验(SAT)、补体结合试验(CFT)、抗球蛋白试验(AGT)和乳环试验(MRT)等方法。RBPT适用于布鲁斯菌病的大面积检疫及流行病学调查;SAT一直是各国用作诊断布鲁斯菌病的常规血清学方法,也是我国布鲁斯菌病诊断的法定试验方法;CFT是国际贸易用于牛、羊、绵羊附睾种布鲁斯菌病的确诊试验;AGT可用于布鲁斯菌病的早期诊断;对无病乳牛群可用MRT作为一种监视性试验。山羊、绵羊群检疫用变态反应方法比较合适。

(三)分子生物学方法

PCR在布鲁斯菌诊断和鉴定方面的应用越来越广泛,以基因组和基因组外的某些特定序列为检测基因,可以对布鲁斯菌的种属进行鉴定。基因探针技术具有特异性强、敏感性高、简便易行等优点,是区别布鲁斯菌和非布鲁斯菌最可靠的诊断方法。

三、临床治疗

病畜一般不做治疗,因为布鲁斯菌是兼性细胞内寄生菌,致使化学药物不易生效,应淘汰。

【防制】

消灭布鲁斯菌病的措施是检疫、隔离、控制传染源,切断传播途径,培养健康畜群及主动免疫接种。

（1）坚持自繁自养，必须引进种畜或补充畜群时，要严格执行检疫。即将牲畜隔离饲养两个月，同时进行布鲁斯菌病的检查，全群两次免疫生物学检查阴性者，才可以与原有牲畜接触。清洁的畜群，还应定期检疫（至少一年一次），一经发现，即应淘汰。通过反复进行检查淘汰（屠宰），可以清洁畜群。

（2）畜群中如果发现流产，除隔离流产畜和消毒环境及流产胎儿、胎衣外，应尽快做出诊断。做好消毒工作，以切断传播途径。疫区的生皮、羊毛等畜产品及饲草饲料等也应进行消毒或放置 2 个月以上才可利用。

（3）培养健康畜群。由犊牛培育健康牛群，已有很多成功经验。这种工作还可以与培养无结核病牛群结合进行。培养健康羔羊群则在羔羊断乳后隔离饲养，1 个月内做两次免疫生物学试验，如有阳性除淘汰外再继续检疫 1 个月，至全群阴性，则可视为健康羔群。仔猪在断乳后即隔离饲养，2 月龄及 4 月龄各检验一次，如全为阴性即可视为健康仔猪。

（4）疫苗接种是控制本病的有效措施。国内外已有多个弱毒活疫苗在使用，使用最为广泛的有光滑型牛种 S19 株、羊种 Rev.1 株、猪种 S2 株，以及粗糙型牛种 RB51 株。在我国，主要使用猪布鲁斯菌 2 号弱毒活苗和马耳他布鲁斯菌 5 号弱毒活苗（简称 M_5 苗）。猪 2 号苗可供预防羊、猪、牛布鲁斯菌病，饮水、喂服和气雾免疫；M_5 苗可用于绵羊、山羊、牛和鹿的气雾免疫。弱毒活苗在使用中应做好工作人员的自身防护。

（5）人类布鲁斯菌病的预防。首先要注意职业性感染，凡在动物养殖场、屠宰场、畜产品加工厂的工作者以及兽医、实验室工作人员等，必须严守防护制度（即穿着防护服装，做好消毒工作），尤其在仔畜大批生产季节，更要特别注意。病畜乳肉食品必须灭菌后食用。必要时可用疫苗（如 Ba-19 苗）皮上划痕接种，接种前应行变态反应试验，阴性反应者才能接种。

二维码

思考题

1. 动物布鲁斯菌病的临床特征有哪些？
2. 我国人的布鲁斯菌病感染主要是由哪个布鲁斯菌种引起的？
3. 简述布鲁斯菌病的防制措施。

第九节　大肠杆菌病

大肠杆菌病（colibacillosis）是由致病性大肠杆菌引起的一类人兽共患疫病的总称。主要引起幼龄畜禽腹泻和败血症，人类的食物中毒、婴儿腹泻、新生儿脑膜炎、尿路感染、败血症等。

【病原学】

大肠杆菌（*Escherichia coli*）是肠杆菌科（Enterobacteriaceae）埃希菌属（*Esherichia*）的一个种，为两端钝圆的革兰氏阴性短杆菌，大小为（1～3）μm×（0.4～0.7）μm，有荚膜，有鞭毛，无芽孢。在普通培养基上生长迅速，在麦康凯培养基上可形成红色菌落，在伊红美蓝琼脂上形成黑色带金属光泽的菌落。

大肠杆菌有 173 种菌体（O）抗原，103 种表面（K）抗原，60 种鞭毛（H）抗原，血清型用

O：K：H（如 O_8：K_{25}：H_9）、O：K（如 O_8：K_{88}）、O：H（如 O_{157}：H_7）表示。菌毛（F）抗原也被用于血清学鉴定，最常见的血清型为 K_{88}（F_4 型）和 K_{99}（F_5 型）。致病性大肠杆菌可分为 6 种：肠产毒素性大肠杆菌（ETEC）、肠致病性大肠杆菌（EPEC）、肠侵袭性大肠杆菌（EIEC）、弥散黏附性大肠埃希菌（DAEC）、肠聚集性大肠杆菌（EAEC）及肠出血性大肠杆菌（EHEC）。EHEC 主要引起人出血性腹泻，其主型为 O_{157}：H_7，具有迟缓发酵山梨醇的特性，因此可用山梨醇-麦康凯琼脂平板进行鉴定。

大肠杆菌在潮湿温暖环境中能存活近 1 个月，菌种培养物在室温可存活数周，加 10％甘油在 -80℃可保存几年，冻干后 -20℃可存活 10 年。60℃ 30 min 能将本菌灭活，常规消毒剂可将其杀死。

【流行病学】

幼龄畜禽对本病最易感。猪自出生至断乳期均可发病，牛生后 10 d 以内多发，羊生后 6 d 至 6 周多发。使仔猪致病的血清型往往带有 K_{88} 抗原，使犊牛和羔羊致病的多带有 K_{99} 抗原。马生后 2～3 d 多发，鸡常发生于 3～6 周龄，主要侵害 20 日龄及断奶前后的仔兔和幼兔。人各年龄组均有发病，但以婴幼儿多发。

本病主要的传染源是患病和带菌动物，粪便中的病菌污染水源、饲料以及母畜的乳头和皮肤，经消化道感染。鸡也可经呼吸道感染或胚胎感染，牛也可经子宫内或脐带感染。人主要通过手或污染的水源、食品、牛乳、饮料及用具等经消化道感染。

本病一年四季均可发生，但犊牛和羔羊多发于冬春舍饲时期，呈地方流行性或散发性。

【病理学】

黄痢型仔猪病尸脱水严重，皮下常有水肿，肠道膨胀，有多量黄色液状内容物和气体，肠黏膜呈急性卡他性炎症变化，以十二指肠最为严重，肠系膜淋巴结有弥漫性小点状出血，肝、肾有凝固性小坏死灶。白痢型仔猪尸体外表苍白、消瘦，肠黏膜有卡他性炎症变化，肠系膜淋巴结轻度肿胀。水肿型仔猪病变主要为水肿。胃壁、胆囊、喉头、肠系膜、直肠周围、淋巴结、肺、大脑、肾包膜水肿，胃底、小肠黏膜和淋巴结有弥漫性出血变化。心包和胸腹腔有较多积液。有的病例没有水肿变化，但有内脏出血变化，出血性肠炎尤为常见。

败血症或肠毒血症死亡的病犊，常无明显的病理变化。腹泻的病犊，真胃有大量的凝乳块，黏膜充血、水肿，覆有胶状黏液，皱褶部有出血。肠内容物常混有血液和气泡，恶臭。小肠和直肠黏膜充血，在皱褶基部有出血，部分黏膜上皮脱落。肠系膜淋巴结肿大。肝脏和肾脏苍白，有时有出血点，胆囊内充满黏稠暗绿色胆汁。心内膜有出血点。病程长的病例在关节和肺也有病变。

败血型病羊可见胸、腹腔和心包大量积液，内有纤维素；某些关节尤其是肘和腕关节肿大，滑液混浊，内含纤维素性脓性絮片；脑膜充血，有很多小出血点，大脑沟常含有多量脓性渗出物。肠型病羊尸体严重脱水，真胃、小肠和大肠内容物呈黄灰色半液状，黏膜充血，肠系膜淋巴结肿胀发红。有的肺呈初期炎症病变。

兔可见胃膨大，充满液体和气体。胃黏膜有出血点。十二指肠充满气体和染有胆汁的黏液，空肠、回肠、盲肠充满半透明胶冻样液体，并混有气泡。结肠扩张，有透明胶样黏液。肠道黏膜和浆膜充血、出血。胆囊扩张，黏膜水肿。

因病程、年龄不同,病死禽有多种病理变化,如急性败血症、气囊炎、心包炎和肝周炎、关节滑膜炎、全眼球炎、输卵管炎和腹膜炎、脐炎和肉芽肿。

病原性大肠杆菌具有多种毒力因子,引起不同的病理过程。已知的有:

(1)定植因子 又称菌毛(fimbriae,pili)、黏附素(adhesin)或 F 抗原。ETEC 中已发现的定植因子有 F_4、F_5、F_8、F_{41}。

(2)内毒素 大肠杆菌外膜类脂 A 成分,是一种毒力因子,引起败血症。

(3)外毒素 ETEC 产生由质粒编码的不耐热肠毒素(LT)和耐热肠毒素(ST),LT 可激活肠毛细血管上皮细胞的腺苷环化酶,增加环腺苷酸(cAMP)产生,使肠黏膜细胞分泌亢进,发生腹泻和脱水;ST 可激活回肠微绒毛上皮细胞刷状缘上的颗粒性的鸟苷环化酶,增加环鸟苷酸(cGMP)产生,同样引起分泌性腹泻。

(4)侵袭性 某些 ETEC 具有直接侵入并破坏肠黏膜细胞的能力。

(5)大肠杆菌素 由质粒产生,其与细菌引起败血症的能力有关。

(6)细胞毒素 从人源 EPEC 培养物滤液中发现,能致 Vero 细胞病变,命名为 Vero 毒素,因其毒性作用类似于痢疾志贺氏菌毒素,故又称志贺样毒素(SLT)。现已报道的 SLT 主要有:SLT-Ⅰ、SLT-Ⅱ(O_{157}:H_7 的致病性)和 SLT-Ⅳ(仔猪水肿病)。

【临床学】

一、临床表现

(一)人的临床症状

1. 胃肠炎型 多数发病急骤,ETEC 和 EPEC 引起者主要表现为婴幼儿腹泻,粪便呈水样,恶心、呕吐、腹痛,成人一般症状较轻。EIEC 引起者主要表现为腹泻,粪便带黏液或脓血,里急后重。由 EHEC(O_{157}:H_7)引起者,呈急性发病,突发性腹痛,先排水样粪便,后转为血样粪便,呕吐,低热或不发热;婴儿可发生溶血性尿毒综合征,病死率较高。EAEC 可引起营养不良儿童和免疫力低下人群出现持续性腹泻。

2. 尿路感染 尿痛、尿急、尿频、血尿、脓尿及低热等,还可能发生急性肾盂肾炎。

3. 败血症 多继发于尿路、肠道、胆道、呼吸道、妇科生殖道感染等。主要表现为发热、寒战、大汗。呈双峰热型或稽留热型,严重者发生休克。

(二)动物发病表现

1. 仔猪 因仔猪的生长期和病原菌血清型不同,本病在仔猪的临诊表现也有不同。

(1)仔猪黄痢 多发生于 7 日龄内的仔猪,以腹泻,粪便呈水样或黄色糨糊状为特征,病猪可因脱水和虚脱死亡,发病率和病死率可达 90% 以上。

(2)仔猪白痢 多发生于 10~30 日龄仔猪,以腹泻,粪便呈乳白色糨糊状为特征,发病率可达 30%~80%,病程 2~3 d,长的 1 周左右,能自行康复,死亡的很少。

(3)猪水肿病 多发生于断奶仔猪,以颜面部和颈部水肿、神经系统症状(昏迷或晕厥,倒地后四肢游泳状划动)为特征,发病率 10%~35%,病死率约 90%。

2. 犊牛 潜伏期很短,仅几小时。根据症状和病理变化可分为三型。

(1)败血型 病犊表现发热,精神不振,间有腹泻,常于症状出现后数小时至 1 d 内急性死亡。有时病犊未见腹泻即归于死亡。从血液和内脏易于分离到致病性血清型的大肠杆菌。

(2)肠毒血症型 较少见,常突然死亡。如病程稍长,则可见到典型的中毒性神经症状,先是不安、兴奋,后来沉郁、昏迷,以至于死。死前多有腹泻症状。没有菌血症。

(3)肠型 多见于 7~10 日龄吃过初乳的幼犊,表现发热、下痢、腹痛、食欲废绝等。

3. 羔羊 潜伏期数小时至 1~2 d。分为败血型和肠型两型。

(1)败血型 主要见于 2~6 周龄的羔羊。病初体温升高达 41.5~42℃,病羔精神委顿,四肢僵硬,运步失调,头常弯向一侧,视力障碍,继之卧地,磨牙,头向后仰,一肢或数肢做划水动作。病羔口吐泡沫,鼻流黏液。有些关节肿胀、疼痛。最后昏迷。由于发生肺炎而呼吸加快。很少或无腹泻。多于发病后 4~12 h 死亡。

(2)肠型 主要见于 7 日龄以内的幼羔。表现为发热、下痢、腹痛,病死率 15%~75%。有时可见化脓性-纤维素性关节炎。

4. 兔 潜伏期 4~6 d。最急性者突然死亡。多数病兔初期腹部膨胀,粪便细小、成串,外包透明、胶冻状黏液,随后出现水样腹泻。病兔四肢发冷,磨牙,流涎,眼眶下陷,迅速消瘦,1~2 d 内死亡。

5. 禽 潜伏期从数小时至 3 d 不等。急性者体温上升,常无腹泻而突然死亡。经卵感染或在孵化后感染的鸡胚,出壳后几天内即可发生大批急性死亡。慢性者呈剧烈腹泻,粪便灰白色,有时混有血液,死前有抽搐和转圈运动,病程可拖延十余天,有时见全眼球炎。成年鸡感染后,多表现为关节滑膜炎(翅下垂,不能站立)、输卵管炎和腹膜炎,症状不明显,以死亡告终。雏鸡发病率可达 30%~60%,病死率高达 100%。

二、临床诊断

根据流行病学、临床症状和病理变化可做出初步诊断。确诊需进行实验室检查。

(一)细菌学检查

败血型病例取血液、内脏组织,肠毒血症型取小肠前部黏膜,肠型取发炎的肠黏膜,进行大肠杆菌的分离,并进行生化反应和血清学鉴定,然后再根据需要,做进一步的检验。

(二)分子生物学方法

DNA 探针技术和 PCR 技术已被用来进行大肠杆菌的鉴定。这两种方法是目前最特异、敏感和快速的检测方法。

三、临床治疗

对分离的大肠杆菌用药敏试验筛选敏感药物,如痢特灵、氯霉素、庆大霉素、丁胺卡那霉素等,并辅以对症治疗。促菌生、调痢生等活菌制剂可治疗畜禽下痢,重新水合技术(oral rehydration)可以调整患病犊牛胃肠机能,用多聚甲醛拌料喂服患病家禽也有一定效果。

【防制】

1. 加强管理 怀孕母畜应加强产前产后的饲养和护理,仔畜应及时吮吸初乳,饲料配比适当,勿使饥饿或过饱,断乳期饲料不要突然改变。对密闭关养的畜(禽)群,尤其要防止各种应激因素的不良影响。

2. 疫苗免疫 用针对本地(场)流行的大肠杆菌血清型制备的多价活苗或灭活苗接种妊娠母畜或种禽,可使仔畜或雏禽获得被动免疫。使用基因工程苗如 987P 基因工程苗、K_{88}-K_{99} 双价基因工程苗和 K_{88}-K_{99}-987P 三价基因工程苗,均取得了一定的预防效果。

3. 监测 建立食源性疾病监测,加强个人防护和饮食卫生。

二维码

 思考题

1. 引起人畜肠道疾病的大肠杆菌主要有哪些类型?
2. 猪大肠杆菌病的临床表现有哪些?
3. 人感染致病性大肠杆菌的途径有哪些?

第十节　葡萄球菌病

葡萄球菌病(staphylococcosis)是由致病性葡萄球菌引起的人和动物多种疾病的总称。临床表现为皮肤化脓性炎症、菌血症、败血症及各内脏器官的严重感染。大多数动物为个体的局部感染,但鸡、兔等可呈流行性发生。耐药性葡萄球菌对人畜危害增大,由葡萄球菌肠毒素导致的人食物中毒病例也有所增多。

【病原学】

葡萄球菌为无鞭毛、不形成芽孢和荚膜的革兰氏阳性球菌,常呈葡萄串状排列,在脓汁或液体培养基中常呈双球或短链状排列。为需氧或兼性厌氧菌,在普通培养基上生长良好,耐盐性强,能在含 10%～15% NaCl 的培养基中生长,可利用这一特性进行选择性分离。

根据生化反应、血浆凝固酶和毒素产生的不同,可将葡萄球菌属(*Staphylococcus*)分为 3 种:金黄色葡萄球菌(*S. aureus*)(多为致病菌)、表皮葡萄球菌(*S. epidermidis*)(偶尔致病)和腐生性葡萄球菌(*S. saprophyticus*)(非致病菌)。致病性金黄色葡萄球菌的主要特点是产生金黄色素,有溶血性,发酵甘露醇,能够表达多种毒力因子,包括介导与宿主细胞结合的细菌表面配基,毒素如溶血素和杀白细胞素(panton-valentine leukocidin,PVL),血浆凝固酶和脂肪酶等酶类,以及荚膜多糖等。金黄色葡萄球菌肠毒素是引起人食物中毒的主要因素,按血清学分型可分为 19 型:传统血清型 A～E 型,新发现的血清型 G～U 型(无 S 型)。其中以 A 型肠毒素引起的食物中毒居多,新血清型肠毒素与食物中毒的关系尚未明确。

葡萄球菌在尘埃、干燥的脓血中能存活几个月,耐热,加热 80℃ 30 min 才能杀死。对青霉素、龙胆紫、红霉素、庆大霉素敏感,但易产生耐药菌株,如耐甲氧西林金黄色葡萄球菌(methieillin-resistant *Staphylococcus aureus*,MRSA)就是一种致病力极强的多重耐药菌。

【流行病学】

多种动物及人有易感性,牛、羊、猪、马、禽、兔等均可感染,各种诱发因素如外伤、应激等均可引起葡萄球菌病的发生和流行。

葡萄球菌在自然环境中分布极为广泛,也是动物和人体表及上呼吸道常在菌,因而通过各种途径如破损的皮肤黏膜、消化道和呼吸道均可感染,引起毛囊炎、疖、痈、蜂窝织炎、脓肿以及坏死性皮炎,食物中毒和胃肠炎,气管炎和肺炎。手术器械、交配也会引起感染,也常与其他传染病混合感染或继发感染。

本病传染源是患畜和带菌动物,一年四季均可发生,但在雨季和潮湿季节发病较多。

【病理学】

患牛和病羊乳房发炎、肿大、变硬,后期可见到因结缔组织增生而硬化、缩小,乳池黏膜出现息肉并增厚。病猪皮肤上出现鳞片状结痂,发痒,痂皮脱落,露出鲜红色创面。病禽脐部有暗红色或黄色液体,体表浮肿处内含血样渗出液,关节内含有浆液性或干酪样渗出物,肝肿大、充血。兔皮肤、脏器脓肿,哺乳母兔感染可引起乳房炎,仔兔肠黏膜充血、出血或肠管充满黏液,膀胱极度扩张,内含大量黄色尿液。

葡萄球菌的致病力取决于其产生毒素和酶的能力,已知致病性菌株能产生血浆凝固酶、肠毒素、皮肤坏死毒素、透明质酸酶、溶血素、杀白细胞素等多种毒素和酶。常引起两类疾病:一类是化脓性疾病,如动物的创伤感染、脓肿、蜂窝织炎、乳腺炎、关节炎、败血症和脓毒败血症等;另一类是毒素性疾病,如动物的中毒性呕吐、肠炎及人的毒素休克综合征等。

【临床学】

一、临床表现

(一)人的临床症状

皮肤软组织感染可表现为局部皮肤的小脓疱、麦粒肿、甲沟炎和疖。全身性感染可形成痈、脓毒症或败血症,表现为膀胱炎、小肠结肠炎、乳腺炎、心内膜炎、肺炎、脑膜炎等。摄入葡萄球菌污染的食物可发生葡萄球菌肠毒素食物中毒,出现恶心、腹痛、剧烈呕吐、水样腹泻。致热外毒素 C 可引起中毒性休克综合征,表现为高热、休克、红斑皮疹、腹泻、呕吐等。

(二)动物发病表现

动物葡萄球菌感染主要表现为乳房炎、皮炎、关节炎、败血症等。

1. 牛 主要由金黄色葡萄球菌引起牛乳房炎。急性乳房炎患区红肿、增大、变硬、发热、疼痛。乳房皮肤绷紧,呈蓝红色,仅能挤出少量微红色至红棕色含絮片分泌液,带有恶臭味,并伴有全身症状,有时表现为化脓性炎症。慢性乳房炎约占 60%,多不表现症状,病初产奶量下降,乳中出现絮片,后期乳房硬化、缩小。

2. 绵羊 表现为急性坏疽性乳房炎,由金黄色葡萄球菌引起,感染后 24 h 发病,常于 2~3 d 死亡。乳房发热、高度肿胀、疼痛。乳房皮肤绷紧,呈蓝红色,皮下组织水肿。乳房分泌物呈红色至黑红色,带恶臭味。病羊因乳房疼痛,常抵制羔羊吮乳。羔羊表现为皮炎或脓毒血症。

3. 猪 5~6 日龄仔猪表现为渗出性皮炎,由表皮葡萄球菌所致。病初在肛门等无被毛处皮肤上出现红斑,发生微黄色水疱。破裂后渗出清朗的浆液或黏液,然后形成微棕色鳞片状结痂,发痒。痂皮脱落,露出鲜红色创面,24～48 h 蔓延至全身表皮。患病仔猪饮欲增加,食欲减退,迅速消瘦。30～40 d 可康复,但影响发育。严重病例于发病后 4～6 d 死亡。较大仔猪、育成猪或母猪仅在乳房皮肤上有轻微病变。

4. 禽　金黄色葡萄球菌感染常见于鸡和火鸡,其次是鸭和鹅。主要表现为脐炎(刚孵出不久的幼雏)、急性败血症(40～60 日龄的雏禽)、皮肤病(中雏)、关节炎及关节滑膜炎(成鸡),发病率高。脐炎型和败血症型起病急,病程短。关节炎型多呈慢性经过。脐炎型雏禽脐孔发炎肿大,病程稍长则变成干涸的坏死物。败血症型特征性症状是翼下皮下组织、胸、腹及股内浮肿,呈紫黑色,皮肤脱毛坏死,有的病禽在体表发生出血灶和炎性坏死,形成黑紫色结痂。关节炎型则表现受害关节肿大,呈黑紫色,内含血样浆液或干酪样物,以趾和跖关节常见。也有眼型和肺型病例。

5. 兔　兔对金黄色葡萄球菌极易感染发病,临床表现多样化。出生后 2～5 d 的初生仔兔经脐带感染时引起脓毒血症。通过皮肤损伤或经毛囊、汗腺感染时引起足跖面皮炎和转移性脓毒血症。经呼吸道感染可引起鼻炎。哺乳母兔可发生乳房炎,仔兔吸吮患乳房炎母兔乳汁可引起肠炎("黄尿病")。

二、临床诊断

结合临床症状、病理变化和流行病学资料可做出本病的初步诊断,确诊或为了选择最敏感的药物,还需进行实验室检查。

(一)病原学检查

1. 直接涂片　取败血症病例的血液、肝、脾等或化脓灶的脓汁涂片,革兰氏染色后镜检,依据细菌的形态、排列和染色特性可做出诊断。

2. 细菌分离培养　对血液等无污染的病料可接种于血琼脂平板,对已污染的病料应同时接种于 7.5% NaCl 甘露醇琼脂平板,置 37℃ 48 h 后,再室温下 48 h,挑取金黄色、溶血或甘露醇阳性菌落,革兰氏染色,镜检。再进行凝固酶试验或动物接种试验。

3. 动物接种试验　分离的葡萄球菌培养物经肌肉(胸肌)接种于 40～50 日龄健康鸡,经 20 h 可见注射部位出现炎性肿胀,破溃后流出大量渗出液,24 h 后开始死亡。症状和病变应与自然病例相似。

(二)血清学检查

可用对流免疫电泳(CIE)或 ELISA 检查血清中的抗体;或用 CIE 法检查脑脊液和胸腔液中的抗原,或用放射免疫法(RIA)检测感染动物血清中的抗原。临床上广泛应用抗菌药物,细菌分离培养结果常呈阴性,因此,用血清学方法检查葡萄球菌的抗体或抗原,对诊断严重感染的病畜或病人,有一定的参考意义。

(三)分子生物学检查

PCR 方法常用于检测葡萄球菌毒素基因,如肠毒素基因、耐热核酸酶基因(nuc)、凝固酶基因等,16S rRNA 也被用来进行 PCR 检测。PCR-焦磷酸测序方法也已应用到葡萄球菌的检测中。

三、临床治疗

可用青霉素、氯霉素、卡那霉素、庆大霉素进行治疗,由于金黄色葡萄球菌耐药菌株日趋增加,在治疗之前须对分离的菌株进行药敏试验,找出最敏感药物进行治疗。对乳房炎病畜可用冷敷,以减轻炎症反应。如果表皮温度不高,可改为热敷,同时局部和全身注射抗菌药。对皮肤或皮下组织的脓创、脓肿,可在破溃前切开皮肤,挤出脓汁,用双氧水、高锰酸钾溶液清洗脓腔,内撒消炎粉或青霉素粉;对皮肤坏死可用外科手术去除。

【防制】

目前尚无葡萄球菌疫苗可供使用,对本病的防控应采取防重于治的措施。

1. 控制传染源 隔离病畜,对病畜进行积极治疗。

2. 加强饲养管理 圈舍、笼具和运动场地应经常打扫,防止因环境因素的影响而使抗病力降低;注意清除锋利尖锐物品,防止划破皮肤。如发现皮肤有损伤,应及时给予处置,防止感染。减少应激因素,尤其应注意免疫接种其他疫苗时应激诱发本病。

3. 注意消毒 被葡萄球菌污染的手和物品要彻底消毒,对手术伤、外伤、脐带、擦伤等按常规操作,呈流行性发生时,对周围环境也应采取消毒措施。

思考题

1. 葡萄球菌病的主要病原菌是哪种葡萄球菌?

2. 对疑似葡萄球菌病病例,应怎样进行实验室检查?

3. 致病性金黄色葡萄球菌的主要特征有哪些?

二维码

第十一节　气单胞菌病

气单胞菌病(aeromonas disease)是由气单胞菌引起的鱼类、禽类及哺乳类等多种动物感染的一种人兽共患疫病。急性感染表现为出血性败血症,慢性感染表现为体表溃疡或肠炎等,可引起人急性胃肠炎、败血症和食物中毒,同时也是免疫抑制患者和肝脏疾病患者的条件致病菌,近年感染发病病例呈上升趋势。

【病原学】

气单胞菌属(*Aeromonas*)在分类地位上属于气单胞菌科(Aeromonas),是一群氧化酶阳性、具有端鞭毛的革兰氏阴性杆菌。呈球杆状,菌体大小(0.4~1.0) μm×(1.1~4.4) μm,除杀鲑气单胞菌外均有动力。兼性厌氧菌,营养要求不高,在普通培养基上可以生长,在 0~45℃范围内均可生长,在血平板上可产生 β 溶血圈。发酵葡萄糖和其他碳水化合物,产酸或产酸产气,还原硝酸盐。许多菌株在 22℃时的生化反应比 37℃活跃。

气单胞菌属目前有 19 个种,临床上常见的有嗜水气单胞菌(*A. hydrophila*)、豚鼠气单胞菌(*A. caviae*)、温和气单胞菌(*A. sobria*)、维罗那气单胞菌(*A. veronii*)、舒伯特气单胞菌(*A. schubertii*)等。嗜水气单胞菌是气单胞菌属中较常见的代表种,是致病力最强的水源和食源性条件致病菌,引发群体性感染流行中毒事件也以嗜水气单胞菌多见。温和气单胞菌是鱼类和冷血动物的致病菌,也是引起人类急性胃肠道感染和食物中毒的重要病原菌之一,已成为严重的公共卫生问题。根据 DNA-DNA 杂交值还可将气单胞菌分为 16 个 DNA 杂交群,DNA 杂交群与表型之间有一定的对应关系。

气单胞菌具有多种抗原,如菌体抗原(O 抗原)、荚膜抗原、鞭毛抗原、菌毛抗原、S 蛋白抗原、外毒素抗原等。气单胞菌的 O 抗原复杂,有数十种,每个基因型及表型包括多种 O 抗原。人源分离株常见的是 O11、O34 和 O16,我国鱼源株主要有 O9。O11 型多见于动物及人的败血症及严重的创伤感染,O34 型主要导致胃肠炎和败血症。

【流行病学】

气单胞菌广泛存在于自然环境中,可从淡水、海水、污水和土壤中分离出来,常在人体、畜禽和水产动物中检出。多种动物对气单胞菌有易感性,包括甲壳动物、鱼类、爬行动物及两栖类、哺乳类(水禽、貂、貉、海豚、海豹、马、鹿、兔、牛等)和实验动物(小鼠、大鼠)。不同种气单胞菌感染宿主略有差异,动物气单胞菌主要感染动物;嗜水气单胞菌、豚鼠气单胞菌、温和气单胞菌和维罗那气单胞菌可感染各种动物,也可感染人类;而舒伯特气单胞菌、简达气单胞菌及易损气单胞菌目前仅限于人的感染,未见动物感染的报道。

本病可由患者或患病动物与易感宿主的直接接触而传播,如水生动物饲养在一个水池中更易感染发病,常引起死亡。也可通过水、食物等传播媒介发生感染。国外已将本菌纳入人腹泻病原菌的常规检测范围。虽然直接食源性引起的气单胞菌病暴发少见,但流行病学证实气单胞菌可引起自限性腹泻,尤其是儿童。

患者和感染发病的各种动物是本病的主要传染源。本菌是鱼类等水生动物最常见的致病菌,因此水生动物是本菌重要的传染源和贮存宿主。

气单胞菌是一种条件致病菌,养殖密度过大、水质恶化、管理不善、高温季节等因素容易引发气单胞菌病的暴发。免疫力低下的患者甚至可能死亡。人和动物急性腹泻病例一般为散发,但饮用水源被污染可引起局部暴发流行。人类急性腹泻在夏季多见,动物在夏秋季感染发病较多,4~9 月常有暴发死亡报告。

【病理学】

气单胞菌病主要的病理学特征是出血性败血症、肠炎或体表溃疡。水产动物气单胞菌急性感染表现为出血性败血症,如中华鳖暴发性败血症,体表皮肤及内脏出血、充血;慢性感染表现为体表溃疡或肠炎等,如草鱼的细菌性肠炎,肠内无食,充血发炎。病鸭胸腔、腹腔壁有大量血凝块;肺脏弥漫性出血,有黑紫色出血斑,或整个肺脏严重出血,切面有红色泡沫样液体;脾脏肿胀、瘀血、出血;肠黏膜脱落,弥漫性出血;肠系膜充血;肾脏瘀血或出血;气管黏膜环状出血;肝脏发黄、质脆,有点状或条状出血。狐狸病理变化为肠道积气,小肠黏膜出血明显,胃幽门区、心肌及切面内膜、肺有出血斑点,肾盂部出血,肝表面颜色不均,局部坏死。

气单胞菌广泛分布在水环境中,只有具有毒力因子的菌株才有致病性。其毒力因子有:

(1)胞外产物　如外毒素、胞外蛋白酶,是气单胞菌主要的致病因子。外毒素(气溶素或

HEC 毒素)具有溶血性、肠致病性和细胞毒性,可使动物小肠处形成积水,小剂量纯化外毒素即可引起实验动物在短时间内死亡。研究较多的胞外酶是金属蛋白酶(耐热,有直接致病作用)和丝氨酸蛋白酶(热敏感,无直接致病力)。胞外蛋白酶可以破坏机体免疫系统,促进病原菌在宿主组织中的繁殖,或直接作用于宿主的组织,使其发生溶解和坏死。同时,胞外蛋白酶具有免疫原性,能够产生与菌株本身引起的败血症相同的症状。

(2)黏附素 如 S 蛋白、4 型菌毛、外膜蛋白等。黏附是细菌致病的先决条件。

(3)铁载体 如苯盐类及羟基肟盐类。

【临床学】

一、临床表现

(一)人的临床症状

人的气单胞菌感染临床表现较为复杂,可分为四种类型:

1. 急性胃肠炎型 腹痛,发热,恶心,呕吐,腹胀,腹部有肠鸣音。腹泻,黏液便、血便和水样便。一般为散发性或暴发性。本病为自限性疾病。

2. 外伤感染型 外伤感染引起,伤口局部溃烂、坏死,或发生蜂窝织炎和骨髓炎。

3. 败血症型 外伤感染引起,较少见,多见于免疫功能低下者。发病急骤,病死率较高。

4. 其他感染型 胆囊炎、肺炎、扁桃体炎、脑膜炎、关节炎、泌尿系统感染和软组织感染等。

(二)动物发病表现

1. 水产动物 嗜水气单胞菌和温和气单胞菌可引起水产动物如中华鳖、黄鳝等的出血性败血症,临床表现为体表皮肤出血,发病快,传染性强,死亡率高。点状气单胞菌点状亚种引起体表溃疡病,有红斑,呈点状充血发炎,严重时表皮溃烂,甚至夹及内脏引起死亡。肠炎点状气单胞菌可引起肠炎病,临床表现为腹部膨大,用手按压腹部时口腔和肛门有大量血水或黄色液体流出。

2. 鸭 由嗜水气单胞菌感染引起,发病日龄多为 8～20 日龄,病鸭最特征性的症状是呼吸极度困难和明显的神经症状,发病急、病程较短(一般 7～10 d)。常突然发病,病鸭精神沉郁,食欲废绝,排灰白色或淡绿色稀便,呼吸困难,个别鸭张口呼吸并有喘鸣声。发病第 2 天开始出现大量死亡,随着病程的发展,出现双腿麻痹或共济失调,卧地不起,双腿呈划水状,可见角弓反张。发病率为 50%～85%,死亡率为 15%～64%。

3. 狐狸 据报道狐狸可感染维罗那气单胞菌发病。患病狐狸精神沉郁,无食欲,拉土灰色稀软便,可在发病 24 h 内死亡。从死亡狐狸的病变肝脏组织可分离获得气单胞菌。

二、临床诊断

根据流行病学资料、临床症状和病理变化进行初步诊断,确诊需要进行细菌学实验室检查。

（一）细菌培养

取患败血症动物的脏器病料用血平板或麦康凯平板等直接分离培养，腹泻粪便则需先进行选择培养。分离菌为革兰氏阴性、氧化酶试验阳性、甘露醇阳性、肌醇阴性，可初步定为气单胞菌。还需检测气溶素、胞外蛋白酶等毒力因子来判定分离菌是否有致病性。

（二）分子生物学方法

DNA 探针、DNA 杂交可用来检测气单胞菌生物种。PCR 可用来检测气单胞菌的毒力基因如肠毒素基因、丝氨酸蛋白酶基因等，也可检测气单胞菌的 16S rRNA 进行鉴别。

三、临床治疗

根据临床分离的气单胞菌药敏试验筛选敏感药物进行治疗。据报道，气单胞菌对氟喹诺酮类（诺氟沙星、环丙沙星、恩诺沙星与沙拉沙星）、头孢噻肟、头孢曲松、亚胺培南、阿米卡星、呋喃妥因、氯霉素和多西环素相对敏感。有腹泻症状的患病动物还应及时补充水和电解质。也可选择合适的中草药进行治疗。

【防制】

（1）加强宣传，普及相关卫生知识，做好动物和人水源的消毒检测工作。气单胞菌一直被认为毒力不强的条件致病菌，对其致病性缺乏认识，导致我国对气单胞菌病的研究较少，气单胞菌也未列入常规食物中毒病原菌检验程序，在国家纯净水卫生标准中也未列入必检的致病菌，因此，有关部门及早明确将该菌属的指示菌列入饮用水或易污染食品的必检已显十分必要。个人应有良好的卫生习惯，烹饪应熟透，避免不洁饮食，小心饮用直饮水以防感染发生。

（2）免疫接种。选用免疫原性好的嗜水气单胞菌制备灭活疫苗，用于鱼类浸泡或注射免疫，保护率达 70%。嗜水气单胞菌和温和气单胞菌二联灭活疫苗也已经研制成功。

思考题

案例分析：某养殖户分两批养殖 5 400 只鸭，某日突然发病，发病鸭群多为 7~10 日龄的雏鸭，第 2 天开始出现大量死亡，迅速波及全群，病鸭多出现精神沉郁，呼吸困难，食欲减退或废绝，腹泻，粪便呈灰白色或淡绿色；后期病鸭双腿麻痹，行动迟缓或共济失调，倒地不起，双腿呈划桨状，有角弓反张。

二维码

剖检可见腹腔内有少量淡黄色或红色腹水；肺出血；肝脏肿大褪色，呈土黄色，有出血点或出血斑，呈斑驳样，或瘀血呈乌黑色。用抗鸭病毒性肝炎高免蛋黄液治疗，注射后多数病鸭群死亡更为严重，病程 1 周左右。

1. 试分析可能的病因是什么？试述分离鉴定本病病原的步骤及指标。
2. 请你就本病的防制提出建议。

第十二节 李氏杆菌病

李氏杆菌病(listeriosis)是由单核细胞增多性李氏杆菌引起的畜禽和人的一种共患散发性传染病。人畜感染后主要表现为脑膜炎、败血症和单核细胞增多,家禽感染以脑膜炎和坏死性肝炎为特征。畜、禽感染后除骡、驴病死率低外,牛、羊、鸡、兔、猫和犬都有很高的病死率,对畜禽业的发展威胁严重。

【病原学】

单核细胞增多性李氏杆菌(*Listerella monocytogenes*,简称李氏杆菌)是短小的革兰氏阳性、无芽孢的需氧或兼性厌氧杆菌,大小为(1~2) μm×0.5 μm,菌体钝圆,有时呈弧形。细菌多呈单个散在,有时成对排列呈"V"字形。在亚碲酸钾琼脂、普通琼脂上培养的菌体较组织内和1‰葡萄糖琼脂培养的小,一般为0.4~0.6 μm。在20~25℃有运动性,37℃下无运动性,在血清葡萄糖蛋白胨中能形成黏多糖荚膜。幼龄培养物呈革兰氏阳性,陈旧培养物有时变为阴性。

本菌触酶反应呈阳性,不产生H_2S和靛基质,不液化明胶,不还原硝酸盐,石蕊牛乳在24 h微变酸,但不凝固。对葡萄糖、蕈糖和水杨苷,37℃ 24 h内产酸;对阿拉伯糖、乳糖、麦芽糖、蔗糖、糊精、马粟苷和山梨醇及甘油等3~10 d产酸或不发酵;对棉子糖、肌醇、菊糖、卫矛醇、甘露醇等不发酵。MR试验和V-P试验阳性。

本菌生长的pH范围为5.6~9.8,但在中性或微碱性条件下生长最好。当pH低于5.6时会死亡,在pH 6~9间能生长于含10‰NaCl的肉汤。

本菌对温度适应性强,能在1~45℃温度范围内生长,最佳生长温度为30~37℃。在4℃低温下进行初次分离的冷培养,有利于避免假阴性结果的产生。分离可疑病料时将病料匀浆后接种肉汤于4℃下长期培养,然后每隔一定时间取样接种,李氏杆菌分离率可以提高30‰以上。

该菌生长没有严格的营养要求,但在含有血清或血液的培养基上生长良好。在鲜血琼脂平板上菌落周围有狭窄的β溶血环。

李氏杆菌对氨苄青霉素、羧苄青霉素、头孢菌素Ⅱ、氯霉素、红霉素、呋喃唑酮、新霉素、新生霉素、竹桃霉素敏感,对金霉素、土霉素、四环素、庆大霉素、卡那霉素、呋喃妥因、青霉素G、链霉素敏感性较差,对黏菌素、多黏菌素B、磺胺和萘啶酮酸耐药。

根据李氏杆菌属内的异质性,特别是DNA核苷酸序列、毒力、溶血性和分解糖类的能力,将李氏杆菌属分为5个种,即单核细胞增多性李氏杆菌(*L.monocytogenes*)、伊凡诺夫氏李氏杆菌(*L.iwanovii*)、无害李氏杆菌(*L.innocua*)、威斯梅尔氏李氏杆菌(*L.welshimeri*)和西里杰氏李氏杆菌(*L.seeligeri*)。这5个种用糖发酵和环腺苷酸(cAMP)反应区别,它们对小鼠的致病力也不同。李氏杆菌对环境有抵抗力。速冻和冻干容易存活,高温巴氏消毒可以杀死,但在较低温度下即使长时间也不易杀死该菌。李氏杆菌在潮湿的泥土中可存活11个月以上,在湿粪中16个月,在干燥的泥土和干粪中2年以上,在垫草和厩肥中4~6个月或以上,在淤泥中达100 d,在饲料中6~26周。

【流行病学】

　　本病呈世界性分布,人和多种动物对本病具有易感性。目前至少有 40 余种野生及家畜(哺乳动物)和近 20 种鸟类包括家禽带菌,鱼类等水产品也能分出该菌。牛、山羊、绵羊、猪、鸡、家兔、犬、猫、马、骡、驴、狐狸、臭鼬以及老鼠、麻雀、野兔和人等都具有不同程度的易感性,其中以牛、兔、犬、猫的易感性最高;其次为羊、猪和鸡;马属动物有一定抵抗力,发病率高、病死率低。在家禽中,以鸡、火鸡、鹅的易感性较高,而鸭具有一定的抵抗力。

　　患病动物和带菌动物是重要的传染源。患病动物通过粪、尿、乳汁以及眼、鼻和生殖道分泌物排出细菌。到目前为止,还不完全清楚本病的传播途径,自然感染可能通过消化道、呼吸道、眼结膜和破损的皮肤而感染,污染的饲料和水源可能是主要的传播媒介。

　　本病常散发,一般只有少数病例,偶尔出现暴发。反刍动物发病主要集中于冬末春初,这与饲料贮存时污染有关。

　　人类李氏杆菌病以新生儿和婴儿、孕妇最易感染,其次为老年人和免疫缺陷者。本病一般呈散发,但在婴儿室、病室等处,有时有较多病例的发生,出现小流行。健康带菌者可能是人的主要传染源,主要传播途径为粪—口途径感染,孕妇感染后通过胎盘或产道感染胎儿或新生儿是其重要特点之一,眼和皮肤与病畜直接接触也可发生局部感染。动物性食品污染是引起人类李氏杆菌病的重要因素。发病季节多在夏季,与动物发病季节不同。

【病理学】

一、人

　　病理检查可见全身各脏器有散在性黄色针尖大小的脓肿,以肝脏病变最为显著,其次为脾、肾上腺、肺、胃肠道和中枢神经系统等,组织学检查有坏死灶,大量中性多核细胞和单核细胞浸润,坏死区及其周围存在革兰氏阳性杆菌。脑膜炎患者以化脓性软脑膜炎为特征,常伴有脾脏充血、肿大及肝、肾上腺与肺局灶性坏死和炎症。

二、动物

　　李氏杆菌病的病理变化因动物种类不同而具有不同特征。

　　1. 猪　主要病变是局部肝坏死,中枢神经系统病变,表现为脑膜炎,组织病变特征是严重的单核细胞浸润,血管特别是脑干区的血管周围形成"管套"现象。

　　2. 牛、羊　牛、羊李氏杆菌病变主要是脑膜和脑组织充血、水肿,脑膜中尚可见针尖状稍混浊的灰白色病灶,髓质横切面上也可见细小的灰色病灶。脑脊液量增加,且混浊。血管周围可见以单核细胞为主的细胞浸润,形成明显的"管套"现象。神经细胞轻度变性,神经胶质细胞呈局灶性增生。肝肿大,表面有少量灰白色坏死灶。脾脏肿大,表面粗糙,有纤维蛋白沉着。肾盂有针尖大出血点,心内膜也有针头大小的出血点。

　　3. 马、骡　主要表现脑膜和脑组织水肿,脑组织中可见针尖大、稍混浊的灰白色病灶,脑脊液量增加,呈混浊样,其余无明显肉眼可见变化。

　　4. 鸡　病鸡脑膜和脑血管明显充血。肝脏呈土黄色,并有黄白色坏死点和深紫色瘀血斑,质地易碎,干涸如同海绵。心肌有坏死灶,心包积液。脾肿大呈黑红色,质地脆弱,切面隆起,结构模糊不清,脾表面有散在的出血点。特征性病理变化是肝脏表面有多个针尖大小的淡灰色病灶,脾脏表面也有相似病灶。腹腔、胸腔和心包腔以及心外膜有条状出血斑。

5. 兔　特征性病理变化是肝脏坏死和心肌炎,怀孕母兔子宫内有多量脓性渗出物,子宫壁脆弱。

【临床学】

一、临床表现

(一)人的临床症状

人的临床表现有脑膜炎、粟粒样脓肿、败血症和心内膜炎等。一些人在食用受李氏杆菌严重污染的食品后会出现发烧、头痛等症状,严重的会出现休克和死亡。

(二)动物发病表现

1. 猪　猪李氏杆菌病一般表现为败血症,但临床症状却不一样。仔猪败血症,体温显著上升,精神高度沉郁,食欲减少或废绝,口渴,有的表现为全身衰弱、僵硬、咳嗽、腹泻、皮疹、呼吸困难、耳部和腹部皮肤发绀,病程 1~2 d,病死率高。大猪初期体温升高,最高可达 42℃,后期体温下降,保持在 36~36.5℃。病猪表现出中枢神经系统紊乱症状,许多情况下后肢运动变成一种特征性蹒跚步态,如同破伤风时见到的一样。病猪初期意识障碍,运动失常,做圆圈运动,或无目的地行走,或不自主地后退,或以头抵地不动,有的头颈后仰,前肢或后肢张开,呈典型的观星姿势。有的病猪两前肢或四肢发生麻痹,不能起立。肌肉震颤、强硬,以颈部和颊部尤为明显。有的表现阵发性痉挛,口吐白沫,侧卧地上,四肢划动。病程一般为 1~4 d,长的可达 7~9 d,年龄较大的猪病程达 1 个月以上。妊娠母猪常发生流产。

2. 牛、羊　牛、羊李氏杆菌病在临床上主要表现为脑炎、流产和眼炎。

脑炎型是反刍动物牛、羊李氏杆菌病最容易识别的病型。病初体温升高 1~2℃,不久降至常温。病畜精神沉郁,神志不清,对周围环境冷漠,不随群运动、不听驱使,常在墙角或将头靠在和顶在硬物上。运动蹒跚,沿一侧方向旋转(回旋病)或做圆圈运动。流鼻液,食欲减退,斜视,结膜炎,看似失明。感染侧耳下垂,鼻孔扩张,眼睑低垂。面部和喉部肌肉及舌头出现周期性痉挛和麻痹,影响吞咽功能,导致唾液增多,经 1 周左右全身衰弱,最后昏迷、死亡。

李氏杆菌引起的流产通常发生于妊娠的最后 3 个月,通常无先兆,出现死胎或新生胎儿死亡。牛羊流产率不同,绵羊群可达 20%,牛群多呈散发性,流产病畜有时出现胎衣滞留伴发子宫内膜炎,流产后病畜患非特异性乳房炎时乳汁中可能出现李氏杆菌。

3. 鸡　本病主要危害 2 月龄内雏鸡,主要为败血症。病初羽毛粗乱,精神委顿,独处一处,吃食减少,有时下痢。随病程发展,病鸡两翅软弱无力,行动不稳,左右摇晃,卧地不起,头颈伏地或倒地侧卧,两腿不停地划动。有的病鸡无目的乱跑、尖叫、倒地,两腿呈阵发性抽搐,有的头颈侧弯、仰头,或头颈弯曲呈弓形,神志不清,视力显著减弱。凡出现神经症状者多数死亡,病程 1~3 周,死亡率高达 85% 以上。

4. 兔　本病主要危害幼兔和孕兔,人工感染潜伏期为 1~5 d,症状可分急性和慢性两个型。

（1）急性型　幼兔主要表现为中枢神经系统症状，突然发病，侧卧，口吐白沫，背颈、四肢抽搐，低声嘶叫，几小时后死亡。孕兔以流产和神经症状为主，产前 5～7 d 病兔的阴道流出暗紫色的污秽液体，产前 3～5 d 病兔常流产。神经症状呈间歇性发作，发作时无目的地向前冲撞，或转圈运动，有时尖叫，最后倒地，头后仰、抽搐，经 1～3 h 死亡。

（2）慢性型　幼兔表现精神沉郁，眼半闭，独居角落。体温升高达 42.5～43℃，食欲废绝，结膜炎伴有脓性眼屎，口角流出白色泡沫液体，鼻孔流出黏性分泌物，常因极度衰弱而死，病程 2～5 d。孕兔主要表现为流产、腹泻和神经症状，出现症状后开始拔毛、叼草"做巢"，有的连续"做巢"两次，最后一侧倒地，角弓反张，抽搐，衰竭而死，病程 2～5 d。

二、临床诊断

结合流行病学特点和病理变化进行判定。猪最常见的是败血性李氏杆菌病，主要病变是局部肝坏死，野外感染剖检时没有明显的病理变化提示李氏杆菌病。病猪出现中枢神经系统紊乱、血液中单核细胞增多可疑为本病。牛羊的本病与牛脑包虫病、散发性脑脊髓炎相似，牛脑包虫病体温不高，发展缓慢，剖检可见脑包虫；散发性脑脊髓炎没有麻痹症状，剖检可见胸膜、心包和腹膜炎症。确诊需要依靠细菌检查。

（一）病原学检查

涂片检查：取病死畜、禽的血和肝、脾、脑的病变组织触片或涂片，革兰氏染色镜检，可见革兰氏阳性小杆菌，呈"V"形排列或并列。

细菌培养：取脑、肝、脾或淋巴结，用鲜血琼脂平板等分离培养。

病原毒力鉴定：可取病料乳剂[1∶（5～10）]或血清肉汤培养物接种小鼠（皮下或腹腔）、豚鼠和家兔（点眼及肌内注射），一般在接种后 1～6 d 死亡，点眼的豚鼠和家兔生前可见眼结膜炎和角膜炎，剖检见肝、脾有坏死灶。

（二）血清学检查

该菌与葡萄球菌、肠杆菌、枯草杆菌、链球菌、肺炎球菌、化脓棒状杆菌等革兰氏阳性菌有共同抗原，易引起交叉反应，血清学试验在本病诊断中意义不大。近年有应用基因工程技术表达抗原建立的 ELISA 诊断方法，可用于快速检测。

（三）分子生物学技术

PCR 方法是应用比较多的一种分子生物学检测方法。

三、临床治疗

选用敏感抗生素进行治疗。猪单独使用各种磺胺药或氨苄青霉素联合庆大霉素被认为是最有效的抗生素配伍方案，而且可能是治疗李氏杆菌性脑膜炎的较好模式。牛、羊发病急、病程短，确诊后全群连续 3 d 注射磺胺嘧啶钠，再每周口服 1 次周效磺胺，连用 3 周可控制牛、羊群感染。鸡发病采用青霉素类和磺胺类药物治疗有一定疗效，但出现症状后治疗效果差，因此鸡群一旦发病就应全群口服抗生素并辅以补充电解质和多种维生素。兔发病后及时用药可收到良好的治疗效果,采用复方磺胺成年兔和幼兔分别按每千克体重 0.25 g 和 0.15 g 剂量给药,每天 2 次,首次用量加倍,5 d 为一个疗程,治愈率达 82%。

【防制】

防制人感染李氏杆菌病首先应加强病畜、病禽解剖时和接触污染物时人员的自身防护工作,病畜、病禽及其产品进行无害化处理后方可利用,平时要注意灭鼠和饮食卫生,加强熟食品或速冻食品生产、贮藏的卫生检疫,减少或杜绝食品源性李氏杆菌病的发生。

李氏杆菌普遍存在于土壤等环境中,通过粪—口循环而传播,因此预防李氏杆菌病的一切措施均应围绕环境卫生和切断粪—口循环而建立。李氏杆菌病的发生可能是被其他疾病或应激诱发,控制其他疾病感染相当重要,主要预防措施包括:①认真做好环境卫生工作;②良好的营养管理、寄生虫病控制和适当的免疫,使动物保持抗感染能力;③减少可能激发李氏杆菌病的应激因素。

李氏杆菌的血清型变种较多,主要以细胞免疫为主,至今尚无有效的疫苗应用于实践。

思考题

1. 李氏杆菌病的感染途径是什么?
2. 李氏杆菌病的防制措施主要有哪些?

二维码

第十三节 恶性水肿

恶性水肿(malignant edema)是由梭菌引起的多种动物和人共患的一种急性传染病,主要经创伤感染传播,临床特征表现为创伤局部发生急剧气性炎性水肿,伴有发热和全身毒血症。本病广泛分布于世界各地,我国常有散发病例报道。

【病原学】

病原属于梭菌属(*Clostridium*),包括腐败梭菌(*Cl. septicum*)、魏氏梭菌(*Cl. welchii*)及诺维氏梭菌(*Cl. novyi*)、溶组织梭菌(*Cl. histolyticum*)等。据报道,恶性水肿病例中最多的是腐败梭菌,其次是魏氏梭菌,而诺维氏梭菌和溶组织梭菌仅占 5% 左右。

腐败梭菌为严格厌氧菌,是菌体粗大、两端钝圆的革兰氏阳性菌,无荚膜,能形成芽孢,有周鞭毛,培养物中菌体多单在或呈短链状,但在动物腹膜或肝脏表面上常形成无关节微弯曲的长丝或长链状。

目前根据菌体及鞭毛凝集试验,发现 4 种 O 抗原及 5 种 H 抗原,可将腐败梭菌分为 6 个亚型。本菌产生的外毒素主要是 α、β、γ、δ。α 毒素为卵磷脂酶,具有坏死、致死和溶血作用;β 毒素是 DNA 酶,具有杀白细胞作用;γ 和 δ 毒素分别具有透明质酸酶和溶血素活性,它们可使血管通透性增强,导致炎性渗出,并不断向周围组织扩张,使组织坏死。

　　本菌广泛分布于自然界,如动物的肠道、粪便和土壤表层等都存在大量菌体,并可随尘埃飞扬而散布到各处。强力消毒剂如10％～20％漂白粉溶液、3％～5％硫酸石炭酸合剂、3％～5％氢氧化钠可很快杀灭菌体。但该菌的芽孢抵抗力很强,常规消毒剂需较长时间才能杀灭。

【流行病学】

　　自然条件下,以绵羊、马较多见,牛、猪、山羊较少发生,禽类除鸽外,即使人工接种也不发病,家兔、小鼠及豚鼠均易感,犬、猫不能自然感染。本病主要经伤口传播,如采血、断尾、去势、注射、剪毛、助产等接触本菌芽孢而感染,特别是深度创伤存在坏死组织造成缺氧,更易发病。患病动物不能直接传播给健康动物,但排出的病原体可污染外界环境。本病常散发,但在免疫接种、断尾、去势、剪牙、剪耳号等群体消毒不严时,则可出现群体发病的情况。

【病理学】

　　腐败梭菌由伤口侵入机体后,厌氧条件下,芽孢变为繁殖体,并产生外毒素,损害血管壁,局部组织发生炎性水肿,产酸产气,使病理变化部呈现气性水肿;毒素及组织分解产物吸收入血后,引起毒血症或脓毒血症,患病动物因高度缺氧和心力衰竭而死亡。

　　尸体剖检可见发病局部弥漫性水肿,皮下和肌间结缔组织有微黄色液体浸润,夹杂腐败酸臭味的气泡。肌肉呈灰白色或暗褐色,煮肉样,易撕裂。实质器官变性,脾和淋巴结肿大,偶有气泡,肝、肾混浊肿大,有灰黄色病灶,有大量心包液和腹腔积液。

【临床学】

一、临床表现

(一)人的临床症状

　　人感染后潜伏期数小时至1周,多在3 d以内。患病部位先有沉重或紧箍感,伤口常突然剧烈疼痛;伤口周围皮肤高度水肿,很快变为紫铜色、暗红色或黑紫色。病人表现明显的全身毒血症,常易发生中毒性休克和衰竭,若治疗不及时,常易致死亡。

(二)动物发病表现

本病潜伏期通常为12～72 h。

1. 牛、马　病初厌食,体温升高,伤口周围出现气性炎性水肿,并迅速扩散蔓延,肿胀部初期坚实、灼热、疼痛,随后无热痛,触之柔软,有轻度捻发音,尤以触诊部上方明显;切开肿胀部位,可见皮下和肌间结缔组织内有大量淡红色、红褐色、夹杂气泡、酸臭的液体,随着气性炎性水肿的急剧发展,全身临床症状严重,表现高热稽留,呼吸困难,脉搏细数,发绀,偶有腹泻,多在1～3 d内死亡。因去势感染时,多于术后2～5 d在阴囊、腹下发生弥漫性气性炎性水肿,患病动物呈现疝痛、腹壁知觉过敏与全身症状。因分娩感染,患病动物表现阴户肿胀,阴道黏膜充血发炎,有红褐色恶臭液体流出。会阴呈气性炎性水肿,并迅速蔓延到腹下、股部,导致运动障碍和重度全身症状。

2. 猪、绵羊　经皮外伤或分娩感染时症状与牛、马相似。羊经消化道感染腐败梭菌时,则常引起羊快疫（另一种疾病）。猪经胃黏膜感染，称为胃型或快疫型，常见胃黏膜肿胀增厚，形成所谓"橡皮胃"。有时病菌也可进入血液并转移至肌肉，局部也出现气性炎性水肿和严重全身症状，并于1～2 d内死亡。

二、临床诊断

根据本病临床特征，结合有外伤情况可怀疑本病，确诊需要细菌学检查。取病变组织，如肝脏浆膜，涂片染色，可见到长丝状菌体，并可将病料制成乳剂接种家兔、豚鼠、小鼠或鸽等实验动物，观察病理特征。也可做厌氧培养对培养物进行鉴定。此外，也可用免疫荧光抗体对本病快速诊断。应根据动物种类不同做类症鉴别，牛和绵羊的恶性水肿要与气肿疽、炭疽等鉴别。猪的恶性水肿则要与仔猪水肿病、巴氏杆菌病等鉴别。

三、临床治疗

本病发病急，全身中毒严重，应尽早治疗，采取局部处理和全身治疗相结合。局部治疗：应尽早切开肿胀部，扩创清除异物和腐败组织，使病变部位充分通气，吸出水肿部渗出液，再用氧化剂（如0.1％高锰酸钾或3％过氧化氢液）冲洗，然后撒上青霉素粉，或在肿胀部周围注射青霉素。全身治疗：早期采取抗菌消炎，如用青霉素、链霉素、土霉素或磺胺类药物等治疗，同时还要注意对症治疗，如强心、补液、解毒。病死动物必须深埋或焚烧，污染的场地和物品要彻底消毒。

人发病要及时治疗，否则易致死亡。病人可肌内注射多价气性坏疽抗毒素，一次3万～5万IU。本病的几种病原体均可引起人的气性坏疽和食物中毒，因此病死尸体必须深埋或焚烧处理，污染物品和场地要彻底消毒。

【防制】

平时注意防止外伤，当发生外伤后要及时进行消毒和治疗，还要做好各种外科手术、注射等的无菌操作和术后护理工作。目前已有疫苗可用，包括预防快疫的梭菌病多联苗，在梭菌病常发地区，可进行预防接种。

思考题

1. 恶性水肿的感染途径是什么？
2. 不同种动物发生恶性水肿后的典型临床症状有哪些？
3. 恶性水肿病的防制措施主要有哪些？

二维码

第十四节　绿脓杆菌病

绿脓杆菌病（cyanomycosis）是由绿脓杆菌引起的人兽共患传染病。1882年首先由Gersard从伤口脓液中分离到。绿脓杆菌属于条件性致病菌，多在特定的情况下引起人及动物感染发病。在动物常见于内脏器官脓肿，如乳牛子宫炎、乳房炎，水貂出血性肺炎，特别是幼龄畜禽，常表现为群体急性暴发。例如在规模化养狐场中母狐的流产、羊群的化脓性肺炎、雏鸡的败血症以及鹌鹑、鸽等绿脓杆菌感染。绿脓杆菌能引起人术后和伤口的感染，其毒素残留还能引起食物中毒等。本病对规模化养殖场和人类的健康构成巨大威胁。

【病原学】

绿脓杆菌（*Bacillus pyocyaners*），也称铜绿假单胞菌（*Pseudomonas aeruginosa*），属于假单胞菌科（Pseudomonadaceae）假单胞菌属（*Pseudomonas*），革兰氏染色阴性，呈两端钝圆、中等大小[$(1.5\sim3.0)$ μm$\times(0.5\sim0.8)$ μm]的杆菌，单个或成双排列，偶见短链。无荚膜、无芽孢。电子显微镜下可见菌体一端有一根很长的鞭毛和许多菌毛，能活泼运动。

本菌为专性需氧菌，最适生长温度为 $30\sim37$℃，但在 $20\sim42$℃时均可生长。本菌在普通培养基上生长良好，形成圆形光滑菌落。在麦康凯琼脂上也生长良好。在血琼脂培养基上菌落稍微变大，菌落周围能产生明显的 β 溶血环。在普通培养基或 NAC 鉴别培养基上，产生的色素向菌落周围扩散，使培养基带有蓝绿色荧光。

绿脓杆菌可分泌内毒素和外毒素。外毒素有两种：一种为毒力很强的外毒素 A，是一种致死性外毒素，是绿脓杆菌最重要的致病因子。在食品中外毒素 A 的残留可导致人的食物中毒。另一种外毒素为磷脂酶 C，是一种溶血毒素，它能为入侵的细菌提供营养，增加绿脓杆菌的毒力。内毒素是构成细胞壁的一种脂糖体，毒力较弱。

本菌能分泌两种色素：一种为绿脓素（pyocyanin），为 45 ku 的蛋白质，可溶于水和氯仿中；另一种为荧光素，仅溶于水，不溶于氯仿。绿脓杆菌的某些菌株还能分泌一些暗红色素，但也有些菌株不产生色素，或只在特定的培养基上才能产生色素。

绿脓杆菌对干燥、紫外线等不利的外界环境抵抗力较强，在污染的环境、土壤中及潮湿处能长期生存，55℃加热 1 h 才能将其杀死。本菌对许多化学消毒剂和抗生素有抵抗力，但对庆大霉素、多黏菌素和羧苄青霉素较为敏感。

本菌分类上，目前尚无统一的分型标准，型别十分复杂，分型系统也很混乱，各国多采用血清型（凝集试验）分型方法。根据血清型，分为 14 个型（A～N），对我国各地水貂绿脓杆菌性出血性肺炎的血清流行病学调查，发现与国外一致，以 G 型为主。我国以病人为重点进行了调查，已经公布 12 个血清型（群）。绿脓杆菌除了血清学分型外，还有噬菌体分型和绿脓菌素分型等方法。

【流行病学】

人和各种动物对绿脓杆菌都有易感性。由于本菌在自然界中分布广泛，可见于水、土壤、空气、动物的肠道和皮肤，因此在烧伤、外科创伤以及术后，或其他动物疾病如奶牛子宫炎、乳房炎等，往往都会为本菌的继发感染创造条件。

鸡、鸭、鹅、鹌鹑、水貂、牛、羊、兔等动物均可感染，獐子麝、长臂猿、大熊猫、狐狸等野生动物也可感染。随着畜禽生产的规模化发展，该菌导致的动物疫病表现为群体的急性暴发，死亡率增高。畜禽饲养管理条件低劣或畜禽长途运输，因应激反应导致体质下降，特别是环境污染及注射用具消毒不严时，可经消化道、呼吸道或创伤引起群体绿脓杆菌病的暴发流行。例如初生雏鸡接种马立克氏病疫苗时，器械和疫苗的污染、注射部位消毒不严，成为绿脓杆菌严重感染最常见的发病原因。水貂发生常呈地方流行性。

绿脓杆菌病一年四季均可发生,但以春季多发。水貂感染发病多发生于夏秋季节,尤其是在秋季,气温多变,水貂受到换毛等因素的影响,当幼貂的母源抗体逐渐消失,部分养殖场感染水貂出血性肺炎的死亡率较高。

【病理学】

1. 鸡　死亡的雏鸡消瘦,被毛粗乱。泄殖腔周围有稀粪污染。头颈部、腹部皮下水肿、瘀血或溃烂,颈部、脐部皮下有淡绿色胶冻样浸润物,严重者水肿部皮下、肌肉有出血点或出血斑。内脏器官不同程度充血、出血。心包膜肥厚混浊,常与心脏粘连,心冠脂肪出血,并有胶冻样浸润,有的心包有胶冻样积液,心内、外膜有出血斑点。肺脏充血,有出血点。肺小叶炎性病变,呈紫红色或大理石样变化。气囊混浊、增厚。肝脏呈土黄色,肿大质脆,有淡灰色小米粒大小的坏死灶,并散在有出血点。胆囊充盈。脾肿大,呈点状出血。肾脏肿大,表面有散在的出血点。腺胃黏膜脱落,肌胃黏膜易剥落,有出血斑。肠黏膜充血、出血严重。小鸡卵黄吸收不良,呈黄绿色,内容物呈豆腐渣样。

2. 水貂　病貂剖检特征为出血性肺炎,肺脏充血、出血和肝变,严重者呈大理石样外观,表面有芝麻大的黑色出血点,切开肺流出血样泡沫状液体。肺门淋巴结出血、水肿。心肌松弛,冠状沟有出血点,胸腔积液。脾脏呈紫红色,极度肿大(2倍或以上),质脆易碎,有出血斑。淋巴结出血、水肿。肝脏呈花斑样病变。肾脏皮质有出血点或出血斑。组织学检查肺部有大叶性、出血性、化脓性、坏死性和纤维素性肺炎。在肺的血管周围有绿脓杆菌。

【临床学】

一、临床表现

(一)人的临床症状

免疫力低下的患者,均会增加感染的危险,如器官移植者、中性粒细胞减少者、HIV患者、注射毒品者;黏膜屏障的破坏,化疗导致的黏膜炎及广谱抗生素治疗等均是危险因子。绿脓杆菌常侵袭用呼吸机治疗和吸氧的病人,引起肺部感染,加重和恶化病情。绿脓杆菌常引起各种继发感染,如手术后感染、尿道感染、胆道感染,其中以大面积烧伤患者的继发感染最为严重,常导致败血症致死,死亡率高达44%～81%。还可引起心内膜炎,中枢神经系统感染,骨关节感染,角膜炎,消化道感染,皮肤软组织感染,耳及鼻窦感染等。

(二)动物发病表现

1. 鸡　潜伏期一般24 h左右,主要危害10日龄雏鸡。常突然发生,病程短。雏鸡往往在1日龄注射马立克氏病疫苗后,次日便可见突然大批发病,病雏精神沉郁,厌食,呼吸困难,离群呆立,卧地不起。多数病雏发生不同程度下痢,排淡绿色水样稀便,严重者病鸡粪中带有血丝。病鸡腹部膨大,外观呈暗紫色。有的可见眼炎,眼睑肿胀、内有多量分泌物,角膜或眼前房混浊,严重的病雏单侧或双侧失明。病鸡眼眶周围、颈部皮下水肿,严重者两腿内侧皮下也见水肿。少数病鸡关节肿大,跛行,或表现脑炎症状如盲目前冲。死亡高峰集中在2～3日龄,呈典型的尖峰式死亡,死亡率35%~60%。

2. 水貂　出血性肺炎多为急性或超急性,早期个别水貂未出现临床症状而突然死亡。病貂可见发热,四肢发烫,精神沉郁,昏睡,食欲废绝。病貂鼻镜干燥,流清鼻液。呼吸迫促,呈腹式呼吸,肺部可听到啰音。死亡时口鼻有血样泡沫流出;部分水貂死前精神异常兴奋,出现惊厥、摇头等症状,有时会发出尖叫。病程1~2 d,病死率90%左右。

二、临床诊断

根据流行病学资料、临床表现及病理变化可做出初步诊断,确诊需进行细菌学检验和血清学定型。

(一)细菌学检查

是最可靠的诊断方法。可取动物皮肤或内脏的化脓性病灶;脓毒血症时采心血;死亡雏鸡、鹌鹑、水貂等取肝脏、肺脏等实质器官;乳牛子宫炎和乳房炎时取阴道分泌物和奶样;犊牛、熊猫、猿等动物可取血痢便、脓液或眼结膜脓性分泌物等作为被检材料。所取材料先置增菌液中培养18~24 h后,再用琼脂平板划线培养18~24 h,挑取单个可疑菌落接种于NAC鉴别培养基上培养18 h,置室温下能逐渐产生明显的可渗透于培养基中的色素,使之变为黄绿色。涂片镜检如为革兰氏阴性杆菌,即可判定为绿脓杆菌。进行绿脓菌素试验、乙酰胺酶活性测定有助于细菌的快速鉴定,血清凝集反应可以对分离菌株进行血清学分型。

(二)免疫学检查

可用于诊断的有实用价值的方法主要有间接血凝试验、协同凝集试验、琼脂扩散试验、ELISA和PCR等。其中PCR检测,具有特异、敏感、简便、快速的特点,根据绿脓杆菌外膜蛋白(OprI)基因或外毒素A基因序列设计特异性引物,通过PCR检测,可对感染做出鉴定与诊断。此外,基于绿脓杆菌oprI基因和16S rRNA基因建立的荧光定量PCR,不仅快速,且能定量,具有广阔的应用前景。

三、临床治疗

绿脓杆菌对多种抗生素不敏感,抗菌药物以庆大霉素、复方新诺明、多黏菌素和羧苄青霉素为首选,氟喹诺酮类、新霉素及头孢哌酮、头孢他啶等也有较好的治疗作用。有条件最好根据分离菌株的药物敏感试验结果,选择高敏抗菌药物进行治疗。联合用药可减少耐药菌株的产生。

【防制】

本菌的流行有一定的条件性。预防本病,应该从改善养殖场饲养管理条件,消除各种应激因素,加强兽医卫生措施着手,搞好卫生消毒工作。严格按照规定收集、保存种蛋。做好孵化全过程和孵化设备、环境,注射疫苗器具的清洗与消毒工作。对大群雏鸡或水貂,可通过饮水或拌料口服适宜剂量的庆大霉素、新霉素、链霉素、卡那霉素或复方新诺明进行预防。由于本病发病急、病程短,在死亡高峰期药物治疗效果不太理想,应在治疗同时对发病鸡进行隔离、淘汰和鸡舍的消毒。同样发病貂场应做好卫生消毒工作,及时对病死貂进行无害化处理,更换营养丰富的鱼、肉料,适当补充维生素。

病人使用抗生素的疗效不甚理想。国内外多采用高免血清被动免疫抢救危重病人。目前免疫学防治是控制本病的有效措施。有关研究报道有:7 价 LPS 疫苗、16 价绿脓杆菌疫苗、原内毒素蛋白(OEP)疫苗、绿脓杆菌多成分混合疫苗、外毒素 A 类毒素,还有鞭毛抗原疫苗,核糖体疫苗,高分子质量多糖抗原疫苗,采用耐药的金色葡萄球菌、多种血清型的绿脓杆菌加上标准葡萄球菌类毒素制成的联合疫苗(即 SPT 疫苗)等。

 思考题

1. 绿脓杆菌病的传播途径有哪些?
2. 水貂感染绿脓杆菌后的典型症状有哪些?
3. 如何进行绿脓杆菌病的防制?

二维码

第十五节　魏氏梭菌病

魏氏梭菌病(*Clostridium welchii* disease)是由魏氏梭菌引起的,可感染多种动物的一种人兽共患疫病。引起的疾病主要包括犊牛肠毒血症、羔羊痢疾、羊猝狙、羊肠毒血症、仔猪坏死性肠炎、兔坏死性肠炎和鹿肠毒血症等,也可引起人食物中毒。

我国于 1964 年由湖北畜牧特产研究所首次从患红痢仔猪中分离出魏氏梭菌。80 年代末期在豫东地区又有零星发生,当时以犊牛发病为主,其他家畜很少涉及。1994 年后,在山东、宁夏、吉林、辽宁、新疆等省(自治区)暴发了大规模的魏氏梭菌病并蔓延至全国,患病畜种和数量增加。除黄牛发病外,奶牛、山羊、绵羊、猪、鸡、兔等发病增多,甚至还有一些野生动物(如大熊猫、鹿、非洲狮、牦牛等)。因魏氏梭菌病发病快、死亡急,往往来不及治疗即告死亡,给我国畜牧业带来巨大经济损失。目前本病已广泛分布于世界各地,流行日趋严重。

【病原学】

魏氏梭菌(*Clostridium welchii*),又称产气荚膜梭菌(*Clostridium perfringens*),属于芽孢杆菌科(Bacillaceae)梭状芽孢杆菌属(*Clostridium*),是两端钝圆的革兰氏阳性厌氧大杆菌,菌体大小为(4～8) μm×(0.8～1.0) μm,直杆状,多单个或成对存在,在生物体内可形成明显的荚膜。在自然界可以缓慢形成芽孢,芽孢呈卵圆形,位于菌体中央或近端。

在鲜血琼脂平板上生长的菌落有双溶血环,在葡萄糖血琼脂上菌落表面有放射状条纹。在厌氧肉汤中呈絮状混浊,在牛乳培养基上出现暴烈性发酵。

该菌广泛分布于自然界,如土壤、污水、饲料、食物、粪便中,同时也是人和动物肠道中寄居的一种常在菌,但在一定条件下,可引起各种严重疾病。芽孢对外界抵抗力强,80℃ 15～30 min、100℃ 5 min 才被杀死。冻干保存至少 10 年内其毒力和抗原性不发生变化。

魏氏梭菌能产生多种外毒素,目前发现的有 12 种(α、β、ε、τ、γ、δ、η、θ、κ、λ、μ 和 ν),其中 α、β、ε、和 τ 是主要的致死毒素。另外,A、C 和 D 型的某些菌株可产生肠毒素。依据主要致死性

毒素与其抗毒素的中和试验可将此菌分为 A、B、C、D 和 E 5 个型,F 型现被认为归于 C 型。
魏氏梭菌所致疾病见表 2-2-1。

表 2-2-1　魏氏梭菌所致疾病一览表

菌型	主要致死性毒素	所致疾病
A	α	人的气性坏疽和食物中毒,动物的气性坏疽,牛、羔羊、仔猪、驯鹿、家兔等的肠毒血症
B	α、β、ε	羔羊痢疾,驹、犊牛、羔羊、绵羊和山羊的肠毒血症或坏死性肠炎
C	α、β	羊猝狙,羔羊、犊牛、仔猪、绵羊的肠毒血症和坏死性肠炎,人的坏死性肠炎
D	α、ε	羔羊、绵羊、山羊、牛以及灰鼠的肠毒血症
E	α、τ	犊牛、羔羊肠毒血症

【流行病学】

患病动物和带菌动物是传染源。病原菌在自然界分布极广,常因饲养管理不善和各种应
激因素造成动物机体抵抗力下降而引起本病的暴发。如长途运输、饲料突然改变、日粮搭配不
当、长期饲喂抗生素或磺胺类药物、精料过多而粗纤维不足、气候骤变等。特别是在饲养管理
不善、饲料营养不平衡、饲料纤维含量偏低等应激条件下,更易引起腹泻。现将各种动物的流
行特点分述如下:

1. 牛　不同年龄、不同品种的牛(包括黄牛、奶牛、水牛等)均可感染发病,但发病动物中,
多为体格强壮、膘情较好的黄牛、2～10 月龄犊牛或高产奶牛。四季均可发生。耕牛以 4～6
月发病较多,奶牛、犊牛以 4～5 月、10～11 月发病较多,牦牛以 7～8 月发病较多。病程长短
不一,短则数分钟至数小时,长则 3～4 d 或更长。发病时有的集中在同圈或毗邻舍,有的呈跳
跃式发生。发病间隔时间长短不一,病死率均很高。

2. 猪　无论是 A 型还是 C 型均能引起猪的发病。C 型菌多导致仔猪死亡,A 型菌能引起
初生乳猪奶油样腹泻,也可引起 5～7 周龄断奶仔猪腹泻,可导致各种类型猪的死亡。仔猪发
病多在 10～15 日龄或断奶后,病死率达 100%,其他猪病死率为 70%～100%。本病一年四季
均可发生,但以春秋季多发。死亡猪也以膘情良好者居多。

3. 羊　不同品种(包括小尾寒羊、黑山羊、奶山羊、绵羊、卡拉库尔羊等)、不同年龄的羊均
可感染。一年四季均可发生,但以春夏多发。羔羊病死率高达 95%～100%,奶山羊病死率
为 31%。

4. 兔　纯种毛兔和獭兔较易感,多发生于 1～3 月龄幼兔,发病率和病死率极高。一年四
季均可发生,但冬、春季多发。

5. 鸡　为 A 型和 C 型菌感染。不同日龄鸡均可感染,发病率可达 30%以上,病死率为
18%～31%。一年四季均可发生,尤以冬、春季节发病率较高。死亡者多为健壮鸡。

此外,魏氏梭菌能引起水貂、麝鼠和海狸鼠的肠毒血症及貉呼吸系统综合征、犬猝死等。
引起这些动物发病的主要是 A 型魏氏梭菌。

【病理学】

多种家畜和野生动物都能感染本病。本病主要是由于饲料、饮水、环境等被魏氏梭菌污染，菌体或芽孢被动物吞食后，在肠道内大量增殖，引起动物发病。另外，饲料、气候、环境等的突然变化，导致动物机体抵抗力下降，肠道菌群失调，使得肠道内原有的魏氏梭菌大量繁殖，也易导致动物发病。细菌通过饲料、哺乳等途径进入动物肠道，在空肠繁殖，侵入绒毛上皮组织，沿着基膜繁殖扩张，在消化道产生大量原毒素，经胰蛋白酶激活变为毒素，从而进入血液，毒素使受害组织充血、出血和坏死，引发的疾病发生非常突然，与家畜猝死症有密切联系。

1. 牛　以全身实质器官出血和小肠出血为主要特征。心脏质软，心耳表面及心外膜有出血斑点。肺气肿，有出血斑。肝脏呈紫黑色，表面有出血斑。胆囊肿大。小肠黏膜有较多的出血斑，肠内容物为暗红色的黏稠液体，淋巴结肿大出血，切面黑褐色。

2. 猪　以全身实质器官及消化道出血、坏死性肠炎为特征。心冠脂肪、心内外膜及心肌出血。肝肿大，质脆，胆囊肿大，胆汁充盈，肝、脾、肾均有散在出血点。胃黏膜脱落，有出血斑点；小肠严重出血，呈红褐色，并发生坏死，肠系膜淋巴结瘀血肿大呈紫红色。

3. 羊　整个肠道黏膜充血，特别是小肠充血、出血、黏膜脱落；肠系膜淋巴结肿胀，充血；胃黏膜脱落，有出血性炎症；胆囊肿大，胆汁充盈；肾变软（D 型），呈棕色。

4. 兔　病尸脱水，心脏表面血管怒张，呈树枝状。肺充血、瘀血。腹腔有特殊腥臭味。肝脏肿胀，质地变脆。胆囊肿大，充满胆汁。脾呈深褐色。膀胱积有茶色尿液。胃内充满未消化的食物，胃黏膜出血、脱落，有大小不等的溃疡灶。肠黏膜呈弥漫性出血，大小肠均混有多量气体。小肠充满气体和胶冻样液体，使肠壁变薄而透明。大肠粪便水样，有腥臭气味。盲肠浆膜有出血斑。

5. 鸡　口腔、喉头黏液增多；肺充血；肝肿大，并有出血点；胆囊充盈；肾脏多有充血和出血；大多数鸡的肠腔扩张 3～5 倍并充满气体，十二指肠出血性肠炎，肠黏膜充血、出血或坏死。

【临床学】

一、临床表现

（一）人的临床症状

1. 人气性坏疽　由于病原菌侵入创伤肌肉中增殖所致，一般由战伤导致的创口内查到这类细菌可达 22%～80%，但发生气性坏疽的仅占其中的 1%～2%，其余大部分属于创伤性污染。约有 5% 能在创伤坏死组织及软组织中增殖，只引起厌氧芽孢杆菌蜂窝织炎。

2. 人的产气荚膜梭菌食物中毒　一般食入污染食物 6～24 h 后发病，起初表现为水样便，剧烈腹痛，少有恶心呕吐，患者常呈胃肠炎或肠炎症状，但及时对症治疗后，常在 24 h 内即可康复。

（二）动物发病表现

1. 牛　最急性型病例无任何前驱症状，有的第一天晚上正常，第二天早上发现死在厩舍中。死后腹部迅速胀大，舌脱出口外，从口流出带有红色泡沫的液体，肛门外翻。或在放牧中或拴系或使役时,突然出现异常,行走或站立不稳,喜卧地,强行驱赶,不思行走,或倒退或步履不稳;肌肉发抖,尤以后躯为甚;四肢呈游泳状划动,头颈向后伸直,鸣叫数声不久死亡。病程最短的几分钟,最长的1~2 h。

急性型病牛体温升高或正常,呼吸急促,心跳加快,精神沉郁或狂躁不安,食欲不振甚至废绝,耳鼻、四肢发凉,全身颤抖,行走不稳。出现症状后,病情发展迅速,倒地、四肢僵直,口腔黏膜发绀,大量流涎,腹胀、腹痛,全身肌肉抽搐震颤,口流白沫,倒地后四肢划动,头颈后仰,狂叫数声后死亡。

亚急性型呈阵发性不安,发作时两耳竖直,两眼圆睁,表现出高度的精神紧张,后转为安静,如此周期性反复发作,最终死亡。

急性和亚急性病牛有的发生腹泻,排出含有多量黏液、呈酱红色并带有血腥异臭的粪便,有的排粪呈喷射状水样。

2. 猪　分为最急性型、急性型、亚急性型、慢性型。最急性型,仔猪出生后,1 d内就可发病死亡,症状多不明显,只见仔猪后躯沾满血样稀粪,病猪虚弱,很快进入濒死状态。急性型最常见,病程常维持2 d。病猪精神沉郁、嗜睡、食欲下降或废绝,排出含有灰色组织碎片的红褐色稀粪,体温达40~41℃,饮欲增加,病猪消瘦、虚弱,发病后期出现血痢。病死猪腹部膨胀、口腔、肛门有血样分泌物,皮肤苍白或发绀。亚急性型一般经5~7 d死亡,病猪持续性腹泻,病初排出黄色软粪,以后变成液状,内含坏死组织碎片,病猪极度消瘦和脱水。慢性型病程在1周以上,间歇性或持续性腹泻,粪便呈黄灰色糊状,病猪逐渐消瘦,生长停滞,于数周后死亡或被淘汰。

3. 羊　羊感染的病型有多种,临床上均表现为病程短,发展快,病死率高,有不少相似之处,易于混淆。

(1)羊猝狙　发病的羊病程极短,一般为3~6 h,通常没有早期发病症状即突然死亡,或病羊突然停止采食和反刍,表现为磨牙、腹痛、呻吟,有时见病羊掉群,剧烈痉挛,侧身卧地,咬牙,眼球突出,衰弱,数小时内死亡。

(2)羊黑疫　病程极短,绝大多数羊未见症状即突然死亡。少数病例病程可拖延1~2 d,病羊掉群,精神不振,食量减少,身体虚弱,呼吸困难,体温升高至41.5℃左右,呈昏睡俯卧,病死率为100%。

4. 兔　多为急性死亡。潜伏期短的2~3 d,长的可达10 d。最急性病例常不见临床症状而突然死亡。大多数病例主要表现为下痢。病兔精神沉郁,拒食,粪便初期灰褐色、软稀,很快变成带血、胶冻样或黑褐色水样粪便,并有腥臭味,粪便污染臀部、后腿及尾部被毛。病兔在水泻的当天或次日即死亡,发病率可达90%,病死率几乎达100%。

5. 鸡　青年鸡最易感,肉鸡多发。最急性者突然发病,迅速衰弱死亡,看不到明显症状。病程1 d以上者可见精神不振,羽毛松乱,嗜睡,寒战,食欲减少或废绝,排黄色黏性带血粪便。部分病鸡有步态僵拘或歪颈等神经症状。病鸡鸡冠多数为青紫色,少数呈苍白色,病死率高。

二、临床诊断

根据流行病学、临床症状和病理变化特点可做出初步诊断,确诊必须进行实验室检查。

（一）微生物学诊断

取回肠、盲肠内容物、肠黏膜及心血、肝脏病变组织做涂片，革兰氏染色，镜检可见有大量的革兰氏阳性大杆菌。若用荚膜染色法染色可见到荚膜。将肠内容物经 80℃ 加热 10 min，2 000 r/min 离心 10 min，上清液接种厌氧熟肉肝汤，37℃ 培养 20～24 h，可见特征性产气。将肠内容物接种于葡萄糖鲜血琼脂培养基，37℃ 厌氧培养 24 h，可见直径 2～5 mm 的圆形、边缘整齐、灰色至灰黄色、表面光滑的典型双溶血环菌落。将分离出的细菌接种于含铁牛乳培养基，37℃ 培养 8～10 h 后可观察到"暴烈发酵"现象。

动物试验 选 16～20 g 小鼠数只，尾静脉或腹腔注射含魏氏梭菌毒素的检样或其稀释液 0.2～0.5 mL，10 min 或数分钟内小鼠发病、死亡，可用魏氏梭菌 A、B、C、D、E 抗毒素血清作毒素中和试验，确定毒素类型。用培养物 0.3～1 mL 腹腔接种家兔后可观察到接种兔出现以下痢为主要特征的临床症状，均可在 16 h 内死亡，并出现与自然发病兔相同的病理变化。

（二）血清学诊断

可应用对流免疫电泳、间接微量凝集试验、中和试验和 ELISA 等方法进行确诊，需要制备产气荚膜梭菌毒素或抗毒素。也可以利用免疫胶体金试纸条，取喉气管、泄殖腔棉拭子以及脏器等直接进行现场检测，无需仪器设备，操作简单，20 min 内即可初步判断是否有产气荚膜梭菌存在，可用于产气荚膜梭菌的早期诊断。这些方法具有迅速、敏感、准确、方便，不需使用动物等优点，值得发展应用。

（三）毒素基因与菌型鉴定

目前已有商品化的反向乳胶凝集、ELISA 试剂盒用于毒素鉴定。针对不同毒素基因设计特异的引物，运用 PCR 与多重 PCR 也可以协助诊断。例如利用多重 PCR，可以从粪便中成功检出产气荚膜梭菌毒素，从而判定出菌的型别。蛋白质电泳技术、毒素表型 Western blot 等方法，也可以用于鉴定细菌不同血清型。

三、临床治疗

本病发病迅速，病程短，用药物治疗，疗效往往不佳，且严重的往往来不及治疗。一般对亚急性或较轻缓的病例，可采用抗菌药物控制继发感染，并进行对症治疗。可内服土霉素、四环素或甲硝唑，同时配合补充电解质、使用镇静安神类药物等，这些措施均有一定的疗效。此外，用高免血清治疗本病也有较好效果。

【防制】

本病的防制应采取综合措施，预防为主。加强饲养管理，合理搭配饲料，禁喂发霉变质饲料，做好冬季防寒、夏季防暑工作，定期进行环境、水源、圈舍消毒，消灭蚊蝇等害虫的危害。及时清除粪便和污物，进行无害化处理。一旦出现发病，应迅速进行隔离消毒，同时焚烧掩埋病死动物尸体，对其他动物紧急接种疫苗，进行全面防控，防止疫情的扩散蔓延。免疫接种是预防本病的主要措施。目前，已成功研制出浓缩氢氧化铝灭活苗、类毒素疫苗，在常发地区或发病季节可用于预防和控制此病。

二维码

思考题

1. 试述魏氏梭菌引起的主要动物疾病。
2. 试述牛、羊魏氏梭菌病的临床症状及病理变化。
3. 试述魏氏梭菌病的各种实验室诊断方法及特点。

第十六节　棒状杆菌病

棒状杆菌病(corynebacteriosis)是由多种棒状杆菌引起的多种动物和人的一些疾病的总称。能引起人和动物的急性和慢性感染。虽然不同种类的家畜感染的细菌种类不同,所引发的疾病也有差异,但一般以某些组织和器官出现化脓性或干酪样的病理变化为特征。

【病原学】

棒状杆菌属(*Corynebacterium*)为一类多形态细菌。菌体由球状至杆状,菌体一端或两端膨大呈棒状。单在、丛状或栅栏状不规则排列。革兰氏染色为阳性,无鞭毛,无荚膜,也不产生芽孢。用奈氏法或美蓝染色后,菌体染色不均匀,有异染颗粒或节段浓染。致病的棒状杆菌大多为需氧或兼性厌氧,生长最适温度为37℃,在有血液或血清的培养基上生长良好。有的能产生毒力强大的外毒素。对动物有致病性的主要有化脓棒状杆菌(*C. pyogenes*)、肾棒状杆菌(*C. renale*)、假结核棒状杆菌(*C. pseudotuberculosis*)、马棒状杆菌(*C. equi*)和猪棒状杆菌(*C. suis*)。对人有致病性的主要是白喉棒状杆菌(*C. diphtheriae*)。曾归为棒状杆菌属的与兽医有关的几种棒状杆菌现已划入其他菌属,如化脓棒状杆菌划归为放线菌属,称为化脓放线菌(*Actinomyces pyogenes*),将马棒状杆菌划归为红球菌属,称为马红球菌(*Rhodococcus equi*),将猪的棒状杆菌划归于为真杆菌属,称为猪真杆菌(*Eubacterium suis*)。

引起家畜的疾病,以马溃疡性淋巴管炎、绵羊干酪样淋巴结炎、幼驹传染性支气管炎和牛细菌性肾盂肾炎等几种较为多见。

【流行病学】

棒状杆菌广泛分布于自然界,多数为非致病菌,只有少数有致病性。假结核棒状杆菌可通过脓汁、分泌物和排泄物污染饲料、饮水,多经口腔黏膜和皮肤伤口感染,马多见于后肢系部的伤口,羊多见于剪毛、去势、断尾、草木刺伤等伤口,也可经消化道和呼吸道感染。肾棒状杆菌主要经尿路感染,因患病或带菌动物的尿中病菌通过尿道、阴道侵入机体。肾棒状杆菌病主发于牛,也偶发于马和绵羊,母畜多见,公畜很少。

【病理学】

1. 马假结核棒状杆菌病(马溃疡性淋巴管炎)　死亡的病例,可见内脏,尤其是肾、肺有转移性脓肿,病变附近的淋巴结可能肿大,但不变硬、不化脓。
2. 羊假结核棒状杆菌病(羊干酪性淋巴结炎)　尸体消瘦,体表和内脏淋巴结肿大,切开病灶,内含黄白色黏稠胶样脓汁,陈旧性病灶呈干酪样,周围有较厚的纤维素包囊包裹。组织病理学检查,病灶由层次清晰含有大量菌体、白细胞及其核碎片的中央组织坏死区和周围的纤维性肉芽肿性包囊两部分组成。有的体表淋巴结病灶周围皮下组织出现胶样浸润或脓肿。肺、肝、脾、肾、大网膜、肠道浆膜、胃壁、子宫等处有数目不等、大小各异的脓灶和干酪样病灶。有时肺脏与胸膜粘连,胸腔或腹腔内有大量黄白色脓液。

3. 骆驼假结核棒状杆菌病(骆驼脓肿病) 病死骆驼体表有创伤,体表浅淋巴结化脓性肿大。体内脓肿以肺脏最为多见,其次为肝、肾、淋巴结等。肺脏肿大,且布满大量的干酪样、大理石样直径 1~7 cm 的结节。坏死灶经液化吸收后,常形成肺空洞。肺门淋巴结水肿。肠系膜淋巴结有水肿也有化脓,小肠也布满大小不一、数目不等的干酪样、大理石样结节,有的结节切开后流出白色无味牙膏状脓汁。

4. 肾棒状杆菌病(牛细菌性肾盂肾炎) 肾肿大,严重的可达正常的 2 倍。发病较久的肾外膜与肾脏部分粘连。病肾有灰黄色的小化脓灶和坏死灶,呈斑点状,切面病变部呈楔状。肾盏、肾盂由于渗出物积聚而扩大。肾乳头坏死,有渗出物,混有纤维素凝块、小血块、坏死组织和石灰质。膀胱壁增厚,黏膜肥厚,有出血、坏死和溃疡。尿恶臭,含有血、脓、黏液、纤维素凝块和脱落的坏死上皮。输尿管膨大、积尿,黏膜增厚,有坏死变化。

【临床学】

一、临床表现

(一)人的临床症状

主要为白喉,是一种急性呼吸道传染病,患者咽喉部出现灰白色的假膜。白喉棒状杆菌能产生外毒素,进入血液后可引起强烈的全身中毒性症状。表现为咽、喉、鼻等处黏膜坏死,形成伪膜,并有发热、无力等全身临床症状。严重者,可因咽喉伪膜脱落,阻塞呼吸道,导致患者窒息死亡。

(二)动物发病表现

1. 马假结核棒状杆菌病 主要引起马溃疡性淋巴管炎,发病缓慢,病菌经创伤侵入皮下和皮下淋巴间隙生长繁殖,然后沿淋巴管蔓延,形成结节和溃疡,也可转移到内脏,形成转移性的化脓灶,使病情恶化,甚至导致死亡。

2. 羊假结核棒状杆菌病 主要引起绵羊干酪性淋巴结炎,羔羊化脓性关节炎。最初局部感染发生炎症,后波及邻近的淋巴结,以肩前、股前淋巴结较常见。淋巴结化脓并缓慢增大,自行破溃后流出脓汁。四肢关节的脓肿可引起跛行。若波及深层或内脏的淋巴结,则表现渐进性的消瘦、衰弱、呼吸加快,最后衰竭死亡。

山羊以头部、颈部淋巴结多见。山羊羔最常见于肩前淋巴结,一般不化脓破溃。

3. 骆驼假结核棒状杆菌病 病初活动减少,呈感冒状,常有咳嗽,体温正常或升高达到 39~40℃或以上。精神沉郁,食欲废绝,驼峰下垂,呼吸困难呈腹式呼吸,有腹泻表现。经十多天或数月体表出现脓肿,脓肿可发生于体表的任何部位,大小不一,数目不等,多见于蹄部、腿部、颈部、肩部的肌肉或淋巴结,也可见于深层的组织。待发生于体表的脓肿化脓成熟后,脓肿破裂,流出白色、质地均匀、无臭味的脓汁。不进行治疗也可自愈。重病驼精神沉郁,反刍废绝,卧地不起,最后衰竭而死。本病一般呈慢性经过,病程长短不一,约为数月或一年以上。也有急性的,为 1～2 个月。

4. 肾棒状杆菌病　当发生单纯膀胱炎时,病畜呈现尿频、尿少、排尿困难,尿液混浊、血尿等临床症状。随着病程发展,尿中混有血块和黏膜碎片,外阴部被脓汁污染。当发生肾盂肾炎时,呈现发热、食欲不振、泌乳量降低等症状。尿液检查,尿内含有蛋白质、白细胞、纤维素、上皮碎屑和小血块等。若不能得到及时治疗,病畜逐渐消瘦、衰竭而死。

患病动物精神不佳,食欲减退,饮水量增加,体温稍高。主要表现外阴部轻度肿胀,尿液混浊,排尿时有疼痛反应,腰背拱起,不愿走动,尿中含有脓球、血块、纤维素及黏膜碎片。个别动物因尿毒症而死亡。

二、临床诊断

根据各个病特殊的临床症状和病理变化,可以做出初步诊断。确诊需用微生物学方法,从病灶处取病料涂片,革兰氏染色,检查细菌形态和染色反应,同时将病料划线于血琼脂平板上,培养 24～26 h 后挑取疑似菌落做纯培养,进行鉴定。

1. 马假结核棒状杆菌病　从未破溃的脓肿采取脓汁,分离细菌进行鉴定,可以做出确诊。注意与马鼻疽、流行性淋巴管炎的区别。鼻疽杆菌为革兰氏阴性菌,流行性淋巴管炎的病原为呈西瓜子状的囊球菌。本病发生的部位一般在后肢系部,形成的溃疡易于痊愈,鼻腔没有病变,鼻疽菌素试验阴性,可与马鼻疽区别。皮肤鼻疽时受害淋巴管呈串珠状肿,皮肤脓肿破溃后,呈火山口状溃疡,鼻疽菌素点眼阳性。流行性淋巴管炎不专发于系部,破溃后新生过量肉芽组织突出于皮肤表面呈蘑菇状,与本病不同;采取病变材料用公豚鼠进行腹腔内接种试验,流行性淋巴管炎不发生反应,本病则发生睾丸炎,可以区别。

2. 羊假结核棒状杆菌病　本病生前不易确诊,宰后如发现淋巴结的脓肿、化脓,脓汁呈干酪样等,即可做出诊断。如将脓汁做分离培养,则更易于确诊。

3. 骆驼假结核棒状杆菌病　由未破溃的脓肿采取脓汁检查。

4. 肾棒状杆菌病　采取尿液,离心,取沉渣检查。

三、临床治疗

1. 马假结核棒状杆菌病　手术疗法常可收到良好的疗效。结节和溃疡在清洗消毒后涂搽碘酊,配合应用青霉素或合霉素等治疗,则可加速治愈。

2. 羊假结核棒状杆菌病　早期用青霉素、黄色素治疗有较好的疗效。0.5％黄色素静脉滴注,成羊 10 mL,羔羊 4 mL,同时肌内注射青霉素或广谱抗生素,再结合磺胺类药物,可获得良好的疗效。体表成熟的脓肿,应按外科手术方法切开排脓,脓腔涂以稀碘液、碘仿等抗菌药;或用碘酒棉条填塞数日后取出,撒上高效广谱抗生素粉;或切开排脓后用双氧水灌洗创口后,再撒上高效广谱抗生素粉,同时肌内注射高效广谱抗生素 1～3 d。

3. 骆驼假结核棒状杆菌病　首选新砷凡纳明和青霉素、链霉素治疗,其他如庆大霉素、卡那霉素等药物在早期应用也有较好疗效。当脓肿成熟时,应施行外科疗法。对反复发生脓肿的病例,应交替使用抗生素,并配合清创和大量输液。

4. 肾棒状杆菌病 青霉素、链霉素单用或合用均有一定疗效。

【防制】

平时需做好场、厩的清洁卫生和皮肤卫生。定期消毒,要注意防止外伤。发生外伤后,及时进行外科处理。应清除畜舍和饲槽的锐器、铁丝等。临床检查时,发现患病动物应隔离饲养和治疗,治疗无效的应予淘汰。兽医或饲养人员如接触患病动物,要注意个人防护。在常发地区,对动物假结核棒状杆菌病可采取免疫预防。目前所用疫苗是用多种菌株制成的灭活菌苗以及类毒素,这些制剂都表现出一定程度的预防作用,而以磷脂酶 D 制成的类毒素的效果较好。

思考题

1. 羊和骆驼的假结核棒状杆菌病的主要症状是什么?
2. 如何对马棒状杆菌病及其类似疾病进行鉴别诊断?
3. 试述各种动物的肾棒状杆菌病的传播途径与主要症状。

二维码

第十七节　伪结核病

伪结核病(pseudotuberculosis)是由伪结核耶尔森菌引起的一种人兽共患细菌病,其特征是在易感动物内脏发生灰白色干酪样坏死和结节,故称为伪结核病。1883 年,Malassez 和 Isberg首次从具有结核样损伤的豚鼠体内发现病原,此后从多种哺乳动物和禽类中又相继分离到病原。伪结核耶尔森菌主要引起啮齿动物的疾病,对家兔危害也很大,人类大多为肠道感染症状。

【病原学】

伪结核耶尔森菌(*Yersinia pseudotuberculosis*)属于肠杆菌科(Enterobacteriaceae)耶尔森氏菌属(*Yersinia*),是一种革兰氏阴性短杆菌,有时可见到球形或长丝状的菌体,无荚膜,不形成芽孢,周身鞭毛。在 22～30℃培养时可形成鞭毛并有运动性,37℃培养时则无运动性。该菌具有微抗酸性,在组织涂片中表现为两极着色。需氧或兼性厌氧,生长温度较为宽泛,0～45℃均可生长。最适温度为 22～30℃。伪结核耶尔森菌携带有一个约 70 kb 大小的毒力质粒(pYV),是耶尔森菌致病所必需的。业已明确,负责菌体抗原合成的基因簇包括 17 个基因,菌体抗原的基因簇具有多态性。根据菌体脂多糖(LPS)侧链的抗原性,至少包括 6 个不同的 O 抗原群(生物型Ⅰ～Ⅵ),并可分为 A、B、2～15 多个亚群,O 抗原 29 种,H 抗原 5 种。例如 O:1、O:2 和 O:3 含有 a、b、c 三个亚型。O:4 和 O:5 至少含有 a、b 两个亚型,其不同生物型、血清型与菌株致病性、生态学以及地区分布具有相关性。来自欧洲和北美的人类分离株大部分属于 O:1 血清型,而远东的分离株以 O:4 和 O:5 为主。

本菌对热敏感,80℃ 10 min,60℃ 40 min 即可灭活。很容易被阳光、干燥、加热或普通消毒剂(如 0.4% 福尔马林、5% 石炭酸)杀灭。密封于琼脂斜面或冻干保存的细菌可保持活力多年。

【流行病学】

在自然情况下,伪结核耶尔森氏菌广泛分布于自然界,存在于多种动物,特别是鸟类和啮齿动物中,在土壤和人体中也有发现。伪结核病在鸟类和哺乳动物,尤其是啮齿目和兔形目(家兔和野兔)动物中可呈地方性流行。患病或带菌动物是本病的主要传染源。鼠类是本病病原菌的自然储存宿主。病原菌随粪尿排出体外,污染土壤、饲料、饮水、食物和周围环境,因而消化道是本病的主要传播途径;直接接触传播也有可能。幼禽对本病易感,感染率可达80%。各种年龄与品种的家兔均有易感性,曾多次从马、牛、羊、猪、猴、狐、貂、鸡、鸽、犬、野鼠、栗鼠以及猫体内分离到本菌。人也能被感染致病。营养不良、卫生条件差和感染寄生虫病可促使本病发生。

【病理学】

病原菌进入体内后,首先侵害消化道,并经淋巴管抵达肠系膜淋巴结,随后发生菌血症,病原菌随血液侵入各器官,肝、脾是最常见的受害部位。本病剖检病理变化主要是内脏器官,特别是肠系膜淋巴结肿大,并有干酪样坏死。

病变主要是在多脏器出现类似结核病的干酪样肿胀和结节。

1. 禽类　肉眼可见尸体消瘦,被毛粗乱、干燥;体表淋巴结肿大,内含干酪样坏死物。对于早期因败血症急性死亡的病例,仅可能观察到肝、脾肿大和肠炎。病程稍长的病例,肝脏、脾脏和肌肉可观察到粟粒大小的坏死灶,心脏、肺脏和肾脏有时可见到出血点。肠炎从卡他性到出血性,程度不同,有时浆膜腔内含有多量液体。

2. 兔　回盲部圆小囊肿大,蚓突肿大发硬,状似腊肠。脾脏肿大数倍,呈紫红色,整个脾脏布满灰白色干酪样小结节。黏膜、浆膜以及肝脏、肾脏、心脏、肺脏也有类似病变。肠系膜淋巴结肿大,有灰白色坏死灶。死于败血症的病兔全身脏器充血、瘀血和出血,肌肉呈暗红色。

【临床学】

一、临床表现

(一)人的临床症状

本病常呈慢性经过,临床表现多样。伪结核耶尔森氏菌可黏附于小肠,产生肠毒素,促进水和电解质分泌。常见引起急性胃肠炎,患者出现水样稀便,腹泻,同时伴有肠系膜淋巴结炎,此外还可导致阑尾炎、脓肿和败血症等,易出现高热、紫癜或结节性红斑,肝、脾肿大等。

(二)动物发病表现

常取慢性经过,临床表现多样,差异很大,腹泻是常见的症状。急性病例的潜伏期为3～6 d,慢性病例的潜伏期为14 d或更长。最急性病例往往无任何前驱症状而突然死亡,或在症状出现后存活数小时,这类病例通常以突发腹泻和急性败血性变化为主。

1. 豚鼠和兔　常发生本病,患病动物腹泻,迅速消瘦。家兔少数病例呈急性败血经过,表现为体温升高、呼吸困难、精神沉郁、食欲废绝,并很快死亡。多数兔病初症状不明显,随后出现慢性腹泻,食欲减退,进行性消瘦,被毛粗乱,极度衰弱。多数病兔有化脓性结膜炎,腹部触诊可感到肿大的肠系膜淋巴结和肿硬的蚓突。

2. 禽类 根据发病情况可分为三种:最急性病例,往往无任何症状,突然倒毙而死;或在突发性腹泻症状出现后存活数小时。急性病例较常见,表现为虚弱、羽毛暗淡而蓬乱、精神不振呈嗜眠状、缩颈低头、两翅下垂、食欲减少、呼吸困难,往往发生腹泻;一般症状出现后 2～4 d死亡。慢性病例,病程会更长,病禽出现贫血,消瘦,极度虚弱或麻痹,行走困难,强直,嗜睡,便秘等。起初病禽可能采食正常,但通常在死前 1～2 d 食欲完全丧失。

3. 羊 感染多为慢性,主要表现为淋巴结肿大,乳房淋巴结受害时,表现为乳房肿大变硬,表面似脑沟回样,有的病羊表现为慢性支气管炎,贫血、消瘦,行动迟缓。

4. 马 表现为后肢溃疡性淋巴管炎,马淋巴管肿胀,不愿活动,关节疼痛,跛行。

5. 骆驼 表现为淋巴结和肺脏发生脓肿,破溃后流出白色干酪样脓汁。

二、临床诊断

伪结核菌病一般仅表现腹泻、肠系膜淋巴结炎等症状,但由于症状不典型,极易造成误诊而延误治疗。因此只能根据发病动物的症状及病理变化做出初步判定,确诊有赖于实验室诊断。

(一)微生物学方法

采取淋巴结、内脏器官等病料,在病的早期或发生败血症的病例可取血液,活体检查时还可采取粪便分离培养。本菌对培养基的要求不严格,按照小肠结肠炎耶尔森菌的分离方法,即可获得满意结果。对分离菌的血清型,可用标准血清进行鉴定。肠系膜淋巴结的分离率高于其他器官,从兔蚓突和圆小囊取材容易获得纯培养。

用磷酸盐缓冲液(pH 7.6)制成 10％的粪悬液,取悬液划线接种于琼脂表面,在 27℃培养24～48 h,取可疑菌落,进一步做生化反应和血清型的鉴定。改良磷酸盐缓冲液低温增菌培养法简便易行,有利于提高分离率。

(二)血清学方法

试管凝集试验、荧光抗体试验和 ELISA 可用于本病的快速诊断。

(三)分子诊断技术

根据该菌特异性基因序列设计不同的引物,进行 PCR 反应,可以对小肠结肠炎和伪结核等耶尔森菌病予以区分,从而做出快速诊断。

本病与结核病相似,有干酪样坏死病灶,应注意区别。

三、临床治疗

本病的治疗尚无特效药物。研究表明,伪结核耶尔森菌对庆大霉素、卡那霉素高度敏感,对四环素中度敏感,对青霉素、链霉素、红霉素和黄连素不确定。通过药敏试验筛选出高敏药物进行群体治疗,可以减少损失。

【防制】

本病目前主要采取综合性防控措施,加强饲养管理和卫生工作,防止饲料、饮水与用具的污染,定期消毒等。如注意扑杀野生啮齿类动物(如野鼠),防止野禽进入鸡舍;引进新动物需做好隔离、检疫工作,防止带入传染源。一旦发现发病动物,应及时隔离或淘汰,并对污染的畜舍、运动场和用具等彻底消毒。

有报道猪有商品疫苗,但覆盖的血清型有限。兔用假结核耶尔森菌多价灭活苗按规定免疫程序和剂量进行注射,有较好的预防效果。

二维码

思考题

1. 伪结核病多发于哪些动物?其促发因素有哪些?
2. 简述兔伪结核病的主要症状和病理变化。
3. 如何诊断和防制伪结核病?

第十八节　肉毒中毒

肉毒梭菌毒素中毒症(botulism)是由于摄入含有肉毒梭菌毒素的食物或饲料而引起的人和多种动物的一种急性、中毒性疾病。临床上以全身肌肉渐进性麻痹和瘫痪为主要特征。我国最早报道见于 1958 年,在新疆某地发生肉毒梭菌毒素中毒。近年来,随着我国养殖业全面发展,除禽类较多发生外,犬、貂、貉、狐、狼、梅花鹿、猫及鸽、一些珍稀雉类也见有发生。

【病原学】

肉毒梭菌(C. botulinum)属于芽孢杆菌科(Bacillaceae)梭状芽孢杆菌属(Clostridium)成员,多呈直杆状,单个或成双,为革兰氏阳性梭状芽孢杆菌。周身有鞭毛,能运动。芽孢卵圆形,位于菌体近端,大于菌体直径,使细胞膨大。在液体和固体培养基上易于形成芽孢。

肉毒梭菌是一种在常温和缺氧环境下生长的腐生、专性厌氧菌。在温带地区,肉毒梭菌通常多发于温暖季节,因为在最适生长温度 30~37℃范围内,饲料中的肉毒梭菌可以大量地繁殖,在 25~30℃时最适于产生毒素。

肉毒梭菌产生的肉毒毒素,系一种具有神经和细胞毒性的外毒素。根据其产生毒素的抗原性,肉毒梭菌可分为 A、B、C(含 C_α、C_β 两亚型)、D、E、F、G 7 个型,每一菌株一般只能产生单一型毒素,但近年来也发现有复合型(包括 AB、AF、BA 和 BF)。根据其生物学性状不同又分为 4 群,Ⅰ群:包括所有 A 型和部分 B 型和 F 型菌株;Ⅱ群:包括所有 E 型和部分 B 型和 F型菌株;Ⅲ群:包括所有 C、D 型;Ⅳ群只有 G 型菌。

肉毒梭菌芽孢具有很强的抵抗力,在 180℃干热 15 min,100℃湿热 5 h,或高压蒸汽120℃ 20 min,才能杀死。

【流行病学】

肉毒梭菌广泛分布在自然界,如土壤、江河、湖塘沉积物,水果、蔬菜、畜禽、鱼制品中,也偶见于动物肠道、饲料中。在不正确加工、包装、储存的罐头食品或真空包装食品中,肉毒梭菌亦能生长。肉毒中毒是由肉毒梭菌毒素所致的中毒性疾病,主要以食品为媒介,引起食物中毒型肉毒中毒,此外还可通过创伤感染和肠道感染引起肉毒中毒。人的食物中毒型肉毒中毒主要因食入含有毒素的罐头食品和腌制的肉、鱼制品所引起,亦有报告因进食发酵馒头、面酱或家制臭腐乳而发病。肉毒毒素除自消化道食入外,肉毒梭菌芽孢也可通过消化道、呼吸道、眼结膜和破损皮肤侵入,而婴儿肉毒中毒的传播途径不清,有报道蜂蜜可能为传播媒介。在我国,人的肉毒中毒涉及的菌型主要有三种:A、B 和 E 型。

马、牛、羊、水貂、猪等饲养动物,小鼠、大鼠、豚鼠、家兔、犬、猫、猴等实验动物,以及鸡、鸽等各种禽类都敏感。牛、羊自然发病主要是草原放牧时,尤其在缺磷、钙的草场放牧舔食尸骨,因摄食了含有毒素的动物尸体(或动物内脏和动物肉)、霉烂的青贮料或玉米、马铃薯(多见于马)而引起,也可在食入污染有肉毒梭菌食物后,细菌在体内繁殖并产生毒素而引起中毒。饲料中毒时,因毒素分布不均匀,动物易感程度不同,所以并不是所有吃了有毒饲料的动物都会发病。本病的发生有明显的地域性和季节性。在我国主要分布于西部地区和东北地区,其菌型以 B 型为主,其次为 A 型,发病季节以 5～10 月为多,患病的动物种类包括马、黄牛、牦牛、绵羊、山羊、猪、水貂、骆驼、鸡和鸭等。

【病理学】

一般无特殊病变,但死后对动物剖检,常见到心内外膜均有出血点,胃肠黏膜有卡他性炎症和点状出血,尤以肠道多见。胃内食物干硬,直肠多积粪。咽喉前部有食团,咽喉和会厌软骨的黏膜有黄色被覆物,其下有出血点。脑膜充血,肺发生充血和水肿,肝脾肿大且多质脆、发青,膀胱内可能充满尿液。

【临床学】

肉毒梭菌中毒的临床表现主要由运动神经麻痹导致。

一、临床表现

(一)人的临床症状

表现为头晕,全身无力,恶心、呕吐,以及视力模糊、俯视、斜视、眼球活动障碍,瞳孔扩大,光反射消失,眼睑下垂等眼肌神经麻痹症状;咀嚼、吞咽、发音、抬头和呼吸困难,肢体瘫痪等神经症状呈进行性、对称性和下行性发展。但神志清楚,感觉正常,体温不高。婴儿型肉毒中毒多见于半岁内的婴儿,90%的病例表现为便秘,全身软弱,神经肌肉性麻痹和成人相似,呈下行性发展。

(二)动物发病表现

1. 家禽　鸡、鸭、鸵鸟都可感染发病,典型临床症状是羽毛松乱,双腿、翅膀、颈部、眼睑麻痪。病初喜卧,不愿走动。翅膀麻痹后自然下垂。颈部肌肉麻痹时可见斜颈,头颈软弱无力,向前低垂。麻痹症状从全身末梢向中枢发展,最终因心脏或呼吸衰竭而死亡。雉类不能飞行和站立,头颈下垂,昏迷、嗜睡、呼吸困难。

2. 家畜 病羊初期有兴奋症状,步态僵硬,共济失调,运动时头弯于一侧或做点头运动,尾向一侧摆动,患畜喜卧,或卧地不起,最后呈腹式呼吸,直至肢体麻痹死亡;马和牛多表现为运动麻痹,由头部开始,迅速向后躯及四肢发展,表现为肌肉软弱和麻痹,咀嚼和吞咽困难,肠蠕动音减弱,顽固性便秘,步态不稳,舌垂于口外,流涎,共济失调,卧地不起,最后出现呼吸困难等呼吸麻痹症状。重者数小时内死亡,轻者可逐渐恢复。

3. 水貂 精神沉郁,后肢麻痹,共济失调,卧地不起,流涎,呼吸困难,最终死于呼吸麻痹。

4. 狐 离群呆立,对外界反应淡漠,四肢外展,流涎,体温不高,食欲明显下降,畏寒,全身发抖,死前角弓反张,头颈后仰。

二、临床诊断

根据与含毒的食物、饲料有无接触的病史,临床症状,病理剖检等可做出初步诊断,确诊还需进行实验室诊断。

(一)肉毒神经毒素的检测

经典试验方法是用小鼠进行肉毒神经毒素试验。将待检样品(一般用血清)注射入小鼠腹腔。若样本中含有毒素,则小鼠出现典型的肉毒中毒临床症状如卷毛、肌肉无力、局部肌肉麻痹、呼吸困难、失声而死亡(症状通常于注射后 1 d 出现,也可能需几天观察),加有同型抗毒素的对照小鼠不发病,则可以确诊。

目前国内外广泛采用 PCR 方法检测编码神经外毒素的肉毒梭菌基因,如和核酸探针相结合,效果更好。多重 PCR 可对多种毒素同时检测。PCR 与 ELISA 的有机结合,可用于环境和食品中肉毒梭菌和相应毒素的检测。

(二)免疫学方法

可直接从患病动物的食物、粪便、呕吐物、血清等标本中检测出肉毒毒素,主要方法有放射性免疫技术(RIA)、反向间接血凝法(RPHA)、反向乳胶凝集试验(RPLA)、酶联免疫吸附试验(ELISA)、胶体金免疫层析法(ICA)等。采用各型神经毒素的单克隆抗体建立的 ELISA,不仅可以用于各型毒素的检测,还可用于细菌分型。

(三)细菌分离鉴定

将被检材料接种于庖肉培养基中,80℃加热 30 min 后置于 30℃继续培养 5～10 d,培养上清液可用于毒素的检测。再将液体培养物转种于血琼脂平板,35℃厌氧培养 48 h,挑取可疑菌落染色镜检。

三、临床治疗

治疗原则是减少毒素吸收,采用抗生素治疗,促进神经肌肉的功能恢复,静脉输液和对症治疗。对大家畜和病程缓慢的病例,在发现早期可以使用抗生素结合血清疗法。投服泻剂,有利于毒素的排出。

【防制】

应加强饲养管理,经常清除牧场、羊舍和其周围的垃圾和尸体。保证饲料质量,禁喂变质的饲草,注意饲料搭配。在常发病地区,可以进行类毒素的预防注射。我国已研制成功肉毒梭菌 C 型菌苗,皮下注射,免疫期 1 年。预防用量骆驼 20 mL,牛 10 mL,羊 4 mL,水貂 1 mL。我国研制的 C 型干粉苗,用量小,使用更为方便。

 思考题

1. 各种动物肉毒梭菌毒素中毒后的典型发病表现是什么?
2. 怎样进行肉毒梭菌毒素中毒的快速诊断?
3. 如何防止规模化养殖场肉毒梭菌毒素中毒症的发生?

二维码

第十九节　鼻　疽

鼻疽(maliasmus)是由鼻疽假单胞菌引起的一种人兽共患传染病。主要流行于马、骡、驴等马属动物,人通过与病畜直接接触或飞沫传播导致感染。本病的特征是在肺脏、淋巴结或其他实质器官内形成特异的鼻疽结节。流行无季节性,呈散发或地区性,新发地区流行多呈急性、暴发性。鼻疽在我国列为二类动物疫病,世界动物卫生组织(OIE)将其列为 B 类动物疫病。

【病原学】

鼻疽假单胞菌(*Pseudomonas mallei*)又称鼻疽杆菌,或鼻疽伯克菌(*Burkholderia mallei*),为革兰氏阴性菌,菌体中等大小,两端圆形,无芽孢、荚膜、鞭毛。菌落正常为光滑型(S),变异则呈现粗糙型(R)、皱襞型(C)、矮小型(D)、黏液型(M)或伪膜型(P)等。

本菌微需氧,在马铃薯培养基上可见棕色、黏性、圆形、透明或半透明的小菌落。该菌抵抗外界因素的能力不强,一般消毒药能杀灭该菌。一般色素都能着色本菌,但着色不强,在用苯酚复红或碱性亚甲蓝染色时,显微镜下可见颗粒状特征,电镜下观察,可见胞浆内的嗜碱包涵物。

豚鼠对本菌十分易感,所以公豚鼠常用来检验临床上的可疑病料,经腹腔注射后,公豚鼠表现为特异性的 Strauss 反应。

【流行病学】

20 世纪以前,鼻疽在人和动物中普遍流行,几乎遍及全世界。第一次世界大战期间,马的鼻疽曾流行于欧洲及巴尔干半岛的几个国家,当时将大量患病马匹处死,才使疫情得以控制。

该菌可感染所有品种和不同性别的马匹,且人和多种动物也易感本病,其中感染后的病马是本病的主要传染源,尤其是开放性鼻疽的病马更危险。驴、骡的感染率较马低。马感染后常呈慢性经过,骡、驴常呈急性经过,康复后一般持续带菌。其他动物如骆驼、犬、猫等也出现过感染本病的报道。野生或动物园内的虎、狮、狼等采食带病动物同样能导致感染,牛和猪在自然条件下对本菌有一定的抵抗力。豚鼠和大鼠对本菌高度易感,接种大剂量后,1 d 内死亡,接种小剂量后,1 个月内死亡。

鼻疽最常规的传播途径是经消化道或破损的皮肤、黏膜传播。人主要是在饲养、治疗、屠宰等过程接触了病畜感染本病。本菌也存在于动物的粪便和破损的皮肤中,人在清理病畜或其污染物时,可能会因为不慎吸入病菌而感染。

本病的传播风险因素包括污染和拥挤的圈舍条件等,当饲养条件拥挤、污秽时,鼻疽可能暴发流行。本病能在任何季节发生,但其主要的发生时段是寒冷的冬季。营养不良和饲养环境较差等将更易导致感染。当健康的马匹与病马在一起饲喂且有皮肤损伤时,马蝇可传播本病。

【病理学】

肺脏和上呼吸道是本病偏好的定殖位点,鼻疽杆菌侵入机体后,一般不会在侵入部位发生原发性病变,通常经淋巴、血液到达肺脏。在细菌及其内毒素的共同作用下,于肺脏处形成鼻疽病灶。感染病马的中性粒细胞增多,通过抑制骨髓红细胞生成而导致严重的贫血。

肺脏是出现鼻疽特异病理变化的主要部位,其次是皮肤、鼻腔、淋巴结、肝及脾等。新发生的结节通常为渗出性结节,米粒至黄豆大,硬实,灰白色,常突出于肺胸膜表面。周围由于炎性充血和水肿肉眼观察呈暗红色红晕,中心发生干酪样坏死,周边被肉芽组织包围。在鼻腔和喉头等黏膜处也可见到鼻疽结节、溃疡及疤痕,有时可见鼻中隔穿孔。

【临床学】

一、临床表现

(一)人的临床症状

人鼻疽潜伏期差异较大,一般为数小时至 1 个月,平均为 4 d。临床上人鼻疽可分为急性和慢性两种类型。

1. 急性鼻疽　发病急,感染部位出现急性蜂窝织炎,局部肿胀,继而坏死及破溃。周边淋巴结肿大,沿淋巴管出现多处肌肉及皮下结节性脓肿,脓肿破溃后排出红色或灰白色脓液,难以愈合,形成瘘管。如不慎吸入菌体,菌体可感染鼻部出现蜂窝织炎,导致鼻腔、口腔黏膜溃疡及坏死,严重者可见鼻中隔穿孔,腭和咽部亦有溃疡形成等。本菌也能在下呼吸道致病,造成肺炎、肺脓肿、渗出性胸膜炎和脓胸。

2. 慢性鼻疽　病情缓慢,全身未见明显症状,仅体温微热或长期不规则发热。随病情深入,有败血症或脓毒血症发作,皮肤或软组织出现脓肿,脓肿有时会破溃流出脓液,亦可形成长期不愈的瘘管。患者逐步瘦弱,呈恶病质状,常因逐渐衰竭或突然恶化而死亡,也有自行痊愈的病例。

（二）动物发病表现

1. 马　根据马鼻疽的临床症状，一般可分为 4 种形式：鼻腔型、皮肤型、肺脏型、无症状的携带者。前 3 种类型一般可以互相转化，且鼻腔型和皮肤型常呈开放性，持续向外排菌。一般以肺鼻疽多发，后继发鼻腔鼻疽或皮肤鼻疽。

（1）鼻腔型　鼻腔型马鼻疽病初的症状主要是鼻黏膜潮红，鼻炎，鼻孔流出黏液，常带血丝。上呼吸道如鼻甲骨的下端、鼻中隔软骨之上会出现结节继而发生溃疡。溃疡面相交融呈灰白色或黄白色的指甲盖大小融合物，其边缘不整而稍隆起，底部向下凹陷，破溃后流出带血的、黏性、脓性分泌物。由于流出的分泌物堵塞鼻道，患畜呼吸困难，睡觉时发出鼾声，最后在缺氧、衰竭的状态下死亡。

（2）皮肤型　皮肤型马鼻疽较少见，鼻疽病马中占 2‰～3‰，主要发生于四肢、胸侧及腹下，病马运动障碍、跛行。本病主要是皮肤发生结节、脓疱、溃疡。结节通常沿着淋巴管呈链状分布，形成串珠样水肿。而后肿胀中心出现结节，然后破溃，形成深陷的坑状溃疡，边缘呈火山口状突起，底部呈现黄白色肥肉样，难以愈合，并有含大量病菌的浓厚、黄色黏液流出。

（3）肺脏型　肺脏型马鼻疽最为常见，临床上病马鼻出血或咳血，咳声无力短小，呼吸频率增加，听诊啰音。当肺部病变加重，融合成较大的肺炎灶或空洞时，则听诊出现半浊音、浊音或破壶音。剖检可观察到肺组织中有圆形、灰色、坚硬的结节，或出现不连续的、颗粒状肉芽肿结节，结节中心坏死，中性粒细胞退化。

（4）无症状的携带者　隐性感染的病畜在马鼻疽发展几个月后不会出现明显的症状，病畜肉眼观察完全健康，无可见的明显皮肤损伤和结节出现，但是持续带菌。

2. 其他家畜　骡和驴的鼻疽多见体温升高，颌下淋巴结肿胀。由于鼻疽侵袭上呼吸道，导致鼻腔分泌大量黏液，阻碍呼吸，心脏衰弱，胸膜、四肢下部呈现浮肿。病畜红细胞及血红蛋白减少，血沉加快，白细胞增多，核左移，淋巴细胞减少。

其他家畜如山羊的临床症状通常呈多发性，出现体积较小的脓肿或结节，主要见于肺和淋巴结，而在鼻中隔、睾丸、乳房和其他脏器中也可见到。脑组织病变往往肉眼难以观察，少数脑脊液混浊。

二、临床诊断

马鼻疽从临床诊断可能与类鼻疽、流行性淋巴管炎、溃疡性淋巴管炎、马腺疫等疫病相混淆。开放性马鼻疽可根据临床症状来诊断，一般采取实验室方法如鼻疽菌素试验、细菌分离鉴定和血清学试验来进行诊断。

（一）鼻疽菌素试验

鼻疽菌素试验是一种检查鼻疽的敏感而特异的临床试验，鼻疽菌素点眼反应操作简便易行，特异性及检出率均较高。阳性个体常呈眼睑明显肿胀，从内眼角或结膜流出脓性分泌物，同时伴有体温升高。阴性反应通常不出现变化或下眼睑轻微肿胀。该方法适合于大批集中检疫。

（二）病原分离和鉴定

许多培养基上都可以生长该菌，如添加 3%甘油的脑心浸润琼脂可用来大量培养该菌。脓性分泌物拭子接种甘油琼脂后，会出现小的、圆形、无定型的、半透明的菌落。通过革兰氏染色、形态学、生物化学活性、公豚鼠接种试验能够鉴定该菌。

（三）PCR 检测

运用聚合酶链式反应（PCR）方法可直接从全血、病变组织和结节中检出该菌。PCR 采用特异性的引物对细菌的部分保守基因进行扩增，通过鉴定扩增目的基因大小，可区分马鼻疽、类鼻疽或其他病原。

（四）血清学诊断

血清学检测是应用最广的流行病学调查方法。血清学检测方法有琼脂扩散试验、反向免疫电泳试验、荧光抗体试验、间接血凝试验等。

三、临床治疗

抗菌消炎，提高病畜抗病力，选用针对该菌的敏感药物，消除临床症状，促进损伤组织愈合。

【防制】

目前尚无有效的马鼻疽菌苗，为消灭、控制本病，必须做好检测和消灭传染源的工作。防控的主要措施是定期对所有马匹进行鼻疽菌素试验，检验感染马匹，预防本病。对所有感染的马匹应快速扑杀，同时加强消毒，通常不对任何确诊马鼻疽的马属动物进行治疗。氨苄西林、磺胺类药物、庆大霉素等大剂量使用对感染该菌的豚鼠有一定效果。

加强饲养管理，健全兽医卫生制度，严格执行检疫制度，建议每年春秋两季各执行一次，每次都要进行临床检查、血清学试验等。对疫区的环境、排泄物、污染物消毒，以消灭传染源。消毒可选用 3%～5%煤酚、10%～20%石灰乳、2%～3%的烧碱液等。

二维码

思考题

1. 同疑似鼻疽病畜接触时，应如何做好自身防护工作？
2. 某马场发生疑似鼻疽的临床病例，该如何确诊？
3. 鼻疽应与哪些疾病区别诊断？

第二十节 类鼻疽

类鼻疽（melioidosis）又称伪鼻疽，是由类鼻疽伯克菌引起的一种地方性人兽共患疫病，多发生于热带和亚热带地区。临床表现多样化，无特异性体征，大多数病例表现为化脓性病灶。

本病主要感染猪和羊。多呈慢性经过,由于本病原体常存在于地表和泥土中,因此本病又称为泥土病。

本病于 1921 年首先由 Whitmore 在缅甸的仰光发现。目前,类鼻疽主要发生在东南亚各国和澳大利亚(南北纬 20°之间的热带地区),但世界其他地区也出现散发病例;在我国香港、台湾、海南、广东、广西等地也陆续报告了本病的发生。

【病原学】

类鼻疽伯克菌(*Burkholderia pseudomallei*)属于伯克菌属(*Burkholderia*),与鼻疽伯克菌有密切的发育关系。该菌为革兰氏阴性短杆菌,大小为(1.2~2.0)μm×(0.4~0.5)μm,单在或呈短链,不形成荚膜和芽孢,有 3~8 根端鞭毛。该菌形态与鼻疽伯克菌相似,所不同的是类鼻疽伯克菌有鞭毛,能运动,在致病性、抗原性和噬菌体敏感性方面两者均类似。

该菌为需氧菌,在普通培养基上生长良好,最适生长温度约为 37℃,在 42℃仍可生长,在 4℃不生长。在血琼脂上生长良好,缓慢溶血;在 4%甘油琼脂上,可形成 0.3~0.6 mm 半透明的光滑菌落,随着培养时间延长,菌落增大,表面粗糙,出现皱纹,具有霉味和泥土味。

类鼻疽伯克菌抗原结构复杂,与鼻疽伯克菌有共同抗原,各种血清学试验均有交叉反应。根据其不耐热抗原的有无,可将本菌分成两个血清型:Ⅰ型菌具有耐热和不耐热两种抗原,主要分布于亚洲地区;Ⅱ型菌只有耐热抗原,主要分布于澳大利亚和非洲地区。从我国分离的菌株大部分为Ⅰ型,少部分为Ⅱ型。类鼻疽伯克菌可产生两种不耐热毒素,即坏死毒素和致死性毒素,可使豚鼠、小鼠、家兔感染而致死。

本菌是一种广泛分布于环境的腐生菌,在外界环境中抵抗力较强,在粪便中可存活 27 d,尿液中存活 17 d,腐败尸体中存活 8 d,在水和土壤中可存活 1 年以上,对干燥抵抗力也较强,在含水 10%的土壤中仍可存活 70 d。加热 56℃ 10 min 可将其杀死。各种消毒剂常用浓度可迅速杀灭本菌,但苯酚和甲酚皂溶液的杀菌效果不理想。由于该菌存在的多药外排泵系统(如 MexA-MexB-OprM、AmrAB-OprA 和 BpeAB-OprB)和一些基因编码的 A、B 和 D 类 β-内酰胺酶等,故对多类抗生素具有耐药性,包括 β-内酰胺类、氨基糖苷类、大环内酯类和多黏菌素等,如青霉素、链霉素等,对该菌无抑制作用或抑制作用很低,但磺胺嘧啶及长效磺胺等具有较强的抑菌作用。

【流行病学】

类鼻疽属地方性传染病,流行于东南亚和澳大利亚北部等热带地区。这些地区年平均气温在 18℃以上的月数超过 9 个月。类鼻疽伯克菌广泛存在于流行地区的水和土壤之中,特别是在不流动的死水中,如池塘、稻田以及菜场中,不需要任何动物作为它的贮藏宿主。传染源以往认为与野生动物有关,但迄今尚无足够的证据。有报道称,进口动物能将本病引入新的地区,造成暴发流行。病人作为本病的传染源意义较小。

人和动物通过污染的水和土壤,主要经皮肤擦伤感染,偶尔经呼吸道吸入或消化道而感染本病,被吸血昆虫叮咬亦可造成感染。有报道认为也可通过家庭密切接触、性接触传播。

在动物中,猪、羊、马、驴、骡、袋鼠、树袋熊、骆驼、梅花鹿、猫、家兔、猴、鸽、鹦鹉和啮齿类动物等都可能感染本病。海洋动物如海豚、海豹和鲸类对该菌极为敏感;绵羊、山羊和猪是最敏感的家畜。牛、水牛和猫的敏感性较差。家禽对该菌具有较强的抵抗力,冷血动物不感染该菌。实验动物中的金黄地鼠和豚鼠敏感,小鼠不敏感。人类对该菌普遍易感。动物和人常呈隐性感染,病菌可长期存在体内,一些东南亚国家居民中人群调查表明有 15％～30％ 为血清抗体阳性。

动物和人的类鼻疽发病一般为散发或呈地方性流行,全年均有发生,但在温度高于 18℃ 的雨季发病率较高,具有一定的季节性。放牧的山羊比圈养山羊阳性率高。人群中以农民的感染率最高。

【病理学】

本病以病变部位形成结节、脓肿、急性炎症为主要特征,最常见于肺脏,其次是肝、脾、淋巴结、肾、皮肤,其他如骨骼肌、关节、骨髓、睾丸、前列腺、肾上腺、脑和心肌也可见到病变。镜检有渗出型与增生型之分:渗出型常见结节中心灶状化脓,浸润中性粒细胞,核崩解,外围多无包囊形成;增生型结节,坏死灶周围是上皮样细胞增生和薄层纤维细胞环绕,有较多淋巴细胞、中性粒细胞、浆细胞和单核细胞浸润。脊髓病变的组织学变化为感染部位中性粒细胞聚集,血管周围有大量单核细胞和淋巴细胞形成的"袖套",并出现明显水肿。

猪主要病变见于肺、肝、脾及淋巴结,出现多发性脓肿,也可见有传染性肉芽结节,结节中心为干酪样坏死。绵羊、山羊与猪病变相似。马的病变主要集中在肺,以形成结节、脓肿、急性炎症为主要特征,与鼻疽结节相似,但镜下观察,这种结节是以细支气管为中心的灶性肺炎。

【临床学】

一、临床表现

(一)人的临床症状

人感染类鼻疽伯克菌后,出现的临床症状多种多样,个体差异也很大,潜伏期也因个体差异而有所不同,短的 4～5 d,长的可达 24 d。临床上有急性败血型、亚急性型、慢性型及亚临床型 4 种类型:

1. 急性败血型　为最严重类型,约占 60％。发病较急,寒战、高热,并有气急、肌痛等,同时出现肺、肝、脾及淋巴结炎症与脓肿形成的症状。以肺脓肿最为常见,此时患者多有咳嗽、胸痛、咯血性和脓性痰等症状,胸部可闻及干、湿性啰音及胸膜摩擦音。其他还可见腹痛、腹泻、黄疸、肝脾肿大、急性或亚急性关节炎、败血性皮肤脓疱等临床症状,病死率高达 90％。

2. 亚急性型　多数是急性感染消退后而形成多处化脓性病灶的症状与体征。亚急性类鼻疽患者的肺部症状常是持久的,包括发热、咳带有黏液性夹血的痰,具有肺炎、肺脓肿的症状。少有发生脓疱皮炎和肝脾肿大的。可单独发生肺炎症状,此时症状类似结核。病程数周至数月。

3. 慢性型　慢性类鼻疽患者常伴发多发性皮肤脓肿、肺炎、骨髓炎、前列腺炎等。由于脓肿破溃后形成瘘管,长期不愈。典型病例以肺上叶空洞性病变为主,临床常被误诊为肺结核。此型患者在漫长的病程中,常有间歇性发热、咳嗽、咯血性或脓性痰,体质逐渐消瘦、营养不良及衰竭等。病程达数年。

4. 亚临床型　流行区中有相当数量的人群,受类鼻疽伯克菌感染后而临床症状不明显,血清中可测出特异性抗体。这种现象在东南亚国家人群中占 6‰～8‰。亚临床型患者一般不会发展为显性类鼻疽,但当有糖尿病等诱因存在时,仍有机会发病。

(二)动物发病表现

类鼻疽的潜伏期迄今尚不明确,有感染后数日内急性发病的,也有潜伏多年后发病的。

1. 绵羊 自然感染以羔羊病情较为严重。患羊消瘦,体温升高,呼吸增数,常有咳嗽。有时因四肢关节化脓而发生跛行。若腰椎或荐椎发生化脓性病变,可见后躯麻痹,患羊呈犬坐姿势,但无意识障碍。

2. 山羊 自然感染病例较为常见,有时呈暴发流行,病死率较高,尤以幼羊如此。多呈营养不良或消瘦,体温升高,食欲废绝,经常咳嗽,流脓性黏液样鼻液或流涎,颌下淋巴结肿胀,跛行。患羊有的神经症状明显,如步履蹒跚、头颈弯曲或做圆圈运动,偶见眼球震颤。母山羊乳腺炎,公山羊睾丸有结节。

3. 猪 常呈地方性流行,间或可见暴发流行。仔猪常呈急性经过,病死率较高。成猪多呈慢性经过,在屠宰时才被发现。临床症状表现为发热、呼吸加快、运动失调、关节肿胀及鼻眼流出脓性分泌物。公猪睾丸肿大,有时蹄冠肿胀。

4. 马 多呈急性肺炎症状,发热、不食、咳嗽、呼吸困难。有的出现神经症状,或鼻黏膜出现结节,流脓性黏液样鼻液。病程短,病死率高。

二、临床诊断

由于类鼻疽的临床症状具有多样性,很难从患畜临床症状及病理变化做出诊断。因此,需要进行病原菌分离鉴定和免疫学检测才能确诊。

(一)微生物学诊断

取病人或病畜的血液、脑脊液、尿、粪便、局部病灶及脓性渗出物,直接镜检,或用含多黏菌素的 Ashdown 培养基进行分离培养。最敏感的方法是将病料直接接种于金黄地鼠或雄性豚鼠腹腔分离本菌,如果动物于接种后 3～5 d 发生睾丸炎及睾丸鞘膜炎,即可将动物处死分离本菌。

(二)血清学诊断

常用的方法有间接血凝试验(IHA)、IFA、ELISA 等,可用于检测抗体,也可用于检测病原。IHA 间接血凝价在 1：40 以上具有诊断意义。用抗类鼻疽阳性血清对可疑菌落做凝集试验,或用类鼻疽单克隆抗体做间接 ELISA 或 IFA 试验,进行细菌鉴定。

(三)变态反应诊断

多用于马和羊的诊断。用纯化的类鼻疽菌素点眼和皮内试验。但要注意与马鼻疽的鉴别。

(四)分子生物学诊断

核酸探针和 PCR 技术在类鼻疽诊断上的研究已有不少报道,但很少在临床实际应用,尚需深入研究。

三、临床治疗

类鼻疽伯克菌局部感染的最基本治疗处理方法是对脓肿部位进行切除和引流。对急性败血症的治疗比较困难,原因是类鼻疽伯克菌对常用的抗生素有不同程度的抗药性。目前,人最敏感的药物是亚胺培南,其次是氨苄西林/舒巴坦、替卡西林/克拉维酸。动物的类鼻疽可使用复方新诺明、磺胺甲基异戊唑及氟苯尼考等抗生素进行治疗。

【防制】

预防类鼻疽目前尚无有效的疫苗,预防感染和控制传播的主要途径为在疫区减少感染机会,改善土壤或水的环境条件,降低环境病原菌的阳性率。

1. 防止感染和传播　类鼻疽的防制手段主要是防止污染类鼻疽伯克菌的水和土壤经皮肤、黏膜感染。患畜的排泄物和脓性渗出物应彻底消毒。对疫区饮用水采取氯化处理或氯氨化处理可以避免本病的再度暴发。最有效的方法是对疫源地进行终末消毒,并采取杀虫和灭鼠措施。从疫源地进口的动物应予以严格检疫。

2. 特异免疫预防　本病目前尚无有效的疫苗,灭活的类鼻疽伯克菌不能使动物产生免疫力。而弱毒活疫苗、DNA疫苗、类鼻疽伯克菌的荚膜多糖亚单位疫苗正处于研究之中。

3. 做好病人的隔离治疗　发现类鼻疽病人后应进行隔离治疗,对可疑感染者应进行医学观察2周。对急性病例,应早期、大剂量、长疗程(1~3个月)用药。接触病人和病畜时应注意防护,对其排泄物和脓性分泌物需用含氯石灰消毒。

二维码

思考题

1. 临诊上如何区别鼻疽与类鼻疽?
2. 如何防制类鼻疽?

第二十一节　丹毒丝菌病

丹毒丝菌病,又名红斑丹毒丝菌病(*Erysipelothrix rhusiopathiae* disease),是由红斑丹毒丝菌引起的一种人兽共患传染病。本病主要发生于猪,称为猪丹毒,临床多为急性败血型或亚急性疹块型,慢性病例多发生关节炎,有的出现心内膜炎。人通过伤口感染发病,称为类丹毒,类丹毒是一种职业病,多发生于与动物及动物产品密切接触的人群。丹毒丝菌病是一种自然疫源性疾病,世界各地均有分布,已有一百多年历史,至今世界各国尚未彻底净化本病。

【病原学】

红斑丹毒丝菌(*Erysipelothrix rhusiopathiae*)又名猪丹毒杆菌(*Bacillus rhusiopathiae suis*),属丹毒丝菌科(Erysipelotrichaceae)丹毒丝菌属(*Erysipelothrix*),包括红斑丹毒丝菌(*Erysipelothrix rhusiopathiae*)、扁桃体丹毒丝菌(*Erysipelothrix tonsillarum*)。红斑丹毒

丝菌是丹毒丝菌病的病原,扁桃体丹毒丝菌对猪有低毒,未见对人致病的报道。红斑丹毒丝菌和扁桃体丹毒丝菌的 DNA G＋C 含量为 36%～40%,16S rRNA 同源性为 99.8%。

丹毒丝菌为革兰氏阳性短杆菌,大小为 $(0.2～0.4)$ $\mu m×(0.8～2.5)$ μm。有形成长丝的倾向。本菌无鞭毛,不运动,不产生芽孢,具有荚膜。在感染动物的组织触片或血涂片中,细菌单个、成对或呈小丛状。培养基中光滑型菌落的细菌多为短、狭窄、直或微弯的杆状,细菌菌落形态多样,从短杆状到长丝状。

本菌为微嗜氧菌或兼性厌氧菌,37℃生长最迅速,最适 pH 为 7.2～7.6。在普通培养基和肉汤中生长不良,加入葡萄糖、血液或血清生长良好。在血液或血清培养基上有光滑(S)型、粗糙(R)型和中间(I)型三种菌落。

小鼠和鸽对本菌最敏感,鼷鼠极易受感染,发生败血病。兔类易感性低,较少发病,豚鼠抵抗力强。鱼体可携带大量丹毒丝菌。猪是易感动物,但易感性可变,人工感染猪以皮肤划痕或皮内注射较易成功,点眼和滴鼻更易引起发病,口服或静脉、肌内、皮下及腹腔内注射较难引起发病。

丹毒丝菌对盐腌、烟熏、干燥、腐败和日光等自然因素的抵抗力较强。一般化学消毒药对该菌有较强的杀灭作用。

绝大多数丹毒丝菌对青霉素类、头孢类、红霉素、克林霉素、沙星类药物敏感,而对四环素和氯霉素的敏感性有菌株差异。对磺胺类、复方新诺明、多黏菌素和万古霉素等药物耐药。野毒株的耐药性每年会不断发生变化。

大多数丹毒丝菌有两种抗原:种特异性耐热蛋白和耐热、耐酸的多糖,它们是分型的基础。目前依据菌体可溶性耐热肽聚糖的抗原性将该菌分为 1a、1b、2、3、…、26 和 N 共 28 个血清型,有的还将 2 型分为 2a 和 2b 两个亚型。75%～80%的猪源性分离株属 1 型或 2 型,20%左右的分离株构成一群非共同的血清型。禽源株大部分为 1 型、2 型和 5 型。引起人类致病的大多数菌株属 1 型和 2 型。

丹毒丝菌的抗原构造至今尚不十分清楚,除在细胞壁上有型特异性耐热的黏肽和糖肽等抗原外,有多种共同的不耐热抗原,主要是蛋白质或蛋白-糖-脂复合物,可呈交叉凝集反应。

大多数扁桃体丹毒丝菌无致病性,60%左右的红斑丹毒丝菌能引起猪发病。一般 1 型的致病力较强,2 型的免疫原性较好,弱毒株的血清型比较复杂。

【流行病学】

本菌是一种自然疫源性病原,几乎遍及全世界,在南北美洲、欧洲、亚洲和大洋洲均有本病发生。

一、人

感染红斑丹毒丝菌常因直接接触了动物及其产品,有机物质(各种动物粪便)和污染土壤。人感染发病后,尚未见报道人与人之间相互传染的情况。

二、动物

在动物界广泛分布,目前已知 50 多种哺乳动物、几乎半数的啮齿动物和 30 种野鸟等多种动物体内分离到本菌。家猪是本菌的主要传染源和贮存宿主,30％～50％健康猪的扁桃体和其他淋巴组织中存在此菌。啮齿类和鸟类感染本菌后,也可成为传染源。在海水或淡水鱼贝类鳞、鳃、黏液与软体动物中也可寄宿该菌,成为渔民和鱼贩等相关人员的感染源。从健康牛体内也能分离到丹毒丝菌,且少数牛源丹毒丝菌对猪或鼠有致病性。

屠宰场、加工场的废料,食堂的残羹,动物性蛋白质饲料如鱼粉、肉粉以及海产品等都可成为本菌的传染源。

本菌对自然因素抵抗力强,潮湿和富含腐殖质、沙质、石灰质的土壤特别适宜于本菌的生存。

丹毒丝菌病常通过发病动物和传染媒介传染给人,主要是污染的器物造成皮肤创伤而感染,此外,皮肤伤口与病畜禽的肉、血、内脏或粪便等相接触也可感染。蚊、蝇、虱、蜱等吸血昆虫也可传播,家鼠是本病一种重要的传播媒介。

本病主要发生于猪,3～12月龄的架子猪最易感,其他动物也可感染发病,其中火鸡发病较多。凡有机会接触丹毒丝菌污染的动物及其产品、食品、用具,以及水和土壤的人员,如兽医、屠宰工、食品工人、牧民、渔民、家庭主妇以及下水道清理工等均可能受到本菌的感染。

【病理学】

一、人

人感染后主要为局部皮肤急性炎,表现为红、肿、热、痛,急性炎区偶见含血浆的水疱。也可能发生局部淋巴管炎及淋巴结炎,手指关节可能发生急性关节炎。严重病例可出现心内膜炎。本病的组织病理变化为表皮和真皮乳头水肿,真皮毛细血管扩张,内皮细胞肿胀,血管周围有淋巴细胞、中性粒细胞、嗜酸性粒细胞及浆细胞浸润。

二、动物

1. 猪

败血型:主要以急性败血症的全身变化和体表皮肤出现红斑为特征。鼻、唇、耳及腿内侧等处皮肤和可视黏膜呈不同程度的紫红色。全身淋巴结发红肿大,切面多汁,呈浆液性出血性炎症。肺充血、水肿。脾呈樱桃红色,充血、肿大。消化道有卡他性或出血性炎症,胃肠道黏膜发生出血性炎症。肾发生急性出血性肾小球肾炎,体积增大,呈弥漫性暗红色。

疹块型:以皮肤疹块为特征变化。

慢性型:表现为多发性增生性关节炎,关节肿胀,有多量渗出液,黏稠或带红色。

慢性心内膜炎:为溃疡性或呈椰菜样疣状赘生性心内膜炎。

2. 鸡 可见心脏毛细血管由于细菌聚积而扩张,血管内皮细胞膨胀,血管间的组织细胞增生。心肌纤维明显分离。肾脏可见到细菌性栓塞。脾脏的淋巴滤泡萎缩,巨噬细胞肿胀,内含多量细菌。自然感染的病例都有全身性败血症病变:全身性充血,皮肤出现广泛性红斑,或发黑结痂,肌肉呈砖红色,腿前缘脂肪变性,心冠脂肪和腹腔脂肪有斑点状出血,心包腔有纤维蛋白性渗出液,心肌出血,纤维变性,有的可见赘生性心内膜炎,腺胃和肌胃壁增厚并有溃疡,盲肠有黄色小结节,卡他性或出血卡他性肠炎。

【临床学】

一、临床表现

（一）人的临床症状

潜伏期一般为1～4 d,很少超过7 d。根据临床特点分为局限皮肤损伤型、弥漫型及败血症型。

1. 局限皮肤损伤型 亦称类丹毒。最常见,好发于手指、手背等手部,以及腕部等病菌易侵入的暴露部位。初期在侵入部位出现绿豆大的红点或红斑,继而成为局限性紫红色或青红色斑,边缘清楚。皮损不化脓,亦不破溃。局部症状轻微,有时伴阵发性胀痛、灼痛、跳痛或瘙痒。若手指被感染,则可有指关节疼痛,活动困难。一般无全身症状或仅有低热。一般2～4周内可自然痊愈。

2. 弥漫(全身)型 该型少见。皮损形态与局限型相同,可形成环状、卵圆形、地图形或不规则形状的皮疹,炎症更明显。常伴有发热及关节症状,患指肿胀明显、疼痛剧烈,指和掌指关节可见重度活动受限。有些呈现游走性,旧皮损附近不断出现紫红斑,可延至整个手部,病程迁延至数月。

3. 败血症型 该型罕见,很少由局部感染发展而来,一般是全身感染发病。皮疹以全身出现红色盘形红斑为特点。全身发热、畏寒、乏力、患肢酸痛等毒血症样表现,部分患者可伴发心肌炎或急性心内膜炎,如治疗不及时可致死。一般找不到感染的入口,但血培养阳性。

人感染后还可见慢性关节炎、心内膜炎、指端坏死、脑膜炎和脑脓肿等症状。

（二）动物发病表现

1. 猪 猪丹毒的潜伏期,一般为3～5 d。可分为最急性型、急性败血型、亚急性疹块型和慢性型四型。

(1)最急性型 自然感染,病前无任何症状,前日晚吃食良好,次日晨发现猪只死亡,全身皮肤发绀,若群养,其他猪相继发病。

(2)急性败血型 此型最为常见,以突然暴发、败血症状、急性经过和高病死率为特征。

(3)亚急性疹块型 此型症状比急性型轻,其特征是皮肤表面出现疹块,俗称"打火印"。通常于发病后2～3 d后在胸、腹、背、肩、四肢等部的皮肤发生数量不等的疹块,呈方块形、菱形或圆形。疹块发生后,体温开始下降,病势减轻,经1～2周病猪自行康复。

(4)慢性型 一般由败血型、疹块型或隐性感染转变而来,也有原发性。常见的有慢性关节炎、慢性心内膜炎和皮肤坏死等。

2. 绵羊 多发生于羔羊,2～3月龄羔羊也可发病。一般由伤口感染,其症状为多发性关节炎,有的呈步态僵硬。有的发生脐炎。

3. 禽 以鸽、火鸡和鸭最易感染。急性型表现为禽群突然发病,伴有数只禽死亡,病禽精神萎靡,步态不稳,食欲不佳,呼吸困难,冠、肉髯及皮肤青紫色,皮肤表面见大块皮革状条痕,冠和肉髯浮肿。慢性型生长发育障碍、贫血、消瘦。有些病禽有腹膜炎、肛周出血或出现皮肤变色。

二、临床诊断

根据患者的职业、手部外伤史、发病史,动物的流行病学资料,结合临床症状和组织病理学改变,可对人和动物感染做出初步诊断,确诊需进行实验室诊断。

(一)细菌学诊断

根据感染部位和临床资料,可以采集各种样本。有败血症和全身感染临床症状者,须做血培养检验。其他动物可采用血、疹块渗出物、脏器等涂片镜检或培养。对可疑菌落做革兰氏染色及生化鉴定。鼠保护试验是红斑丹毒丝菌最好的确认方法。

(二)血清学诊断

有多种血清学试验用于丹毒丝菌病的诊断,包括平板、试管、微量凝集试验、生长凝集试验,猪血清培养凝集试验,血凝和血凝抑制试验、间接血凝试验、反向间接血凝试验、补体结合试验,琼扩沉淀试验,直接和间接荧光抗体试验,酶联免疫吸附试验等。

(三)分子生物学诊断

PCR方法已先后用于动物、肉组织、临床样品增菌液、临床和环境样品、福尔马林固定石蜡包埋肺和肠组织等中丹毒丝菌的检测。

三、临床治疗

动物和人发病后首选青霉素类、头孢类、红霉素、克林霉素、沙星类等敏感药物进行治疗,并适当采取对症治疗措施,治疗不宜过早停药。人除根据病情进行注射和口服治疗外,局部可用10％鱼石脂软膏外敷处理,败血症应尽早用大剂量青霉素等敏感药物静滴。动物还可用抗血清进行治疗。

【防制】

1. 加强对本病的认知　人丹毒丝菌感染大多是一种职业病,加强兽医、实验工作者、屠宰加工厂和化制工厂工作人员、渔民、鱼贩等职业人员对本病的认识,提高农民、炊事人员等食品服务人员、家庭妇女以及鱼、肉类运输有关人员对本病危害的认识程度,对控制本病有重要作用。

2. 个人防护　职业人员应当防止皮肤出现伤口,工作时尽量戴手套,以保护手部免受感染。接触动物产品后,用消毒肥皂洗手,及时用消毒药物处理割伤、刮伤、刺伤和抓伤等受伤部位。在肉类加工厂和发病率高的地区,有效控制啮齿动物可以减少人的感染概率。

3. 控制传染源　加强对猪丹毒的预防是减少人感染的重要措施。病猪隔离治疗、污染环境彻底消毒及病死猪无害化处理是极为重要的。加强人员自我防护,防止人感染类丹毒。加强对健康猪的免疫接种,猪丹毒疫苗包括氢氧化铝甲醛苗、猪丹毒GC42弱毒苗(可皮下注射,也可口服)、猪丹毒-猪肺疫氢氧化铝二联苗、猪瘟-猪丹毒-猪肺疫三联苗。

加强对饲养场、屠宰场及肉类加工厂的管理和饮食人员的检疫,对环境经常进行消毒。

对于海水、淡水鱼贝类的传染源控制困难,但定期消毒鱼箱可以减少人潜在的感染机会。接触鱼虾及肉类时应注意防止被刺伤,若有手部破损应立即消毒处理。

 思考题

1. 丹毒丝菌的主要传播途径有哪些?
2. 如何防治丹毒丝菌病?

二维码

第二十二节 破伤风

破伤风(tetanus),又名强直症,俗称锁口风,是由破伤风梭菌侵入伤口后产生外毒素而引起的急性、创伤性、中毒性人兽共患传染病。发病后主要表现为惊恐不安、不食不饮,继而四肢肌肉强直、痉挛,两耳竖立,头颈伸直,角弓反张,呈"木马样"。人则表现为牙关紧闭、"苦笑"面容、头后仰等局部或全身症状。本病发病率和死亡率均较高,且广泛分布于世界各地,呈散在发生。

【病原学】

破伤风梭菌(*Clostridium tetani*),又名强直梭菌、破伤风杆菌,属于芽孢杆菌科(Bacillaceae)梭菌属(*Clostridium*),是一种大型专性厌氧革兰氏阳性菌。本菌为两端钝圆、细长、直或略弯曲的杆菌,大小为$(2.1\sim18.1)$ $\mu m\times(0.5\sim1.7)$ μm。多数菌株周身具鞭毛,无荚膜。本菌在动物体内外均可形成芽孢,其芽孢位于菌体一端,呈圆形或球形,比菌体大,使细菌呈鼓槌状或球拍状。该菌专性厌氧,最适生长温度为 37℃,最适 pH 为 $7.0\sim7.5$。早期培养为革兰氏阳性,培养 48 h 后,尤其是芽孢形成后易转变为革兰氏阴性。破伤风杆菌可在普通培养基上生长,在血清琼脂上可形成不规则的圆形、透明、微突、形似蜘蛛的小菌落,在血液琼脂上轻度溶血。一般不发酵糖类,能液化明胶,产生硫化氢,形成吲哚,不能还原硝酸盐,20%的胆汁或 6.5%的 NaCl 能抑制其生长。在高浓度葡萄糖琼脂中穿刺培养,呈试管刷状生长,可形成棉团状菌落。破伤风杆菌的繁殖体对一般理化因素抵抗力不强,与非芽孢细菌的抵抗力相似,一般消毒药即能在短时间内将其杀死。但形成芽孢的破伤风杆菌抵抗力很强,它能耐煮沸 $15\sim90$ min,在高压蒸汽 120℃能存活 10 min,在 5%苯酚和 1%升汞中分别能存活 $12\sim15$ h 和 $2\sim3$ h,在 10%碘酊、10%含氯石灰和 30%过氧化氢溶液中能存活约 10 min,在 2%过氧化氢中可存活 24 h,阳光照射下可存活 18 d,在土壤中可存活几十年。破伤风杆菌有菌体抗原(O)和鞭毛抗原(H)两类抗原。菌体抗原无特异性,鞭毛抗原有特异性。根据鞭毛抗原的不同和凝集试验可将其分为 10 个血清型,我国常见的是Ⅴ型。各型细菌都具有一个共同的耐热性菌体抗原,而Ⅱ、Ⅳ、Ⅴ和Ⅸ型还有共同的第二菌体抗原。各型细菌均产生抗原性相同的外毒素,能被任何一个型的抗毒素中和。

【流行病学】

破伤风梭菌广泛存在于自然界,人和畜禽粪便中都可带有,因此本病的主要传染源为被污染的土壤和腐臭的淤泥。本病主要经伤口感染,各种创伤,如手术、外伤、烧伤、阉割、断脐、产后感染等均可导致感染发病,不能直接传染给健康动物。各种家畜均易感,其中以单蹄动物和各种幼龄动物最易感,猪、羊、牛次之,犬、猫偶尔发病,实验动物豚鼠、小鼠均易感,人易感性也很高,鸟类、家兔及家禽都有抵抗力。本病无明显季节性,多为散发,但在某些地区的一定时间可群发。

【病理学】

动物破伤风除表现窒息病理变化,如血凝不良呈黑紫色,肺充血、水肿以及黏膜、浆膜上有小点状出血外,常无特殊的变化。有时见心肌变性,脊髓及脊膜充血和出血点,四肢和躯干肌间结缔组织浸润,有的有异物性坏疽性肺炎。

【临床学】

一、临床表现

(一)人的临床症状

初期表现为咀嚼肌及面肌痉挛、张口困难、牙关紧闭、苦笑面容。随病程发展,颈、躯干及四肢肌肉迅速表现为强直痉挛,呈角弓反张状态。肌肉痉挛呈阵发性,可以自发,也可因外界刺激(如声响、吹气、强光或触动等)而诱发。痉挛发作时常伴有非常剧烈的疼痛,持续时间数秒至数分钟,间隔时间长短不一。发作后大量出汗,以后发作逐渐频繁,而且持续时间亦逐渐延长,疼痛加剧,显现体力衰竭和呼吸、谈话以及吞咽障碍等,常因喉痉挛窒息或肺炎而死亡。除重症病例外,患者神志大都始终清醒,体温正常,但由于继发感染或局部创伤炎症,可有体温升高或昏迷等。按病情轻重可分为轻型、中型和重型。轻型症状较轻,每天偶有肌肉痉挛小发作;中型有明显吞咽困难,牙关紧闭、角弓反张,肌肉痉挛,一般于发病 24～48 h 后出现,初期较轻,持续时间也较短,后期逐渐频繁加剧;重型潜伏期多在几天,发病后 24 h 内即出现各种临床表现,并有高热,常因咽喉肌痉挛导致呼吸困难而窒息死亡。

此外,尚有局部破伤风。若已使用破伤风抗毒素预防注射者,则临床表现较轻。本病的病死率平均为 15% 左右,但重型、产妇及新生儿破伤风病死率较高。

(二)动物发病表现

破伤风潜伏期的长短与动物的种类、创伤部位及毒素的量有关,最短的 1 d,最长可达数月。创伤距离神经轴突较近,组织创伤伤口深而小,创伤深部严重损伤、发生坏死或创口被粪土、痂皮覆盖等潜伏期缩短,反之则延长。动物易感性越高,症状越严重。本病可分为最急性、急性、亚急性和慢性 4 种病型,其病程长短视病型不同而异。最急性型的破伤风,强直和痉挛迅速波及全身,反射兴奋特别强烈,大量出汗,通常 1～2 d 即因窒息和心脏麻痹死亡。急性型的病例 6～9 d 死亡。亚急性的病例能延长到 2～3 周,有的病畜因误咽异物而继发肺炎死亡。慢性病例发展缓慢,能延续 4～6 周,多数能获得痊愈,但完全恢复需 2 个月左右。

1. 马属动物　初期症状不明显,眼球转动不灵活,咀嚼缓慢,步态稍强直,往往不能及早发现。随着病程进展,强直症状逐渐明显。患畜耳、颈部活动不灵活,轻者开口困难,重者牙关紧闭。鼻孔扩张呈喇叭状,瞬膜外露,背肢强拘,尾根高举,如木马状。对外界刺激的反射兴奋性增高,遇到音响或光线刺激时,惊恐不安,肌肉痉挛加重。体温一般正常,死前体温升至42℃以上。病程一般为 3～10 d。

2. 牛 患破伤风者较为少见,症状与马相似,但较缓和,由于肌肉痉挛常见反刍停止,腹肌紧缩,瘤胃臌气,反射兴奋性不明显,病死率较低。

3. 羊 患病羊只全身呆滞,头颈向后弯曲,尤以山羊呈极明显的角弓反张,四肢显著僵硬,轻度臌气及腹泻。发病后期常并发急性肠炎,在所有家畜中,羊的病死率最高,羔羊可达 100%。

4. 猪 破伤风较为常见,多因去势而感染。发病后,经过迅速,多于 1～3 d 内死亡。临床上病猪牙关紧闭、尖叫流涎、四肢强直、两耳竖立,有时全身性痉挛及角弓反张。不及时治疗,常常死亡,死亡率也较高。

5. 犬 破伤风多为局部强直症,幼犬多呈游泳状,口角向后吊起的特殊歪曲面容,眼球向上翻,瞬膜露出,磨牙,其他症状如马。猫的破伤风少见,症状同犬。

6. 鹿 患病初期食欲减退,精神萎靡,不愿运动。随病程发展表现两耳竖立,瞳孔散大,瞬膜露出,流涎,采食和饮水困难,颈部向前伸直,全身皮肤紧张,强硬如木板。四肢强直,站立姿势似木马状,关节屈曲困难,死前牙关紧闭,呼吸困难,体温可达 41.5℃以上。病程 1 周左右,病死率高。

二、临床诊断

根据本病的典型临床表现,如两耳竖立、瞬膜突出、牙关紧闭、口内流涎、腰背僵硬、四肢强直、尾根抬举以及反射兴奋性增强、病畜意识和体温正常等,常可做出初步诊断;有阉割病史或其他的创伤史如脐带感染、鼻环伤、断尾等即可确诊。当临床症状不明显时应注意与急性肌肉风湿症、马钱子碱中毒、乙型脑炎、流行性脑炎、脊髓灰质炎、急腹症、神经炎、手足抽搐等症状和狂犬病等病相鉴别,症状不明显时还需进行实验室诊断。

(一)分离培养

在未进行消毒处理和注射破伤风抗毒素之前,用无菌棉签于创伤部位深处取分泌物或坏死组织,先加热 80℃ 20 min 杀死无芽孢菌,然后再接种于普通肉汤培养基或血液琼脂平板,厌氧条件下 37℃培养 24～48 h,直接取肉汤培养物或取疑有狭窄的 β 溶血环的菌落做涂片镜检。

(二)毒力试验和保护力试验

用肉汤培养物的滤液对小鼠做毒力和保护力试验,可确定有无毒素以及毒素的性质。

1. 毒力试验 在小鼠尾根皮下注射 0.5～1.0 mL 培养滤液,注射 12～24 h 后可出现尾部和后腿僵直或全身肌肉痉挛等症状,且不久死亡,即定为阳性。

2. 保护力试验 取 0.5 mL 滤液,加入 10 倍稀释的破伤风抗毒素,同样方法给小鼠注射,如不发病则表示试验呈阳性,同时也可证明培养物的滤液中存在破伤风痉挛毒素。

三、临床治疗

治疗本病应采取综合措施,包括创伤处理、药物治疗、加强护理三个方面,尤其要早发现、早治疗、及时处理病灶,迅速控制感染,中和毒素,镇静,制止痉挛等。

1. **伤口处理**　伤口的正确处理是阻止破伤风杆菌继续产生外毒素的重要措施。创伤深而伤口小的需要扩创,使创口通风透气,控制破伤风杆菌的生长。必须彻底清除创口的脓汁、异物、坏死组织以及痂皮等,用5%～10%的碘酊和3%双氧水或1%高锰酸钾消毒,再撒碘仿硼酸合剂,然后用青链霉素注射创口周围,同时用青链霉素做全身治疗。也可用150 mL过氧化氢溶液加入10%葡萄糖静脉注射,1 d注射2次,连续注射5 d,能够有效地控制破伤风杆菌在体内的毒害作用。

2. **早期使用破伤风抗毒素中和病毒**　大家畜首次可用30 000 U,然后每隔3～5 d注射50 000～100 000 U,总量600 000～1 000 000 U,羊、猪和幼畜剂量酌减,可皮下、肌内或静脉注射。也可一次大剂量(200 000～800 000 U)注射破伤风抗毒素,注射时间越早,效果越好。同时,可用40%乌洛托品,大家畜静脉注射50 mL,羊、猪和幼畜25 mL,每天一次,连用7～10 d。

3. **镇静解痉**　当病畜兴奋不安,全身颤抖时应进行镇静处理,可用盐酸氯丙嗪肌内注射,大家畜300～500 mg,每天1～2次,连用2～3 d,或者用水合氯醛25～50 g混于淀粉浆500～1 000 mL内灌肠,每天1～2次,也可将氯丙嗪与水合氯醛交替使用。当病畜安静后,就可停止用药。解痉一般用25%硫酸镁溶液肌内或静脉注射,成年大家畜可用100 mL,但静脉注射时要缓慢慎重,防止呼吸中枢麻痹死亡。如果咬肌痉挛、牙关缓解缓慢,可用3%盐酸普鲁卡因于"开关"、"锁口"穴注射,每穴位注射3～5 mL,每天1次,直到开口为止,同时进行补液以补充营养。背腰强直僵硬时,可用25%硫酸镁或1%普鲁卡因进行点状注射,脊柱两侧各选5个点,每点肌内注射10 mL,直到痊愈为止。

4. **对症治疗**　对吃料和饮水显著减少或完全废绝的病畜,应静脉注射10%～20%葡萄糖溶液1 000～1 500 mL,同时补给维生素C和B族维生素,严重者每天1次;发生酸中毒者,静脉注射5%碳酸氢钠500～1 000 mL;心脏衰弱时,用20%樟脑油25～30 mL皮下注射;体温升高有肺炎症状者,可用抗生素治疗。

5. **中药治疗**　中医学认为,破伤风是外风袭于经络,故主要以镇静为主,活血行气为辅。在应用上述疗法的同时,可根据病情,用千金散、追风败毒散、大麻雄黄散、防风散或五虎追风散加减等应用,常有较好效果。

6. **加强护理**　在治疗过程中,应将患病动物置于光线较暗、干燥洁净、通风舒适、环境安静的厩舍中,冬季注意保温,夏季注意防暑,防止病畜摔倒,减少刺激,避免恐吓。采食困难应补给营养丰富的流质食物,不能开食者可行胃管灌服,增强机体抵抗力。

【防制】

本病的防制措施主要是防止外伤感染和及时进行免疫接种。在平时要注意饲养管理,防止家畜受伤,一旦发生外伤,要及时进行伤口消毒、治疗处理,防止感染,注射破伤风抗毒素血清。免疫接种主要对常发本病地区的种用、役用家畜,用精制破伤风类毒素进行预防注射。

思考题

二维码

1. 破伤风主要通过什么途径传播？
2. 破伤风主要的诊断依据是什么？
3. 一旦发生创伤，应如何紧急处理？

第二十三节　放线菌病

放线菌病（actinomycosis）又称大颌病（lumpy jaw），是由多种致病性放线菌引起的牛、猪及其他动物和人的一种非接触性传染病。发病后主要特征是形成特异性的肉芽肿和慢性化脓灶，且多数形成瘘管。脓液内含有特殊的菌块，称"硫黄样颗粒"。

Bollinger 在 1877 年首先描述了牛颌骨放线菌病。Tsrael 于 1878 年在人体上发现类似疾病，并与 Wolff 在 1891 年共同培养出一种革兰氏阳性的厌氧性杆菌。Erikson 于 1940 年的研究结果鉴别了致人发病的伊氏放线菌和对牛致病的牛放线菌。Grasser（1957、1962）鉴定了猪放线菌。

此病广泛分布于世界各地，以散发为主，也可呈地方流行。我国各地也有散发。此病对畜牧业的发展危害较大，并危害人体健康。

【病原学】

放线菌（Actinomycete）属于放线菌科（Actinomycetaceae）放线菌属（Actinomyces），其种类繁多，分布广泛，且多数没有致病性。引起放线菌病的病原菌有牛放线菌（A. bovis）、伊氏放线菌（A. israelii）、林氏放线菌（A. lignieresi）和猪放线菌（A. suis）等。牛放线菌是牛、猪放线菌病的主要病菌；伊氏放线菌是人放线菌病的主要病菌；猪放线菌主要侵害猪、牛、马；林氏放线菌主要侵害牛、羊。

放线菌大多呈短杆状或者棒状，可见到少数菌丝，菌丝无中隔，直径为 $0.6 \sim 0.7~\mu m$。在病变组织中的放线菌则形成肉眼可见的针头大黄白色的小菌块，似硫黄颗粒。如将颗粒在玻片上压碎镜检可见到本菌。革兰氏染色菌块，中央部分阳性，周围的放射状棍棒体染色为阴性。本菌无芽孢、无鞭毛、无运动性。

本菌为兼性厌氧菌，$5\% \sim 10\%$ CO_2 可促进生长，最适宜的 pH 为 $7.2 \sim 7.4$，在室温也能生长，但生长的最适温度为 37℃。培养基内含有甘油、血清或葡萄糖时，可促进生长。在血琼脂培养基上培养 $24 \sim 48$ h 后，可见乳白色、不溶血、半透明的不规则菌落，伊氏放线菌还可以形成气生菌丝。在心脑浸液琼脂上培养 $18 \sim 24$ h，可见圆形、平整、质地柔软、表面光滑（S 型）或者呈颗粒样（R 型）的细小菌落。在心脑浸液血液琼脂上则形成较大的菌落，直径 $0.5 \sim 1.0$ mm，菌落呈圆形、半透明、表面光滑（S 型）或者呈颗粒样（R 型）。牛放线菌多为 S 型，伊氏放线菌多为 R 型。在硫乙醇酸钠肉汤 37℃ 培养 $3 \sim 7$ d 后，可见本菌在距肉汤表面 $5 \sim 10$ mm 处生长，呈散在雪花样菌落。在培养基其他部位很少有生长，肉汤清澈透明。

放线菌对干燥、高热和寒冷的抵抗力很弱，80℃加热 5 min 即可被杀死。一般消毒药均有效,如 10%漂白剂可于 30 min 内将其杀死,但对苯酚的抵抗力较强。放线菌对青霉素、链霉素、磺胺类药物、头孢霉素和林可霉素等抗菌药物均敏感,但药物不易渗透到脓灶中,因此治疗中不易达到杀菌目的。放线菌的免疫原性不强,虽然能刺激机体产生凝集素和补体结合抗体,但并不能保护机体抵抗再次的感染。

【流行病学】

本病多见于 10 岁以下的牛,尤其是 2～5 岁的牛最易感,换牙时也常发本病。猪、羊、马、鹿和人均可感染此病,家兔、豚鼠可人工感染发病。牛最易感染。

放线菌广泛存在于空气、土壤、植物及江河湖泊等自然环境中。其作为病原体存在于被污染的土壤、饲料和饮水中,以很大的恒定性寄生于动物的上消化道和上呼吸道中。

在动物体内常以内源性或者外源性的直接传播(咬伤、刺伤、母猪受吮乳仔猪所感染)而发病。牛、羊的头颈部放线菌病来源于口腔黏膜的细菌,突破黏膜缺损部位到黏膜外而致病。母猪常因乳头损伤而引起感染。人感染放线菌,常侵害头颈部、胸部和腹部。放线菌病主要是采用直接蔓延的方式由局部感染扩散到周围组织和器官,如原发于输卵管卵巢的放线菌性输卵管卵巢脓肿除可累及盆腔的子宫、膀胱和结肠外,还可累及上腹部的各种器官,甚至向腹膜外扩散引起脓肿,乃至脊柱周围脓肿。但是放线菌极少沿淋巴管扩散。放线菌沿血管系统扩散少,但可以见到。

放线菌病是一种以散发为主,也可呈地方流行的传染病。人的发病呈散发,有时会呈地方流行。

【病理学】

此病的病原菌从受损的皮肤或者黏膜进入组织后,在局部引起肉芽肿性炎症反应。开始为灰白色小灶,镜检,在中性粒细胞周围有成纤维细胞、少量上皮样细胞和多核巨细胞,外周的结缔组织多有淋巴细胞和浆细胞浸润。之后,灰白色小灶变大、软化,形成"硫黄颗粒"。镜检,中心为菊花样的菌块,附近有大量的中性粒细胞、巨细胞以及大量的淋巴细胞和浆细胞,偶见嗜酸性粒细胞,最外层是不明显的成纤维细胞构成的包膜。这种病灶即为放线菌肉芽肿,随病情变化而形成的较大肿块称为放线菌肿。

牛主要是以白齿槽的颌骨放线菌感染具有特征性,表现为骨炎、骨膜炎和骨髓炎。受害骨因为骨膜炎而隆起,其中生成肉瘤状组织,使一部分骨板融化。晚期,可在破孔处以蘑菇状的方式突出一种灰红色的软组织,可波及到皮下、口腔和咽腔。当肉芽组织包围牙根时,可将牙根顶出齿槽之外。舌放线菌病时,舌背部常出现溃疡。靠近舌背隆起前有一些圆形或者横条状的小陷窝,陷窝周围为灰白色,中心常刺有植物块或芒刺。切面可见灰白色斑点,边缘为灰黄色的小结节,小结节内可能含有干酪样或者脓性肿块。晚期时,由于结缔组织高度增生,舌头肿大似木板。

猪以原发性乳房放线菌病最常见。乳房变成一个由坚韧的肥肉状结缔组织构成的肿块,有大小不等的肿块和髓样软化的病灶。

人被侵害的主要是结缔组织,下颌骨也易被感染,其他的骨和肌肉、神经很少被波及。病变主要是形成肿块或者硬结,其外层被结缔组织包裹,中间有多个由窦道相互贯通的脓肿,并形成瘘管。

【临床学】

一、临床表现

（一）人的临床症状

发病者以 25～60 岁居多，男性多于女性，农村多发。本病主要侵害头部、颈部、腹部和肺部等部位。以内源性感染为主，由于感染部位和感染途径不同，人感染此病分为以下几类：

1. 面颊型 约占 60％，病菌由口腔或咽部黏膜损伤侵入而引起。症状为面颊及下颌部位肿胀、疼痛，局部皮肤呈现红色。慢性肿胀变硬，表面凹凸不平，可形成脓肿，病人疼痛和张口困难。脓肿破溃后随瘘管流出带有硫黄样颗粒的脓汁。颌骨伴有骨膜炎和骨髓炎。

2. 胸部型 大多由口腔或者腹部直接绵延而来，也可见于血液播散。患者呈不规则低热，咳嗽，少量黏痰、脓痰或者带血的痰。波及胸膜时可感到胸痛，而波及胸壁时，可形成脓肿或窦道，并经常排出带菌的脓痰。当并发脓胸或者脓毒败血症时可呈现高热，剧咳，大量脓痰或者咯血。患者可在体表形成瘘管，排出脓汁。

3. 腹部型 一般是由于胃肠穿孔或者胃肠手术引起，原发部位为阑尾和结肠，在黏膜下层形成小脓肿。当病变穿透肠壁，则会引起局限性腹膜炎，当侵入附近的组织时会形成窦道。然后可波及输卵管、胆囊、肝脏等部位，严重的可波及腹内几乎所有脏器，有时也可经血流波及中枢神经系统。

4. 皮肤和其他部位的放线菌病 常见原发性皮肤放线菌病。常由外伤引起，先为皮下结节，之后形成瘘管，萎缩性瘢痕可向四周和深部组织发展，局部纤维化；另外还可引起骨放线菌病。

（二）动物发病表现

1. 牛 牛感染放线菌后，主要侵害颌骨、唇、舌、咽、齿龈、头颈部皮肤以及肺脏等，以颌骨放线菌病最多见。发病后，颌骨缓慢肿大，硬固，界限明显，初期有痛感，后期无痛感。肿胀破溃后流出脓汁，形成瘘管，长期不愈。头、颈、下颌等处的软组织也易发生硬结，无热痛感，缓慢增大到突出于皮肤表面，局部皮肤肥厚，被毛脱落，有时破溃后流脓。舌受侵害时，舌背面发炎肿大，结缔组织增生，形成"木舌病"，病牛流涎不止。如波及咽喉及其他脏器时，呼吸稍粗、咳嗽，口鼻不洁，流涎，呼出恶臭气体等。乳房患病时，呈弥散性肿大或有局灶性硬结，乳汁黏稠，混有脓汁。

2. 猪 猪以原发性乳房放线菌病最常见。乳房肿大、化脓和畸形，变硬，表面凹凸不平，乳头缩短或者坏死。舌受侵害时，舌体肿大坚硬，如馒头状，局部发热，食欲减少，采食困难，流涎不止。触摸舌体时，可摸到多个豌豆大的硬结节。

3. 绵羊和山羊 与牛的症状相似。主要发生于鼻、唇、面颊、上下颌、胸部皮肤、软腭、咽、肺及淋巴结。有坚硬的结节生成，脓汁由瘘管排出。

4. 其他家畜 马主要发生于去势马，放线菌侵害精索，呈现硬实无痛感的结节，深部可见软化灶，常形成瘘管。鹿主要发生于颌下皮肤及软组织，初期不明显，后期脓肿增大，呈大小不等的结节，切开时内有结缔组织包裹的脓肿，脓汁黏稠或者呈粉渣状，有时发生钙化。

二、临床诊断

动物放线菌病根据流行病学特点、临床症状和病理变化可做出初步诊断。牛的颌骨放线菌病的症状和局部病变很有特点,容易鉴别诊断。其他动物大都可以用放线菌肿的实验室诊断来进行确诊。

(一)细菌学诊断

1. 无染色压片直接镜检　取少许脓汁,用无菌生理盐水振荡冲洗,然后静置沉淀,取沉淀的"硫黄样颗粒",放置在载玻片上,加一滴 5% 的氢氧化钾溶液,盖上盖玻片,镜检,菌块呈菊花状,菌丝末端膨大,呈放射状排列。但林氏放线菌的菌块很小,难以观察到。

2. 染色镜检　将"硫黄样颗粒"用盖玻片压碎,然后固定,革兰氏染色镜检,可见菌块中心呈阳性,四周呈阴性。

3. 细菌培养　选出"硫黄样颗粒"放在灭菌生理盐水中洗涤 3 次,除去杂菌,在厌氧条件下,应用硫乙醇酸钠肉汤、葡萄糖肉汤、脑心液葡萄糖肉汤、脑心液葡萄糖琼脂或血液琼脂等培养基,37℃培养,然后观察细菌的生长情况,并涂片镜检,找出本菌的特征,即可确诊。

(二)病理组织学检查

取病变组织,制成石蜡切片,HE 染色或者放线菌染色(如过碘酸雪夫氏反应 PAS),镜检,可观察到放线菌肉芽肿的结构和放线菌块的形态。

(三)分子诊断技术

DNA-PCR 指纹分析,以及快速酶试验可以用于放线菌分离株的快速鉴定。

(四)血清学检查

有 ELISA 和 Western 印迹技术,但由于放线菌缺少均一的抗原和在实验室的条件下有些菌株不分泌抗原而导致灵敏度和特异度较低。

三、临床治疗

放线菌病在临床上一般采用局部和全身治疗相结合的方法。常通过手术和药物相结合的方案治疗。手术破坏了局部的无氧或微氧环境,清除病灶周围的纤维组织,用抗生素局部灌洗,可迅速抑制放线菌的增殖。硬结一般采用手术摘除,如果有瘘管形成,一并摘除。摘除后,新创口用碘酊纱布填塞,1～2 d 更换一次,伤口周围注射 10% 碘仿乙醚或者 2% 碘的水溶液;内服碘化钾,成牛每天 5～10 g,犊牛 2～4 g,可连服 2～4 周;重症可静脉注射 10% 碘化钠,每日 50～100 mL,隔日一次,共用 3～5 次。如在用药过程中出现碘中毒现象,应暂停用药 5～6 d 或者减量。碘化钾和链霉素同时应用,对软组织放线菌肿和木舌病效果显著。

颌骨放线菌病由于骨质发生改变,只能依靠手术切开,刮除部分坏死组织,排除脓汁,然后撒布碘制剂及配合应用抗生素,但预后往往不理想。

多种抗生素可用于本病的治疗,如青霉素、红霉素、四环素、林可霉素等。牛放线菌对链霉素、头孢霉素、磺胺类药物亦较敏感,所以可针对性地选择抗菌药物进行治疗,但需大剂量应用,方可收效。

【防制】

1. 人的防制 应该注意口腔卫生,病牙和扁桃体发炎等口腔内的炎症应及时治疗。口腔手术或者其他手术应尽量避免感染,应早发现早治疗。

2. 动物的防制 主要是防止动物皮肤和黏膜损伤而感染此病。在本病常发地区,应避免在低湿地区放牧;加强饲养管理,如对干硬的饲料用常水或者 1‰ 的碘化钾或食盐溶液喷洒,使其软化和消毒,避免动物口腔黏膜损伤;如若发现动物皮肤和黏膜有损伤,应及时处理,避免感染。

思考题

1. 怎样快速检测牛放线菌病?
2. 放线菌病为什么难以消灭?

二维码

第二十四节 球孢子菌病

球孢子菌病(coccidioidomycosis)又名球孢子菌肉芽肿(coccidioidal granuloma)、山谷热(valley fever)、沙漠热(desert fever),是由粗球孢子菌所引发的一种具有高度传染性的人兽共患的慢性真菌性疾病。人和多种动物均易感,表现为原发性球孢子菌病,少数可发展为进行性球孢子菌病,即变为慢性、恶性和散播性疾病。其主要特征是病变部位形成化脓性肉芽肿。

1892 年,Posodas 从阿根廷报道了第一个此病病例。1932 年,Almeide 才正式将其命名为球孢子菌病。本病主要是在美国西南部流行,已被美国列为第二个重大常见地方性真菌感染疾病。在欧洲也有相关病例的报道。自 1918 年第一次报道了牛群感染此病以后,相继有其他哺乳动物以及啮齿类动物发病的报道。1958 年天津报告了第一例人感染球孢子菌病,在中国最近几年陆续有病例报道。

【病原学】

本病的病原体为粗球孢子菌(*Coccidioides immitis*),属于不全菌纲(Deuteromycetes)念珠菌目(Candida cocci)念珠菌科(moniliformidae)球孢子菌属(*Coccidioides*),又名厌酷球孢子菌。本菌为双相型真菌,在土壤中以菌丝体形式存在,在病变组织和体液中以球形孢子形式存在,具有双层轮廓,旋光性强,不生芽。其生活史很特殊,第一时期在自然条件下发育,而另一时期在哺乳动物体内寄生。在土壤中球孢子菌发育成菌丝体,从节分生孢子或节孢子开始发育,当菌丝体破裂时,释放出 2~5 μm 大小的节分生孢子。人畜吸入节分生孢子,发育成厚壁球形体或孢子囊,其大小相差悬殊,直径为 10~80 μm,有的可达 100 μm。球形体内有上百个内生孢子,在壁破裂时,内生孢子即被释出。

在自然条件下,本菌一般寄生于枯枝、有机质腐物和鼠类周围的土壤中。本菌在自然条件下和人工培养基上,以形成菌丝为特征。在沙氏葡萄糖琼脂培养基上,室温培养 3~4 d,可形成圆形、银灰色、湿润的薄膜状菌落。菌落紧贴于培养基表面,继续培养可形成繁茂的空中菌丝。此时菌落呈棉絮状,初为白色,后变为褐色。

本病病原体生存能力很强,在土壤中形成关节孢子。关节孢子对外界的抵抗力较强,在4℃干燥条件下可存活5年之久。

【流行病学】

粗球孢子菌是一种生长在干旱和半干旱地区的土壤腐生生物,它适合于潮湿气候带生存。每年的雨季,该菌在土壤中繁殖,形成大量孢子,在干燥期,关节孢子随着空气四处扩散。

本病主要是通过空气传播,易感的人或动物通过吸入或者间接接触污染物,或者伤口直接接触污染物而感染此病。也有实验室工作者因吸入而被感染的病例报道。本病不会直接在人与人、动物与人、动物之间传播。

本病易感动物较多。在自然条件下,马、牛、羊、猪、犬、驴、骆驼、猫、啮齿类动物、猴、猿、猩猩、狒狒、野鹿、袋鼠、松鼠、狼均能感染。人也可以感染此病。实验动物中,家兔、小鼠、豚鼠等易感。在疫区以牛和犬的感染较常见。

本病分布于世界各地,但在美国的一些疫区感染率极高,是一种地方流行病。而且此病有明显的季节性,夏秋干燥时节发病率较高,在冬季的第一场雨后,此病感染率开始下降。本病在人群中发病以有色人种多见,男多于女,怀孕妇女易感,免疫缺陷也是此病的重要危险因素。此病也有职业性,与土壤接触频繁者多感染此病,在疫区旅行者也易感染。

【病理学】

人畜感染后机体可获得免疫性,但宿主免疫并不能完全消灭病原菌。球孢子菌可以休眠体状态存活一段时间。机体对本病是以细胞免疫为主的一种迟发型变态反应,对于变态反应原(球孢子菌素)呈现变态反应。病后对再感染具有抵抗力。

病理学表现为急性、亚急性或者慢性肉芽肿反应。中心部位可发生干酪样坏死,并伴有不同程度的纤维化。完整的真菌球形体周围通常被淋巴细胞包围,伴有浆细胞、上皮样细胞及巨细胞浸润,但在球形体的破壁处常见中性粒细胞和嗜酸性粒细胞。肉芽肿病变可发生于肺脏、胸膜、淋巴结、肝脏、脾脏、肾脏、脑及骨骼等部位,以肺部最常见。镜检肉芽肿可发现球形体。

【临床学】

一、临床表现

(一)人的临床症状

人的球孢子菌病主要侵害肺、皮肤、皮下、淋巴结、骨、关节、内脏及脑。潜伏期1~4周。根据病菌侵入途径、发病部位及转归,分为原发性球孢子菌病和进行性球孢子菌病两类。

1. 原发性球孢子菌病

(1)原发性肺球孢子菌病　60%的患者并无明显症状,只是球孢子菌素皮试呈阳性。患者需经过10~14 d的潜伏期,然后才会出现症状。原发性感染可出现类似流行性感冒和急性支气管炎的非特异性呼吸道症状。患者咳嗽,低热,盗汗,厌食,咳出带血丝的脓痰等。有时伴发胸膜炎、疱疹性结膜炎或膝关节、踝关节的急性关节炎。少数患者可伴发结节性红斑或多形性红斑样损害。除四肢外，面部、颈部也可发生。

（2）原发性皮肤球孢子菌病 比较少见。暴露的部位，或者接触污染物的伤口，都是本病的主要侵害途径。病变部位出现丘疹、结节、糜烂。沿淋巴管扩散可使附近的淋巴结肿大。初期，为结节或者斑块，红色或者深红色，表面糜烂，形成溃疡，之后形成疣状面。若抵抗力较强，可自愈，但留下萎缩的凹陷疤痕。

2. 进行性球孢子菌病 原发性肺部感染持续5～9周不见好转者，就应疑为进行性球孢子菌病。除原发性病变外，伴有持续性高热、乏力、食欲减退、消瘦、贫血和咳嗽。肺部病变扩散可见呼吸困难和发绀，脓性黏痰，内含典型菌块，并可侵及骨骼、关节、皮肤和内脏。若脑及脑膜被侵害，可出现慢性脑膜炎及脑水肿症状。若全身粟粒性播散，病人有寒战、高热，可在数周内死亡。其他病症有甲状腺炎、腱鞘炎以及前列腺炎症。

（二）动物发病表现

粗球孢子菌可引起多种哺乳动物感染患病，但往往为隐性感染。潜伏期一般为10～16 d。通常在支气管和纵隔淋巴结出现损伤，少数情况下在肺部、下颌及咽后的淋巴结发生肉芽肿。肉眼检查的损伤情况类似结核病。

1. 马球孢子菌病 患病的马普遍出现慢性消瘦，呼吸作用异常，部分持续咳嗽，也有抑郁和外表脓肿的症状。

2. 牛球孢子菌病 牛患本病多取良性经过，无特殊的临床症状。典型症状为侵害支气管淋巴结和纵隔淋巴结，有时肺和颌下淋巴结、咽后淋巴结、肠系膜淋巴结也受侵害。

3. 犬球孢子菌病 病犬出现食欲减退、咳嗽、腹泻、发烧、消瘦、呕吐、关节肿胀，伴发跛行和肌肉萎缩。病犬痛苦难堪以致虚脱。X线透视在肺和骨骼发现病变。

二、临床诊断

本病根据临床症状、病理变化及流行病学可做出初步诊断。确诊需进行实验室诊断。诊断实验室的安全措施必须符合生物安全要求。

（一）病原学诊断

1. 镜检 取痰液、脓汁、病灶的渗出物，涂片，氢氧化钾溶液处理，镜检，可见圆形厚壁球形体，直径20～80 μm，其内存在大量直径为2～6 μm的内生孢子。组织学染色镜检，也可发现带内生孢子的球形体。

2. 培养 取病料接种在葡萄糖蛋白胨琼脂培养基上，培养3～4 d，培养基上出现白色膜状菌落，紧贴在培养基的表面。之后，菌落边缘出现菌丝，随后长为棉絮样菌落，之后颜色变为黄褐色至棕色。菌落渐渐由丝状变为粉末样。

3. 动物接种 将病料接种于小鼠腹腔，在7～10 d内，可在腹膜、肝、脾、肺等器官病灶内找到发育阶段不同的厚壁孢子。

（二）皮肤试验

用变态反应原（球孢子菌素）做皮肤试验，一般于感染后2～6周即呈阳性。球孢子菌感染可与其他真菌抗原发生交叉反应,尤其是组织胞浆菌素,在诊断时,患者在发病初期皮肤试验呈阳性才有意义。

（三）血清学试验

1. 补体结合反应　补体结合抗体较慢,但持久。效价在1∶16及以上者,为散播型。
2. 沉淀试验　沉淀素在原发感染的早期出现,因此沉淀试验是本病较好的诊断方法。
3. 免疫扩散试验　此法敏感,出现结果较快。
4. 免疫抗体技术　免疫抗体染色是以抗球蛋白制备的结合体对内生孢子或小球体成分染色,用以检出抗原,或者用荧光抗体抑制试验检出血清中的抗体。其结果出现很快,可用于粗球孢子菌组织相的鉴定和检出血清中抗体的实际水平。

三、临床治疗

本病的轻微症状不需要治疗,中等程度使用氟康唑或埃他康唑治疗,重度需要使用两性霉素B。一般将两性霉素B以注射用水或5%葡萄糖注射液配制成0.01%的溶液缓慢静脉注射。其用量是0.12~0.5 mg/kg,隔日一次或者一周两次,总量不可超过11 mg/kg。10 d为一个疗程,一般两到三个疗程可治愈。骨骼受累或有心包渗液时可考虑手术治疗。无并发症者预后良好,感染消退后可获得终身免疫。

【防制】

（1）在流行区尽量减少尘埃,如铺好道路,搞好绿化等。
（2）戴防护口罩,特别是在流行区工作的农民、建筑工人、考古工作者等。
（3）动物饲养时,长期使用抗菌添加剂或使用时间过长的应停止饲喂,以避免球孢子菌的生长。发生本病时,应及时隔离治疗,必要时急宰、销毁。

二维码

（4）针对本病的疫苗尚在临床试验阶段。甲醛灭活的内孢囊对动物不产生保护,但可抑制本病的散播。

 思考题

1. 球孢子菌病在流行病学上有何特点?
2. 球孢子菌病和结核病如何鉴别诊断?

第二十五节　隐球菌病

隐球菌病（cryptococcosis）是由新型隐球菌感染引起的一种人兽共患的深部真菌病。本病为全身感染,主要侵犯中枢神经系统,其次为肺部、皮肤、骨髓和前列腺等部位,病死率非常高。在动物,可引起马脓性肉芽肿性肺炎、脑膜炎,犬、猫、海豚、雪貂及禽类的脑膜炎、肺炎或心肌炎等。本病发生呈世界性分布,在20世纪80年代艾滋病暴发流行后,人隐球菌病发生率明显上升。中国1940年首次报道本病。

【病原学】

隐球菌属（*Cryptococcus*）有17个种和8个变种，大部分为条件致病菌。有致病性的主要是新型隐球菌（*C. neoformans*），还有浅白隐球菌（*C. albidus*）和罗伦特隐球菌（*C. laurentii*）等几个种。新型隐球菌根据其荚膜多糖抗原性的不同，可分为A、B、C、D四个血清型，A型和D型为新生变种，B型和C型为盖特变种，均可引起隐球菌病，其中以新生变种多见。

新型隐球菌在组织中呈圆形或椭圆形，直径5～10 μm，外围一层宽厚的多糖荚膜，为致病性隐球菌的标志之一，具有区别于其他真菌的特征，缺乏假菌丝。革兰氏染色阳性，PAS染色菌体呈红色。

该菌在普通培养基、甘露醇培养基、血液培养基上生长不良。在马铃薯培养基上37℃培养72 h，形成的菌落细小、圆形、隆起，均匀排列。用葡萄糖蛋白胨琼脂在37℃培养，新型隐球菌新生变种（A型和D型）在几天内可以形成光滑的棕色菌落，而盖特变种（B型和C型）生长比较缓慢，非致病性的隐球菌菌种生长不良或几乎不长。该菌可分解尿素、肌醇、麦芽糖、卫矛醇，不分解乳糖，硝酸盐试验阴性。

新型隐球菌是人类主要致病菌，主要感染中枢神经系统，这可能与脑脊液中缺乏抗体和补体激活系统有关，此外脑脊液中的多巴胺有利于隐球菌生长。

【流行病学】

新型隐球菌分布广泛，在自然界为腐生或寄生性真菌，存在于土壤，植物表皮，动物如鸽类及其他鸟类的粪便中。最早从果汁中分离到，随后相继从人的皮肤、肠道及多种水果、土壤和马、牛、犬、猫、鸟类，特别是鸽粪中分离得到此菌。目前认为鸽粪是主要传染源，我国52%～76%的鸽粪中能分离到此菌，其在干燥鸽粪中可存活数年之久。

犬、猫、猪、马、牛、羊、猴、雪貂、树袋熊、兔、豚鼠和禽类等都是易感动物。正常人一般对此病有防御能力，当免疫力低下时，尤其是细胞免疫功能受损时，易感染此病。已知本病好发于艾滋病、糖尿病、淋巴瘤、晚期肿瘤、系统性红斑狼疮、器官移植等患者，但也有少数患者无明显免疫缺陷。

通过呼吸道感染是主要的传播途径，干燥的隐球菌直径较小（仅1 μm），且抵抗力较强，可直接进入肺泡；也可以通过体表外伤侵入或经口感染。人与人之间是否存在直接传播尚未证实。

隐球菌病在世界各地均有发生，易感性与年龄、性别无关，呈散发分布。中国新型隐球菌血清型以A、D为主，其中A型更为多见。

【病理学】

早期病灶组织中有大量新型隐球菌集聚，因菌体周围包绕胶样荚膜，使菌与组织没有直接接触，故组织炎症反应不明显，表现为弥漫性浸润渗出性改变。感染数月后常有肉芽肿形成，可见巨细胞、吞噬细胞及成纤维细胞的增生，淋巴细胞和浆细胞浸润。脑组织较其他组织易形成小空洞，脑膜增厚，有肉芽肿形成。肺部病变可见少量淋巴细胞浸润，肉芽肿形成，广泛纤维化。

【临床学】

一、临床表现

(一)人的临床症状

潜伏期为数周至数年不等。本菌可侵入人体任何部位,以中枢神经系统最为常见,其次是肺部、皮肤和骨骼。

1. 隐球菌脑膜炎　隐球菌脑膜炎最常见,也是真菌性脑膜炎中最常见的类型。发病初期,症状不明显,常有不同程度发热,阵发性头痛并不断加重,发作频率和持续时间增加,并伴有恶心、呕吐、眩晕。数周或数月后可出现颅内压增高症状及脑神经受累的表现,常伴有眼底渗出和视网膜渗出性改变,甚至出现偏瘫、共济失调、抽搐、昏迷等。

2. 肺隐球菌病　临床表现轻重差别很大,症状与肺结核不易区分,如低热、全身疲倦、轻咳、盗汗、体重减轻等慢性消耗症状。当病灶蔓延至胸膜,常见胸痛。X线片显示弥漫性浸润或粟粒状病灶,肺部感染一般预后良好。

3. 皮肤隐球菌病　常为全身隐球菌病的局部表现,很少单独发生。主要表现为痤疮样皮疹、丘疹、硬结、肉芽肿等。中央可见坏死,皮疹破溃时形成溃疡或瘘管等。

4. 骨和关节隐球菌病　同皮肤隐球菌病一样,很少单独出现。多累及骨突、颅骨及脊椎,关节很少受累,X线片显示多发性溶骨性改变,通常以冷脓肿形式出现,并可累及皮肤。

5. 全身性隐球菌病　较少见。由肺原发性病灶经血行播散所引起,几乎涉及全身所有部位,如脑、肾、心、肝、脾、肌肉、淋巴结和眼球等。一般症状类似结核病。

(二)动物发病表现

由于正常机体的防御机能,发生隐球菌病的动物病例并不多见。临诊表现基本与人相似。

1. 犬隐球菌病　病犬表现出肺、全身性和眼内症状。主要侵害犬的脑、脑膜、鼻旁窦以及肺、关节、皮肤等部位,导致中枢神经障碍、跛行、鼻漏等症状。

2. 绵羊隐球菌病　临床表现为上颌窦肿胀、黏液性鼻涕、呼吸困难、咳嗽和厌食。在软脑膜、脑、鼻和上颌窦黏膜以及肺中分离到新型隐球菌。

二、临床诊断

隐球菌病缺乏特征性的临床表现,需根据不同临床表现结合病原学和血清学检查综合判断。

(一)病原学诊断

从脑脊液、痰液、皮肤病灶的分泌物、冷脓肿穿刺液和血液标本检测到新型隐球菌是建立诊断的最好方法。用墨汁染色涂片直接镜检,若发现圆形菌体,外周有透亮的荚膜,内有反光孢子,但无菌丝,即为隐球菌。用沙氏琼脂培养基在室温或37℃培养3～4 d可见菌落,连续6周仍没有菌落生长才能认为培养阴性。

（二）血清学诊断

可采用乳胶凝集试验和酶联免疫吸附试验检测脑脊液或血中的隐球菌荚膜多糖抗原,具有较高的敏感性和特异性,且抗原滴度与疾病严重性呈正相关,可指导治疗和判断预后。

三、临床治疗

隐球菌病应根据感染部位和病人免疫状态的不同采取不同的治疗方案,包括一般治疗和抗真菌治疗。

1. 一般治疗

（1）积极治疗原发病,去除病因。

（2）严格掌握抗生素、糖皮质激素和免疫抑制剂的用药指征,尽可能少用或不用这些药物。

（3）加强护理和支持疗法,补充维生素和微量元素。

2. 抗真菌治疗

（1）两性霉素 B 为多烯类抗生素,与真菌胞膜上的固醇类结合,改变膜的通透性,使菌体破坏,起杀菌作用,该药是目前治疗隐球菌病、组织胞浆菌病和全身念珠菌病的首选药物。

（2）5-氟胞嘧啶是一种口服系统性抗真菌化学药物,对隐球菌和白色念珠菌有良好的抑制作用。可与两性霉素 B 合用,治疗全身性隐球菌病,口服吸收良好,血清浓度高。

（3）酮康唑为合成的口服咪唑类抗真菌药,系咪唑类衍生物。通过抑制麦角甾醇的合成,改变真菌细胞的通透性,导致真菌死亡。抗菌谱广,口服易吸收。氟康唑为双三唑类抗真菌药,作用机理和抗菌谱与酮康唑相似,体内抗真菌活性比酮康唑强。

由于隐球菌有较厚的外壁,药物还要经过血脑屏障,因此用药量要加大,疗程要长（3 个月以上）。还要考虑联合用药,如两性霉素 B 和氟胞嘧啶联合用药对中枢神经系统隐球菌病有较好疗效。

【防制】

（1）注意环境卫生,防止污染。饲养家鸽者,应严格管理,防止鸽粪污染环境和空气。忌吃变质的水果、蔬菜或未经消毒的牛奶。

（2）防止滥用抗生素等药物。对长期应用抗生素及皮质类激素而病情恶化的患者,应采取各种方法做真菌学检查,以排除本病的可能。

（3）口服抗真菌药。长期应用免疫抑制剂者应主动给予预防性抗真菌药物,或免疫增强剂。积极治疗皮肤黏膜的真菌感染,防止血源扩散。

 思考题

1. 人隐球菌病有哪几种临床类型?

2. 隐球菌病治疗常用的药物有哪些?

3. 如何防制隐球菌病?

二维码

第二十六节　皮肤真菌病

皮肤真菌病（dermatomycosis）或称表面真菌病，是由皮肤癣菌（或称皮肤丝状菌）侵染表皮及其附属结构（毛、角、爪）所引起的一类传染性极强的慢性接触性人兽共患皮肤病。本病常见于牛、兔、犬、猫、马、羊、猪等动物。表现为皮屑增多、结痂、脱毛、渗出、毛囊炎及痒感等症状。临床可见躯干、四肢等部位有拇指盖大小的圆形、椭圆形或不规则状的脱毛区，故俗称脱毛癣、钱癣。人接触患病动物后也可感染，根据感染部位可分为头癣、体癣、股癣、手足癣、甲癣等。患病动物和人，多数以局部剧烈炎症、病程长、难治愈为特征。目前本病分布于世界各地。

【病原学】

寄生在皮肤角蛋白组织的致病真菌统称为皮肤癣菌。引起皮肤真菌病的病原体主要分为三属，即表皮癣菌属（*Epidermophyton*）、毛癣菌属（*Trichophyton*）和小孢子菌属（*Microsporum*）。其中主要危害人类的为表皮癣菌，对人、畜、禽均有致病性的为毛癣菌属及小孢子菌属。中国自北向南的广大地区都有本病的发生，引起人类皮肤真菌病的菌种总的情况是以红色毛癣菌占据优势，但在西北的银川、东北的齐齐哈尔则以须毛癣菌、絮状毛癣菌占优势。其次，北方地区多以犬小孢子菌、须毛癣菌为主，而南方则以念珠菌属为主。对动物而言，引起皮肤真菌病的病原较多，目前报道的有石膏样小孢子菌、石膏样毛癣菌、红色毛癣菌等多种皮肤真菌，能产生孢子，对外界具有极强的抵抗力。皮肤癣菌最适生长温度为 $22\sim25℃$，最适生长湿度是 $70\%\sim80\%$，营养物质以角蛋白作为碳源和氮源。小孢子菌在萨布罗葡萄糖琼脂上 $25℃$ 时，生长有快有慢，孵育 7 d 后，菌落直径达 $1\sim9$ cm。不同菌种菌落的颜色不同，从白色到米色或黄色到肉桂色。从背面看，菌落呈黄色到红棕色。在马铃薯葡萄糖琼脂或萨布罗葡萄糖琼脂上，添加 $3\%\sim5\%$ 的氯化钠可刺激大型分生孢子的生长。

本菌对外界环境因素的抵抗力极强，在干燥环境下可存活 $3\sim4$ 个月，附着在厩舍、器具、桩柱等上面的皮屑中的真菌甚至超过 5 d 仍保持其感染力。耐干燥，$100℃$ 干热 1 h 方可致死。但对湿热抵抗力不太强。对一般消毒药耐受性很强，1% 醋酸需 1 h，1% 氢氧化钠数小时，2% 福尔马林 30 min 方可灭活。对一般抗生素及磺胺类药均不敏感。制霉菌素、两性霉素 B 和灰黄霉素等对本菌有抑制作用。

【流行病学】

皮肤真菌病呈世界性分布，散发或流行发生。许多国家存在皮肤真菌的广泛感染。本病在国内的流行区域亦较广，不同地区皮肤真菌病的感染率不同，存在地区性差异。自然情况下牛最易感染，猪、马、驴、绵羊、山羊、鸡、家兔、猫、犬、豚鼠也易感。人也易感。多种皮肤癣菌可以在人畜间互传或在不同动物之间传播。

病人、病畜和带菌畜是皮肤真菌病的主要传染源。本病主要是通过动物间的直接接触，或通过接触污染的刷子、梳子、剪刀、垫料等而传播，也可经患有皮肤病的人传播。在养殖量较多且较密集的情况下，也可通过空气传播。体外寄生虫（如虱、蚤、蝇、螨等）也是传播途径之一。本病可以在动物与人之间传播，尤其是一些从事特定职业的人员，如饲养员、兽医和参与畜产品流通的人员等,以及养伴侣动物者。此外,大、小家鼠对须毛癣菌病的传播,土壤对石膏样小孢子菌病的传播都起一定作用。

动物的感染与年龄有一定的相关性,幼小动物比成年动物易感。一般说来,年龄越小,患病后症状越严重,死亡率越高。随着年龄的增长,免疫功能逐渐增强,发病率和死亡率会降低。畜体营养缺乏,皮肤和被毛卫生不良,环境温度高,畜舍过于阴暗潮湿等均有利于本病的传播。本病一年四季皆可发生,在人类以夏秋季发病较多;动物在秋冬舍饲阶段发病较多。

【病理学】

真皮、表皮有慢性炎症,如充血、肿胀和淋巴细胞性浸润等。角质层上皮细胞增生,角化不全,表皮乳头状突起。在角质层和毛囊细胞间往往出现丝状菌丝成分。在毛囊中可见到包围毛囊鞘的孢子,毛囊鞘被破坏。感染的毛囊周围可见有淋巴细胞、单核巨噬细胞和少量中性粒细胞集聚。在皮肤表皮和真皮表面,因炎性细胞大量积聚形成乳头状隆起,或水疱,或小脓疱。

【临床学】

一、临床表现

本病潜伏期较短,可引起表皮角质化和炎症,造成皮肤粗糙、脱屑、渗出和结痂,机体消瘦。

(一)人的临床症状

潜伏期一般为 1～2 周。受侵害的区域不同,临床表现也随之不同。瘙痒是人最常见的症状。嗜动物性皮肤真菌对人造成的炎症损伤通常比嗜人性皮肤真菌更为严重。

1. 头癣 由皮肤癣菌感染头皮和毛发所致的疾病。好发于儿童。初期表现为小丘疹,然后扩散形成鳞状、不规则或界限清楚的脱发。当感染是由嗜动物皮肤真菌所引起时,常有化脓性损伤。

2. 体癣 发生于面部、躯干和四肢。其特征为环状、多环状或不规则形红斑,边缘隆起,或小丘疹、水疱,离心性扩大,中心可有自愈现象。受损部不定性瘙痒。

3. 股癣 发生于腹股沟、股内侧及臀部,多见于男性,皮损围绕着阴囊呈半环状或不规则的红斑,离心性扩大。有烧灼感和瘙痒。

4. 手癣 感染手指屈面、指间及手掌侧皮肤称手癣。表现为掌部广泛性干裂、鳞状和红斑状。

5. 足癣 感染足趾间、足底、足跟、足侧缘称足癣。以开裂、鳞状和软化为特征。红斑、小水疱、脓疱及大水疱常可见到。

6. 甲癣 是发生于指甲的一种皮肤真菌感染。其特征为指甲变厚、脱色、断裂、营养不良、指板与指基分离等。

(二)动物发病表现

1. 牛 潜伏期为 1 周。好发部位主要是眼的周围、头部,其次为颈部、胸背部、臀部、乳房、会阴等处,重型病牛可扩延至全身。病的初期,皮肤丘疹限于较小范围,逐渐地呈同心圆状向外扩散或相互融合成不整形病灶。周边的炎症症状明显,呈豌豆大小结节状隆起,其上被毛向不同方向竖立并脱落变稀,皮损增厚、隆起,被覆物呈灰色或灰褐色,有时呈鲜红色到暗红色的鳞屑和石棉样痂皮。当痂皮剥脱后,病灶显出湿润、血样糜烂面,并有直径1～5 cm不等的圆形到椭圆形秃毛斑(即钱癣)。在发病初期或接近于痊愈阶段,以及皮损累及真皮组织的病牛,可出现剧烈瘙痒症状,与其他物体磨蹭后伴发出血、糜烂等。病情恶化并继发感染时,可导致皮肤增厚、苔藓样硬化。若病灶局部平坦,痂皮剥脱后,生长出新的被毛即可康复。凡患病且痊愈的病牛,多数不再感染发病。

2. 兔   主要危害幼兔。5～30日龄幼兔发病部位在嘴、眼、下颌、四肢及背部;1～3月龄小兔在头部、腹部、四肢、背部、脚爪,重者全身;3月龄以上在耳朵、耳根及颈部;成年兔在乳房、腹部、四肢内侧;成年公兔在睾丸附近。病初皮肤出现皮屑、毛易脱落、潮红、渗出、结痂,痂皮脱落后呈现小的溃疡。成年兔无全身症状;仔兔毛焦无光泽,精神沉郁,生长缓慢,逐渐消瘦,瘙痒。

3. 犬   幼犬多见,成年犬较少感染。损伤可发生在身体的任何部位,表现为圆形断毛的秃斑,上面覆以灰白色鳞屑,严重时多数斑癣连成一片。炎症现象常较显著,多伴发水疱。损伤的中心部位常伴有鳞屑,其边缘呈红斑状隆起,有的形成结痂,在痂下继发细菌感染而化脓的,称为"脓癣"。真菌本身也能引起小脓疱及产生分泌物。病犬剧痒,常在各种物体上蹭痒。病程较长,鳞屑脱落后,形成秃斑。

4. 猫   猫的临床表现与犬类似,只是易感性比犬低。

二、临床诊断

根据临床表现和病理变化可做出初步诊断,确诊须进行实验室检测。

1. 显微镜检查   用镊子或毛刷采集患部的鳞屑、痂皮等病料置载玻片上,然后滴加10%～20%氢氧化钾溶液,盖上盖玻片,静置10～15 min或微加热,待软化、透明后,用低倍和高倍镜检查。如能发现分枝的菌丝和各种孢子即可确诊。显微镜直接检查法具有简便、省时、省力等优点,目前,该方法已广泛用于皮肤真菌病的流行病学调查和临床诊断。

2. 真菌分离培养检查   真菌培养是病原鉴别所必需的。将病料接种到沙氏葡萄糖琼脂培养基上,25～28℃培养3周。培养期内逐日观察,并钩取单个菌落在该种培养基斜面上进行纯培养。小孢子菌感染时,培养3～4 d,有白色、浅黄色菌落生长,1～2周后有羊毛状菌丝形成,表面浅黄色绒毛状,中间有粉末状菌丝,背面呈橘黄色。石膏样小孢子菌感染时,菌落生长快,由浅黄色到黄棕色,中心隆起一小环,表面平坦至颗粒状结构,背面呈浅黄色到黄棕色。石膏样毛癣菌,菌落呈绒毛状,菌丝整齐,可表现多种色泽,中央有突起。根据真菌在培养基上的生长形态,菌落性状、色泽、生化试验,菌丝及孢子形态等来鉴定病原性真菌的属种。

3. 伍氏灯检查法   用伍氏灯在暗室内照病灶区出现绿黄色荧光反应,可确定此处有犬小孢子菌感染。此方法是早期检测方法之一,操作简便快速,但不够准确,无法判定是否有其他真菌或螨虫、细菌等混合感染。

4. 组织病理学检查   在病变部位活检做病理检查,是一种可靠的检查方法。最容易见到菌丝,可用PAS(过碘酸雪夫反应,是一种糖原染色法)染色,使菌丝及孢子表面染成红色,便于观察确定。

三、临床治疗

治疗皮肤真菌病的药物很多,但总的来看疗效较低,用药次数较多,时间很长,且易于复发;最好能对分离菌株进行药敏试验,选择敏感的药物治疗。一般浅部感染选择外用药进行治疗,患部剪毛,涂制霉菌素或多聚醛制霉菌素钠软膏,可以在 1~2 周内痊愈,对某些顽固性浅部真菌及深部真菌病应进行系统的抗真菌治疗。常用灰黄霉素 25~50 mg/kg 体重,分 2~3 次内服,连服 3~5 周,对本病有很好的疗效。

【防制】

(1)平时应加强饲养管理,搞好舍内、外卫生,对畜舍、饲养用具等做好定期消毒和临时消毒。可用 2%~3%福尔马林消毒畜舍及用具;消毒环境时也可用 1∶100 倍稀释百毒杀,定期消毒时 1∶(200~300)稀释效果较好。

(2)坚持自繁自养的原则,防止传染源的散播。必须引进动物时,要加强检疫,对新引进的动物应进行隔离观察,应用伍氏灯和真菌培养检验呈阴性后方能解除隔离。

(3)发现动物患有真菌病,应及时隔离治疗或淘汰,并用煤酚皂、次氯酸钠或苯扎氯胺等溶液进行严格消毒杀菌。

(4)动物医院平时应注意卫生,以预防器械、用具的污染和控制病原性真菌的传染。确诊患病动物后,兽医应向主人宣传、讲解,让主人了解此病对公共卫生的危害性和本病的防治措施。

(5)接触患病动物的人应特别注意防护。对患有真菌病的人应及时治疗。

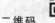
二维码

思考题

1. 皮肤真菌病的主要感染途径是什么?
2. 如何预防皮肤真菌病?

第二十七节 毛霉菌病

毛霉菌病(mucormycosis)是由毛霉菌目真菌引起的真菌性疾病,世界各地均有发生。已见于人、马、牛、羊、猪、犬、猴、猫、鸟类以及实验动物小鼠、家兔等。毛霉菌属于条件致病菌,其特征为菌丝侵犯血管,引起血栓形成及坏死,产生鼻、脑、消化道及呼吸道等处病变,还可侵入并穿透血管壁,通过血管或淋巴管而扩散至全身,发病急、进展快、死亡率甚高。

【病原学】

引起毛霉菌病的病原真菌,属于毛霉菌目(Mucorales)。毛霉菌在自然界广泛存在,是一种条件致病菌,通常寄生在腐烂的有机物表面,是一类耐热腐生菌。猪毛霉菌病的病原菌为分枝犁头霉(*Absidia ramosa*)和马根霉(*Rhizopus equinus*)。牛毛霉菌病的病原菌为微小根毛霉(*Mucor pusillus*)、伞枝犁头霉(*Absidia corymbifera*)和足样根霉(*Rhizopus rhizodiform*)。禽类毛霉菌病的病原菌为伞枝犁头霉和米根霉(*Rhizopus oryzae*)。

毛霉菌的生长不需要复杂的营养,在22～55℃范围内均能生长。临床常见的毛霉菌最适宜的生长温度是28～30℃。毛霉菌生长迅速,2～5 d即可生成典型白色棉花样菌落,以后变成灰色至灰褐色。镜检多为无隔的菌丝,孢子呈圆形或椭圆形,壁薄,表面光滑,一般无色。毛霉菌目真菌能进行有性繁殖产生结合孢子,也能通过无性繁殖产生孢子囊孢子。毛霉菌的主要毒力因子为弹力酶样蛋白水解酶,极易侵犯血管。

【流行病学】

毛霉菌广泛分布于自然界中,土壤、食物和分解的有机物中均可发现毛霉,在室外的空气中也常发现其孢子。因而,多数患者由于吸入空气中的孢子而受感染,肺和鼻窦是最常见的首先感染的部位,其次是外伤使致病菌进入皮肤内部而感染。毛霉菌病还常继发于其他基础疾病或免疫抑制的机体。肺毛霉菌病常见于恶性血液病。胃毛霉菌病则常见于营养不良的儿童或免疫抑制患者。皮肤毛霉菌病常见于外伤或烧伤等皮损处。在发病动物中,还未证实其发病与免疫缺陷和抵抗力低下有关。但是,由于动物毛霉菌病的发病部位主要在消化道,因而不排除是由于采食污染霉变的饲料而引起。

【病理学】

毛霉菌可侵犯全身各个脏器。鼻部感染时,下鼻甲及鼻中隔呈黑色干性坏死,牙槽及硬腭可发生坏死和结痂。侵犯颅脑时,脑实质和硬脑膜下腔有血凝块,颈内动脉和海绵窦有血栓。肺部受侵犯时,肺实变,表面密布小豆至豌豆大灰白色结节,切面可见贫血性硬坏死区,并伴有不同程度的胸腔积液和胸膜粘连。胃肠道受累后,发生充血、出血、坏死、溃疡,肠系膜淋巴结肿大。

毛霉菌感染后最常侵犯血管,菌丝在血管内繁殖,形成菌栓或血栓,阻塞血管,尤其是动脉,导致其营养的组织发生凝固性坏死。常合并不同程度的出血和中性粒细胞浸润。PAS(过碘酸雪夫反应)染色阳性,在病变血管壁、血管腔和坏死组织中均可找到大量较直、无隔或分隔稀少的粗大菌丝,壁薄,常呈直角分枝,直径6～50 μm。在慢性肉芽肿性损害中,可见菌丝肿胀扭曲,呈球形或其他奇怪形状。

牛、羊、猪毛霉菌病的主要病变部位在胃和肺,兔、豚鼠、小鼠主要在肾。

【临床学】

一、临床表现

(一)人的临床症状

毛霉菌病少见于健康人。感染的类型与特殊的基础疾病有关。临床特点是迅速出现组织坏死,多数病人病情发展迅速,如治疗不及时,往往导致死亡。

鼻脑毛霉菌病是最常见的类型,但有时也可发生原发性皮肤、肺或胃肠道病变,经血流播散到其他部位也可发生。鼻脑感染通常是暴发性的,并且常致死。临床表现为疼痛、发热、眼眶蜂窝织炎、眼突出、脓性鼻涕和黏膜坏死。坏死的进行性扩展可累及大脑,而引起筛状窦栓塞体征、惊厥、失语或偏瘫。糖尿病酮酸中毒症的病人最易受感染。但机会性感染也可发生在接受肾去铁胺治疗的慢性肾病患者,或有免疫抑制的病人,特别是伴有中性粒细胞减少症或接受大剂量皮质类固醇治疗的病人。肺感染与侵袭性曲霉菌病相似。在用封闭敷料情况下可发生皮肤根霉菌感染。

(二)动物发病表现

1. 猪毛霉菌病 仔猪精神不振,缺乏食欲,下痢虚弱,被毛粗乱。用抗生素治疗无效。成猪毛霉菌病通常无明显临床表现,仅见体瘦腹大,生长缓慢,颌部、下颌骨以及肠系膜淋巴结、腹股沟淋巴结、颌下淋巴结、颈部淋巴结、肺脏和支气管淋巴结、腹腔脏器等出现肉芽瘤。

2. 牛毛霉菌病 病牛主要表现精神沉郁,食欲不振,体重减轻,眼睑下垂,舌外伸不能缩回,上下颌骨排列错位,难以采食咀嚼,或从鼻孔到眼前整个面部不对称性肿胀。腹痛,腹泻,粪便呈黄色、煤焦油样或黑水样,腥臭,常混有脱落黏膜和黏液,常有脱水现象。有的呈急性化脓性乳房炎,乳汁呈黄色水样或完全无乳,有的发生毛霉菌性胎盘炎而导致流产,流产通常发生于怀孕 3～7 个月。在公牛,见包皮卡他,伴有交配迟缓和自淫。这种感染被认为是通过交配传播的。

3. 禽类毛霉菌病 在禽类中确诊的毛霉菌病病例很少。感染之后发生以厌食、发育迟缓和胃积食为特征的疾病,胃内壁附着大量白色清亮胶冻状黏液,胃腺严重坏死。病鸡主要表现呼吸困难。

二、临床诊断

根据患者有特殊的基础病史、临床表现、分泌物镜检为毛霉菌、广谱抗生素治疗无效等特点确诊。动物的临床症状与人类基本一致。根据患病动物出现精神沉郁,被毛粗乱,食欲减退或废绝,消瘦,生长缓慢,昏迷,磨牙,血尿和血便,体温升高呈不定型热等症状即可做出初步诊断。如需进一步确诊,应进行实验室诊断,主要有以下几种方法:

1. 直接镜检 标本可来自于鼻甲或鼻窦抽取液、血液、痰液、尿液、皮屑、坏死病灶或尸检标本等。用 20%KOH 制成湿片直接镜检,可见典型薄壁的具折光性的粗大菌丝,亦可见膨大细胞及弯曲菌丝,偶见孢子囊及孢子囊梗。毛霉菌的菌丝粗大且无分隔、直角分枝等特点,可与其他霉菌相鉴别。

2. 血清学试验 目前尚无针对毛霉菌的特异性血清学试验。免疫荧光技术在组织切片检测和鉴定中有价值。

3. 分子生物学试验 目前应用于此病的生物学方法很少,大多仍处于实验研究阶段。PCR 扩增真菌 18S RNA 序列,检测其单链构象多态性可成功地把根霉属真菌与其他真菌区别开。分子生物学方法在毛霉菌病暴发时的流行病学研究中起重要作用,但目前还不能用于临床做菌种分离鉴定。

三、临床治疗

目前尚缺乏治疗动物毛霉菌病的特效药物。在医学临床用两性霉素 B 静脉注射,治疗此病获得成功,但用于动物治疗代价太高。研究报道用氟喹诺酮类药物 Trovafloxacin 或环丙沙星联合氟康唑治疗鼠科动物毛霉菌病有效。

【防制】

对毛霉菌病最根本的防制措施,首先是严禁饲喂污染霉变的牧草和饲料;其次应加强饲养管理,增强动物的抵抗力,避免长期使用抗生素类药物,对反刍动物限量饲喂精饲料。

二维码

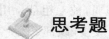 思考题

　　1.常见的能引起动物发病的毛霉菌有哪些?

2.毛霉菌病的诊断方法有哪些?

第二十八节　曲霉菌病

　　曲霉菌病(aspergillosis)是由曲霉菌属的多种曲霉菌所引起的一种人兽共患真菌病,其主要特征是在呼吸器官组织中发生炎症并形成肉芽肿结节。本病主要侵害禽类,幼禽常呈急性暴发,发病率和死亡率较高,以肺及气囊发生炎症及肉芽肿结节为主。曲霉菌主要侵害人的肺部,也可侵害皮肤、黏膜、脑、眼、耳、副鼻窦等器官,引起变态反应、慢性肉芽肿、侵袭性感染,严重者可发生全身播散性感染。此外,一些曲霉菌的毒素还可引起中毒和癌症。

【病原学】

　　曲霉菌属丛梗孢科(Moniliaceae)曲霉菌属(*Aspergillus*)的真菌,种类繁多,现已确认的有150种,还有新的菌种仍在不断被发现。曲霉菌多数为非致病菌,少数为条件致病菌,其中最常见的致病性最强的是烟曲霉,黄曲霉、黑曲霉、土曲霉和构巢曲霉也有不同程度的致病性。烟曲霉的菌丝有隔,呈分枝状,直径7~10 μm,由菌丝分化而成的分生孢子梗向上逐渐膨大,在顶端形成烧瓶状顶囊,在顶囊的上1/2~2/3部位为密集的短棒形小梗,其末端生出串珠状含黑绿色色素的分生孢子。

　　致病性曲霉菌培养温度一般为30~37℃,烟曲霉在50℃以上的高温下也能生长。烟曲霉的培养常用沙氏葡萄糖琼脂培养基,生长迅速,菌落最初为白色绒毛状,随着培养时间延长,颜色逐渐变黑。

　　曲霉菌孢子的抵抗力很强,煮沸5 min才能杀死,在一般消毒液中需经1~3 h才能灭活。

【流行病学】

　　鸡、鸭、鹅、火鸡、鸽、鹌鹑及各种鸟类均有易感性,以幼禽的易感性最高。牛、羊、马、猪、犬、猫和人也可感染,但较少见。实验动物中家兔、豚鼠和小鼠均可感染。

　　曲霉菌的孢子广泛分布于自然界,常存在于畜禽舍、垫草、发霉的谷物和饲料中。本病主要经呼吸道吸入感染,亦可经消化道或皮肤创伤感染。此外,曲霉菌的孢子有时可穿过蛋壳侵入蛋内感染胚胎,使雏禽一孵出即发病。

　　本病一年四季均可发生,但在温暖、潮湿的季节和通风不良、饲养密度过大的环境中更易

发病。

【病理学】

本病的病理变化主要表现为急性渗出性炎症、脓肿、坏死及形成肉芽肿结节。常见于肺、心、肾、肝、胰等脏器,有明显的充血肿胀,表面可见灰白色、大小不等的结节,有的融合成片,切面可见脓性坏死,有大量脓球,细胞碎片周围有大量中性粒细胞及部分单核细胞浸润。食管、胃、肠的病变多呈溃疡性,可深达肌层,溃疡底面粗糙不平,有脓性渗出,坏死层及肉芽肿组织中有菌丝,周围有大量中性粒细胞浸润。

【临床学】

一、临床表现

(一)人的临床症状

临床症状因感染部位不同,表现为不同的类型,其中最为常见的是肺曲霉菌病。

1. 肺曲霉菌病　多发生于慢性支气管炎、支气管扩张、肺结核、石棉肺、肺脓肿、肺癌、白血病、淋巴瘤、长期应用广谱抗生素或肾上腺皮质激素的病人。这些抵抗力低下的病人吸入大量曲霉菌孢子时可发生急性肺炎,表现为高热、咳嗽、咯血、咯绿色或深绿色脓性痰,病死率高。临床表现与肺结核相似,有低热、咳嗽、体重减轻等。

2. 播散性曲霉菌病　可发生于任何年龄。曲霉菌主要自肺部病灶、消化道病灶、破损的皮肤黏膜等侵入血液,继而播散到全身各器官,引起胸痛、咳嗽、咯血痰或咯血,持续发热或不规则发热,心动过速或心律不齐,烦躁不安,甚至昏迷等表现。

3. 局限性曲霉菌病　皮肤、外耳道、鼻窦、眼、脑等部位受到曲霉菌直接侵袭,导致感染局部出现炎症反应及肉芽肿结节。

(二)动物发病表现

1. 家禽　潜伏期为 2～7 d。幼禽多呈急性经过,精神沉郁,羽毛松乱,食欲废绝,呼吸困难,打喷嚏伸颈,有时可听到气管啰音。病程后期常有腹泻,病禽逐渐消瘦。有些病禽可呈一侧性眼炎,眼睑肿胀,羞明,角膜中心发生溃疡,眼结膜囊内有干酪样凝块。部分病禽死前出现运动失调、强直性痉挛和麻痹。急性病例常在发病后 1 周内由于呼吸困难窒息而死。成年禽类常呈慢性经过,症状轻微,主要表现为长期消瘦,生长发育不良。

2. 家畜　常呈慢性经过,仅有轻微咳嗽,长期生长发育不良等症状。牛感染后可出现呼吸困难、咳嗽、消瘦、流产等症状。犊牛感染后常表现腹泻,部分病例排血便,有时伴有呼吸困难,体温高达 40℃以上。

3. 犬　犬可发生鼻曲霉菌病,主要表现为鼻腔流出大量带血的脓性分泌物和鼻出血交替出现,外鼻孔溃疡,面部疼痛或不适。此外,犬在患免疫抑制性疾病或长期使用免疫抑制药物时,可发生播散性曲霉菌病,表现为脊椎疼痛、后肢轻瘫、截瘫或跛行,并伴有明显的肿胀。

二、临床诊断

曲霉菌病需结合临床症状及实验室检查进行诊断。

(一)病原学检查

1. 病料采集　病人一般采集痰液、分泌物、排泄物或病变组织;病畜、禽则采集病灶的霉菌结节或霉菌斑。

2. 镜检观察　病料置于载玻片上,加20％氢氧化钾溶液1～2滴,混匀,加盖玻片后镜检,可见曲霉菌的有隔菌丝和分生孢子。

3. 分离培养　将剪碎的病料组织小块,以点种法接种于数个沙氏葡萄糖琼脂平板上,分别置于27℃和37℃培养,每日观察一次,10 d不生长者判为阴性。曲霉菌生长迅速,最初为白色绒毛状菌落,随着培养时间延长,菌落颜色逐渐变为暗绿色、土黄色或黄褐色。挑取培养物镜检,可见曲霉菌的菌丝和孢子结构。

4. 动物接种　取3日龄雏鸡4只,将本菌分生孢子生理盐水悬液注入胸气囊,0.1 mL/只,经72 h,可见实验组全部死亡,剖检病变与自然死亡病例相同,并可从标本中分离出本菌。

(二)血清学诊断

包括曲霉菌抗原和抗体的检测。常用检测方法有琼脂双扩散试验、对流免疫电泳、乳胶凝集试验和酶联免疫吸附试验等。抗体检测有助于非免疫抑制性曲霉菌病的诊断,但对于患免疫抑制性疾病或长期使用免疫抑制性药物的动物,免疫反应性很差,常至临死前尚未产生可供检测到的抗体。因此,对于这类动物曲霉菌病的诊断,检测其循环抗原更具诊断意义,常用的抗原有曲霉菌培养滤液粗糖抗原、曲霉菌菌丝体糖抗原、甘露糖半乳糖抗原、糖蛋白抗原等。

(三)核酸检测

目前建立的检测方法主要有核酸探针、PCR、实时荧光定量PCR,这些方法敏感、快速、准确。

三、临床治疗

两性霉素B、制霉菌素、克霉唑、硫酸铜、碘制剂对病禽有一定的治疗效果。

【防制】

防制畜禽曲霉菌病的发生应采取综合防控措施:

(1)禁止使用发霉的垫草和饲料:垫草应经常翻晒,饲料中添加防霉剂,以抑制霉菌生长。

(2)加强饲养管理,搞好环境卫生:畜禽舍合理通风,保持室内环境及用具干燥、清洁,定期消毒。

(3)发病畜禽应隔离治疗,死亡动物进行无害化处理,且畜禽舍应彻底消毒,防止霉菌孢子的扩散。

思考题

1. 试述曲霉菌的主要形态特征及常见致病性曲霉菌的类型。
2. 禽曲霉菌病的主要临床表现有哪些？
3. 如何预防禽曲霉菌病？

二维码

第二十九节　Q　热

Q 热（Q fever）是由伯纳特柯克斯体（俗称 Q 热立克次体）引起的一种人兽共患传染病。可感染牛、羊、犬、猫等动物，多呈隐性经过，也可传染给人。人感染 Q 热分为急性和慢性两种类型，急性型主要表现为头痛、发热、畏寒、肌痛等症状，慢性型主要表现为心内膜炎、慢性肝炎、骨髓炎等。

1935 年 Derrick 在澳大利亚屠宰厂工人中发现一种原因不明的发热，称之为 Q 热。"Q"是 query 的第一个字母，即疑问之意。此后，除在瑞典、挪威、冰岛和新西兰极少报道外，Q 热在世界多数国家均有发生。在我国，Q 热发现于 1950 年，目前已有 20 多个省、自治区和直辖市证实有 Q 热的存在，并在四川、重庆、云南、内蒙古、新疆及西藏等地发生过 Q 热的流行。

【病原学】

伯纳特柯克斯体（*Coxiella burnetii*）属立克次体科（Rickettsiaceae）柯克斯体属（*Coxiella*），是一种专性细胞内寄生性微生物，常聚集于单核细胞、巨噬细胞及内皮细胞胞质内。本病原个体微小，约为（0.2～0.4）μm×（0.4～1.0）μm，呈短杆状或球杆状，能通过细菌滤器。革兰氏染色阴性，但染色效果不佳，常用姬姆萨染色法或马夏维洛（Macchiavello）染色法，呈紫红色或红色。

伯纳特柯克斯体可在多种动物和人的原代细胞或传代细胞胞质空泡内繁殖，其繁殖速度很慢，繁殖一代需 12～16 h。鸡胚是大量培养本病原的极好宿主。将病原接种于 5～7 日龄鸡胚卵黄囊，35℃培养 8～10 d 收获鸡胚，从卵黄囊膜中可提取到伯纳特柯克斯体。本病原的抗原分为两相：直接从病人、动物及寄生蜱体内分离的病原不能与 Q 热早期抗体发生血清学反应，这种不反应性病原称为第 I 相株；新分离的病原经鸡胚卵黄囊连续传代后，可与早期抗体反应，成为具有反应性的第 II 相株。第 II 相株经动物或蜱传代后，又可逆转为第 I 相株。

伯纳特柯克斯体对理化因素的抵抗力强于其他立克次体。70～90℃ 30～60 min 或 100℃ 10 min 以上才能灭活。对干燥的抵抗力特别强，在干燥的土壤中 4～6℃可存活 7～9 个月；在感染动物和蜱的干燥粪便中可存活 586 d；在羊毛中可存活 7～10 个月。脂溶剂对其灭活效果好，如 75％乙醇 1 min、乙醚 15 min 可灭活病原体。对抗生素敏感，多西环素、土霉素、氯霉素等对其均有很强的抑制作用。

【流行病学】

伯纳特柯克斯体的贮存宿主随地域不同而有所变化，主要包括家畜、野生动物及其外寄生生物。近 40 种蜱及其他许多节肢动物可以自然感染本病原。牛、绵羊、山羊是导致人类感染最主要的贮存宿主,受感染的动物常不表现临床症状,但其尿液、粪便、乳汁及产畜的排出物(羊水、胎盘)中含有病原体,特别是在妊娠晚期的胎盘中病原体的含量最高(10⁹个/g 组织)。

家畜可通过感染伯纳特柯克斯体的蜱叮咬、间接接触受感染的排泄物或吞食感染动物的胎盘感染。人主要通过吸入含伯纳特柯克斯体的气溶胶感染,其次也可通过与感染家畜、犬猫等宠物直接接触和虫媒传播,有时也可因食用奶制品、牛羊肉通过消化道传播。

本病多呈散发,没有明显的季节性,一年四季均可发生。

【病理学】

本病主要引起小血管和毛细血管损害,心、肺、肝、肾等器官病变。血管病变主要表现为内皮细胞肿胀,严重时可有血栓形成;小动脉壁可发生纤维素样变性,内皮细胞有不同程度的增生,有时可引起闭塞性脉管炎。肺部多为间质性肺炎病变,主要表现为小支气管、肺泡中有纤维蛋白、淋巴细胞及单核细胞组成的渗出液,肺间质水肿、肺泡间隔增厚,严重者类似大叶性肺炎;肺部也可形成肉芽肿。肝脏呈现不同程度的变性、坏死、细胞浸润及形成肉芽肿。心脏可发生心肌炎、心内膜炎或心包炎。肾脏出现肾小球肾炎。

【临床学】

一、临床表现

(一)人的临床症状

1. 急性 Q 热 潜伏期 2～3 周。患者突然发病,早期主要表现为发热、寒战、全身无力等,严重者有高热、肌肉疼痛,以及剧烈的持续性头痛等症状,常合并有肺部感染和肝功能损伤。少数病例会出现心肌炎、心包炎、脑膜脑炎、脑脊髓炎症状。

2. 慢性 Q 热 病程超过半年,持续发热或反复发热。慢性 Q 热引起多器官损伤,主要表现为心内膜炎、慢性肝炎、骨髓炎。

(二)动物发病表现

动物感染后多呈隐性经过。在反刍动物中,病原体侵入血液后可局限于乳房、体表淋巴结和胎盘,一般几个月后可清除感染,但也有一些动物可成为病原携带者。奶牛感染后可影响泌乳和胎儿发育。绵羊和山羊感染后可见流产,有时可见流行性流产。犬、猫在感染后,少数病例会出现发热、厌食、嗜睡,间或有鼻炎、结膜炎、支气管肺炎、流产及死产等症状,且病愈后常复发。犬在感染后还可能出现脾肿大。

二、临床诊断

本病常不表现明显的症状,仅靠临床诊断难以与其他传染病相区别,因此必须进行实验室诊断。

（一）病原分离

从人畜体内分离病原体是证实 Q 热的最确切方法。豚鼠对伯纳特柯克斯体的感染十分敏感，因此多采用豚鼠进行病原分离。将待检样品，如血、尿、胎盘等处理后经腹腔接种豚鼠，在接种后第 2 天豚鼠可出现特异性发热（39～40℃），一般在第 3 天体温下降，再过 1～2 d 后体温又开始升高。本病原引起的豚鼠特异性发热一般可出现两个热峰，接种后 10 d 内有一低热峰（39～40℃），3 周以后有一超过 40℃的高热峰。在接种豚鼠 4 周后采血检测血清抗体，同时取发病豚鼠的脾脏印片，用姬姆萨或马夏维洛（Macchiavello）染色法染色后，在显微镜下观察脾脏内的病原体。如发现疑似病原体，可用伯纳特柯克斯体抗体对脾脏印片做免疫荧光染色，在显微镜下观察荧光抗体结合的病原体。此外，也可用鸡胚卵黄囊或组织培养方法分离病原体，但须在有条件的实验室进行，以免引起实验室内感染。

（二）血清学诊断

是实验室诊断 Q 热最常用的特异性诊断方法，主要包括补体结合试验、凝集试验、间接免疫荧光试验和 ELISA。在检测中常采用两种抗原，即Ⅰ相抗原和Ⅱ相抗原，分别检测血清中的相应抗体。在急性病例，Ⅱ相抗体升高，Ⅰ相抗体水平较低。在慢性感染病例，Ⅰ相抗体与Ⅱ相抗体水平相当，或高于Ⅱ相抗体。

1. 补体结合试验　补体结合抗体维持时间长，是确诊本病的重要方法。在检测时常采集双份血清，即急性期和恢复期血清各一份，若双份血清效价升高 4 倍及以上，则可以确诊。

2. 凝集试验　常用于本病的早期诊断。凝集试验比补体结合试验较早出现阳性，但凝集抗体在病后维持时间不如补体结合抗体持久。

3. 间接免疫荧光试验或 ELISA　检测血清中特异性 IgM 或 IgG 抗体，特异、简便、快速。血清特异性 IgM 抗体阳性，可作早期和现症病例的诊断。双份血清特异性 IgG 抗体效价升高 4 倍及以上有诊断意义，可作为临床诊断和流行病学调查依据。ELISA 比其他血清学方法更敏感。

（三）核酸检测

该方法特异性好、敏感性高，可用于可疑组织样品的大量、快速检测。目前建立的核酸检测方法主要有核酸探针、PCR、荧光定量 PCR，一般检测伯纳特柯克斯体的 23S rRNA 保守序列。

三、临床治疗

四环素、多西环素、氯霉素、红霉素等大环内酯类，磺胺甲氧苄啶，喹诺酮类等对本病均有较好的疗效。对慢性 Q 热的治疗可采用多种抗生素联合长期用药，如多西环素联合氯喹、多西环素联合利福平或利福平联合林可霉素等可治疗慢性 Q 热所致的心内膜炎。

【防制】

国内外在本病暴发流行防治上的贻误，都与未能及时做出正确诊断，对流行病学资料注意不够有关。因此，做好本病的防控应主要从以下几个方面开展工作：

（1）开展流行病学调查。平时应做好各地本病疫源的分布和人、畜感染情况的调查，一旦发生本病即可进行有针对性的诊治和采取有效的预防措施。

（2）加强畜禽的管理，控制和消灭传染源。对孕畜隔离饲养，对出现流产、早产、胎衣滞留等情况的家畜，应作血清学检查；对家畜分娩期排泄物、胎盘及外界环境应作适当处理和必要的消毒；由本病流行地区运入的家畜和皮毛等畜产品，应进行检疫及消毒处理；屠宰场、制革厂等应做到产品无害化。

（3）切断传播途径。对畜牧业工作人员、肉食品加工人员，要严格按防护条例进行工作；注意灭鼠、灭蜱工作；避免与犬、猫等宠物直接接触。

（4）疫苗接种对预防本病有重要价值。对经常接触畜禽及皮毛等畜产品的工作人员要进行疫苗接种。目前已有的疫苗有灭活苗、弱毒苗及亚单位苗。

二维码

 思考题

1. Q 热在流行病学上有何特点？
2. 如何进行 Q 热的诊断？

第三十节　埃立克体病

埃立克体病（ehrlichiosis）是由埃立克体引起的一类人兽共患的自然疫源性疾病。不同埃立克体可感染不同动物，如犬、猫、牛、羊、马、鹿、啮齿动物等，部分可感染人，蜱是其主要传播媒介，临床特征主要表现为白细胞和血小板减少。

【病原学】

埃立克体属乏质体科（Anaplasmataceae），目前，对人和动物致病的有 10 多种，分为 3 个基因群，分别是乏质体属（*Anaplasma*）、埃立克体属（*Ehrlichia*）和新立克次体属（*Neorickettsia*）。

埃立克体是一种专性细胞内寄生性微生物，呈球状或杆状，外有双层膜包围，球状直径为 0.2～0.8 μm，杆状为（0.3～0.5）μm×（0.3～2.0）μm，革兰氏染色阴性。对犬埃立克体的研究表明，其繁殖类似于衣原体，分为原体、始体和包涵体 3 个阶段。原体通过吞噬作用进入宿主细胞内，开始二分裂繁殖，形成始体，始体再发育成熟为包涵体，在每个包涵体中含有数量不等的原体。当感染细胞破裂时，成熟的包涵体释放出原体，即完成一个繁殖周期。

埃立克体可在相应动物的单核细胞及鸡胚内生长繁殖。

埃立克体对理化因素抵抗力较弱，56℃ 10 min 或常用消毒液在短时间内即可将其杀死。四环素、强力霉素、氯霉素等广谱抗生素可抑制其繁殖。

【流行病学】

埃立克体的宿主主要有人、犬、鹿、啮齿动物、猫、马等，蜱是其主要传播媒介，吸虫和蜗牛也可传播部分埃立克体。在自然疫源地，蜱在埃立克体感染动物身上吸血而被本病原体感染，当感染的蜱再叮咬其他动物时可将其携带的埃立克体传给该动物，导致埃立克体在自然界的循环。当人进入埃立克体的自然疫源地，感染的蜱叮咬人时可将埃立克体传给人，引起人的发病。此外,犬、猫等家养动物可自然感染多种埃立克体,继而可以通过其体表寄生虫将病原传给人。多种埃立克体病多散发,且具有一定的季节性,一般夏末秋初多发。

【病理学】

不同动物感染不同埃立克体后,其病理变化存在一定的差异性。

1. 犬 犬在感染犬埃立克体后,其肉眼病变主要表现为多数器官,如鼻腔、肺、肾、膀胱等处的浆膜或黏膜表面出现出血点和出血斑。在急性期病例,常可见脾肿大、肝肿大、淋巴结肿大,且在肿大的淋巴结表面有棕褐色斑点;骨髓中细胞增多,颜色发红。在慢性期病例,感染犬消瘦,骨髓中细胞减少,颜色苍白。最有特征性的组织学病变表现为多数器官,如肺、脑、肾、淋巴结、骨髓、脾发生血管周围浆细胞的浸润,有时在皮肤和黏膜也可观察到。

犬在感染血小板埃立克体后数周内,肉眼病变主要表现为淋巴结肿大;组织学病变轻微,主要表现为淋巴结和脾中淋巴细胞增生及浆细胞增多,脾的滤泡周围出血,肝中枯否氏细胞增生,骨髓中巨核细胞增多。

2. 猫 病变主要表现为肠系膜淋巴结发生化脓性肉芽肿性淋巴结炎,肺、肾、肝发生血管周围浆细胞和淋巴细胞的浸润。

【临床学】

一、临床表现

(一)人的临床症状

目前所知,感染人的埃立克体主要包括查菲埃立克体、犬埃立克体、伊氏埃立克体、嗜吞噬细胞乏质体和腺热新埃立克体。人发病后,主要临床症状表现为发热、头痛、寒战、肌痛、乏力、皮疹和肝、肾功能损害。部分病例常伴有胃肠道症状,如恶心、呕吐、腹痛、腹泻等。

(二)动物发病表现

1. 犬 犬埃立克体病是由多种埃立克体引起的一种多系统紊乱疾病。根据各系统临床表现的不同,可以将本病分为下列几种类型:

(1)多系统型 主要表现为精神沉郁、嗜睡、轻度消瘦、食欲减退。有时伴有出血,表现为皮肤出现出血点或出血斑及其他黏膜的出血,其中以鼻黏膜出血最为常见。在这些病例中,有20%同时伴有淋巴结肿大,25%同时伴有脾肿大。

(2)眼型 感染犬的眼球颜色或外观发生变化,进一步发展可能导致失明。主要表现为眼色素层炎(葡萄膜炎)和视网膜疾病,如脉络视网膜炎、视神经乳头水肿及视网膜出血等。

(3)神经肌肉型 神经症状主要表现为由炎症或出血引起的脑膜炎、中枢或外周神经组织损伤引起的神经机能紊乱,包括痉挛、昏迷、共济失调、小肠机能紊乱、瞳孔大小不等、全身或局部感觉过敏等。有些病例还表现多肌炎症状,主要包括四肢轻瘫、反射迟钝、肌肉萎缩。萎缩的骨骼肌组织学特征表现为坏死区域出现淋巴细胞浸润。

(4)多发性关节炎型 多数关节炎的发生与粒细胞埃立克体或立氏埃立克体的感染有关。中性粒细胞进入关节、关节周围疾病及免疫复合物在关节部位的沉积等造成了关节炎等关节疾病的发生,严重时甚至可以引起跛行。

2. 猫　现有研究表明,本病多发生于 2 岁以上的猫,且主要是家养的短毛猫,雄性、雌性均可感染发病。其临床症状主要表现为发热、嗜睡、厌食、体重减轻、感觉过敏、关节疼痛、脾气暴躁。有些病例还出现脾肿大、淋巴结肿大、呼吸困难、黏膜苍白等。本病原可与其他病原,如猫的白血病病毒、猫的免疫缺陷病病毒等发生混合感染。

二、临床诊断

埃立克体病的诊断方法较多,但应结合临床症状、血液学的变化及血清学诊断结果进行综合考虑。

(一)血液学检查

对于犬、猫埃立克体引起的感染,其血液学变化主要表现为血小板减少、白细胞减少。在严重的慢性病例及德国牧羊犬常发生全血细胞减少症,这主要是由骨髓前体细胞发育不全引起的。

(二)直接涂片镜检

该方法对于疾病的确诊有重要意义。在感染早期,取感染动物的外周血涂片,通过姬姆萨染色后,在白细胞中观察包涵体。

(三)血清学诊断

应用最广泛的是间接免疫荧光试验(IFA),该方法主要用于检测血清中埃立克体的抗体,是疾病监测的首选方法。此外,还有 ELISA、免疫印迹方法。血清学阳性结果在健康动物和患病动物中均存在,因此,埃立克体病的诊断不能仅以血清学检测结果来判定,应结合临床症状及对抗立克次体药物的反应等进行综合判断。

(四)核酸检测

目前建立的检测方法主要有 PCR,该方法敏感、快速、特异,可在犬感染埃立克体后 4～10 d 检测到。

三、临床治疗

对于埃立克体病的治疗,四环素类抗生素是首选药物,如四环素、土霉素、强力霉素和二甲胺四环素。后两种药物是半合成的脂溶性四环素,更容易被机体吸收,使血液、组织和细胞内的药物浓度升高。此外,在保证疗效不变的情况下,这两种药物比四环素的给药量少、时间短。在急性期病例和症状轻微的慢性病例,用四环素治疗后 24～48 h 内临床症状明显改善,血小板开始逐渐增加,在治疗后 14 d 血小板可达到正常水平,但痊愈后机体对埃立克体的再次感染无免疫力。

氯霉素也常用于小于 5 月龄幼犬的治疗,以避免长牙时由于使用四环素而形成黄斑。由于四环素治疗无效导致的持续感染建议用该药治疗,但氯霉素可干扰亚铁血红素和骨髓的合成,因此应尽量避免使用。此外,喹诺酮类药物(环丙沙星、恩诺沙星)、二丙酸米卡多等对埃立克体也有一定的治疗效果。

除药物治疗外,对于严重病例还应采取支持疗法,如脱水时输液、严重贫血时输血。对患有严重血小板减少的病例,早期采用糖皮质激素进行短期治疗(2~7 d)对疾病治疗有利。此外,糖皮质激素对埃立克体病引起的多发性关节炎、血管炎、脑膜炎也有一定的治疗作用。

【防制】

目前,尚无疫苗可用于埃立克体病的防控,化学疗法、化学预防、消灭蜱类等传播媒介仍是防控本病的主要措施。

思考题

1. 埃立克体病的主要传播媒介及患病动物的主要血液学变化有哪些?

2. 如何进行埃立克体病的治疗?

二维码

第三十一节 附红细胞体病

附红细胞体病(eperythrozoonosis)简称附红体病,是由附红细胞体感染机体后引起的以发热、贫血、黄疸、腹泻及淋巴结肿大为主要临床特征的人兽共患传染病。目前已有近40个国家和地区有附红细胞体感染存在。我国最早于1972年在江苏南通报道猪红皮病,后经证实为附红细胞体感染引起。人及家畜感染后,多呈隐性经过,只有少数病例出现临床症状。

【病原学】

附红细胞体($Eperythrozoon$),简称附红体或血虫体,是寄生于人和动物红细胞表面、血浆和骨髓中的一群微生物。附红体既有原虫的特点,又有立克次体的特点。按《伯杰细菌分类手册》,将附红体归于立克次体目(Rickettsiales)乏质体科(Anaplasmataceae)附红体属($Eperythrozoon$)。Neimark 等(2002)根据 16S rRNA 序列,将附红细胞体归于支原体科(Mycoplasmataceae)支原体属($Mycoplasma$)。附红体的种类很多,主要有人附红体($E.\ humanus$)、猪附红体($E.\ suis$)、猪小附红体($E.\ parvum$)、牛温氏附红体($E.\ wenyonii$)、牛附红体($E.\ teganodes$)、绵羊附红体($E.\ ovis$)、山羊附红体($E.\ hirci$)、鼠附红体($E.\ coccoides$)、犬附红体($E.\ perekropovi$)、鸡附红体($E.\ galli$)、兔附红体($E.\ lepus$)等。

在暗视野显微镜下观察,附红体呈球状、环状、盘状、卵圆状、杆状、半月状、球拍状等多形性。多数附着在红细胞上,呈小簇、花环状、串珠状排列。寄生在人、牛、绵羊及啮齿类动物的附红体较小,直径为 0.3~0.8 μm;而寄生在猪体的附红体多较大,直径为 0.8~1.5 μm,最大可达 2.5 μm。瑞氏染色可见红细胞呈淡红色,虫体呈紫红色、黄褐色、褐绿色、深褐色、蓝绿色、天蓝色。在电镜下观察,附红体有一层外包膜,在包膜下能见到直径为 0.01 μm 的微管,有类核糖体颗粒无规律地分布于胞浆中,无明显的细胞器和核状结构。

附红体对理化因素的抵抗力较低。对干燥及高温抵抗力较低,60℃ 1 min 即可杀死。对低温抵抗力较强,在4℃血液中能存活1个月,且不受红细胞溶解的影响;在低温冷冻下能存活数年之久。对一般消毒药抵抗力较弱,几分钟之内即可杀死。在酸性溶液中活力反而明显增强,但遇碘液即停止运动,并不被碘着色。

【流行病学】

附红体病的流行范围很广,遍布世界五大洲,无明显地域性分布特征。附红体感染、寄生的宿主范围相当广泛,既能感染人,又能感染各类家畜、家禽及野生动物,如猪、绵羊、山羊、牛、犬、猫、马、驴、骡、兔、鼠、鸟类等。其传播途径有昆虫媒介传播、直接接触传播、垂直传播。最常见的传播方式是通过吸血昆虫吸血,将其携带的病原体传给宿主。本病一年四季均可发生,但夏秋和雨水较多的季节多发,因为此时正是各种吸血昆虫活动繁殖的高峰期。

【病理学】

附红体感染人及动物后病理改变是一个动态过程,不同感染阶段的病理改变是不同的。

对于急性死亡病例,肉眼病变主要表现为黏膜苍白、黄染,并有暗红色出血点或出血斑,皮下组织干燥;血液稀薄如水;腹腔和心包积液;全身淋巴结肿大,呈紫红色或灰褐色;肝、脾、肾肿大,表面有出血点或出血斑;心肌变性,心包和心冠脂肪出血和黄染;肺表面有出血点;脑组织充血或出血,脑脊液增多;胃肠黏膜轻度充血或出血,严重病例可见小肠黏膜脱落。

组织学病变主要表现为肝实质脂肪变性和肝小叶中心坏死,重症病例可见肝组织中有大量含铁血黄素沉着,汇管区内胆小管扩张,充满胆汁,有的肝实质内有淋巴细胞和单核细胞浸润灶;脾小体中央动脉扩张、充血或出血,滤泡增生,淋巴细胞和网状细胞增多,少数病例可见滤泡内纤维增生,滤泡结构消失;肾小球囊腔变窄,内有较多的红细胞和纤维素渗出物,肾小管上皮肿胀,管腔变窄,严重时肾小管上皮细胞坏死;心肌纤维肿胀、变性,横纹消失,心肌纤维间有细胞浸润;肺呈间质性肺炎病变,表现为肺泡及毛细血管扩张、充血或淋巴细胞浸润;脑膜和脑内血管内皮细胞肿胀,血管周围间隙明显增宽,有浆液性和纤维素性渗出物,软脑膜充血、出血,有大量白细胞集聚,尤以小脑明显,神经细胞肿胀、变性、坏死。

【临床学】

一、临床表现

(一)人的临床症状

人感染附红体后,潜伏期长短不一,约为30 d。一般有发热(多为低热)、乏力、易出汗、嗜睡等症状,严重者可有贫血、黄疸、肝脾肿大、不同部位的淋巴结肿大等。

(二)动物发病表现

1. 猪　猪发病后主要表现食欲减退、精神沉郁、寒战、体温升高、皮肤发红(以耳部、鼻盘及腹部最明显)、流涕、四肢抽搐。个别猪四肢麻痹,不能直立,病程为7~10 d,病程长的可出现贫血、黄疸。仔猪感染发病后症状较严重。猪的感染率、发病率高,死亡率一般为1%～30%不等。

2. 牛 牛发病后主要表现贫血,消瘦,精神沉郁,食欲减退,行动无力,口腔黏液增多,视力减退,腹泻,黏膜苍白、黄染,嗜睡等,还可出现体表淋巴结肿大,心跳加快,呼吸急促,血液稀薄如水,不易凝固。体温可能升高,后期卧地不起,病情恶化。个别牛可出现局部 Arthus 反应。

3. 羊 羊发病后体温升高,逐渐出现贫血,精神沉郁,黏膜苍白、黄染,喜卧,食欲减退,反刍和嗳气停止,便干,排尿次数增多,呼吸加快,肺部有啰音,流鼻涕并有黄色结痂,口腔黏膜可有出血点。

4. 马属动物 马属动物除高热、贫血、黄疸外,还表现出眼结膜炎、流泪、眼眵,个别有角膜混浊、视力减退、逐渐消瘦等,一般病程为 7~10 d。

5. 犬 一般为隐性感染,症状不明显。发病后可有体温升高、呕吐、腹泻、拒食、贫血、便血、心跳加快、呼吸急促等。少数犬四肢内侧有出血点,精神委顿,喜卧,反应迟钝等。

二、临床诊断

(一)病原学检查

直接涂片检查是一种简便、特异、快速的方法,是当前诊断附红体病的主要手段。一般分为鲜血压片和血涂片染色两种方式。

1. 鲜血压片 取静脉血或末梢血,加抗凝剂后滴于载玻片上,再滴一滴生理盐水,混匀,加盖玻片,在 400~1 000 倍光镜下观察。其优点是可看到血浆中的附红体及其运动状态。

2. 血涂片染色 取血方法同上。取 1 滴血直接涂片,自然干燥固定后,用瑞氏染色或姬姆萨染色,可看到附着在红细胞及血浆中固定状态的附红体。用 0.005% 吖啶黄染色,对于感染量少的附红体可提高检出率。

(二)血清学诊断

因附红体抗原性较弱,进入机体后产生各类抗体较慢,且效价低,对各类血清学方法反应不太灵敏,又因取血直接涂片镜检简便、快速,故用血清学方法检测附红体感染并不常用。目前,建立的血清学方法主要有补体结合试验、免疫荧光试验、间接血凝试验和 ELISA。

(三)核酸检测

目前建立的检测方法主要有 PCR、核酸探针等,此类方法敏感、快速、特异,可用于不同附红体的分型及鉴定。

三、临床治疗

对附红体敏感的药物主要有三氮脒、新砷凡纳明、强力霉素、金霉素、土霉素、四环素、卡那霉素、恩诺沙星等。

此外,对于发病动物还应采取对症治疗,如改善低血糖、纠正酸中毒、强心、解热、补铁及维生素等。

【防制】

应采取综合防控措施预防附红体感染。

1. 加强畜禽饲养管理　注意用全价饲料饲养畜禽,保证营养,增强抗病力;注意畜禽舍通风、保温,保持适宜饲养环境,减少不良刺激,防止诱发附红体病。

2. 坚持卫生及消毒制度　对畜禽舍及饲养场地等进行定期清理、消毒。

3. 定期灭虫、驱虫　每年夏秋季节用溴氰菊酯等药物杀灭吸血蚊、蝇等。选择适当药物驱除畜禽体外寄生虫。

4. 防疫操作要卫生、安全　对针头、断齿钳、去势刀、打耳标器、口腔固定器及其他手术器械要进行严格消毒,减少人为因素对本病的传播。

5. 药物预防　在每年感染、发病高峰到来之前,畜禽场可选用四环素或土霉素等药物进行预防性投药,但应注意预防投药的使用期及持续时间。

6. 新引进的畜禽应进行检疫　尽量避免引入隐性感染及病畜禽。一旦引入,应隔离治疗,康复后方可合群。

7. 加强职业人群的个人防护　对与畜禽接触较多的职业人群,在接触畜禽时应穿戴必要的防护服、口罩、手套、胶靴等,工作后应洗手、消毒等。

二维码

思考题

1. 附红细胞体病的主要病理表现及临床症状有哪些?
2. 如何进行附红细胞体病的诊断与治疗?
3. 如何进行附红细胞体病的防控?

第三十二节　钩端螺旋体病

钩端螺旋体病(leptospirosis)简称钩体病,是由致病性钩端螺旋体引起的人兽共患自然疫源性疾病。动物发病后临床表现多种多样,常呈隐性经过,发热、血红蛋白尿、贫血、黄疸、流产、皮肤和黏膜坏死、水肿等为其主要特点。人和几乎所有温血动物均易感,人感染后临床表现复杂,有流感伤寒型、肺出血型、黄疸出血型和脑膜脑炎型,主要通过间接接触本病原污染的水体、土壤而感染。本病在世界各地均有流行,在热带、亚热带地区多发。

【病原学】

钩端螺旋体简称钩体,属钩端螺旋体科(Leptospiraceae)钩端螺旋体属(*Leptospira*)。钩端螺旋体属共有 2 个种,一种为问号钩端螺旋体(*L. interrogans*),对人、畜有致病性;另一种为双曲钩端螺旋体(*L. biflexa*),无致病性。

钩体非常纤细,呈螺旋状,在暗视野显微镜下,其一端或两端弯曲,呈问号状或 C、S 形,故而得名。菌体宽 $0.1 \sim 0.2~\mu m$,长度不等,一般为 $4 \sim 20~\mu m$,平均 $6 \sim 10~\mu m$。在电镜下观察,其基本结构由圆柱形菌体、细长轴丝和透明外膜 3 部分组成。钩体无鞭毛,但运动活泼,主要是沿着长轴旋转。革兰氏染色阴性,但不易着色,常用姬姆萨染色和镀银染色,且镀银染色效果较好。

钩体常用含 $8\% \sim 10\%$ 兔血清的柯索夫(Korthof)培养基,pH $7.2 \sim 7.5$ $28 \sim 30$℃进行培

养,其生长繁殖缓慢,一般需培养 1 周左右。也可用幼龄豚鼠和金地鼠腹腔接种分离。

钩体分类主要采用血清学方法。凡能彼此以高效价交互凝集的菌株被列为同一血清群,群内以凝集吸收试验分为若干个血清型。全世界钩体血清型众多,且新型仍在不断出现。我国是世界上发现血清型最多的国家,统计表明,到 1999 年为止,已分离出 18 个血清群、75 个血清型的致病性钩体,以黄疸出血型、犬型、波摩那群、爪哇群、流感伤寒群和七日热群为主。

钩体对外界抵抗力比细菌弱。在冷湿及弱碱性环境中生存时间较长,在水田、池塘、沼泽及淤泥中可存活数周至数月。对干燥、热、日光直射的抵抗力均较弱,56℃ 10 min 或 60℃ 10 s,日光直射 2 h 能将其致死。对常用消毒剂,如 0.5% 来苏儿、0.1% 石炭酸、1% 漂白粉等均很敏感,10～30 min 可杀死。对青霉素、金霉素、四环素等抗生素敏感,但对砷制剂有抗性。

【流行病学】

钩体可侵害多种动物,以幼龄动物发病为多。啮齿目动物是重要的贮存宿主,特别是鼠类,可无症状出现。狼、狐狸等肉食兽及野鸟等也可感染。猪、牛、犬、山羊、马、骆驼、猫、家兔以及鸡等禽类均具易感性。人也可感染。实验动物以仓鼠、幼豚鼠较为敏感,乳兔也是常用的实验动物。鼠类和猪是主要传染源,其中黑线姬鼠是引起稻田型钩体病的主要传染源,猪是引起洪水型和雨水型钩体病的主要传染源。

带菌动物可通过多种途径,特别是尿液排出病原体,污染水源、土壤、圈舍、饲料以及用具等。鼠类、家畜和人的钩体病常常相互交叉感染,构成复杂的传染链。感染方式有直接和间接两种。除了通过水、土的间接感染外,直接接触感染也常有发生,如被带菌动物咬伤。此外,还可经胎盘垂直传播。本病侵入机体主要通过皮肤,特别是损伤的皮肤只需数秒钟钩体即可进入血流;其次是通过黏膜,包括消化道、呼吸道和泌尿生殖道黏膜。

本病一年四季均可发生,主要分布于气候温暖、多雨多水的热带和亚热带地区。我国以夏、秋季为流行高峰期,但从南到北有逐渐推迟倾向。

【病理学】

肉眼病变主要表现为皮肤、皮下组织、浆膜和黏膜明显黄染;体腔多有积液;心脏、肺、肾、肠系膜及膀胱黏膜出血;肝肿大松软,质地变脆,呈黄褐色;肾肿大,皮质有散在的灰白色病灶;淋巴结肿大、出血。

组织学病变主要表现为肝实质发生局灶性坏死,肝细胞变圆、核固缩、胞浆内出现嗜酸性颗粒,在有黄疸的动物常发生肝内胆汁淤积及严重的肝细胞损伤;肾发生弥漫性间质性炎性浸润,且在皮髓交界处最严重,参与炎性浸润的细胞主要为浆细胞,也有少量淋巴细胞和巨噬细胞,在肾小管管腔内常见散在的中性粒细胞和坏死的上皮细胞,在慢性感染动物,其肾脏有轻度至弥漫性淋巴细胞浸润,偶有散在的巨噬细胞;肺部血管及其周围发生纤维素样变性,肺泡内及胸膜下出血,肺血管出现血栓形成及单核细胞浸润。

【临床学】

一、临床表现

钩端螺旋体病的潜伏期一般为 2～20 d。钩端螺旋体有不同的血清型,不同动物对各种血清型的钩端螺旋体抵抗力有所差异。因此,钩端螺旋体病的临床表现多种多样。

(一)人的临床症状

潜伏期为 7～15 d。在感染早期,患者突出的临床表现为全身感染中毒症候群,如畏寒、发热、乏力、头痛、结膜充血、淋巴结肿大、呕吐、腹泻、皮疹、关节症状、鼻出血等,一般持续 2～3 d。然后出现器官损伤,如肺弥漫性出血、黄疸、皮肤黏膜广泛出血、肝肾衰竭和脑膜脑炎症状等,一般持续 4～25 d。最终大部分患者可恢复健康,但黄疸出血型重症患者恢复期较长。部分病例可出现后发症,即在急性期退热后 6～9 个月再次出现发热、眼葡萄膜炎、变态反应性脑膜炎及闭塞性脑动脉炎等。

(二)动物发病表现

1. 猪 病猪的临床表现可分为急性黄疸型、亚急性和慢性型、流产型。

(1)急性黄疸型 多发于大猪和中猪,呈散发。病猪体温升高,厌食,皮肤干燥,继而全身皮肤和黏膜黄染,尿呈浓茶色或血尿。几天内,有时数小时内突然惊厥死亡。致死率很高。

(2)亚急性和慢性型 多发于断奶后的小猪,呈地方性流行或暴发。病初体温升高,精神不振,眼结膜潮红,食欲减退。几天后,眼结膜黄染或苍白水肿,皮肤发红或黄染,部分病猪可出现上下颌、头部、颈部甚至全身水肿。尿液变为黄色或茶色,血红蛋白尿甚至血尿。便秘或腹泻。日渐消瘦,病程由十几天到 1 个月不等,致死率 50%～90% 不等,恢复者生长迟缓。

(3)流产型 使怀孕母猪发生流产,产死胎、木乃伊胎,也有的产弱仔,常于产后不久死亡。

2. 牛、羊 一般呈隐性经过。少数发病动物可表现发热,食欲减退或废绝,反刍停止,并发生腹泻,粪便带血,出现蛋白尿甚至血尿。病畜皮肤干裂、溃疡或坏死,口腔、鼻腔等黏膜也发生溃疡或坏死,并出现黄染。病牛产奶量下降,乳汁黏稠或带血色。怀孕动物可发生流产。感染动物可长期带菌、排菌。羊感染后症状与牛相似,但发病率较低。

3. 马、驴、骡 急性病例呈高热,稽留数日,食欲废绝,皮肤与黏膜黄染,点状出血。皮肤干裂和坏死,疾病中后期出现胆色素尿和血红蛋白尿。病程数天至 2 周。病死率为 40%～60%。亚急性病例有发热、精神不振、黄疸等症状。病程较长,为 2～4 周,病死率较低,为10%～18%。

4. 犬 犬感染后主要症状为腹泻和呕吐,急性病例常伴有黄疸,严重者因肝肾衰竭而死亡。

二、临床诊断

钩端螺旋体的血清群和血清型复杂,感染动物种类繁多,临床症状和病理变化多种多样,因此,本病的确诊需在流行病学调查、分析的基础上,结合实验室诊断进行综合判断。

(一)病原学检查

1. 病料采集 样品必须在用抗生素治疗之前采集。发病早期采集血液,中、后期采集脊髓液和尿液;病死或濒死期捕杀的动物,一般采集肝、肾、脾、脑等组织。病料检查或处理最好在 1～2 h 内进行,以防止组织中的病原发生自溶。

2. 镜检观察 病料中菌体含量少,可先进行浓缩集菌处理。病料沉淀物制成压滴标本

（尿液可直接压滴镜检），用暗视野显微镜直接镜检，可见运动活泼的菌体。也可用姬姆萨染色或镀银染色后观察钩端螺旋体。

3. 分离培养 病料接种柯索夫培养基后置28～30℃进行培养,5～7 d进行一次暗视野检查,观察有无钩端螺旋体生长。注意初次分离时生长缓慢,常需延长培养时间。也可用鸡胚或牛肾细胞进行培养。

4. 动物接种 是分离钩端螺旋体的敏感方法,尤其适用于有杂菌污染的标本。将标本接种幼龄豚鼠或金地鼠腹腔,3～5 d后,可用暗视野显微镜检查腹腔液;亦可在接种后3～6 d取心血检查并做分离培养。动物死后解剖,可见皮下、肺部等有大小不等的出血斑,肝、脾等脏器中有大量钩端螺旋体存在。

（二）血清学诊断

在钩端螺旋体诊断中具有重要价值,可用于菌型鉴定和检疫。常用方法有显微凝集试验、补体结合试验、间接血凝试验以及酶联免疫吸附试验等。

1. 显微凝集试验（MA） 是诊断钩端螺旋体的最经典方法。该方法需通过暗视野显微镜观察,因此必须在有条件的实验室才能进行。钩端螺旋体可与相应的抗体产生凝集溶解反应。抗体浓度高时发生溶菌现象（在暗视野检查时见不到菌体）,抗体浓度低时发生凝集现象（菌体凝集成一朵朵菊花样）。一般将待检血清先作低倍稀释并与各个血清群的标准菌株抗原作初筛试验（定性试验）,以检查待检血清中是否有抗体存在及其群别。若有反应,再将待检血清进一步倍比稀释,并与已查出的群别各型抗原作定量试验,待检血清效价最高时对应的血清群（或型）即为感染菌株的血清群（或型）。

2. 酶联免疫吸附试验（ELISA） 目前有检测 IgM 和 IgG 抗体的两种 ELISA 方法。IgM 抗体在钩端螺旋体初次感染后 1 周内即可检测到,在 14 d 内达到最高,以后则逐渐降低。与 MA 相比,IgM ELISA 更敏感、特异,多用于早期诊断。IgG 抗体在感染后 2～3 周出现,1 个月左右达到最高。IgG ELISA 比 MA 更能反映机体的免疫保护力。

（三）核酸检测

该方法特异性好、敏感性高,可从血液、尿液、脑脊液及组织中快速检测病原。目前建立的检测方法主要有核酸探针、PCR。

三、临床治疗

早发现、早诊断、早治疗、就地处理是本病治疗的原则。对于感染动物可以采用抗生素治疗。抗生素可在数小时内迅速减轻机体的发热和菌血症症状,并可抑制病原增殖,减少肝、肾衰竭等并发症的发生。目前常用的抗生素主要包括青霉素、阿莫西林、四环素、多西环素、氨基糖苷类、红霉素、氟喹诺酮等。青霉素可治疗菌血症,但不能消除机体的带菌状态。四环素、氨基糖苷类、红霉素、氟喹诺酮在青霉素治疗后使用,可清除机体的带菌状态。多西环素采用静脉注射或口服方式单独使用即可达到治疗疾病和清除病原的双重目的。头孢菌素类、氯霉素、磺胺嘧啶对钩端螺旋体无效。对于严重感染动物还可采取一些对症、支持疗法,如补水、输血、利尿等。

【防制】

防制本病的措施应包括三个部分：清除带菌、排菌的各种动物（传染源）；保持环境卫生，清理被污染的水源、污水、食物、场舍、用具等以防止传染和散播疾病；隔离治疗感染动物、实行群体预防接种及加强饲养管理，提高动物的特异性和非特异性免疫力。

二维码

思考题

1. 钩端螺旋体病的主要传染源是什么？应如何预防？
2. 如何进行钩端螺旋体病的诊断？
3. 如何进行钩端螺旋体病的治疗？

第三十三节 莱姆病

莱姆病(Lyme disease,LD)又称莱姆疏螺旋体病(Lyme borreliosis)，是由伯氏疏螺旋体引起的一种蜱媒螺旋体病。临床表现以发热、皮肤损伤、关节炎、脑炎、心肌炎等为特征。人和多种动物都可感染，是一种人兽共患的自然疫源性传染病，早在 1909 年就有对本病的描述，现已有 70 多个国家报告有莱姆病存在，且发病区域呈迅速扩大和发病率呈上升的趋势，已成为世界性的公共卫生问题。

【病原学】

莱姆病螺旋体(*Borrelia burgciorferi sensu lalo*)也称伯氏疏螺旋体(*Borrelia burgdorferi*)，属于螺旋体科(Spirochaetaceace)螺旋体属(*Borrelia*)，是一种单细胞疏松盘绕的左旋螺旋体，长 $10 \sim 40~\mu m$，宽 $0.2 \sim 0.3~\mu m$，呈旋转、扭曲或抖动等形式运动。细胞由表层、外膜、鞭毛和原生质柱四部分构成。表层主要由糖类成分组成。外膜由脂蛋白微粒组成。鞭毛位于外膜与原生质柱之间，一般有 $7 \sim 12$ 根，由丝状体(filamem)、钩状体(hook)、颈部(neck)和基盘(basal disk)四部分组成。革兰氏染色阴性，姬姆萨染色呈紫红色。该菌在含发酵糖、酵母和还原剂的培养基中于 $30 \sim 35~℃$ 条件下生长良好，微需氧，能自身合成类脂化合物和主要脂肪酸，但不能合成长链脂肪酸，葡萄糖是碳和能量的来源，属发酵型菌。伯氏疏螺旋体怕光、不耐热，在室温条件下可存活 1 个月左右，$4~℃$ 条件下能存活较长时间，$-80~℃$ 以下温度可长期保存，对青霉素、红霉素等较敏感，对新霉素、庆大霉素、丁胺卡那霉素等有一定的耐药性。

伯氏疏螺旋体的抗原均为外膜表面蛋白，属于脂蛋白，其多肽末端含有典型的原核生物脂多肽裂解酶 I 或 II 裂解氨基酸序列；外膜表面蛋白 OspA、OspB、OspC、OspD、OspE 和 OspF 均由质粒编码。

【流行病学】

人和多种动物对本病均易感。自然情况下，伯氏疏螺旋体寄生于以硬蜱为主的吸血昆虫体内，因此蜱类是本病的主要传播媒介。伯氏疏螺旋体可在蜱叮咬动物时随蜱唾液进入皮肤或随蜱粪便污染创口而进入体内。患病动物和带菌动物是本病的传染源。本病具有明显的地区性和季节性,多发生于温暖季节。

【病理学】

　　主要病理变化是机体免疫系统反应所引起的胶原-血管性病变。但因病程及组织器官受累的程度不同,其病理变化也有差异。人被蜱叮咬后,叮咬部位皮肤最初产生溃疡性丘疹,而后发展为原发性或继发性慢性游走性红斑,其病理变化主要为病变处皮肤呈轻度或中度血管周围细胞浸润,以淋巴细胞为主,伴有少量浆细胞和退变细胞。当伯氏疏螺旋体随血液和淋巴液播散到全身其他器官时,可发现全身淋巴细胞增生;脾脏有明显的淋巴生发中心和许多淋巴小结,伴有浆细胞和浆母细胞增生;肝脏可呈类似肝炎的病理变化;肺部可见细胞增生性间质肺炎的病变。当病程进入第二期,病变主要累及心血管和神经系统,心肌、心肌间质及心内膜可有淋巴细胞、浆细胞和吞噬细胞的浸润,心内膜变厚,血管外膜及血管周围的基质呈层状结构,可能是早期心血管阻塞的前兆。神经系统病变主要为各种神经炎,包括面神经炎、周围神经炎、神经根炎、脑膜炎及轻型脑炎等,淋巴细胞浸润多聚集在自主神经处。第三期病变主要为关节受侵犯,关节呈不同程度的滑膜增厚和增生性滑膜炎,在滑膜下有大量淋巴细胞聚集,并伴有浆细胞、吞噬细胞、退变细胞、滑膜细胞增生,表面和基质内有沉积的纤维素和纤维蛋白原。

【临床学】

一、临床表现

(一)人的临床症状

　　潜伏期是指蜱叮咬至出现早期特异性皮肤损害或其他首发症状的时间,通常以慢性游走性红斑为首发症状者潜伏期较短,而以神经及关节损害为首发症状者潜伏期较长。

　　临床症状一般可分为早、中、晚三期。

　　1. 早期症状　以皮肤出现慢性游走性红斑为特征。大多数是在被蜱咬 3～10 d 后,被咬部位形成一圆形或椭圆形红斑,外缘有鲜红色边界,中央透亮,但有时中央可呈致密性红斑、硬变、疱疹、溃疡等,常有灼热感。红斑持续时间一般为 3 周左右。大多数病人,特别是儿童在出现慢性游走性红斑前后可伴有流感症状,出现头痛、嗜睡、全身酸痛、乏力、间歇性发热、畏寒,严重者可有恶心、呕吐、颈强直等脑膜炎症状,局部淋巴结肿大,出现畏光、视力模糊、结膜炎等症状。

　　2. 中期症状　以神经系统损害和心脏异常表现为特征。神经系统症状通常在慢性游走性红斑发生后 2～6 周出现,其中以颅神经炎、淋巴细胞性脑膜炎、运动和感觉神经根炎最为常见。颅神经炎以面神经麻痹多见。三叉神经、听神经、视神经均不同程度受损。脑膜炎症状主要是头痛、颈强直。神经根炎主要表现为被咬部位常有剧痛,四肢远端呈袜套和手套样麻痹。心脏症状一般在慢性游走性红斑发生 21 d 出现,常见心跳过快或过缓、胸闷、胸痛、头晕,检查可有心前区摩擦音、期前收缩、奔马律,心电图检查常见不同程度的房室阻滞、房颤、心肌炎、心包膜炎。心脏异常是暂时性的,持续数天或数周即可消失。

3. 晚期症状　以慢性关节炎为特征。一般病人从发病起至发生关节炎的平均时间为6个月.初期为反复发作的一个或多个关节炎症,部分病人可发展为持续数年的慢性关节炎,严重者造成关节变形、畸形以致残疾。晚期也可有慢性神经系统异常症状,主要表现为进行性脑脊髓膜炎、器质性脑综合征、强直性下肢轻瘫、横断性脊髓炎及痴呆等。

(二)动物发病表现

伯氏疏螺旋体进入机体后,经 3~32 d 潜伏期,病菌在皮肤中扩散,损害皮肤。当病菌进入血液后,引起发热和肢关节肿胀、疼痛,随后神经系统、心血管系统、肾脏受损并出现相应的临床症状。

1. 牛　牛感染伯氏疏螺旋体后表现为发热,沉郁、身体无力、跛行、关节肿胀和疼痛。病初轻度腹泻,随后出现水样腹泻。奶牛产奶量减少,母牛怀孕早期感染可发生流产。有的病牛会出现心肌炎、肾炎和肺炎等临床症状。

2. 马　马感染后表现为嗜睡、低热,蜱叮咬部位高度敏感,蜱叮咬的四肢常发生脱毛和皮肤脱落。四肢会出现疼痛、轻度肿胀、跛行或四肢僵硬、不愿走动。有些会表现为脑炎症状,出汗,头颈歪斜,尾巴迟缓、麻痹,吞咽困难,常无目标的运动。妊娠马易发生死胎或流产。

3. 犬　犬感染后表现为发热、厌食、嗜睡,关节肿胀发炎、跛行,局部淋巴结肿大,发生心肌炎,有的病例可见肾脏功能紊乱、蛋白尿、脓尿和血尿等,有的还可出现神经症状和眼病。

4. 猫　猫发病后主要表现为厌食、疲劳、跛行或关节异常等临床症状。

二、临床诊断

早期莱姆病,如有明确的蜱叮咬史并出现典型的临床表现,不需进行实验室检测即可确诊。对临床症状不典型或无特征性症状的患病动物在诊断时需结合流行病学、临床表现和实验室检测才能确诊。

(一)病原体的分离培养

感染动物的血液、组织或器官以及媒介昆虫等都可以进行伯氏疏螺旋体分离培养。通常将标本用 pH 7.2 的 PBS 制成悬液接种在 BSK 培养基中,33~35℃培养 5~7 d,暗视野显微镜检查。

(二)血清学诊断

可采用间接免疫荧光抗体法(IFA)、ELISA、蛋白质印迹试验(Western blot,WB),其中ELISA 方法的敏感性高于 IFA,但这两种方法用于早期诊断敏感性都很差,WB 法可用于早期诊断,效果较好。

(三)分子生物学诊断

应用聚合酶链式反应(PCR)技术检测临床标本,不仅能检测到病原 DNA,还能鉴别其基因种,特异性较高,方法简便、快速。当前采用的方法分为两大类:对标本先进行 PCR,然后根据 PCR 产物对感染的菌体进行基因种的分类;设计出不同基因种的引物,对标本分别进行PCR 扩增。

三、临床治疗

患病动物常使用 β-内酰胺类、头孢类或青霉素类抗生素进行治疗。心肌炎患病动物可用头孢三嗪或大剂量青霉素治疗，治疗时间一般为 2～3 周；关节炎动物，一般给予口服药物治疗，可用强力霉素、阿莫西林、头孢呋辛等，治疗时间为 1～2 个月，也可用头孢菌素或青霉素静脉滴注，治疗剂量为每天 2 g（成年动物）；脑膜炎、脑炎、周围神经炎等症状的动物可用头孢三嗪或大剂量青霉素，治疗时间为 2～3 周。

【防制】

1. 环境防护　加强卫生宣教，搞好环境卫生，清理驻地及生产地区环境及通路的杂草和枯枝落叶，造成不利于蜱类滋生的环境，或使用有效的驱蜱剂。

2. 个体防护　对动物应经常进行消毒杀虫。如发现蜱已叮咬机体，可用氯仿或乙醚将蜱麻醉，使其自然脱落，叮咬伤口用碘酒或酒精消毒。由于蜱叮咬后 24 h 以内较难传播感染，故及时发现叮咬动物的蜱并尽早处理对防止莱姆病的发生是非常重要的。

3. 疫苗的研制　自发现莱姆病后，各国学者对莱姆病疫苗进行了深入的研究，先后研制出莱姆病灭活疫苗、减毒活疫苗、亚单位疫苗和 DNA 疫苗等。其中以亚单位疫苗研制和应用最多，疫苗研制的亚单位抗原主要为 OspA、OspB、OspC 和 OspF、DbpA 等，其中 OspA 亚单位疫苗研制应用最多。

 思考题

1. 莱姆病主要通过什么途径传播？
2. 莱姆病主要的诊断依据是什么？
3. 怎样防制莱姆病？

二维码

第三十四节　支原体病

支原体病（mycoplasmosis）是由支原体引起的一种人兽共患疫病。临床上主要表现为呼吸急促、咳嗽，呼吸道、泌尿生殖道黏膜细胞和关节滑膜细胞呈慢性持续性感染。支原体广泛存在于人、动植物、土壤和环境水域中。人和家畜对本病均易感，已成为一种世界性的流行性疾病。

【病原学】

支原体（*Mycoplasmas*）属于厚壁菌门（Firmicutes）柔膜体纲（Mollicutes）支原体目（Mycoplasmamatales）支原体科（Mycoplasmataceae）。革兰氏阴性，能发酵葡萄糖，还原四氮唑，不水解精氨酸，有缓慢运动能力。支原体的人工培养要求高于细菌，要求富含胆固醇、核酸前体、氨基酸和核黄素等。

支原体是一种介于细菌和病毒之间的原核生物，有如下共同特征：①缺乏细胞壁，因而对

作用于微生物细胞壁的抗生素（青霉素类、头孢菌素类、糖肽类）天然不敏感；②能通过
0.45 μm 的微孔滤膜，加压下可通过 0.22 μm 的微孔滤膜；③基因组较小，富含 A＋T，是能自
我复制的最小微生物；④在体外固体培养基上生长易形成"荷包蛋"样菌落；⑤对作用于微生物
蛋白质合成的四环素类、大环内酯类、喹诺酮类、氨基糖苷类、氯霉素等抗生素敏感。

　　支原体对环境抵抗力较弱，在水内立刻死亡，在 20℃ 的粪便内可存活 1～3 d，在 45℃ 中经
12～14 h 死亡。液体培养物在 4℃ 中的存活期不超过 1 个月，在 －30℃ 中可保存 1～2 年，在
－60℃ 中可保存 10 多年。

　　目前已从人和动物体内分离获得了几十种支原体，其中严重危害畜禽的支原体有丝状支
原体丝状亚种、鸡毒支原体、猪肺炎支原体、丝状支原体山羊亚种。目前肺炎支原体、生殖支原
体、解脲支原体、猪肺炎支原体的基因组已测序完成。

【流行病学】

　　支原体病主要通过呼吸道的飞沫传染，患病动物和隐性感染动物是主要传染源。病畜禽
由于咳嗽和气喘，使病原体随呼吸道分泌物以飞沫形式感染健康动物。本病在任何年龄、性
别、品种和用途的动物都可发病，以幼龄动物的症状最为明显，死亡率高，而体格健壮的成年动
物，只是偶有咳嗽。本病一年四季均可发生，但以冬春寒冷季节发生较多。本病以慢性经过为
主，在新疫区可呈急性暴发，在饲养管理不良、天气突然变化时，症状随之明显并恶化，用一般
药物治疗后，症状暂时消退，以后又会复发。

　　支原体肺炎是猪呼吸道病综合征的导火索，在饲养密度过高、通风不良，温差大、湿度大，
频繁转群、混群，日龄相差太大的猪混群饲养，断奶日龄不一致，没有采用全进全出的饲养模
式，猪群群体免疫水平不稳定，营养不平衡等因素作用下，易引起猪呼吸道病综合征的暴发和
流行。

【病理学】

　　1. 猪　病变主要集中在肺部，两肺的心叶、尖叶和膈叶发生对称性实变。6～10 周龄发病
的保育猪剖检后可见弥漫性间质性肺炎以及淋巴结的广泛肿大，肺出现出血、硬变和花斑样病
变，个别肺有化脓灶。有些病猪有广泛性多发性浆膜炎（胸腔、腹腔很多纤维蛋白渗出，并造成
粘连）。部分病猪可见肝肿大出血，淋巴结、肾、膀胱、喉头有出血点。个别病猪的耳尖、阴门呈
紫色。对 1～3 周龄发病的哺乳仔猪剖检，可见其心、肝、肺有出血性病变。

　　2. 鸡　鼻腔、气管、气囊、窦和肺等呼吸系统的黏膜水肿、充血、增厚和腔内贮积黏液或干
酪样渗出液。肺充血、水肿，有不同程度的肺炎变化；胸部和腹部气囊膜增厚、混浊，囊腔或囊
膜上有淡黄白色干酪样渗出物或增生的结节性病灶，外观呈念珠状，大小由芝麻至黄豆大不
等，少数可达鸡蛋大，且以胸、腹气囊为多。严重的慢性病鸡，眼下窦黏膜发炎，窦腔中积有混
浊的黏液或脓性干酪样渗出物。有的病鸡可发生纤维蛋白性或化脓性心包炎、肝被膜炎。产
蛋鸡还可见到输卵管炎。

【临床学】

一、临床表现

（一）人的临床症状

呼吸道感染肺炎支原体潜伏期为 2～3 周，起病缓慢，病初有发热、倦怠、头痛及食欲缺乏。有时发冷、咽痛及耳痛。2～3 d 后出现咳嗽，痰少不易咳出。持久性的阵发性剧咳（又称痉咳）为肺炎支原体肺炎的突出表现。可有鼾音、笛音及湿啰音。泌尿生殖道感染可致男性尿道炎、慢性前列腺炎、附睾炎和不育症；女性则可致阴道炎、子宫内膜炎、输卵管炎、盆腔炎和输卵管妊娠、不孕不育等并发症。妇女妊娠期支原体感染不仅可致不孕不育，还可致流产、早产，或新生儿肺炎和早期死亡。

（二）动物发病表现

1. 猪　典型的猪支原体肺炎以咳嗽和气喘为特征，病程较长，猪的体温、精神和食欲基本正常。在不良因素的不断影响下，症状明显或加剧。急性型病例主要见于新疫区和新感染的猪群，以哺乳仔猪、断奶前后的仔猪、妊娠母猪多发。病猪呼吸困难，呈明显的腹式呼吸，呼吸数每分钟 60～120 次，张口喘气，痉挛性阵咳。若有继发感染，则病猪的体温升高，病程 1～2 周，病死率较高。老疫区的保育猪、育肥猪和后备母猪多为慢性经过，病猪在早晨、夜晚、运动和吃食之后多发生咳嗽，严重的出现痉挛性咳嗽，喘息沟明显，食欲减退，消瘦，被毛粗糙，生长停滞。病程为 2～3 个月，有的在 6 个月以上。

2. 鸡　禽支原体病主要发生于幼雏，症状也较成年鸡严重。病初见鼻液增多，流出浆性和黏性鼻液，初为透明水样，后变黄且较浓稠，常见一侧或两侧鼻孔堵塞，病鸡呼吸困难，频频摇头，打喷嚏。鸡冠、肉髯发紫，呼吸啰音，夜间更明显。初期精神和食欲尚可，后期食欲减少或不食，幼鸡生长受阻。患鸡头部苍白，跗关节或爪垫肿胀。急性病鸡粪便常呈绿色。有的病鸡流泪，眼睑肿胀，因眶下窦积有干酪样渗出物导致上下眼睑黏合，眼球突出呈"凸眼金鱼"样，重者可导致一侧或两侧眼球萎缩或失明。

二、临床诊断

（一）分离培养

分离培养常被视为微生物感染诊断的"金标准"，然而支原体体外人工培养非常困难，原因是支原体生长营养要求远高于细菌，生长缓慢，而且临床标本中常混有其他杂菌，所以分离培养不适宜作为临床常规诊断方法，但在支原体的毒力、致病性研究和药敏试验中仍有重要用途。

（二）补体结合试验

补体结合反应是检查本病原最有效的诊断方法。动物一旦感染本病原，血清中便会出现补体结合抗体。随着病情的加重,反应亦由弱阳性发展为强阳性。当患病动物转为慢性或仅表现为脓肿时,其补体结合反应的检测结果亦渐次变为弱阳性和阴性。这一检查方法与病理剖检结果对照,其符合率可达 94.1%。

(三)免疫荧光技术检验

动物的渗出液、鼻腔分泌液的涂片和病理组织切片,经荧光抗体染色,在荧光显微镜下均可检出病原体。慢性或隐性病例也可采用免疫电泳、平板凝集结合琼脂扩散试验等方法进行检查。支原体种类繁多,不同种的支原体存在交叉免疫反应,有些支原体同种不同株间抗原异质性也比较大,因而免疫学检测也不能作为主要的检测手段。

(四)分子生物学检测

该类方法适用于感染或潜伏期排毒的动物,主要用以检测肺脏组织、鼻拭子、纯化产物等病料。目前应用较多的是 PCR、双重 PCR、套式 PCR 检测技术。选用丝状支原体丝状亚种 SC 的公开引物 SC1/SC2 和支原体 P81 基因引物构建了鉴别丝状支原体丝状亚种 SC 和支原体的双重 PCR 方法,应用该方法对临床病料的检测结果与病原分离培养鉴定结果符合率为 100%。根据支原体的基因信息设计两对特异性引物,建立了支原体的套式 PCR 检测方法,检测结果与分离培养结果一致。

三、临床治疗

支原体对泰乐菌素、北里霉素、支原净、红霉素、四环素、土霉素、强力霉素、螺旋霉素、壮观霉素等敏感,当发病时,可选用这些药物治疗。有条件的可进行药物敏感试验。当并发其他病时,要注意对并发症的治疗,才能取得好的效果。大群治疗时,可按每吨饲料添加土霉素 200~500 g,连续饲喂 1 周,预防量减半。也可用红霉素饮水,每只鸡 5 000~8 000 U。也可用氯霉素每吨饲料加 200 g,或金霉素按每千克体重 200~600 mg 混料。

【防制】

1. 坚持自繁自养　杜绝外来发病动物引入,如需引进,一定要严格隔离观察一段时间确定健康无病方可引入,引入动物一定要注重检疫。

2. 实行全进全出制度　动物的养殖要实行整批进出,出栏后和进动物前都要对畜舍彻底消毒,防止病原接力传染。

3. 加强饲养管理　保证动物群不同时期各阶段供给合理、均衡营养,并避免饲料中含有产生免疫抑制的黄曲霉毒素等,保证免疫系统正常运转。根据季节气候差异,做好小环境控制,加强通风对流,保持舍内空气新鲜度,降低氨气浓度,同时控制好温度,做好夏天防暑降温,冬天防寒保暖,尽量使每天温差不要太大,分娩舍和保育舍要求舍内小环境保温,大环境通风。另外,饲养密度降低也有利于疾病控制。

4. 疫苗免疫　免疫时要注意一定要将疫苗注射到胸腔内,肌内注射无效。

5. 药物防治　由于支原体可以改变表面抗原而造成免疫逃逸,导致免疫力减弱,因此,仍要配合药物防治。采用药物防治,每个疗程持续 3~5 d 或更长时间,最好 2 种或 2 种以上药物轮流使用。有临床症状的种畜禽要隔离治疗或逐步淘汰,其所产的幼龄动物应单独饲养,不宜留作种用。确定发病的动物应及早挑出集中隔离饲养并进行有效的药物治疗和消毒处理，这是防止扩散、迅速控制本病的重要环节。

6. 早期（10~18 日龄）隔离断奶 对于猪支原体病的防制，尽量减少母猪和仔猪的接触时间是有效措施之一。早期隔离断奶技术的主要目的是切断传统生产模式所难以避免的水平传播、垂直传播，大幅度降低传染病的发生率，提高整个养猪生产过程中的猪只育成率和猪群健康水平，充分发挥猪只的遗传潜力。

 思考题

1. 支原体的特性有哪些？
2. 猪场如何有效防制支原体病？

二维码

第三十五节 衣原体病

衣原体病（chlamydiosis）是指由衣原体引起的多种动物和人的感染。100 多年前，有记载的鹦鹉和人类的鹦鹉病（psittacosis）及非鹦鹉禽类发生的鸟疫（ornithosis），后证明都是由衣原体引起的。此病呈流产、肺炎、脑炎、肠炎、结膜炎、关节炎等多种表现。衣原体感染分布于世界各地，应对衣原体感染是一个重要的公共卫生问题。

【病原学】

衣原体为衣原体科（Chlamydiaceae）衣原体属（*Chlamydia*）的微生物。目前有 4 个种，即沙眼衣原体（*C. trachomatis*）、鹦鹉热衣原体（*C. psittaci*）、肺炎衣原体（*C. pneumoniae*）和兽类衣原体（*C. pecorum*）。以上 4 种衣原体中，沙眼衣原体主要引起人发病，肺炎衣原体仅从人分离到。兽类衣原体与人的关系尚待进一步证明，因此作为人兽共患疫病病原，以下主要描述鹦鹉热衣原体所致疾病。

鹦鹉热衣原体是一类球形微生物，直径 0.2~1.5 μm。不能运动，存在于人和各种动物体细胞内，高倍光镜下可见。衣原体革兰氏染色阴性，亦常用 Giemsa、Gimenez 和 Macchiavello 等方法染色观察衣原体。Giemsa 法染色衣原体呈深紫色，Gimenez 和 Macchiavello 法染色呈红色，形态清晰，易于区别。衣原体有细胞壁，所含氨基酸分布与革兰氏阴性细菌的细胞壁相似。衣原体含有 DNA 和 RNA，行二分裂方式增殖，形态上表现出两种不同的球体形式，即原生小体（elementary body）和网状小体（reticulate body）。前者体积小，结构紧密，具感染性，RNA 和 DNA 的比率约为 1:1；后者体积大，结构疏松，不具感染性，是衣原体新陈代谢活化的表现，含有的 RNA 是 DNA 的 3~4 倍。在衣原体感染的宿主细胞内，可观察到这两种形体的相互转变。衣原体形态的差异取决于其在细胞内独特的寄生周期中的不同发育期。衣原体培养常用鸡胚、小鼠和豚鼠，一些来自动物和人的细胞培养物都可用于衣原体的分离和增殖；分离自畜、禽的衣原体株，经脑内、鼻内或腹腔内接种小鼠等实验动物或本动物，以研究其致病性和毒力。鹦鹉热衣原体的致病性可分为两大类：①引起急性暴发的强毒力株，这些衣原体株可引起动物发生急性致死性疾病；②引起缓慢流行的弱毒力株，感染动物一般不如强毒力株那样会引起严重血管损害。分离自不同动物的鹦鹉热衣原体株的毒力有差异。

衣原体代谢方式特殊，它不能合成自己的高能化合物，在宿主细胞胞浆内增殖时，只能依赖于宿主细胞的代谢。衣原体能分解丙酮酸和谷氨酸产生 CO_2 及碳残基。衣原体能合成自己的 DNA、RNA 和蛋白质。完整的衣原体约含 64%蛋白质，15%核酸，20%脂质和少量碳水化合物。原生小体细胞壁中的氨基酸种类比网状小体细胞壁中的氨基酸种类多，脂质含量也更高。衣原体具有属特异性的共同糖蛋白抗原，耐热（100℃ 30 min 可不被破坏），耐石炭酸（0.5%），对胰酶、木瓜酶等有抵抗力，但可被过碘酸盐灭活，可溶于醚中。此抗原可用于鉴定待检株是否衣原体，并可用以测定动物血清中衣原体抗体的存在，但不能区分属内不同种的衣原体。衣原体还有株特异性抗原，存在于细胞壁中，主要是蛋白质，对热敏感（60℃ 30 min 破坏），可用蚀斑减数试验、鸡胚感染中和试验和毒素中和试验等方法进行鉴定。衣原体能产生抗原性不同的毒素，但毒素的特异性并不一定与株抗原特异性一致，有时可见毒素中和试验表现出明显的交叉反应。

衣原体种下可分若干亚型。鹦鹉热衣原体虽可根据感染动物不同分为若干生物型（biotype）或用 MIF 分为若干免疫型（immunotype），但由于鹦鹉热衣原体的宿主范围广泛，生物型和免疫型间常发生复杂的交叉。

衣原体对理化因素的抵抗力不强，对热较敏感（56℃ 以上 5 min 灭活），一般消毒剂（如70%酒精、2.5%碘酊溶液、3%过氧化氢等）可在几分钟内破坏其活性，但对煤酚类化合物和石灰具有抵抗力。衣原体在外界环境中，37℃ 2 d，22℃ 12 d，4℃ 50 d 才可能灭活。鸡胚卵黄囊或小鼠组织内衣原体的具感染性的原生小体，可无限期地保存于 -20℃ 以下，用频率超过100 kMHz 的超声波能将其破坏。

研究发现，鹦鹉热衣原体含有质粒，质粒大小 3～6.2 kb 不等。还发现衣原体有噬菌体寄生，噬菌体是直径 22 nm 的晶格状排列的多面体病毒。这些发现对衣原体遗传相关性研究和衣原体病的预防有一定意义。

【流行病学】

鹦鹉热衣原体的宿主范围十分广泛，鸟类、许多哺乳动物都是鹦鹉热衣原体的天然宿主，如海鸥、鸭、苍鹭、白鹭、鸽、鹩哥、麻雀、猪、牛、羊等。鸽是衣原体最主要的储主。禽类感染发病的多是火鸡、鸭、鸽、鹦鹉和鹌鹑，鸡一般具有较强的抵抗力。家畜（马、牛、羊、猪、兔、猫等）感染后可发生多种急、慢性疾病。强毒力株衣原体感染动物病死率可达 30%以上（特别是火鸡和鸭），弱毒力株病死率常不足 5%。

衣原体感染的畜禽，其血液、组织、呼吸道及泄殖腔分泌物都含有衣原体，可通过粪便、尿、乳汁及流产胎儿、胎衣和羊水大量排出衣原体，污染水源和饲料等。干燥粪便中的衣原体可保持感染性达数月。健康畜禽可经消化道、呼吸道、眼结膜、伤口和交配等途径感染衣原体。吸血昆虫（如蝇、蜱、虱等）可促进衣原体在动物之间的迅速传播。未发病的猪、牛和绵羊的粪便中能分离出鹦鹉热衣原体。对人，本病多发生于职业性（如家禽加工及饲养者）或非职业性但与病禽有接触的成人，主要经飞沫传染，儿童有时也可感染发病。衣原体还可诱发继发感染（如支原体感染）。

【病理学】

动物感染衣原体后在临床上是否引起疾病,主要取决于病原的毒力、感染量和宿主的年龄、抵抗力。衣原体进入宿主细胞后,原生小体可由原致密的球状增大成薄壁的网状球形物,并以二分裂方式增殖。子代衣原体随后体积缩小,内容物(含核质和核糖体)变致密,外由坚实的细胞壁包绕,成为新一代具感染性的原生小体。衣原体在宿主细胞胞浆内的空泡中从膨大、增殖到成熟需 20～30 h。衣原体在动物体内可呈潜伏感染,与相应器官、系统内的正常微生物可以共栖,在应激或宿主抵抗力下降时,则可能活化而大量增殖。

感染衣原体的禽类发病后,剖检可见胸肌萎缩和全身性多浆膜炎,浆液性或浆液纤维素性心包炎,肝肿大、肝周炎,脾肿大,有时见灰黄色坏死灶,胸腹腔浆膜面、心外膜和肠系膜上有纤维蛋白渗出物。如发生肠炎,可见泄殖腔内容物中含有较多尿酸盐;火鸡病变中肺和心的损害常更严重,可见纤维素性心包炎。

感染衣原体的哺乳动物发病后有多种表现:

(1)流产型　流产母畜胎膜水肿、血染,子叶呈黑红或黏土色。胎膜周围渗出物呈棕色。流产胎儿水肿,腹腔积液,气管有瘀血点。组织学检查,胎儿肝、肺、肾、心和骨骼的血管周围常有网状内皮细胞增生病灶。胎膜常水肿,胎儿苍白、贫血,皮肤和黏膜有小点状出血,皮下水肿,肝有时肿胀。器官局部病灶出现弥漫性网状内皮细胞增生变化。

(2)肺肠炎型　可见病畜结膜炎和浆液卡他性鼻炎、急性和亚急性卡他性胃肠炎病变。可见肠系膜和纵隔淋巴结肿胀充血,肺膨胀不全,有粉红色萎陷区和轻度实变区。肝、肾和心肌营养不良,心内外膜下和肾包膜下常出血。有时呈纤维素性腹膜炎,肝与横膈膜,大肠、小肠与腹膜发生纤维素性粘连,脾常增大;髋关节、膝关节和跗关节水肿发炎。

(3)关节炎型　可见大的肢关节和寰枕关节关节囊扩张,内有大量琥珀色液体,滑膜附有疏松的纤维素性絮片。纤维层与相邻肌肉水肿、充血和小点出血。患病数周的关节滑膜层绒毛样增生变粗糙。

(4)结膜炎型　病初结膜上皮细胞浆内可见原生小体,充血和水肿明显。滤泡内见淋巴细胞增生。角膜水肿、糜烂和溃疡,两眼呈滤泡性结膜炎,滤泡的直径可达 10 mm。

(5)脑脊髓炎型　尸体常消瘦,脱水,腹腔、胸腔和心包腔有浆液渗出,之后浆膜面被纤维素性薄膜覆盖,与附近脏器粘连,脾和淋巴结一般增大。脑膜和中枢神经系统血管充血,组织学检查见脑和脊髓的神经元变性,神经胶质细胞坏死,神经纤维轻度液化。有较多淋巴细胞、单核巨噬细胞和中性粒细胞等,许多血管周围有由淋巴细胞和单核巨噬细胞组成的血管套。

【临床学】

一、临床表现

(一)人的临床症状

人感染鹦鹉热衣原体,潜伏期 1～3 周,如急性发病,出现畏寒,发热(38～40℃),鼻塞,咽痛、头痛、胸痛或四肢酸痛,食欲不振,疲乏,咳嗽,有的出现腹痛腹泻、失眠等症状。

(二)动物发病表现

1. 禽类 感染后多呈隐性,如鸡、野鸡、鹅等,多表现抗体检测阳性。鹦鹉、鸽、鸭、火鸡等常呈显性感染。患病鹦鹉精神委顿,不食,眼和鼻有黏脓性分泌物,拉稀,后期脱水、消瘦。幼龄鹦鹉常常死亡,成年者则症状轻微,康复后长期带菌。病鸽精神不安,眼和鼻有分泌物,厌食,拉稀,成鸽多康复成为带菌者,雏鸽多死亡。病鸭眼和鼻流出浆性或脓性分泌物,不食,拉稀,排淡绿色水样稀粪,病初震颤,步态不稳,后期明显消瘦,常发生惊厥而死亡,雏鸭病死率一般较高,成年鸭多为隐性经过。火鸡患病后,精神委顿,不愿采食,拉稀,粪便呈液状并带血,消瘦,症状严重时病死率较高。

2. 家畜 感染后常见下列几种病型:

(1)流产型 又名地方流行性流产。主要发生于羊、牛和猪。羊,潜伏期50～90 d,临诊表现为流产、死产或产弱羔。流产发生于怀孕的最后1个月。分娩后,病羊排出子宫分泌物可达数天。胎衣常滞留。病羊体温升高达1周,有些母羊因继发感染细菌性子宫内膜炎而死亡。羊群第一次暴发本病时,流产率可达20%～30%,以后则每年5%左右。流产过的母羊以后不再流产。易感母牛感染后,有一短暂的发热阶段。初次怀孕的青年牛感染后易流产,流产常发生于怀孕后期,一般不发生胎衣滞留,流产率高达60%。年轻公牛精液质量低劣。有些公牛睾丸萎缩,发病率可达10%。猪发病多表现为母猪繁殖障碍(不易配种)和流产,病状与羊相似。

(2)肺肠炎型 本型常见于6月龄以前的犊牛和2～5月龄的猪,潜伏期1～10 d。病犊表现抑郁、腹泻,体温升高达40.6℃。鼻流浆黏性分泌物、流泪,之后咳嗽,发展为支气管肺炎。犊牛发病有急性、亚急性和慢性之分。有的犊牛可呈隐性经过。猪发病多表现为咳嗽,运动后喘息加剧,部分体温升高,病猪增重减慢,病程持续1～2个月,有时引起继发感染。

(3)关节炎型 又称多发性关节炎。主要发生于羔羊、犊牛和小猪。羔羊发病初体温上升至40～42℃。不食,离群,跛行,肢关节触痛,随后跛行加重,病羔拱背,有的长期侧卧,体重减轻,有关节炎的病羔多见滤泡性结膜炎,但有结膜炎的病羔不一定有关节炎。发病率可达30%,甚至超过80%;病程2～4周。犊牛病初发热,厌食,不愿站立和运动,病后两三天,可见关节肿大,后肢关节尤甚,多数2～12 d死亡。康复的犊牛对再感染有免疫力。小猪发病后症状与羔羊相似。

(4)结膜炎型 又称滤泡性结膜炎。可发生于猪,多发生于绵羊,尤其是肥育羔和哺乳羔。衣原体侵入羊眼后,引起眼的一系列病变。单眼或双眼结膜充血、水肿,流泪,随后角膜发生不同程度的混浊、血管翳、糜烂、溃疡和穿孔。经2～4 d开始愈合。数天后,在瞬膜和眼睑黏膜上形成直径1～10 mm的淋巴样滤泡。肥育场羔羊的发病率可达90%,多不引起死亡。病程一般为6～10 d,发生角膜溃疡者,可长达数周。

(5)脑脊髓炎型 又名伯斯病(Buss disease)。主要发生于牛,尤以2岁以下的牛最易感。自然感染的潜伏期4～27 d。病初体温突然升高,达40.5～41.5℃,可持续7～10 d。不食、消瘦、衰竭、体重减轻,流涎和咳嗽明显;行走摇摆,常呈高跷样步伐,有的转圈或头抵硬物;有的关节肿胀;有鼻漏或腹泻。病末期,病牛呈角弓反张和痉挛。发病牛死亡率可达30%,耐过牛有持久免疫力。

二、临床诊断

本病仅根据发病表现较难确诊,须采用实验室方法。

(一)病原学检查

从禽类或哺乳动物标本中分离鹦鹉热衣原体,常通过 SPF(无特定病原)鸡胚卵黄囊接种,有的需要传几代才可适应而分离成功。

选取新鲜羊、猪流产胎儿中病变明显的实质脏器和胃内容物(或用流产羊子宫子叶),混合称重后,在灭菌乳钵中磨碎,用含 1 000~2 000 IU/mL 卡那霉素,500~1 000 IU/mL 链霉素(或只含链霉素)的 50%肉汤盐水稀释成 10%悬液,置 4℃冰箱 6 h 或过夜。次日低速(1 000 r/min)离心 10 min,取中间层的液体,以 0.4 mL 接种 6~8 日龄鸡胚卵黄囊,36~38℃继续孵育 8~10 d,每天检视 2 次。72 h 前死亡者弃去,收获 4~10 d(大部分在 5~6 d)内死亡的鸡胚,选取无杂菌而有多量原生小体的卵黄膜,供鸡胚传代或其他试验用。

分离株需作初步鉴定,以确定是否为衣原体。细菌培养应为阴性,在鸡胚中能连续传代规律致死,鸡胚及卵黄膜病变明显,涂片上可见大量散在的原生小体,与沙眼衣原体和鹦鹉热衣原体标准株的阳性血清有交叉反应。对动物有感染性与致病性,特别对分离株的来源动物能复制出类似症状。从病变器官或流产病料和胎儿中能重新分离到相同的衣原体,如药物敏感试验对磺胺嘧啶不敏感,包涵体碘染试验阴性,则可初步判断为鹦鹉热衣原体,可应用种特异单克隆抗体、PCR、DNA 杂交探针等方法作进一步鉴定。

(二)血清学检查

1. 补体结合试验(CF)　用沙眼衣原体标准株(TE$_{55}$)、鹦鹉热衣原体标准株(B$_{11011}$)及从禽、山羊、绵羊、猪的病料中分离到的衣原体株分别感染鸡胚制备抗原,用含衣原体卵黄膜悬液制备高免豚鼠血清。补体结合反应按常规方法进行。禽(鸽除外)、猪血清存在衣原体补体结合抗体,但血清灭能后补体结合活性显著降低,故只能用间接补体结合试验(ICF)检出。由于沙眼衣原体和鹦鹉热衣原体有共同的属抗原,故待检株与标准株间有交叉补体结合反应,可证明待检株为衣原体,但不能确定是沙眼衣原体还是鹦鹉热衣原体。

2. 其他　酶联免疫吸附试验(ELISA)、琼脂免疫双扩散交叉试验、间接血凝试验(IHA)、PCR 技术、核酸杂交技术、DNA 指纹图等技术均已有报道用于衣原体病的诊断。

三、临床治疗

人鹦鹉热衣原体对红霉素、强力霉素、四环素敏感,对链霉素、庆大霉素等不敏感。本病临床治疗首选红霉素、强力霉素、四环素等。动物鹦鹉热衣原体对四环素族抗生素、青霉素、氯霉素都较敏感。

【防制】

一、人感染鹦鹉热的预防

人感染鹦鹉热主要由于接触病禽或带菌的禽类而引起。在家禽饲养场和禽肉加工厂,呼吸道感染是职工得病的主要途径,所以保持良好的通风和加强个体防护十分重要。禽类拔毛过程,空气极容易受污染,故须杜绝干式拔毛的生产方式。

对于敏感性较强的禽类(如鸽、鸭)的饲养者应该警惕本病的流行,一旦发现可疑病症,要快速诊断,必要时扑杀病禽以消灭传染源。因带菌禽类排出的粪便中含有大量衣原体,故禽舍要勤于清扫和消毒,清扫时需注意个人防护(如戴口罩)。

二、禽畜鹦鹉热衣原体感染的预防

(一)一般预防

为有效防制衣原体病,应采取综合措施,特别是杜绝引入传染源,控制感染动物,阻断传播途径。

首先须加强畜禽的检疫,防止新传染源引入。除常见的畜禽外,引进其他动物也要注意,如引进火鸡、观赏鹦鹉,因其易携带衣原体,须加强检疫,饲养人员及加工畜禽的工作人员都应注意避免受感染。无论从国外引进还是国内运输动物都必须建立严格的检疫制度。

平时保持禽舍和畜栏的卫生,发现病禽、畜要及时隔离和治疗,保持环境卫生并消毒。

(二)疫苗预防

采用有效的人工免疫是重要的预防措施。禽类对衣原体的免疫主要取决于细胞介导的免疫反应而非体液免疫。研究证明,在火鸡细胞介导免疫反应增强期间接种衣原体菌苗,可使90%以上的火鸡能抵抗强毒的攻击,这也为其他禽类的免疫预防提供了依据。

二维码

 思考题

1. 衣原体的生物学特性有哪些?
2. 如何防制衣原体病?

第三十六节　其他人兽共患细菌病和真菌病

病名	病原	概　况
嗜皮菌病	刚果嗜皮菌	主要临诊特征是在皮肤表层发生渗出性、脓疱性皮炎,形成局限性的痂块和脱屑性皮疹。主要发生在反刍动物,其他家畜和野生动物也可感染,经常接触病畜的人也可感染
念珠菌病	念珠菌属致病性真菌	主要感染免疫力低下的人及多种鸟类和兽类,临床症状各异。在家禽主要由白色念珠菌引起消化道黏膜发生白色的假膜和溃疡,故又称鹅口疮
蜱传回归热	蜱传回归热螺旋体	临床上以不规则间歇热为主要特征,伴有头痛、肌痛、关节痛、肝脾肿大和出血倾向,重症可有黄疸
空肠弯曲菌病	空肠弯曲菌	病人的主要临床症状为腹痛、腹泻、头疼、发热等肠炎症状
小肠结肠炎耶尔森菌病	小肠结肠炎耶尔森菌	除肠道症状外,小肠结肠炎耶尔森菌病还可引起结节性红斑、关节炎、耶尔森肝炎等多系统疾患,甚至可引起败血症,造成死亡
副溶血性弧菌病	副溶血性弧菌	临床上以急性起病、腹痛、呕吐、腹泻及水样便为主要症状。此外,因副溶血性弧菌感染海产生物(鱼、虾、贝等),可引起海产生物大量死亡,使产量减少甚至绝收
肠出血性大肠杆菌 O157:H7 感染	O157:H7 大肠杆菌	可导致无症状感染、轻度腹泻、出血性肠炎、溶血性尿毒综合征、血栓性血小板减少性紫癜。出血性肠炎是最常见的症状,一部分感染者可发生溶血性尿毒综合征。低热或不发热是出血性肠炎和其他腹泻病的区别之一,可伴有上呼吸道症状
类志贺邻单胞菌病	类志贺邻单胞菌	临床表现主要为腹泻、腹痛、发热、恶心和呕吐等
假结核病	假结核耶尔森菌	假结核耶尔森菌可引起人类肠系膜淋巴结炎及严重的败血症。兔和豚鼠常发生本病,患病动物腹泻,迅速消瘦。禽类的发病据病程可分为最急性型、急性型及慢性型三种
巴氏杆菌病	巴氏杆菌	可引起牛、羊、猪、马、家兔和禽等的败血型经过的巴氏杆菌,现统称为多杀性巴氏杆菌
气性坏疽	梭菌属中的某些菌种	病变特征为局部发生急剧的气性炎性水肿以及全身性毒血症
鼠咬热	其一是念珠状链杆菌;另一为小螺菌	鼠咬热是两种急性发热性疾病的统称:其一是念珠状链杆菌引起的念珠状链杆菌鼠咬热,简称鼠咬热,临床上以发热、皮疹和多发性关节炎为特征;另一为小螺菌所致的小螺菌鼠咬热,又名小螺菌感染,临床上以弛张型高热、局部硬结性溃疡、淋巴管炎以及皮疹为特征
芽生菌病	皮炎芽生菌	人本病主要表现为化脓性肉芽肿。芽生菌病可以隐袭地、默默地发生,也可以有症状地剧烈发作,如发热、肌肉痛、关节痛、胸膜炎。动物临床征兆随着感染器官的不同而不同,可能包括以下的一种或所有症状:体重减轻,久咳,呼吸困难,皮肤溃疡,发热,厌食,烦躁,淋巴结肿大,失明等

续表

病名	病原	概　况
着色真菌病	着色真菌	主要侵犯皮肤,但有时也可累及内脏,严重者可危及生命。以人多见,动物自然或试验性感染也可发生,为人兽共患疫病
地霉菌病	念珠地丝菌	临床表现包括:肺地霉病、胃肠道地霉病、口腔地霉病、皮肤地霉病、耳地霉病、儿童脓癣样地霉病、其他动物的白地霉病
组织胞浆菌病	组织胞浆菌	以侵犯网状内皮系统或肺部为主,常经呼吸道传染,侵犯肺部引起急慢性肺部损害,严重者可引起进行性全身播散
马尔尼菲青霉病	马尔尼菲青霉菌	马尔尼菲青霉病是具有地域性的流行病,散发流行于我国南方和东南亚各国,患者多为免疫功能低下及艾滋病(AIDS)人群或使用类固醇皮质激素的人群,尤其是 AIDS 患者,已成为东南亚各国 AIDS 的常见并发症
原藻病(无绿藻病)	一些无绿色的原藻属藻类	引起人类和一些野生动物皮肤、皮下组织甚至某些内脏感染的局限性或播散性感染性疾病。常为外伤后感染得病,临床症状上很像真菌病,因此也常把它列为真菌病
鼻孢子菌病	希伯鼻孢子菌	以发生质脆而表面有白点的息肉样损害为特征。常见于儿童和青年,男性多发,外伤可能为其诱因
孢子丝菌病	申克孢子丝菌	主要侵害皮肤、皮下组织及其附近淋巴系统,表现为由感染性肉芽肿形成的结节,继而变软、破溃,变成顽固性溃疡,偶可散播至骨骼和内脏
巴尔通体感染	巴尔通体	目前确定的巴尔通体已有 20 余种,9 种可致人类疾病,可引起卡瑞恩病、战壕热和猫抓病等多种复杂临床表现的疾病,几乎可以引起全身各个系统的病变
斑点热	斑点热群立克次体	引起血管炎和血管周围炎及器官病变,人感染发病后则出现发热、虫咬溃疡、局部淋巴结肿大、皮疹及头疼等症状

第三章 人兽共患寄生虫病

第一节 日本血吸虫病

日本血吸虫病(schistosomiasis japonica)是日本血吸虫寄生在终末宿主门静脉系统所引起的疾病。人和哺乳动物是其主要的终末宿主,主要由皮肤接触含尾蚴的水而感染。主要病变为肝脏与结肠由虫卵引起的肉芽肿。急性期有发热、肝肿大与压痛伴腹泻或排脓血便及血中嗜酸性粒细胞显著增多;慢性期以肝脾肿大为主;晚期则以门静脉周围纤维化病变为主,发展为门静脉高压症、巨脾与腹水。日本血吸虫病主要流行于中国、菲律宾、日本和印度尼西亚4个国家,严重危害动物健康。

【病原学】

一、分类地位

日本血吸虫(*Schistosoma japonicum*)属于扁形动物门(Platyhelminthes)吸虫纲(Trematoda)复殖目(Digenea)裂体科(Schistosomatidae)裂体亚科(Schistosomatinae)裂体属(*Schistosoma*)。寄生于脊椎动物血管中的吸虫即为血吸虫,有3个亚科、12个属、83个种,其中人兽共患者达18种,主要有3种,即日本血吸虫、曼氏血吸虫(*S. mansoni*)和埃及血吸虫(*S. haematobium*)。

二、形态学

日本血吸虫成虫雌雄异体,在宿主体内多呈合抱状态,外观呈圆筒状。雄虫背腹扁平,体前端有口吸盘和腹吸盘,在腹吸盘后虫体两侧向腹面卷曲,形成沟状结构,雌虫则居于其中。雄虫长10~18 mm,睾丸处体宽为0.44~0.51 mm;雌虫呈线状,长12~28 mm,最宽处0.24~0.30 mm。虫卵呈椭圆形,淡黄色,大小为89 μm×67 μm,成熟虫卵内有一葫芦状毛蚴。毛蚴略呈长椭圆形,平均大小为99 μm×35 μm,其前端有突出的钻器。早期母胞蚴虫体小,呈袋状,两端钝圆,体内含有许多生发细胞,经分裂后发育成不同大小的幼胚成为子胞蚴。早期子胞蚴呈较狭长的袋状,有前后端的区别,前部有体棘。子胞蚴进入消化腺后形成节段,因此成熟的子胞蚴多呈节段性,较细长。日本血吸虫尾蚴属交叉型尾蚴,由体部和尾部组成,尾部由尾干及尾叉组成。尾蚴大小为(280~360) μm×(60~95) μm。体部呈长椭圆形,大小为$(100\sim150)$ $\mu m\times(40\sim66)$ μm。尾干为长圆柱形,大小为$(140\sim160)$ $\mu m\times(20\sim30)$ μm,尾叉长$50\sim70$ μm。

三、生活史

日本血吸虫成虫寄生于人及其他多种哺乳动物的门静脉系统中,雌雄虫体合抱产卵。排出的卵随血流沉积于肝脏和肠壁的组织中,部分沉积于肠壁的卵,落入肠腔后随粪便排出体外。从粪便中排出的虫卵入水后,在适宜温度$(25\sim30℃)$下孵出毛蚴。毛蚴在水面下作直线活动,侵入中间宿主钉螺,在螺体内发育,经过母胞蚴和子胞蚴两代发育繁殖后产生大量尾蚴,尾蚴离开钉螺在水面自由活动。当人或其他哺乳动物接触疫水时,尾蚴很快(短至10 s)从皮肤或黏膜侵入,脱尾转变为童虫。经过移行和一段时间的生长,最后在肠系膜静脉寄居并发育成熟。所以,血吸虫的生活史包括:成虫、卵、毛蚴、胞蚴、尾蚴及童虫6个阶段。其中,毛蚴和尾蚴在自然界中独立生活较短暂。所以在血吸虫发育过程中,需要两个中间宿主,一是人或其他哺乳动物,另一个是钉螺。钉螺为中间宿主,人或其他哺乳动物为终末宿主。

【流行病学】

目前发现的自然或人工感染日本血吸虫的哺乳动物宿主种类较多,隶属于7个目,18个科,34个属。钉螺是日本血吸虫病的中间宿主,也是本病的传播媒介,春末夏初和夏秋之交为本病的易感季节。一般来说钉螺密度越大,感染率和发病率也随之增高。本病可呈自然疫源性感染,能在人、畜及野生动物间相互传播。血吸虫病的传播与居民生活习惯和生产方式密切相关,粪便污染的水是本病传染的重要途径。人和动物均易感。本病的分布呈地方性,与钉螺的分布呈正相关。

【病理学】

日本血吸虫从尾蚴入侵、童虫移行、成虫寄生、虫卵在组织中沉积以及它们的分泌物、代谢产物以及死亡后分解物均能诱发一系列免疫应答及相应病理变化。尾蚴入侵皮肤后数小时会导致尾蚴性皮炎,病理变化为真皮内毛细血管扩张充血,伴有出血、水肿,嗜酸性粒细胞、中性粒细胞和单核细胞浸润。当童虫移行到肺后可引起肺组织点状出血及白细胞浸润。成虫能导致迟发型超敏反应、免疫复合物型变态反应或静脉内膜炎和静脉栓塞。虫卵能引起肉芽肿,这是血吸虫病主要的病理变化。

【临床学】

一、临床表现

(一)人的临床症状

血吸虫病的临床表现复杂且多样化。根据病期早晚,感染轻重,虫卵沉积部位以及机体免疫反应而不同。临床上可分为急性、慢性、晚期血吸虫病。

1. 急性血吸虫病　常见于初次感染者。潜伏期长短不一,大多数病例于感染后$5\sim8$周出现症状,此时正是成虫大量产卵、卵内毛蚴向宿主血循环释放大量抗原的时候。临床主要表现为畏寒、发热、多汗、淋巴结及肝肿大,常伴有肝区压痛、脾肿大、腹胀、腹泻等。肝肿大左叶较右叶明显,质地较软,表面光滑。

2. 慢性血吸虫病 在流行区占绝大多数。急性期症状消失而未经病原治疗者,或反复轻度感染而获得免疫力的患者常出现隐匿型间质性肝炎或慢性血吸虫性结肠炎,临床上可分为隐匿型和有症状两类。隐匿型患者一般无症状,少数可有轻度的肝或脾肿大,但肝功能正常。有症状的患者主要表现为慢性腹泻或慢性痢疾,症状呈间歇性出现。肝肿大较为常见,表面光滑,质稍硬,无压痛。这类患者多在手术或胃镜检查取活组织检查发现血吸虫卵而确诊。

3. 晚期血吸虫病 主要指血吸虫病性肝纤维化而言。根据其主要临床症状分为巨脾型、腹水型和侏儒型。巨脾型最为常见,占晚期血吸虫病绝大多数。脾脏下缘达脐平线以下,或向内侧肿大超越正中线,质地坚硬。患晚期血吸虫病动物因食管下段静脉破裂发生大出血时,可见脾脏缩小。腹水型中的腹水是晚期血吸虫病肝功能显著丧失代偿的表现。腹水形成与门静脉阻塞、低蛋白血症以及继发性醛固酮增多引起水、钠潴留有关。腹水程度轻重不等,病程长短不一,可反复发作。腹部膨隆,常有脐疝与腹壁静脉曲张。有时于脐周可听到连续性血管杂音——克-鲍综合征。常见下肢浮肿。侏儒型现在已很少见。

(二)动物发病表现

人工感染大量尾蚴的牛表现为发热、食欲减退、精神不振、行动呆滞、消瘦、腹泻、便血等症状;羊感染后也有类似的症状,表现为食欲减退、反刍停止、消瘦、精神沉郁和腹泻等。症状的严重程度与动物的营养状况、年龄等有关,犊牛的症状更严重,而黄牛的症状又比水牛重。人工感染小量的尾蚴或轻度感染的病牛症状不明显,主要表现为使役能力减退、消瘦、衰弱,多数家畜感染后表现与此类似。当病牛由严重感染转为慢性期时,可表现为乳牛产奶量下降,母牛不发情、不孕和流产等现象。在胎儿时期已感染了血吸虫的小牛,出生后发育迟缓,多于出生后不久死亡,存活的犊牛与反复轻度感染的犊牛一样,可形成侏儒牛。

二、临床诊断

本病可根据流行病学史、临床症状及实验室检查来进行诊断。

(一)形态学诊断

可通过粪便涂片检查来进行诊断,由于粪便用量的随机性,导致该法发现虫卵阳性率不高,有时需多次反复检查。如果采用沉淀孵化检测虫卵或毛蚴为阳性则可进行确诊。

(二)直肠黏膜活组织检查

可采取直肠镜检查,即在病变处取米粒大小的黏膜置于两玻片之间,在显微镜下检查,该法发现血吸虫卵阳性率很高。虫卵多为黑色卵与空卵壳,含成熟活动毛蚴的虫卵极少见。

(三)免疫学诊断

免疫学诊断方法很多,包括皮内试验以及检测成虫、童虫、尾蚴与虫卵抗体的血清免疫学试验,如环卵沉淀试验、间接荧光抗体试验、酶联免疫吸附试验和间接血凝试验等。免疫学检查方法的敏感性与特异性较高,具有采血微量与操作较简便的优点;但免疫学检测不能区别过去感染与现症患者,并有假阴性、假阳性及与其他吸虫存在交叉反应的缺点。

(四)分子生物学诊断

可采用 RT-PCR 方法,从虫体中提取总 RNA,以该 RNA 为模板,进行 RT-PCR,扩增其基因组中的 SiCL1 基因 5′端序列,测序进行同源性比较即可确诊。

三、临床治疗

本病的治疗主要以病原治疗为主。我国曾先后采用过酒石酸锑钾等锑剂、呋喃丙胺、六氯对二甲苯(血防 846)与硝硫氰胺等抗血吸虫药物,在不同时期取得了一定疗效,但上述药物均有较重的毒副作用,现已弃用。目前我国普遍推广吡喹酮治疗。动物实验证明吡喹酮对各种血吸虫均有杀虫作用。本药对血吸虫皮层产生显著损伤,使表皮细胞肿胀突起,继而出现许多球状或泡状物,破溃、糜烂与剥落,白细胞吸附其上,并侵入虫体,引起死亡。但本药对移行期童虫无杀虫作用。我国目前应用的吡喹酮是左旋吡喹酮与右旋吡喹酮各半组成的混旋体,左旋吡喹酮是其主要杀虫成分。吡喹酮治疗血吸虫病的剂量与疗程:黄牛 30 mg/kg 体重(体重以 300 kg 为限),水牛 25 mg/kg 体重(体重以 400 kg 为限),猪 30 mg/kg 体重、羊 20 mg/kg 体重、马属动物 20 mg/kg 体重,3 次/d。

【防制】

本病的防制应根据自然地理条件、疫情特点和不同的防制阶段,采取相应的综合防治策略。主要的防制措施有健康教育、人畜治疗、钉螺控制、粪便管理、安全用水和防护等。

1. 健康教育　健康教育旨在帮助人们了解和掌握血吸虫病的传播途径和预防知识,增强自我防护意识,自觉改变不良行为习惯,从而降低感染。

2. 人畜治疗　在流行区进行普查,对患病动物进行大规模同步治疗,杀灭宿主体内的血吸虫,降低感染率和感染度。应用吡喹酮扩大化疗以控制血吸虫病流行,可使患病动物数大幅度下降。

3. 钉螺控制　钉螺是日本血吸虫病的唯一中间宿主,消灭钉螺可切断传播途径,所以,钉螺控制是防治血吸虫病的重要措施之一。灭螺前首先应查清螺情,建立螺情图,作为灭螺规划的依据。在水网地区可采取改变钉螺滋生环境的物理灭螺,如土埋法等;在湖沼地区可采用筑坝、围垦和种植的方法;在居民点周围建立防螺带等。还可以采用化学灭螺与物理灭螺相结合的方法进行。

4. 粪便管理　血吸虫卵随人、畜粪便排出,污染有螺环境而使钉螺感染是血吸虫病传播的重要环节,因此,加强粪便管理是防治血吸虫病的重要措施之一。为防止人粪与畜粪污染水源,将粪便经过无害化处理,如采取粪尿 1∶5 混合后密封、沉淀发酵,夏季贮存 3~5 d,冬季 7~10 d 便可杀死血吸虫卵。

5. 安全用水　安全用水也是防治血吸虫病的一项重要措施。具体方法有建造水井和分塘用水等。

6. 加强防护,保护易感动物

(1)加大宣传教育,引导人们重视自我保护,在流行区尽量避免与疫水接触,在接触疫水时采取防护措施,防止尾蚴侵入皮肤等。

(2)预防性服药:青蒿素衍生物蒿甲醚(artemether)和青蒿琥酯(artesunate)能杀灭 5～21 d的血吸虫童虫。为预防血吸虫的感染可在接触疫水后 15 d 服用 1 次蒿甲醚(每次 6 mg/kg),以后 15 d 1 次,连服 4～10 次。也可在接触疫水后 7 d 服用 1 次青蒿琥酯(每次 6 mg/kg),以后 7 d 1 次,连服 8～15 次,可有效地预防血吸虫感染。

思考题

1. 日本血吸虫病主要通过什么途径传播?
2. 简述日本血吸虫病的病原特征。
3. 怎样防制日本血吸虫病?

二维码

第二节　棘口吸虫病

棘口吸虫病(echinostomiasis)是由棘口科的吸虫引起的一种人兽共患疫病。主要引起肠黏膜损伤、出血、发炎和机体消瘦。本病呈世界性分布。棘口科吸虫种类繁多,全世界已报道有 600 多种,我国有 100 多种,大部分寄生于鸟类的肠道。

【病原学】

一、分类地位

棘口吸虫(Echinostoma)分别属于棘口亚科(Echinostomatidae)、棘隙亚科(Echinochasminae)和低颈亚科(Hypoderainae)。其中棘隙亚科棘隙属(Echinochasmus)有 5 个种,棘口亚科棘口属(Echinostoma)有 10 个种,棘口亚科真缘属(Euparyphium)有 1 个种,棘口亚科棘缘属(Echinoparyphium)有 1 个种,棘口亚科似颈属(Isthmiophora)有 2 个种,低颈亚科低颈属(Hypoderaeun)有 1 个种。

二、形态学

虫体新鲜时呈淡红色,体长形,长 7.6～12.6 mm,宽 1.2～1.6 mm。前部常有体棘,口吸盘小,周围围有头领(头冠、头襟),头领上有单列或双列的头棘。腹吸盘较大,有咽,食道较长,两肠支通常伸达体后端。睾丸多前后排列于虫体中部或后部;阴茎囊斜置于肠叉与腹吸盘之间,或伸至腹吸盘的后方。生殖孔位于肠叉与腹吸盘之间。卵巢在睾丸之前,子宫弯曲于卵巢和腹吸盘之间。卵黄腺分布于虫体两侧。虫卵呈椭圆形,(114～126) μm×(64～72) μm,淡黄色,一端具盖,卵内通常含有一个胚细胞和许多卵黄细胞。

三、生活史

棘口吸虫的发育一般需要两个中间宿主,第一中间宿主为淡水螺类,如椎实螺、扁卷螺和纹沼螺等,第二中间宿主为淡水螺、蛙类及淡水鱼。发育过程包括虫卵、毛蚴、胞蚴、母雷蚴、子雷蚴、尾蚴、囊蚴和成虫阶段。成虫寄生于终末宿主的肠道,产出的虫卵随宿主粪便排至外界,落入水中,在适宜的温度下,经一定时间发育后孵出毛蚴。毛蚴在水中游泳,遇到适宜的淡水螺类,即侵入其体内发育为胞蚴,再经母雷蚴和子雷蚴阶段,最后形成尾蚴。成熟尾蚴离开螺体,进入水中游泳,遇到第二中间宿主,即侵入其体内发育为囊蚴。终末宿主吞食含有囊蚴的第二中间宿主后,囊蚴即在其肠道中发育为成虫。

【流行病学】

棘口吸虫是一大类分布较广、种类繁多的中小型吸虫,在中国从北到南都有发现,尤其是南方各省(自治区、直辖市)更为多见。由于棘口吸虫的中间宿主(淡水螺、蛙类、鱼类等)分布广泛,种类繁多,这就造成了本病的普遍流行;但各地区流行的种类和种群可有明显差别。人体感染多见于亚洲,感染人的棘口吸虫往往也能寄生于鸟类和哺乳动物,所以传染源主要是鸟类和哺乳动物,特别是捕食鱼类的动物,如被感染的鸭、鸡、鸟类、犬、猫和鼠类等动物。人和畜禽吞食了含有囊蚴的螺蛳、鱼和蛙类时,则会造成本病的感染和传播。

【病理学】

棘口吸虫病的病理变化主要见于消化道。虫体的头棘、体棘和吸盘对肠黏膜的机械刺激可引起肠炎和消化功能障碍。其病理变化主要表现为肠卡他性炎症和浅表黏膜上皮脱落与炎症细胞浸润,肠黏膜绒毛萎缩,隐窝增生。肠绒毛变钝、融合、损坏以致上皮层丧失。绒毛基质炎症细胞浸润和充血、水肿和纤维化等,并见杯状细胞数量增加。有的肠内充满黏液,有许多虫体附着在肠黏膜上。

【临床学】

一、临床表现

(一)人的临床症状

临床表现和危害与感染度有关,一般来说虫荷越大症状越严重;也与个体差异密切相关。吞服 10 个圆圃棘口吸虫囊蚴的志愿者,均表现为乏力、腹泻和腹痛;而仅 1 条虫荷者,仅有轻度腹痛和乏力症状。大部分病例显示,感染棘口吸虫病者都有食欲减退、腹痛、腹泻、头昏和乏力等症状,重度感染者则出现全身乏力、消瘦、腹痛和水肿,甚至死亡。

(二)动物发病表现

由于虫体的吸盘、头棘和体棘的刺激,引起动物肠黏膜的损伤、出血和发炎。加之虫体吸收大量营养物质和分泌毒素的作用,使病鸟消化机能发生障碍,营养吸收受阻。

少量寄生时危害不严重,严重感染时,特别是幼鸟表现食欲减退,消化不良,腹泻和粪中混有黏液,消瘦、贫血、发育停滞,重者衰竭死亡。剖检可见肠壁发炎、有点状出血,肠内充满黏液,有许多虫体附着在肠黏膜上。

二、临床诊断

棘口吸虫是肠道寄生虫,通过粪便涂片法或沉淀法检查是否有虫卵可以做出诊断。一般采用加藤厚涂片法,在样本上放一块 5 cm×5 cm 的尼龙绢,刮取粪便填于准备好的载玻片上的塑料定量孔中,移去定量板,放置一张亲水玻璃纸在样本上,亲水玻璃纸均经过孔雀绿、纯甘油和蒸馏水配制的透明液浸泡处理,再轻压一张载玻片在上面,使样本均匀扩展在玻璃纸上,进行显微检查。

但是由于多种棘口吸虫的虫卵形态近似,不易定种,因而需要通过驱虫或解剖肠道获得虫体后,根据成虫形态才能定种。

三、临床治疗

患病动物可用以下药物治疗:

1. 丙硫咪唑　按 100 mg/kg 饲料,拌入饲料中,一次口服。
2. 吡喹酮　按 10 mg/kg 饲料,拌入饲料中,一次口服。
3. 甲苯咪唑　按 10 mg/kg 饲料,拌入饲料中,一次口服。
4. 芬苯达唑　按 15 mg/kg 饲料,拌入饲料中,一次口服。

【防制】

棘口吸虫分布较为广泛,且保虫宿主与第一、第二中间宿主众多,在短时间内难以控制和阻断这种人畜(禽)共患寄生虫病的传播。因此,应以大力开展健康教育为主,改变生食或半生食螺蛳、双壳贝类和鱼肉等习惯,杜绝虫从口入。对棘口吸虫感染率高的地区,犬、猫和禽类应与病人同步治疗。其粪便应通过堆肥和发酵等方式杀灭虫卵。居民杀鱼时不得将鱼鳃、内脏或小鱼随地丢弃,让犬、猫、鸡、鸭吞食。不用螺蛳、小鱼或水生植物喂饲家禽。

 思考题

1. 简述棘口吸虫的生活史。
2. 如何防制棘口吸虫病?

二维码

第三节　华支睾吸虫病

华支睾吸虫病(clonorchiasis)是由华支睾吸虫寄生于胆管内所引起的一种人兽共患寄生虫病。人和犬、猫、鼬、貂等动物均可感染,主要侵害肝脏。犬、猫往往成为人体华支睾吸虫主要的保虫宿主,人常因吃生的或不熟的鱼、虾而感染。近些年我国因吃水产品而引起人感染病例增多,是一种重要的人兽共患寄生虫病。本病最早发现于印度一位华侨尸体的胆管内(James McConnell,1874),根据湖北江陵西汉古尸的研究,本病在 2 300 年前已存在于我国,直到 1908 年首次在潮州、汉口、上海和广州发现。

【病原学】

华支睾吸虫(*Clonorchis sinensis*)按其发育时期可分为成虫、虫卵、毛蚴、胞蚴、雷蚴、尾蚴、囊蚴和童虫等阶段(图 2-3-1)。

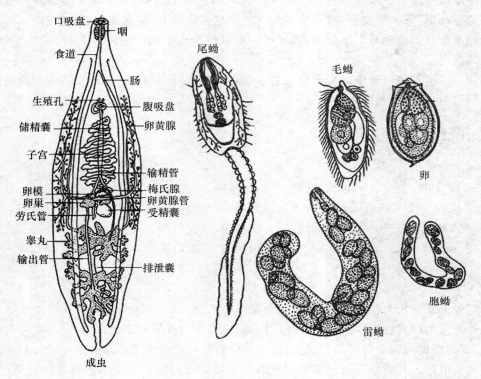

口吸盘　咽
食道
肠
生殖孔　腹吸盘
储精囊　卵黄腺
子宫
输精管
卵模　梅氏腺
卵巢　卵黄腺管
劳氏管　受精囊
睾丸
输出管　排泄囊
成虫
尾蚴
毛蚴
卵
雷蚴
胞蚴

图 2-3-1　华支睾吸虫各发育阶段虫体形态

一、形态学

1. **成虫**　虫体背腹扁平,稍狭长,前端细窄,后端略钝。活体时呈半透明,柔软,淡红或浅褐色(图 2-3-2)。虫体大小因虫龄、宿主种类、同一宿主内寄生虫的数目及寄生于大或小的胆管内而有较大差异,一般为(10~25) mm×(3~5) mm,厚 1.0 mm。口吸盘在体前端,略大于腹吸盘,直径 0.4~0.6 mm;腹吸盘位于离体前端约体长的 1/5 处。消化管开口于口吸盘,后为球形的咽、短的食道和分叉的肠管,肠盲端终止于虫体的后端。睾丸分支,前后排列于体后部,前睾 4 个主要分支,后睾 5 个主要分支。睾丸各发出一条输精小管汇合成短的输精管,逐渐膨大形成贮精囊,射精管不发达,开口于腹吸盘前的生殖腔。

2. **虫卵**　卵较小,为(26~33) μm×(15~17) μm,黄褐色,形如灯泡,前端较窄,具有卵盖和肩峰,后端钝圆。卵内含有一成熟的毛蚴。扫描电镜观察,虫卵表面布满纹理,盖口缘及盖外缘突起同形成肩峰的两缘呈疏松连接。卵壳壁可见纵行条纹突起。

3. **毛蚴**　呈卵圆形,大小为(26~34) μm×(12~17) μm,表面有一层带纤毛的表皮细胞(也称纤毛板),体前部的纤毛较长。纤毛板 4 排,每排数目为 5、4、4、3 个细胞。扫描电镜观

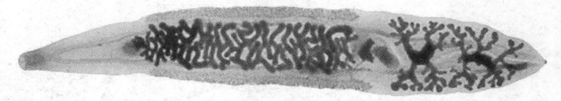

图 2-3-2 华支睾吸虫成虫

察,毛蚴体内有 8~25 个胚细胞,一对焰细胞位于近体中央背面。

4. 胞蚴 早期胞蚴胚细胞密集成团,大小约 90 μm×65 μm,长大后的胞蚴胚细胞互相分离,随着生长,胞蚴一端出现一个缺失,生长成熟的胞蚴中这个部位变成一个明显的沟。胞蚴体内含有许多未成熟的雷蚴。

5. 雷蚴 呈包囊状,营无性繁殖,有咽和一袋状盲肠,还有胚细胞和排泄器。当温度 25~28℃,感染 17 d,在螺体内可找到早期雷蚴;发育 1 个月的雷蚴,大小为 330~600 μm;感染 3 个月雷蚴成熟,大小约 1.7 mm×0.13 mm,咽直径约 22 μm。咽接囊状的盲肠,肠内常含棕色颗粒。雷蚴体内有未成熟的尾蚴和不同发育期的胚团。

6. 尾蚴 尾蚴以未成熟状态从雷蚴体内溢出,在螺类肝内淋巴间隙继续完成发育。成熟尾蚴大小为(216~238)μm×(43~73)μm。体表有小棘,分布 13 根细长的感觉毛。口吸盘椭圆形,大小为(30~37)μm×(26~34)μm,腹吸盘比口吸盘小,大小为(27~32)μm×(17~30)μm。虫体全身布满棕色颗粒,咽后背面有一对眼点。7 对穿刺腺在咽之后,体前部两边,其腺管开口在口吸盘前缘。体的两侧缘有 14 对成囊腺细胞。消化管仅见前咽和咽,食道和肠尚未分化。生殖原基位于腹吸盘与排泄囊之间的背面。

7. 囊蚴 寄生于鱼体内的囊蚴呈椭圆形,虾体内多为圆球形。大小为(140~160)μm×(120~135)μm。厚度为 3~4 μm,口腹吸盘大小大致相等。排泄囊内充满排泄颗粒,使囊呈暗黑色。

8. 童虫 在终末宿主体内,感染一天后,蚴虫排泄囊内的排泄颗粒已消失,口腹吸盘呈现特异性生长,第 4 天腹吸盘比较大,第 10 天口吸盘较大。蚴虫侵入宿主后的第 5 天,睾丸和卵巢开始分叶,第 7 天分叶形状同成虫那样明显。贮精囊在第 9~10 天开始出现,第 10~12 天显出卵黄囊雏形。卵在第 15 天前后开始形成,第 26 天左右在宿主粪便中就可查到虫卵。虫体在生长过程中体棘逐渐消失,第 32 天后体棘全部脱落。

二、生活史

成虫所产的虫卵随胆汁进入消化道混在粪便中排出体外,如落入水中,被第一中间宿主淡水螺吞食后,即可在螺的消化道内孵出毛蚴。毛蚴进入螺的淋巴系统和肝脏,发育为胞蚴、雷蚴和尾蚴。成熟的尾蚴离开螺体游于水中,如遇到适宜的第二中间宿主——某些淡水鱼和虾,即钻入其肌肉内,形成囊蚴。人、犬和猫等是由于吞吃含有囊蚴的生鱼、虾或未煮熟的鱼或虾而遭受感染的。囊蚴在十二指肠脱囊,童虫沿着胆汁流动逆方向移行,经总胆管到达胆管发育为成虫。从淡水螺吞吃虫卵至尾蚴逸出,共需 100 d 左右。童虫在终末宿主体内经 1 个月后发育为成虫(图 2-3-3)。

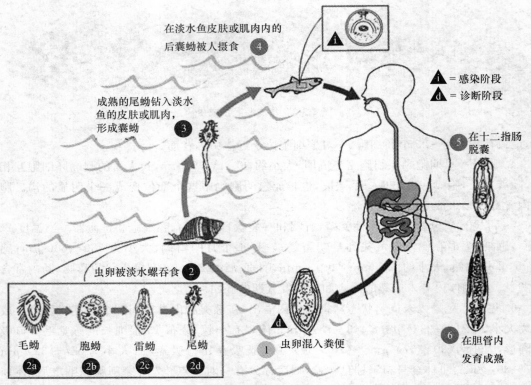

成熟的尾蚴钻入淡水鱼的皮肤或肌肉，形成囊蚴 ③

在淡水鱼皮肤或肌肉内的后囊蚴被人摄食 ④

i = 感染阶段
d = 诊断阶段

⑤ 在十二指肠脱囊

虫卵被淡水螺吞食 ②

毛蚴 ②a　胞蚴 ②b　雷蚴 ②c　尾蚴 ②d

① 虫卵混入粪便

⑥ 在胆管内发育成熟

图 2-3-3　华支睾吸虫病传播模式图

【流行病学】

华支睾吸虫病在国内流行于广东、云南、台湾，也散布于河南、山东、江西、安徽、湖北、江苏、吉林、黑龙江等 25 个省、直辖市；国外多见于泰国、朝鲜、老挝、柬埔寨。食用生鱼粥、不熟烤鱼可成为这种寄生虫的寄生对象，从其分布及对肝脏造成的损害来看，其严重性仅次于血吸虫病。华支睾吸虫感染率 2005 年比 1990 年第一次全国调查的结果上升了 75％，流行区的感染率为 2.4％，估计流行区的感染者达到 1 200 多万人，其中广东、广西、吉林 3 省（自治区）分别上升了 182％、164％ 和 630％。

【病理学】

本病在未成熟虫体入侵的早期阶段，胆管的黏膜常常有水肿现象，胆道受侵 3～4 周时，上皮组织脱落并开始出现增生和炎症，管壁变厚，末梢胆管随之扩张，常形成隐窝。随后，胆管上皮细胞转化为杯状细胞，在黏膜上增生许多小的腺状结构，胆汁中含有大量的黏膜，在长期感染的情况下结缔组织增生剧烈，导致腺瘤样组织的形成（图 2-3-4）。

华支睾吸虫病的并发症——胆道结石是本病的病理学特征之一。这是由于虫体的存在和机械性阻塞引起的胆汁阻滞及虫卵形成胆结石晶核而造成的。胆结石和细菌的感染可产生反复发作的化脓性胆管炎。如若入侵胰腺，还能导致胰腺炎。

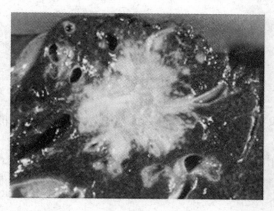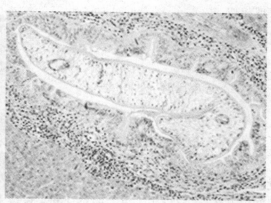

图 2-3-4　华支睾吸虫寄生于人肝脏后的病变(左)和组织切片(右)

【临床学】

一、临床表现

(一)人的临床症状

华支睾吸虫的致病力不强,是否出现症状与荷虫量及机体的反应有关,潜伏期为1～2个月。轻者无症状,重者常有重复感染。一般发病缓慢,症状多在消化系统,如食欲减退、轻度腹泻等。但当大量感染时,特别是非流行区居民在大便出现虫卵前,可呈急性发病,称为急性华支睾吸虫病。感染轻者,除大便内有虫卵外,无明显症状,也可略觉食欲不振,胃部不适,轻度腹泻,易疲乏及精神不振。重者常有慢性胆管炎、胆囊炎症状,如发热,复发性黄疸并伴有全身浮肿、消瘦、心悸、眩晕、贫血、失眠、神经衰弱等症状。肝脏先可触及,后渐增大,多以左叶肿大为著,以后可渐缩小。脾脏偶可触及,少数明显肿大。重复感染的严重病例,可导致肝硬化及门静脉高压症,出现腹水、少尿等症状。儿童和青少年感染华支睾吸虫后,临床表现往往较重,死亡率较高。除消化道症状外,常有营养不良、贫血、低蛋白血症、浮肿、肝肿大和发育障碍,终至肝硬化,极少数患者甚至可致侏儒症。并发症以胆道感染、胆管炎和胆石症最常见。

在流行区常见先感染华支睾吸虫后再感染病毒性肝炎者。患病毒性肝炎后,其乏力及纳差等消化道症状会明显加重,肝、脾大可较显著,肝功能不易恢复正常,并常存在肝胆道感染,其黄疸亦较难消退。亦有慢性病毒性肝炎患者再感染华支睾吸虫而致病情加重的报道。

(二)动物发病表现

本病常呈慢性经过。犬轻度感染时无明显症状;重度感染时最初表现为精神萎靡,消化不良,食欲不佳;病情逐渐加剧,出现呕吐、下痢、贫血、黄疸、脱水,可视黏膜及皮肤发黄,尿液呈橘黄色,肝区触诊疼痛。后期显著消瘦,肝硬变多继发腹水而使腹部膨大,如不及时治疗,常导致死亡。

从世界范围看,还寄生于猫、狐、獾、貂、水獭、海豹、狮、猪和人等,成为保虫宿主,症状和犬表现相似。

二、临床诊断

(一)病原学检查

粪检找到华支睾吸虫卵是确诊的根据,一般在感染后 1 个月可在大便中发现虫卵,常用的方法有:

1. 涂片法　直接涂片法操作虽然简便,但由于所用粪便量少,检出率不高,且虫卵甚小,容易漏诊。定量透明法(甘油纸厚涂片透明法),在大规模肠道寄生虫调查中被认为是最有效的粪检方法之一,可用于虫卵的定性和定量检查。

2. 集卵法　此法检出率较直接涂片法高。集卵法包括漂浮集卵法和沉淀集卵法两类,沉淀集卵常用水洗离心沉淀法、乙醚沉淀法。

3. 十二指肠引流胆汁检查　引流胆汁进行离心沉淀检查也可查获虫卵。此法检出率接近 100%,但技术较复杂,一般患者难以接受。临床上对病人进行胆汁引流治疗时,还可见活成虫,虫体表面光滑,卷缩有蠕动,根据形态特征,可作为诊断的依据。

华支睾吸虫卵与异形类吸虫卵在形态、大小上极为相似,容易造成误诊,应注意鉴别。

(二)免疫学诊断

华支睾吸虫抗原皮内实验是辅助临床诊断和流行病学调查的有用工具,但由于日本血吸虫、肺吸虫病人有交叉反应,应注意鉴别。近年来随着酶、同位素、生物素和胶体金等标记技术的发展和应用,大大提高了检测血清抗体或抗原的敏感性和特异性,使华支睾吸虫病诊断率大大提高。

常用的方法有间接血凝试验(IHA)、间接荧光抗体试验(IFAT)、酶联免疫吸附试验(ELISA)等。

(三)影像学诊断

用 B 型超声波检查华支睾吸虫病患者时,在 B 超声像图上可见多种异常改变,如肝内光点粗密欠均,有斑点状、团块状或雪片状光点,弥漫性中小胆管不同程度扩张,胆管壁粗糙、增厚、回声增强或胆管比例失常及枯枝状回声。尽管声像图特异性不强,但与流行病学、临床表现及实验室检查对比分析,仍具一定诊断价值。

CT 检查对华支睾吸虫病诊断也有较大价值。有资料报道,在 CT 照片上,华支睾吸虫胆道感染具有以下特征:肝内胆管从肝门向周围均匀扩张,肝外胆管无明显扩张;肝内管状扩张胆管直径与长度比多数小于 1∶10;被膜下囊样扩张小胆管以肝周边分布为主,管径大小相近,这些是特异性征象;少数病例胆囊内可见不规则组织块影。因此认为 CT 是本病较好的影像学检查方法。

三、临床治疗

（一）病因治疗

针对病因进行治疗是本病的主要疗法。

1. 吡喹酮　剂量以 25 mg/kg，每日 3 次，连服 2 d，总剂量为 150 mg/kg 为宜。治愈率达 90％以上。由于吡喹酮毒性小，疗效高，对合并病毒性肝炎和其他器质性疾病者均可进行治疗，故认为它是治疗本病的首选药物。

2. 丙硫苯咪唑　剂量每日 20 mg/kg，分 2 次服，7 d 为一疗程，1 个月后虫卵阴转率为 100％。其副作用轻微，疗效良好，而且价格较吡喹酮便宜，故可与吡喹酮并列为首选药物。

（二）对症与支持疗法

重症病例有严重营养不良或肝功减退、肝硬化等症状时应先补充营养，维持肝脏正常功能，矫正贫血后再考虑病因治疗。有胆囊炎、胆总管阻塞等急性并发症时，应立即予以手术治疗，继以驱虫治疗。

【防制】

华支睾吸虫病是由于生食或半生食含有华支睾吸虫活囊蚴的淡水鱼虾而感染。预防的关键在于切断传播途径，把住经口感染这一关。此外，亦应注意控制传染源。

（一）针对传染源的措施

1. 普查普治传染源　在流行地区，必须加强普查工作，可先用皮肤试验进行筛选，阳性者再作粪检。粪便检查虫卵阳性者，均应给予药物治疗。

2. 动物传染源的管理　不能用生鱼虾或鱼内脏等喂猫、犬、猪等，以免引起感染。对这些家畜的粪便亦要加以管理，避免粪便入水沟和鱼塘。家畜中有感染者，有条件的应进行驱虫。对野生动物保虫宿主根据情况加以捕杀。

（二）针对传播途径的措施

1. 不吃未经煮熟的鱼虾　教育儿童不能吃烤鱼、焙鱼、烧鱼或生的鱼干。加强卫生宣传教育工作，使流行区居民家喻户晓，人人了解本病的危害性及其传播途径。要注意厨房菜刀和砧板必须生熟食分开。

2. 加强粪便管理工作　不让未经无害化处理的粪便下鱼塘。不要在鱼塘上建厕所或把未经处理的粪便作养鱼的饲料。

华支睾吸虫病的流行环节是比较清楚的，只要切断传播途径，再加以对传染源的控制，本病的流行是可以防止的。

 思考题

1. 华支睾吸虫病通过什么途径感染人？

二维码

2. 华支睾吸虫病主要的诊断依据是哪些？

3. 华支睾吸虫病的综合防治措施是什么？

第四节　阔盘吸虫病

阔盘吸虫病(eurytremiasis)，也称胰吸虫病，是由胰阔盘吸虫、腔阔盘吸虫和支睾阔盘吸虫寄生于反刍兽的胰管、胆管或十二指肠所引起的，主要表现为营养障碍、腹泻、消瘦、水肿及贫血等症状，病理特征为胰管高度扩张、管壁增厚、管腔缩小。本病在我国东北、西北牧区上流行较严重，长江流域、西南各省和广东、福建等省均有发生，除反刍兽外，猪和人也有被寄生的报道。

【病原学】

一、分类地位

阔盘吸虫属于双腔科(Dicrocoeliidae)阔盘属(*Eurytrema*)，主要有胰阔盘吸虫、腔阔盘吸虫和支睾阔盘吸虫。

二、形态学

胰阔盘吸虫呈长椭圆形，口吸盘大于腹吸盘，体长 6.46～22 mm，体宽 4.81～8.0 mm。虫体活时呈棕红色，固定后为灰白色。虫体扁平较厚，表皮上有细刺，但到成虫时细刺常已脱落。虫卵呈黄棕色或深褐色，椭圆形，两侧稍不对称，一端有卵盖，大小为(42～50) μm×(26～33) μm，内含一个椭圆形毛蚴。

腔阔盘吸虫呈短椭圆形，后端具一明显的尾突，口吸盘小于或等于腹吸盘，体长 7.48～8.05 mm，宽 2.73～4.76 mm。虫卵大小为(34～47) μm×(26～36) μm。

支睾阔盘吸虫呈前端尖、后端钝的瓜子形，腹吸盘小于口吸盘，体长 4.49～7.9 mm，宽 2.17～3.07 mm。虫卵大小为(45～52) μm×(30～34) μm。

三、生活史

阔盘吸虫的生活史都要经过虫卵、毛蚴、母胞蚴、子胞蚴、囊蚴、童虫至成虫等发育阶段。阔盘吸虫的发育需要两个中间宿主，第一中间宿主为蜗牛和螺类，第二中间宿主胰阔盘吸虫和腔阔盘吸虫为草螽(螽斯)，支睾阔盘吸虫为针蟋。

虫卵随胰液进入消化道，再随粪便排出体外，陆地蜗牛吞食虫卵后 1～2 d，在其消化管内孵出毛蚴，经 7～8 d 发育为胞蚴。感染 2～3 个月，母胞蚴体内的胚球再发育为子胞蚴，当子胞蚴发育成熟后，在其体内形成 114～218 个尾蚴。在发育形成尾蚴过程中，子胞蚴开始向蜗牛气室移行，并从蜗牛呼吸气孔排出体外，附在草上，形成圆形的囊，内含尾蚴。第二中间宿主草螽或针蟋吞食从蜗牛体内排出的含有大量尾蚴的子胞蚴后，尾蚴从子孢蚴中孵出并发育为囊蚴，经 20～30 d 囊蚴发育成熟。终末宿主牛、羊等动物因吞食含有囊蚴的草螽或针蟋而感染。囊蚴在其十二指肠内受胰酶作用脱囊后逸出,并顺胰管口进入胰脏,经 80～100 d 发育为成虫。

【流行病学】

本病呈世界性分布,中国的东北、西北牧区及南方各省(自治区、直辖市)都有本病流行。东北的牛、羊感染率在 60%～70%,江南水牛感染率在 60%～80%。许多羊群因患本病而大批死亡,有的羊群因本病而使羊毛产量显著下降,质量降低。在严重感染的牛胰内寄生的虫体可达数百至数千条。在中国主要有胰阔盘吸虫、腔阔盘吸虫和支睾阔盘吸虫 3 种,其中以胰阔盘吸虫较为多见。胰阔盘吸虫感染人的病例较少,没有在人群中流行的报道。在流行病学上,家畜是胰阔盘吸虫的保虫宿主,对于保持胰阔盘吸虫的种群数量起重要作用。家畜胰阔盘吸虫病的流行情况,不但与环境因素有很大关系,而且与两类中间宿主的分布、滋生、栖息特点以及中间宿主的受感染情况、家畜的放牧和生活习性有密切的关系。中间宿主的分布常具有区域性和季节性,只有在适宜的季节,第一中间宿主(蜗牛和螺类)、第二中间宿主(草螽或针蟋)以及终末宿主联系到一起,才会在家畜中造成流行。如在南方,感染季节有 5～6 月和 9～10 月两个高峰期,而在北方,感染的高峰期仅在 9～10 月;在印度东北山区,胰阔盘吸虫病在牛身上全年都有发生,感染高峰期在冬季。

【病理学】

阔盘吸虫的成虫寄生于终末宿主的胰管内,由于机械刺激、堵塞、代谢产物的作用以及营养的掠夺等因素,引起胰脏的病理变化和功能障碍。病理变化可见胰脏表面不平,色调不匀,有的部位可见有结缔组织瘢痕和点状出血。胰管高度扩张,上皮细胞增生,管壁增厚,管腔缩小,黏膜不平呈小结节状。严重者可有出血、溃疡、炎性细胞浸润,黏膜上皮细胞被破坏而发生渐进性坏死病变,因虫卵深入胰实质而引起结缔组织增生,将胰腺挤向一边,呈萎缩状,使胰腺小叶及胰岛的结构改变,胰液、胰岛素的生成和分泌功能发生障碍,胰岛呈营养不良变化,严重的慢性感染会导致胰硬化。在严重感染的动物,由于虫体的机械刺激以及患病胰腺对动物机体的影响,引起营养不良、消瘦、腹泻、贫血等症状。

【临床学】

一、临床表现

(一)人的临床症状

在临床上患者可出现营养不良、消瘦、贫血、水肿、腹泻等症状,还可使生长发育受阻,有的病人可出现急性胰腺炎的表现,严重者可致死亡。

(二)动物发病表现

症状因感染强度、宿主机体抵抗力、年龄和饲养管理条件等不同而有差异。如饲养管理条件好,宿主抵抗力强,感染程度又不很重,往往不表现症状;反之,即使轻度感染也能出现症状。幼畜的症状常较成畜为重。患畜表现为消化不良,消瘦,贫血,衰弱,营养不良,被毛失去光泽,颈部和胸部水肿,精神不振,经常下痢,粪便中带有黏液,严重者可引起死亡。

二、临床诊断

根据患病动物的流行病学(如饲养方式、区域、季节等)和临床症状可做出初步诊断,可通过对病例进行尸检因发现虫体而确诊。实验室诊断可采用下列方法。

(一)虫体水洗沉淀法、尼龙筛兜集卵法

收集粪便,水洗或尼龙筛兜处理,进行粪便检查,一旦发现虫卵即可确诊。

(二)分子生物学检测

利用阔盘吸虫的 18S rRNA 的保守区序列,设计特异性引物进行 PCR 扩增可进行虫种的鉴定。

三、临床治疗

按 0.3～0.6 g/kg 剂量口服血防 846(六氯对二甲苯),隔天一次,3 次为一疗程。或口服吡喹酮,羊按 60～80 mg/kg,牛按 35 mg/kg。腹腔注射剂量按 30～50 mg/kg,注射剂可用液体石蜡(灭菌)以 1∶5 配合,植物油也可。注射时要严格按要求进行,防止注入肾脂肪囊或肝脏内,引起药物滞留或出血死亡。

【防制】

对于本病的防制,尤其是在牧区放牧的家畜应该重视,主要措施如下:

(1)加强病畜粪便管理,通过生物热发酵,消灭中间宿主——蜗牛,改善饲养管理以及有计划地轮牧,以增强山羊健康及避免感染。

(2)在秋末春初对牛群各进行一次预防性驱虫。

(3)避免到有陆地蜗牛生存的低洼潮湿地带放牧。

采取治疗患畜,驱除成虫,消灭病原;扑灭第一中间宿主蜗牛,切断其生活链;划区放牧,防止再感染和从幼畜开始培育无阔盘吸虫的健康畜群等综合措施,可以达到净化牧场的目的。阔盘吸虫病主要发生于牛、羊等家畜。这些家畜在流行病学上成为该虫的保虫宿主,治疗病畜可以有效地减少阔盘吸虫的种群数量,是预防本病的重要措施之一。对蜗牛、螺类、草螽和针蟋进行杀灭也是控制本病的重要措施之一。

二维码

 思考题

1. 简述阔盘吸虫的生活史。

2. 如何防制阔盘吸虫病?

第五节 双腔吸虫病

双腔吸虫病(dicrocoeliasis)是由双腔吸虫寄生于人和动物的肝脏、胆管和胆囊内所引起的一种人畜共患的寄生虫病,本病也被称为歧腔吸虫病。成虫主要寄生于牛、羊,可感染马属动物、猪、犬、兔、猴及其他动物,偶见感染于人。主要引起寄生宿主的胆管炎、肝硬变,并导致代谢障碍和营养不良。本病分布广泛,在我国各地都有发生,北方及西南地区较常见,尤其西北各省、自治区和内蒙古流行严重。在我国常见的种类主要有矛形双腔吸虫和中华双腔吸虫。

【病原学】

矛形双腔吸虫(*D. lanceatum*)和中华双腔吸虫(*D. chinensis*)属于双腔科(Dicrocoeliidae)双腔属(*Dicrocoelium*)。矛形双腔吸虫的虫体狭长呈矛形,棕红色,最宽处位于虫体后半部,向前逐渐变窄,大小为(6.67~8.34) mm×(1.61~2.14) mm,体表光滑。口吸盘后紧随有咽,下接食管和 2 支简单的肠管。腹吸盘大于口吸盘,位于体前端 1/5 处。睾丸两个,圆形或边缘具缺刻,前后排列或斜列于腹吸盘后方。雄茎囊位于肠分叉与腹吸盘之间,内含有扭曲的贮精囊、前列腺和雄茎。生殖孔开口于肠分叉处。卵巢圆形,居于后睾之后。具有受精囊和劳氏管。卵黄腺位于体中部两侧。子宫弯曲,后半部含大量虫卵。虫卵似卵圆形,褐色,具卵盖,大小为(34~44) μm×(29~33) μm,内含毛蚴。中华双腔吸虫与矛形双腔吸虫相似,但虫体较宽扁,其前方体部呈头锥形,后两侧作肩样突;大小为(3.54~8.95) mm×(2.03~3.09) mm。睾丸两个,呈圆形,边缘不整齐或稍分叶,左右并列于腹吸盘后。虫卵大小为(45~51) μm×(30~33) μm。

双腔吸虫在其发育过程中,需要两个中间宿主:第一中间宿主为陆地螺(蜗牛),第二中间宿主为蚂蚁。其生活史包括虫卵、毛蚴、母胞蚴、子胞蚴、尾蚴、囊蚴(后尾蚴)和成虫各期。成虫寄生于终末宿主肝脏、胆管、胆囊内,虫卵从成虫子宫排出,随终末宿主胆汁进入肠道,随粪便排出体外;这种虫卵已含有成熟毛蚴,在外界环境中的虫卵不发育,也不孵育,只有在被第一中间宿主蜗牛吞食后,才会在其肠腔中孵出毛蚴;毛蚴脱去纤毛板并穿过蜗牛肠壁到附近肝脏间隙中形成早期囊状的母胞蚴;之后母胞蚴逐渐进入内部组织器官并发育长大,成为子胞蚴、尾蚴;尾蚴发育成熟后,从子胞蚴的产孔钻到蜗牛体内,移行至蜗牛的蜗牛腔,在那里,每数十个至数百个尾蚴集中在一起形成尾蚴群,之后被黏液包裹成为黏球,然后经蜗牛呼吸孔排出到外界,沾在植物或其他物体上,这种尾蚴黏球形似露珠,透明,灰白色,黏球的排出与外界的湿度有关,在自然界雨后常有阳性蜗牛排出黏球的现象,黏球内含尾蚴几百条。当黏球被第二中间宿主蚂蚁吞食后,尾蚴脱去尾部并利用其锥刺及穿刺腺分泌的酶穿过蚂蚁胃壁到达腹部血腔,在那里分泌囊壁形成囊蚴。终末宿主牛、羊等吃草时因食入蚂蚁而感染。囊蚴在终末宿主的肠内脱囊,由十二指肠经胆总管到达肝脏胆管内寄生,经过 72~85 d 发育为成虫,成虫在宿主体内可存活 6 年以上。

【流行病学】

本病呈世界性分布。在我国主要分布于东北、华北、西北和西南诸省、自治区,尤其以西北各省、自治区和内蒙古较为严重。矛形双腔吸虫在中国东北、内蒙古、新疆等广大的牧区以及河北、山西、宁夏、甘肃、青海、四川、贵州、云南、湖南等省、自治区都有其流行区。中华双腔吸虫在黑龙江、吉林、辽宁、内蒙古、河北、山西、青海、西藏、四川、云南有其流行区。

本病的流行与陆地螺和蚂蚁的广泛存在有关。双腔吸虫的宿主动物极其广泛,除牛、羊、骆驼、马、驴、猪、犬、兔等各种家畜外,鹿、猩猩、熊等多种野生动物也可感染,现已记录的哺乳动物宿主已达70余种。动物的感染率和感染强度随年龄的增长而逐渐增加。感染季节取决于各地的气候条件,我国温暖潮湿的南方地区,蜗牛和蚂蚁可常年活动,因此,动物几乎全年都可感染,而在寒冷干燥的北方地区,中间宿主要冬眠,动物感染就明显具有春、秋两季特点,但动物发病多在冬、春季节。

【病理学】

双腔吸虫在胆管内寄生,由于虫体的机械性刺激和毒素作用,可引起胆管卡他性炎症、管壁上皮细胞增生、结缔组织增厚,导致胆管壁增厚,胆管周围结缔组织增生,严重者有囊状脓肿,胆管扩张显露呈索状,肝脏发生硬变、肿大,肝表面粗糙。此外,在胆管和胆囊内还可见寄生有数量不等的虫体。

【临床学】

一、临床表现

(一)人的临床症状

人体感染双腔吸虫病时,出现便结、胀气性消化不良、肝大、腹痛、腹泻、呕吐,严重者出现黏膜黄染,逐渐消瘦,颌下和胸下水肿,下痢,甚至死亡。

(二)动物发病表现

动物感染一般有消瘦、水肿、贫血、消化不良、腹泻、腹水等症,严重者可引起死亡。双腔吸虫寄生于动物的肝脏、胆管中,由于虫体的机械刺激和毒素作用,引起胆管发炎和上皮细胞增生,以及胆管周围组织的纤维化。

1. 羊　羊的症状表现因感染强度不同而有所差异。轻度感染的羊,通常无明显症状,严重感染时,则表现为可视黏膜黄染,颌下水肿,消化紊乱,下痢并逐渐消瘦,甚至可因极度衰竭而导致死亡。病羊初期精神不振,离群,尚有食欲,表现为进行性消瘦;后期可视黏膜、皮肤苍白,高度贫血,部分病羊腹泻,最后衰竭死亡。断奶羔羊病情较重,死亡率较高;成年羊病程稍长,部分羊出现下颌水肿。

2. 牛　病牛初期精神萎靡。经过数天后发生腹泻和消瘦。眼结膜、鼻和口腔黏膜贫血。鼻镜和鼻翼上可见不同大小的溃疡。体温基本正常,有的在患病7～10 d,体温上升到40～40.5℃。有的患畜可见到眼结膜、口腔黏膜和鼻镜上有小的出血点,颌下部和颈下部发生水肿。严重的发生剧烈腹泻,粪便内有时混有血液,肋部凹陷,眼窝塌陷,目光无神,许多黄牛呈腹痛症状,磨牙和呻吟。慢性病例精神沉郁,食欲减退或废绝,顽固性腹泻,粪便呈粥样,有腥臭,被毛粗散易脱落,消瘦,高度贫血,颌下部和颈下部发生水肿,可视黏膜发白,但体温一般正常。

3. 其他动物 一般表现为慢性消耗性疾病的临床特征,如精神沉郁、食欲不振、渐进性消瘦、可视黏膜黄染、贫血、颌下水肿、腹泻、行动迟缓、喜卧等,严重的病例可导致死亡。

二、临床诊断

根据发病情况、临床表现、剖检变化及实验室检验结果,可确诊双腔吸虫病。肝胆管内发现虫体可确诊,粪便检查到虫卵可提示感染,但要注意当人食入羊、牛等反刍类动物肝脏时,可在粪便中出现双腔吸虫卵造成假性感染的依据。

在动物生前可采用显微镜下观察和沉淀法检测患畜粪便,查获虫卵确诊。在低倍显微镜下观察,可见虫体扁平透明,呈浅褐色或棕红色,前端有圆形吸盘,下端稍宽,内有数十枚卵圆形虫卵,虫体长 4～12 mm,宽 1～2 mm。

患病动物死亡后,经剖检,将动物肝脏胆管、胆囊中黑色点状物放置于载玻片上,镜下观察虫体形态进行鉴定,若被大量寄生时,肉眼可见大量虫体。

三、临床治疗

1. 海涛林(三氯苯丙酰嗪) 配成 2% 的混悬液,经口服有特效,羊的剂量为 30～50 mg/kg 体重,牛 30～60 mg/kg 体重。该药是治疗双腔吸虫病最有效的药物,安全幅度大,对怀孕母羊及产羔均无不良影响。

2. 丙硫咪唑 可用于驱除动物线虫、绦虫、肝片吸虫等,但驱除双腔吸虫剂量要加大。羊 30～40 mg/kg 体重,牛 10～15 mg/kg 体重,配成 5% 混浊液,经口服灌服。

3. 六氯对二苯 该药用量较大,牛、羊均按 200～300 mg/kg 体重,一次口服,驱虫率可达 90%,连用两次,可达 100%。

4. 吡喹酮 绵羊 50～70 mg/kg 体重,口服;油剂腹腔注射时,剂量为绵羊 50 mg/kg 体重,牛 35～45 mg/kg 体重。

【防制】

1. 定期驱虫 最好在每年的秋末和冬季进行驱虫,对所有在同一牧地上放牧家畜同时驱虫,以防虫卵污染草场。如此坚持数年,可达到净化草场的目的。粪便要堆积发酵灭虫,尤其是驱虫后的粪便及虫体应严格处理,不能污染水源。

2. 灭螺灭蚁 因地制宜,结合改良牧地、开荒种草、除去灌木丛或烧荒等措施灭杀中间宿主陆地螺。也可用人工捕捉或在草地养鸡灭螺。流行严重的牧场,可用氯化钾灭螺,每平方米用 20～25 g。

3. 合理放牧 加强饲养管理,感染季节应选择在开阔干燥的草场上放牧,尽量避免在中间宿主多的潮湿、低洼的草原上放牧。

双腔吸虫病主要在家畜之间流行,及时防治家畜双腔吸虫病,可以有效控制双腔吸虫的自然种群数量,降低该虫的感染机会,减少其对人类健康的威胁。人感染双腔吸虫的主要方式是食入了体内含有双腔吸虫尾蚴的蚂蚁,患者会出现便结、胀气性消化不良、肝肿大、腹痛、腹泻、呕吐及水肿等症状,如若治疗不及时,甚至会出现死亡。因此,在一些陆地螺和蚂蚁较多的地区,特别是在本病的流行区,人们要养成良好的饮食卫生习惯,不吃生食、生水,感染病患要及时隔离、就医,防止本病的蔓延。

二维码

思考题

1. 简述双腔吸虫的形态特征及发育史。
2. 双腔吸虫的中间宿主有哪些?
3. 简述双腔吸虫病的危害及其防治措施。

第六节　肝片吸虫病

肝片吸虫病(fascioliasis)是由肝片形吸虫寄生于动物或人体肝脏胆管内所引起的一种较常见的人兽共患寄生虫病,本病也是我国牛、羊的主要寄生虫病之一。本病也可感染猪、马和鹿、骆驼等反刍动物。多在每年的夏秋季节流行感染。本病主要引起动物急性和慢性肝炎、胆管炎,并伴发全身性中毒现象和营养障碍,危害相当严重,可引起大批动物死亡,给畜牧业带来了很大的经济损失。

【病原学】

肝片吸虫(*Fasciola hepatica*)属吸虫纲(Trematoda)复殖目(Digenea)片形科(Fasciolidae)片形属(*Fasciola*)。肝片吸虫的成虫,体扁平如叶片状,体长 20~40 mm,宽 8~15 mm,虫体前端有明显突出部,称为头锥,头锥基部稍增宽,状如两"肩",肩部以后逐渐变窄,后端略尖,呈"V"字形。体表密布细小棘刺。扫描电镜观察,成虫皮棘呈环状排列,遍布整个虫体,但口吸盘、腹吸盘、生殖孔、排泄孔周围无皮棘分布。皮棘基部宽,远端窄,有的具齿。口吸盘、腹吸盘、生殖孔以及排泄孔周围都有感觉乳头,呈花蕾状。口吸盘呈圆形,直径约 1.0 mm,位于头锥顶端亚腹侧。腹吸盘较口吸盘稍大,直径约 1.6 mm,位于腹面头锥基部水平线上。生殖孔位于口、腹吸盘之间。虫卵呈较淡的棕黄色,纵径略长(130~150 μm);卵盖小;卵壳菲薄,均匀,周围可见胆汁染色颗粒附着;卵内充满卵黄细胞和一个胚细胞,胚细胞较易见到。

肝片吸虫成虫寄生在终末宿主的肝胆管内,并从动物胆管内排出虫卵,产出的虫卵随宿主胆汁进入肠道,混在粪便中排出体外。虫卵进入水中,在外界适宜条件下经 9~12 d 发育成熟,孵出毛蚴;毛蚴感染椎实螺等中间宿主,在其体内经历胞蚴、母雷蚴、子雷蚴和尾蚴 4 个发育阶段;之后成熟的尾蚴逸出螺体,并附着在水面或植物茎叶上形成囊蚴;终末宿主因食入囊蚴而感染。

【流行病学】

本病呈世界性分布,我国主要分布于东北、内蒙古、山东、江西、湖北、贵州、广东、江浙等15 个省市。肝片吸虫病的流行与各地区的具体地理气候条件有密切关系。此外,肝片吸虫的流行还与病畜粪便污染牧场有关系。

中间宿主主要有椎实螺、小土蜗螺等。椎实螺属两栖螺类,大部分时间可不在水中生活。

能耐干燥和饥饿,在泥块中可保持活力 1 年以上。小土蜗螺是适应性极强的水陆两栖螺类,是肝片吸虫重要的中间宿主。尾蚴在植物上附着形成囊蚴,因而牲畜吃草是主要的感染方式,雨后地表水的变化引起螺类活动范围的变化造成囊蚴的扩散,牲畜感染机会增多。此外,水中也含有少量囊蚴,牲畜饮用生水也可能受到感染。

【病理学】

肝片吸虫的后尾蚴、童虫和成虫均可致病。后尾蚴和早期童虫在穿过肠壁各层进入腹腔的过程中,不断破坏组织并摄取组织为食。在肠壁中可见虫道出血灶,并为细胞残片所填充。童虫在肝实质中移行时以肝细胞为食,一般表现为损伤性肝炎,也可表现为炎症、坏死、纤维化等渐进性病理改变,甚至出现肝萎缩。成虫寄生期的主要病变是胆管上皮的增生。虫体的吸盘和皮棘等的机械性刺激可引起胆管壁炎症性改变,并易并发细菌感染,表现为胆管炎。

肝片吸虫病的急性病理变化包括肠壁和肝组织的严重损伤、出血,出现肝肿大。其他器官也因幼虫移行出现浆膜和组织损伤、出血,虫道内有童虫。黏膜苍白,血液稀薄。慢性感染时由于虫体的刺激和代谢物的毒素作用,引起慢性胆管炎、慢性肝炎和贫血现象。肝脏肿大,胆管如绳索一样增粗,常凸出于肝脏表面。胆管壁发炎、粗糙。常在粗大变硬的胆管内发现有磷酸(钙、镁)盐等的沉积,肝实质变硬。

【临床学】

一、临床表现

(一)人的临床症状

根据人群中肝片吸虫感染者的临床表现可分为急性期、潜隐期和慢性期 3 个病期。也有少数为无症状带虫者。

1. 急性期　相当于童虫在组织中的移行过程,亦称侵袭期。一般发生在感染后 2～12 周不等,突发高热、腹痛,并常伴有胀气、呕吐、腹泻或便秘、肝肿大、贫血和血中嗜酸性粒细胞明显增高等表现。

2. 潜隐期　急性期持续 2～4 个月后进入潜隐期(又称童虫胆管寄生期),此时童虫进入胆管寄生,但尚未发育成熟。患者的急性期症状减退或消失,在数月或数年内无明显不适,或有胃肠道轻度不适。此期病变正逐渐向慢性期过渡。

3. 慢性期　为成虫在胆管内寄生引起胆管炎和胆管上皮增生阶段,亦称阻塞期,主要有乏力、右上腹疼痛或胆绞痛、恶心、厌食脂肪食物、贫血、黄疸和肝肿大等症状。此外,成虫所致胆管损伤可引起胆管广泛出血的并发症,这也是贫血的主要原因。

(二)动物发病表现

在肝片吸虫病流行区,牛羊等食草动物的感染最为普遍,通常临床表现可分为急性型和慢性型。

1. 羊

(1)急性型　主要是童虫在肝实质内移行时引起的,多发生于夏末和秋季,是短期内受到严重感染所致,病势猛,可使患畜突然倒毙。病初体温升高,精神沉郁,食欲减退或不食,衰弱易疲劳,离群落后;腹胀,偶有腹泻;肝半浊音区扩大,压痛敏感;很快出现贫血,黏膜苍白,红细胞减少,血红蛋白降低。严重者,多数在几天内趋于死亡。

(2)慢性型　急性病例不死的患畜变为慢性型,主要是成虫胆管寄生期,终年可以发生。体温可能稍有升高,食欲稍有不振,贫血加剧,黏膜苍白,眼睑、下颌、胸下及腹下部有水肿发生,以后逐渐消瘦。由于毒素作用及机体新陈代谢受阻,患畜发生被毛粗乱、无光泽、变脆、干枯易断,有部分脱毛现象。食欲减退,便秘与下痢交替发生,一般无黄疸,病情逐渐严重,经1~2个月后,因恶病质而死亡,或拖延到天气回暖,饲草(料)改善后逐渐恢复。这种带虫现象是传播疾病的来源。

2.牛　牛的临床症状一般为慢性经过。犊牛症状明显,成年牛一般症状不明显。患牛食欲不振,逐渐消瘦,多发生腹泻,瘤胃周期性膨胀,并经常反复出现瘤胃弛缓。行动缓慢,耕作无力,被毛逆立、无光泽,黏膜苍白,肝脏浊音区扩大,下颌、胸下水肿,触诊有波动感或呈面粉团样感觉,患牛最后因恶病质而死亡。

3.其他动物　肝片吸虫的动物宿主还包括马、骆驼、猪、犬、象、猴、鹿、鼠、家兔和野兔等,一般症状不明显,临床表现视感染虫数和寄生部位而不同,局部可出现受累器官的相应症状,如肝区疼痛、腹痛、胸痛等。全身反应可有贫血、血小板减少、不规则发热、荨麻疹等。

二、临床诊断

根据病畜的病史和症状等可做出临床诊断,但牛肝片吸虫病一般都是慢性病,没有特异性的临床表现,因此单凭症状不易得出正确的结果,必须结合实验室检查确诊。

(一)粪便水洗沉淀集卵法

先将5~10 g粪便稀释(加100 mL水),以60目铜筛过滤于另一杯中,静置20 min,倾去上清液,在沉渣中再加入100~150 mL水,静置20 min,倾去上清液,再加水,如此反复,直到上清液透明为止,倾去上清液,吸取沉渣于载玻片上,显微镜下检查肝片吸虫卵。

(二)免疫诊断

对急性期病患、胆管阻塞患者以及异位寄生的病例,采用免疫学检查有助于本病的诊断。用酶联免疫吸附试验(ELISA)、间接血凝试验(IHA)和免疫荧光抗体试验(IFA)等方法检测患者血清中的特异性抗体均有较高的敏感性。

(三)其他检查

血象检查白细胞总数和嗜酸性粒细胞均增多,尤其在急性期更明显;胆囊造影有时可发现肝片吸虫;B型超声波可显示不同程度肝肿大,肝实质不均匀,肝胆管扩张,胆管壁肥厚。

三、临床治疗

对于本病的治疗,应在早期诊断的基础上及时治疗患病牛、羊。驱除肝片形吸虫的药物较多,目前,常用如下药物:

1. 硝氯酚 该药主要适用于慢性病例,对童虫无效,另外该药对牛较敏感,应注意药量。使用粉剂治疗时,牛的剂量为 3～4 mg/kg,羊的剂量为 4～5 mg/kg,一次口服;使用针剂治疗时,牛的剂量为 0.5～1.0 mg/kg,羊的剂量为 0.75～1.0 mg/kg,深部肌内注射。

2. 丙硫咪唑 牛的剂量为 20～30 mg/kg,羊的剂量为 10～15 mg/kg,一次口服。该药为广谱驱虫药,又称抗蠕敏,对线虫、吸虫和绦虫均有效,但对童虫效果较差。

3. 溴酚磷(蛭得净) 牛的剂量为 12 mg/kg,羊的剂量为 16 mg/kg,一次口服。该药对成虫和童虫均有良好的驱杀效果,可用于急性病例的治疗。

4. 硝碘酚腈 牛的剂量为 10 mg/kg,羊的剂量为 15 mg/kg,皮下注射。该药对成虫和童虫均有较好的驱杀作用,但在畜体内残留时间较长,用药 1 个月后,其肉、乳才能食用。

【防制】

1. 预防性驱虫、灭卵 每年 6～9 月为肝片吸虫感染高峰期,肝片吸虫的囊蚴进入畜体后3～4 个月可发育至成虫,因此,每年进行冬、春 2 次驱虫,既容易组织实施,又可达到预期效果,是较为理想的驱虫模式。此外,肝片吸虫虫卵主要是通过粪便被宿主排出体外,因此做好粪便管理工作,即可消灭粪便中肝片吸虫虫卵,达到阻断传染源的目的。

2. 消灭中间宿主 灭螺是预防肝片吸虫病的重要措施。一是可以在湖泊池塘周围饲养鸭鹅;二是药物杀灭椎实螺,即用 5％硫酸铜溶液(最好再加入 10％粗制盐酸),每平方米喷洒5 000 mL,或选用氯化钾,每平方米喷洒 20～25 g,每年喷洒 1～2 次;圈舍、围栏内粪便发酵处理,病牛、病羊的粪便应收集起来泥封发酵;肝脏和肠内容物应深埋或烧毁。

3. 轮牧 有条件的饲养场,应采取轮牧方式,即在低洼牧地放牧 1～2 个月之后,应将家畜转移到其他无污染的牧地上,这样可以避开感染,防止牛、羊肝片吸虫病的发生。

4. 加强饲养、卫生管理 选择在高燥处放牧,动物最好饮用自来水、井水或流动的河水,并保持水源清洁,以防感染。从流行区运来的牧草须经处理后,再饲喂动物。

5. 公共卫生 肝片吸虫病的传播途径主要是经口传播,其致病性虫卵一般存在于水中植物茎叶上,因此应加强健康教育,使人们懂得生食及饮生水的潜在危害,养成良好的卫生习惯,以达到防制本病的目的。

思考题

1. 肝片吸虫的中间宿主有哪些?
2. 牛肝片吸虫病是如何发生的?
3. 简述肝片吸虫的传播途径。

二维码

第七节 布氏姜片吸虫病

布氏姜片吸虫病(fasciolopsis)是由布氏姜片吸虫寄生于人和猪的小肠而引起的一种人兽共患寄生虫病。本病主要流行于亚洲的温带和亚热带地区,在我国主要分布于长江流域以南各地。本病对人的危害性比猪大,常引起腹痛、呕吐、下痢或便秘、食欲下降、消瘦、贫血,面部、腹部、下肢水肿,甚至出现腹水,严重者可引起死亡。

【病原学】

布氏姜片吸虫(*Fasciolopsis buski*)属于片形科(Fasciolidae)姜片属(*Fasciolopsis*),是吸虫类最大的一种。其体形呈长椭圆形,肥厚,外观呈舌状或叶状,新鲜时呈肉红色。虫体前端稍尖,后端钝圆,长 20~75 mm,宽 8~20 mm,厚 0.5~3 mm。口吸盘直径为 0.5 mm;腹吸盘距口吸盘很近,漏斗状,直径为 2~3 mm,肉眼可见。在虫体前部腹面具有单生的横向排列的矛状小棘。在扫描电镜下观察可见体棘在近体周围和腹吸盘处的较密,中部较疏,排列成不整齐的横列状。虫体口开孔于口吸盘中央,后连一短小的球形前咽,再后为食管。食管后面在腹吸盘前面分为左右两根肠管,并沿虫体两侧向后延伸,形成 4~6 个波浪状弯曲直达虫体后端,以盲端结束。生殖系统很发达,雌雄同体。雄性生殖器官有一对高度分支的睾丸,前后排列于虫体后 2/3 部两肠管之间。

姜片吸虫的发育过程需要一个中间宿主——扁卷螺,并以水生植物为媒介物,才能完成生活史。其生活史一般有 4 个阶段:①虫卵的发育:虫卵随粪便排出后,在水中孵出毛蚴;②毛蚴及其在中间宿主体内的发育:刚孵出的毛蚴在水中非常活泼,不停游动,之后在水中游动时遇到适宜中间宿主,则附着于其头足部软组织上,借穿刺腺分泌物的化学作用和伸缩运动的机械作用迅速钻入螺体内,经过胞蚴、母雷蚴、子雷蚴发育成尾蚴;③尾蚴逸出和囊蚴形成:尾蚴逸出后游动范围不大,经 1~3 h 后自体内腺细胞分泌出分泌物,围绕在体部外周形成囊壁,最后尾部脱落形成囊蚴;④在终末宿主体内的发育:人或猪吃入姜片吸虫囊蚴后,在胃液、肠液和胆汁作用下囊壁被消化后尾蚴逸出,吸附在小肠黏膜上,以小肠内容物为营养。由幼虫发育为成虫的整个过程一般需要 90~130 d,生存时间为 9~13 个月。

【流行病学】

本病主要分布于亚洲温带和亚热带地区,在中国流行亦很广,达 25 个省(自治区、直辖市)。姜片吸虫病的主要传染源是病猪、带虫猪和人,主要危害幼猪,以 5~8 月龄感染率最高,以后随年龄的增长感染率下降,并且纯种猪较本地猪和杂种猪的感染率高。姜片吸虫的中间宿主为扁卷螺科的一些小扁螺。可作为姜片吸虫中间宿主的有 4 种——尖口圆扁螺、大脐圆扁螺、半球多脉扁螺和凸旋螺,其中以尖口圆扁螺和半球多脉扁螺分布较广,而且感染率也比其他两种扁螺为高。

姜片吸虫的传播媒介主要是各种水生植物,如水红菱、大菱和荸荠等。此外莲藕和慈姑等也附有囊蚴。在一些有生饲习惯的地区,猪则因吃到各种带有囊蚴的菱皮、蔬菜和水草而获得感染。人类生食水生植物和生饲猪的习惯是本病流行的重要社会因素。加上用猪粪和人大便直接施肥于菱塘和水浮莲塘以及扁螺的存在,往往池塘周围成为姜片吸虫病的流行区。

【病理学】

姜片吸虫以其吸盘吸附在宿主的十二指肠及空肠上段黏膜上,可引起黏膜充血、肿胀、黏液分泌增多,还可能引起出血或小脓肿。严重感染时,由于虫体过多可导致肠道堵塞,影响宿主的消化吸收机能,甚至可能引起肠破裂或肠套叠而死亡,剖检时可检出大量虫体。此外,虫体的代谢产物和分泌物在被宿主吸收后可导致宿主出现中毒现象,使宿主发生变态反应,并且引起贫血、水肿,嗜伊红白细胞增多,中性粒细胞减少,抵抗力大大降低。

【临床学】

一、临床表现

(一)人的临床症状

布氏姜片吸虫病患者的主要临床表现为上腹部和右肋下隐痛,常有消化不良性腹泻,上腹部肠鸣音亢进,多数伴有精神萎靡、倦怠无力等症状。此外,患者的临床表现还常因年龄、体质和感染程度不同而有很大差异。儿童、体弱、感染数量较大的则临床症状明显而严重,可出现颜面浮肿、苍白等症状,应注意与肾病相区别,甚至有不同程度的发育障碍,智力减退,最终衰竭致死。成人、体壮、感染量少的则临床症状不明显。症状主要表现为腹痛、恶心、呕吐、消化不良、经常腹泻、贫血、精神萎靡。有的还可出现腹水和水肿,水肿的部位为眼睑、下肢,严重的可扩及胸腹部和颜面,甚至全身,严重病例也可发生死亡。

(二)动物发病表现

猪布氏姜片吸虫病较常见,当虫体寄生少量时,甚至不表现症状,大量寄生时,病猪从外观上看,主要表现食欲减退,精神不振,被毛粗乱、无光泽,消瘦,贫血,眼结膜苍白,在眼睑和腹部有较明显的水肿。吸盘吸着之处由于机械刺激和毒素的作用而引起肠黏膜发炎,常发生下痢,有的腹泻与便秘交替发生,后期行动滞缓,四肢站立不稳,肌肉震颤。虫体寄生过多时,病猪还可能腹痛、腹泻,最后往往发生肠毒素中毒,如不及时治疗,可能发生死亡。一般在患病初期猪的体温正常,到后期体温稍高,最后可能虚脱死亡。另外,一般小猪发病比成年猪严重,也有发生死亡的。

二、临床诊断

布氏姜片吸虫病主要根据动物发病史和本病的流行特点、易感人群、临床表现、病理剖检等可做出初步诊断,一般结合实验室粪便检查结果即可确诊。实验室诊断主要有形态学检查和虫卵检查。形态学检查主要方法为:取虫体做成压片,在 400 倍光学显微镜下观察,虫体呈肉色,宽大而肥厚,体表长有小刺;虫体大小为(20~75) mm×(8~20) mm,外形似斜切的生姜片,具有口吸盘和腹吸盘,且腹吸盘较发达。虫卵检查主要是使用涂片法或沉淀法检查粪便中虫卵。

免疫学诊断法中的酶联免疫吸附试验(ELISA)也是检测本病的主要方法,通过检测姜片吸虫感染者血清抗体来进行寄生虫虫体检测。该法检测布氏姜片吸虫感染者血清抗体具有敏感性高、特异性强和交叉反应率低等特点,可代替粪检法广泛用于姜片吸虫感染的检测。

三、临床治疗

目前,布氏姜片吸虫病主要治疗药物有:

1. 硫双二氯酚　按 60~100 mg/kg 体重的剂量,混在少量精料中喂服。

2. 硝硫氰胺　按 3～6 mg/kg 体重的剂量,一次性拌入饲料喂服。大猪每头极量不超过 8 g,隔日 1 次,2 次为 1 个疗程;如出现中毒,有呕吐、流涎、肌肉震颤或卧地不起时,立即用 0.5% 硫酸阿托品 1～5 mL 皮下注射,即可解毒。

3. 硝硫氰醚　按 20～30 mg/kg 体重的剂量,一次性喂服。

4. 吡喹酮　按 30～50 mg/kg 体重的剂量,混在精料中饲喂,疗效显著。

【防制】

1. 定期进行驱虫　流行地区每年春、秋两季进行定期的预防性驱虫,可减少传染源。驱虫后的粪便应集中处理,达到灭虫、灭卵的要求。秋季驱虫尤为重要,因为秋季是猪感染囊蚴后发育为成虫的时期。

2. 加强粪便管理　人、猪粪便应经堆积发酵杀死虫卵后再作肥料。养猪场可修建贮粪池,加盖密封,猪粪经发酵腐熟杀死虫卵后供作肥料。养殖水生饲料的池塘,可改用牛羊粪作肥料。贮粪、淘粪工具和病人马桶等勿在池塘中洗刷。

3. 消灭中间宿主　根据扁卷螺不耐旱的生物学特性,于每年秋、冬季节,通过挖塘泥晒干积肥来杀灭它。低洼地区或塘水不易排干时,可采用化学药物灭螺。灭螺时间选在 5～6 月,即在螺已大量繁殖,而姜片吸虫尾蚴尚未发育成熟之前将螺灭掉。也可采用生物学灭螺的办法,定期向池塘放养鸭或在池塘内养鱼,不但嗜吃螺类的黑鲩鱼(青鱼)能吞食大量扁卷螺,杂食性的罗非鱼(非洲鲫鱼)和鲤鱼也吞食扁卷螺。

4. 合理处理水生植物饲料　将附在水生植物上的囊蚴杀灭,是防治猪感染姜片吸虫的一种有效措施。虽然有自然晒干、阳光照射和煮沸等多种方法,但实际应用时都有一定困难,并难以杀灭所有的囊蚴,仅青贮发酵是较好的方法。

5. 公共卫生　人感染布氏姜片吸虫主要是因为不良的生活习惯,一般的感染者主要是由于经口食入虫体,因此预防关键在于勿吃入活的囊蚴,生吃的菱角、茭白等水生食物要洗刷干净,用沸水浸烫,或用刀具削皮后再吃,儿童尤须注意。此外,对于已发病动物或人要及时进行隔离治疗,以防其向外部散布虫卵,导致本病的传播。

二维码

思考题

1. 简述布氏姜片吸虫的生活史和流行病学特点。

2. 造成布氏姜片吸虫病流行的自然因素和社会因素是什么? 请你考虑一下防治措施。

3. 怎样消灭食用和饲料水生植物媒介上的囊蚴?

第八节　牛带绦虫病

牛带绦虫病(taeniasis bovis)指由牛带绦虫成虫寄生于人体小肠所引起的肠绦虫病,又称牛肉绦虫病、肥胖带绦虫病。本病呈世界性分布,在非洲、中东、东欧、墨西哥和南美的热带和亚热带养牛的地区尤为多见,我国 20 多个省(自治区、直辖市)都有散在分布的牛带绦虫病人,是我国主要的人兽共患寄生虫病之一。人体感染是因误食入寄生在牛体内的牛带绦虫幼虫（囊尾蚴），而牛又是通过吞食人体排出的牛带绦虫的孕节和虫卵而受感染，引起牛囊尾蚴病，亦称牛囊虫病。

【病原学】

牛带绦虫（*Taenia bovis*）在分类上属于绦虫纲（Cestoidea）圆叶目（Cyclophyllidea）带科（Taeniidae）带属（*Taenia*）。成虫呈乳白色，扁长如带状，前端较细，向后逐渐扁阔，长 5～10 m，最长可达 25 m 以上。头节有 4 个吸盘，但无顶突和小钩。头节后为短细的颈部。颈部下为链体，由 1 000～2 000 个节片组成。链体前段靠近颈部的节片较细小，形状短而宽，其内的生殖器官尚未发育成熟，称为幼节；往后的节片逐渐长大，至链体中部的节片略呈方形，其内生殖器官已发育成熟，称为成节；链体远端的称为孕节，其长度大于宽度，孕节内的生殖器官大多已退化，子宫则充满了虫卵而向两侧发出分支，几乎占满整个节片。

每一个节片内均有雌雄生殖器官各一套，其生殖孔开口于节片侧缘的中部，略向外凸出，不规则地交错排列于链体两侧。在成节中，雄性生殖器官包括圆球形的睾丸 794 个，每个睾丸均有一输出管通出，至节片中央汇合成为输精管，后者经阴茎袋开口于生殖腔。阴茎袋呈长圆形，位于排泄管的外侧。雌性生殖器官的卵巢位于节片中后部靠近腹面的间质内，分为左右两叶，均呈卵圆形。从两叶卵巢中间发出输卵管，与受精囊汇合后，再经卵模而通向子宫。阴道是一根较直的管子，从节片中部向边缘横走，与输精管并行。牛带绦虫的阴道外口处具有一簇括约肌，是其与猪带绦虫的重要鉴别点。

虫卵呈圆形或近圆形。外层是薄且无色透明的卵壳，内为较厚的黄褐色的胚膜，卵壳和胚膜直径之比约为 1.4∶1。胚膜厚 3～3.8 μm，光镜下可见其上有呈放射状排列的条纹，在扫描电镜下，可见胚膜是由若干（五或七）个棱柱体排列而成，其表面呈六角的网络状纹理，网格最长者对角线为 0.6～3.4 μm，断面呈放射状。胚膜外侧面常有残留的卵黄或卵壳物质而具有黏性，其内侧面为薄而透明的幼虫膜，紧包着六钩蚴。六钩蚴呈球状，直径为 14～20 μm，具有 6 个小钩，偶有多至 8～18 个小钩。

【流行病学】

牛带绦虫为世界性分布，我国主要在内蒙古、新疆、西藏、云南，四川的藏族地区，广西的苗族地区，贵州的苗族、侗族地区，台湾的山区等少数民族居住的地区呈地方流行性。人是牛带绦虫的唯一终末宿主，感染牛带绦虫的人是牛带绦虫病的传染源。在中间宿主方面，主要为牛科动物，但是山羊、绵羊、麋、驯鹿、骆驼及美洲驼等多种动物均可感染牛带绦虫囊尾蚴，成为其中间宿主。

牛的放牧式饲养和人食用牛肉的方式不当是造成本病流行的主要因素。在流行地区，人无厕所，随地大便，使孕节和虫卵污染牧场和水源，而虫卵在外界的抵抗力较强，可存活 200 d 以上，放牧时牛极易吃到孕节和虫卵。有的地方牛圈舍兼用厕所，牛直接吃到人粪中的孕节或虫卵后感染。犊牛较成年牛易感，有的牛生下来几天即遭感染，还发现有经胎盘感染的犊牛。人感染牛带绦虫是因为食入了带有活囊尾蚴的牛肉。

【病理学】

牛带绦虫的致病作用大致分为掠夺营养、机械损害、化学和抗原刺激以及异位寄生等几方面。牛带绦虫通过体表吸取宿主肠中大量的营养物质,当食物营养被过量消耗后,病人会感觉饥饿疼痛。牛带绦虫长期寄生可造成内源性维生素缺乏及贫血等症状。机械损害一般并不十分明显,但当寄生数目较多时,由于头节吸盘压迫并损伤肠黏膜,可使微生物得以侵入组织,引起肠道轻度或亚急性的炎症反应。从链体脱落的节片沿着肠壁活动时,当遇到回盲瓣阻挡会加强活动而使病患产生回盲肠区剧痛,当大量虫体结团时可造成部分肠梗阻。用牛带绦虫的浸出液对动物实验证明,可使实验动物发生腹泻、大便带脓血、痉挛、后肢不全麻痹、呼吸及循环障碍等;若注入大量浸出液则可造成动物的死亡。牛带绦虫异位寄生时可引起其他并发症,较多见的是并发阑尾炎。所引起的病变则可从很轻微的炎症反应到慢性、亚急性甚至急性阑尾炎。

【临床学】

一、临床表现

(一)人的临床症状

人牛带绦虫病临床表现差异很大,从完全没有自觉症状到表现出严重症状,偶或甚至造成死亡。最明显的症状是孕节自动地从宿主肛门逸出,在肛门周围作短时间的蠕动,并从会阴及大腿部滑落,使患者出现肛门瘙痒和产生恐惧的心理反应。

肠道方面症状为出现腹痛,疼痛处可在上腹部、脐区或不固定的位置,可为钝痛、隐痛、灼痛或绞痛。腹痛与恶心常在早晨明显,而往往在进食后缓解。患者食欲减退和亢进都较常见,呕吐也较常见,多发生于儿童及情绪易激动的病人,有时不仅可吐出孕节,还可吐出虫体,后者多发生在麻醉情况下。

神经方面的症状除多见头痛、头晕等,还有神经过敏、注意力不集中、失眠,甚至有类似梅尼埃综合征的表现,极少数年轻病人还有癫痫样发作与晕厥,女性病人出现症状的较男性为多,食欲改变、体重减轻、恶心、呕吐、便秘、头痛等症状女性表现得更重。儿童感染后多出现食欲改变、腹痛、癫痫样发作与晕厥等症状。至于其他过敏性痒症、荨麻疹、结节性痒症等则很少出现。

(二)动物发病表现

牛囊尾蚴病首次感染的牛犊或成年牛,在感染初期可有较明显的症状,如体温可高到40～41℃,并出现虚弱、下痢、食欲缺乏、长时间躺卧不起等,感染4～5 d后这些症状逐步消失,但当触诊其胃部、咬肌、四肢以及背部和腹部肌肉时,动物常表现不安。观察可见其黏膜苍白干燥,结膜黄染,呼吸加速并有胸式呼吸,心跳可达每分钟90次。至6～7 d后患牛开始恢复,一般到第8～12天时全部症状消失,外表与健康牛一样。极个别感染严重的病牛会在7～8 d死亡。

多数情况下,牛自然感染囊尾蚴后并不会出现明显症状,感染囊尾蚴的数量和程度一般也都较轻,往往只在个别部位发现一个或少数几个囊尾蚴,全身肌肉普遍的严重感染很少见。牛囊尾蚴在牛体中经 9～12 个月钙化,但仍有一些可活更长的时间。先天感染或在初生时受感染的动物,其体内的囊尾蚴也可活较长一些时间。

二、临床诊断

牛囊尾蚴病在感染初期的幼虫移行阶段有致病作用,出现体温升高,腹泻,食欲减少,衰弱等症状。但当幼虫移行至肌肉发育成熟后,症状往往消失。因此,应用临床诊断法检测牛囊虫病比较困难,但可采用以下实验室诊断方法进行确诊:

(一)免疫学诊断方法

诊断牛囊尾蚴病的免疫学方法有皮内试验、间接血凝试验、乳胶凝集试验、补体结合试验、间接荧光抗体试验、酶联免疫吸附试验(ELISA)、免疫组织染色等。目前最常用的是间接血凝试验和酶联免疫吸附试验。

(二)分子生物学技术

聚合酶链式反应(PCR)检测粪便中的虫卵或虫体体表脱落物质中的微量 DNA,以诊断牛带绦虫病,效果很好,而且很适宜现场应用。

(三)X 线诊断

在散发地区,对可疑的牛带绦虫感染采用肠道 X 线钡餐透视,有助于诊断。

三、临床治疗

牛囊尾蚴病的治疗可试用吡喹酮和甲苯咪唑,吡喹酮按 50 mg/kg 体重的剂量口服,连用 2 d,有 100% 的杀灭效果。牛带绦虫可用南瓜籽槟榔合剂、仙鹤草、氯硝柳胺等治疗。驱虫后应留取 24 h 内全部粪便,淘洗检查头节以确定其疗效。未查得头节并不表示驱虫失败,因头节不一定在治疗的当天排出,也可能驱虫药物使头节破坏或变形而难于辨认。但未获得头节者应继续随访,3～4 个月后复查,无孕节或虫卵发现即可视为治愈。如又出现虫卵或节片,还须进行重复治疗。

【防制】

只要认真做好卫生宣传教育,改变流行区群众的生活习惯,改进牲畜的饲养和放牧方法,同时进行驱虫治疗,管理好粪便,加强肉类的检验和加工,就可以控制牛带绦虫病的流行,直到最终消灭牛带绦虫病。

(1)做好牛带绦虫病患者的普查工作,发现病人,及时治疗。在此基础上搞好粪便管理,防止牛羊等吞食虫卵或孕节,也是防制牛带绦虫病的重要措施。应结合增产积肥和爱国卫生运动的开展,在各村寨修建厕所,并要宣传使用厕所,以杜绝随地大便,防止污染牧场和水源。

(2)加强牛肉的卫生检验工作。肉类检验是预防牛带绦虫病很重要的公共卫生措施。为提高肉内囊尾蚴的检出率,检验人员要有较好的训练,掌握牛囊尾蚴的有关知识。

（3）大力宣传科普知识，劝导人们改变生食牛肉的习惯，这是防止牛带绦虫感染的重要措施，对未能执行肉类检验制度和目前尚无冷藏设备的山寨乡村更为重要。必须广泛深入地进行宣传教育，不吃生的或未煮熟的牛肉。肉内囊尾蚴加热到57℃时可以被杀死。为避免生冷食品受囊尾蚴污染，应教育炊事人员于切肉后洗烫砧板和刀。在厨房应配有两副菜刀和砧板，分别用以切生的和熟的肉、菜，以避免偶然的污染而造成感染。

目前随着人们饮食方式的多样化，在东亚和东南亚的许多国家以及我国出现了与牛带绦虫非常相似的带绦虫新种即亚洲带绦虫以及新动物中间宿主和新流行传播模式，更加提示牛带绦虫病和牛囊尾蚴病今后依然是对人类健康和畜牧业不可忽视的严重威胁。

二维码

思考题

1. 简述牛带绦虫的形态特征及发育史。
2. 牛带绦虫和猪带绦虫在形态上有何区别？区别两者有何意义？
3. 牛带绦虫和猪带绦虫生活史有何异同？何者对人体危害大？为什么？

第九节　猪带绦虫病

猪带绦虫病（taeniasis solium）是猪带绦虫成虫寄生在人的小肠内引起的肠绦虫病。猪带绦虫又称链状带绦虫、猪肉绦虫或有钩绦虫，是我国主要的人体寄生绦虫之一。人是猪带绦虫的终末宿主，也是其中间宿主，其幼虫即猪囊尾蚴可寄生于人的骨骼肌、脑、心肌及其他器官，犬、猫、牛、羊、马等多种动物也可感染。本病不仅严重影响养猪事业的发展，对畜牧业生产造成巨大的经济损失，而且给人民身体健康和生命带来严重威胁，是我国重要的人兽共患寄生虫病之一，现已被列为国家二级动物疾病。

【病原学】

猪带绦虫（*Taenia solium*）分类学上属绦虫纲（Cestoidea）圆叶目（Cyclophyllidea）带科（Taeniidae）带属（*Taenia*）。其成虫虫体背腹扁平，带状，乳白色，较薄而透明，体长3～5 m，前端较细，向后渐扁阔。虫体分为头节、颈部及链体。头节近似球形，直径0.6～1 mm，有四个杯状吸盘和一个能伸缩的顶突，其上有小钩，排列成内外两圈，25～50个。颈部为虫体最纤细的部分，为（5～10）mm×0.5 mm。链体由700～1 000个节片组成。生殖孔位于每一节片侧缘的中部，不规则地分布于链体两侧。近颈部的幼节，节片短而宽。中部的成节近方形，每一节片中均有雌雄生殖器官各一套，睾丸150～200个，卵巢在节片后1/3的中央，除左右两大叶外，在子宫与阴道之间另有一中央小叶，卵黄腺位于卵巢之后。末端的孕节较窄长，节片内子宫较发达，其他生殖器官均退化或萎缩。充满虫卵的子宫向两侧分支，每侧7～13支，每一支又再分支，呈不规则的树枝状，每一孕节约含4万个虫卵。虫卵与牛带绦虫卵相似，卵壳薄，易破碎。呈球形或近似球形，直径31～43 μm，外为一具有放射状条纹的胚膜，胚膜较厚，棕黄色，内含一发育成熟、呈球形、具3对小钩的六钩蚴。

猪带绦虫成虫寄生在人的小肠上段,借助头节上的小钩和吸盘附着于肠壁,孕节单独或5～6节相连地脱离链体,随粪便排出体外。脱落的孕节由于自身的活动或受挤压使膨胀的子宫破裂虫卵散出。当虫卵或孕节污染食物或地面,被猪等中间宿主吞食,虫卵在十二指肠内的消化液作用下,经24～72 h,胚膜破裂,六钩蚴逸出,借助小钩和分泌物,钻入肠壁进入血管或淋巴管内,随血液或淋巴到达宿主身体的各部位。约经10周发育为成熟的猪囊尾蚴。猪囊尾蚴多呈白色半透明的卵圆形囊泡状,黄豆大小,长10 mm,宽5 mm,囊内充满液体,在囊壁内面有一圆形米粒大的白点,它是凹入囊内的头节,大小为3.7 mm×2.8 mm。顶突上有两圈小钩,内圈和外圈小钩大小分别为203 μm和94 μm。顶突伸展时呈圆盘状,收缩时呈圆形乳头状突起,中间微凹,其上的头钩质地均匀,表面光滑,末端尖锐,基部膨大,钩体内弯,头节有吸盘4个,吸盘内外壁表面以及顶突和吸盘周围表皮均密布微毛。囊尾蚴颈部可见粗大的横向皱褶,其表皮微毛致密发达,由颈部到体末端微毛逐渐减少,至囊泡附近多数已退化。寄生在不同部位的囊尾蚴大小及形态略有差异,在疏松结缔组织与脑室中的囊尾蚴多呈圆形,脑底部者长约2.5 cm,且可分支或呈葡萄样突起。在疏松结缔组织如皮下组织、脑、眼中囊尾蚴能够活动。

【流行病学】

猪带绦虫在全世界分布很广,并在一些地区造成流行。人是猪带绦虫的唯一终末宿主,其中间宿主为家猪和野猪等,人也可作为中间宿主。人体猪带绦虫病的感染有三种方式:①异体感染或称外源性感染,是由于误食他人排出的虫卵污染的食物引起感染;②自体外感染,患者误食自己排出的虫卵而造成的感染;③自体内感染,由于绦虫病患者恶心、呕吐时,引起肠道的逆蠕动将孕节返入胃或十二指肠中,虫卵经消化液作用,孵出六钩蚴所致。自体内感染最为严重。

猪带绦虫的感染与饮食习惯密切相关。散发的猪带绦虫感染多是因食用未充分煮熟的大块肉或带肉馅食品蒸煮时间不足或炒肉片时加热不匀或用热汤烫吃,如温度不够,致使肉内的囊尾蚴未全部杀死而感染。其次,倘若食入未被杀死的猪带绦虫卵污染的食品,也会罹患猪囊尾蚴病。此外,如若切生、熟食物的刀、砧板不分,猪肉中的囊尾蚴或生蔬菜中的猪带绦虫卵可污染熟食品,直接摄入后也可导致感染。

【病理学】

猪带绦虫成虫的致病机制与牛带绦虫相似,如成虫夺取营养,吸盘吸附的机械作用,孕节脱落对局部组织的刺激等,但由于猪带绦虫头节上具有顶突和小钩,对肠黏膜造成更为严重的损伤,甚至穿过肠壁,导致腹膜炎。

猪囊尾蚴在人体内寄生部位广泛,其危害程度随其数量及寄生部位不同而不同。猪囊尾蚴在人体寄生的部位为:皮下组织、肌肉、脑、眼、心、舌、肺、喉、口腔、乳房、神经鞘、骨、脊髓、扁桃体等。囊尾蚴在体内引起的病理变化过程可分为三期。急性期:在囊尾蚴包膜外的组织中产生弥漫性细胞浸润,以嗜酸性粒细胞及中性粒细胞为主;慢性期:则以淋巴细胞、浆细胞为主,伴有包膜坏死及干酪样病变;晚期:死亡的虫体除液化、吸收外,出现钙化现象。整个过程为3～5年。

患猪囊尾蚴病时,如囊尾蚴存活,可见典型的猪囊尾蚴,囊壁呈4层结构,由内向外分别为:细胞层、胶原纤维层、炎性细胞层和神经组织层。在其实质组织中有大量分布不均的卵圆形石灰小体。囊尾蚴死亡后,囊壁明显增厚,但结构层次不清,中心为坏死组织或肉芽肿所填充,其中可见大量的石灰小体。此外,在离虫体较远处的组织也有弥漫性病变,可有水肿、血管增生及血管周围炎性细胞浸润。

【临床学】

一、临床表现

(一)人的临床症状

猪带绦虫寄生于人体小肠内。一般患者无显著症状,多以粪便中发现虫体节片而求医。少数患者表现腹部不适,腹痛,腹泻,消化不良,便秘,恶心,面黄肌瘦。虫体代谢产物被人体吸收后,可引起变态反应,皮肤出现荨麻疹,头晕,头痛,失眠。由于虫体头节上顶突及小钩对肠黏膜有损害作用,可能导致肠穿孔。此外,人体猪囊尾蚴病还会因虫体寄生部位、数量的不同而表现出不同的临床症状。囊尾蚴寄生在皮下及肌肉,称为皮肌型囊虫病。其症状是在病人身体表面可触摸到囊虫结节。结节主要分布在头颈部及躯干,圆形或椭圆形,质地较硬,界限清楚,无压痛,光滑,触之活动性大。对人体危害最重的是神经系统囊尾蚴病,即脑囊虫病,主要症状是癫痫发作、颅内压增高和精神障碍,对病人危害十分严重,甚至危及生命。囊虫可寄生在眼的任何部位,引起眼囊尾蚴病,如不及时治疗,可致失明。囊尾蚴如寄生在心脏、肝、膈肌、腹膜、神经鞘等组织器官,则引起相应的临床症状及功能障碍。

(二)动物发病表现

1. 皮肌型猪囊尾蚴病　猪囊尾蚴寄生于皮下或肌肉中,则会形成结节,其分布以头颈部及躯干、四肢为多,少数皮肌型病猪可表现为假性肌肥大症,多见于四肢及躯干,体形常变为特殊的"狮体状"或"哑铃状"。由于虫体的刺激,病猪表现不愿行动、喜卧,行走时步态不自然,摇摆呈醉酒状。

2. 眼型猪囊尾蚴病　眼囊尾蚴近半数发生在玻璃体,其次为视网膜下,可为单侧或双侧,多系1个,也有数个者。一般只有局部轻微刺激症状,如充血、触痛等。在泪囊部位寄生者,泪囊区红肿,还可引起流泪、发痒等症状,在眼结合膜下者可见囊状隆起,充血,瞬目反射增多,但当虫体大量寄生时,则常引起色素膜反应及视网膜病变,并致视力障碍,甚至失明。

3. 心脏猪囊尾蚴病　心脏是一肌性器官,猪囊尾蚴也易寄生,以往只能通过尸检偶尔发现猪囊尾蚴,一度使人们认为心脏猪囊尾蚴病罕见。临床症状表现为胸闷、心前区不适或疼痛、恐惧感等,除个别症状较重外,一般症状较轻。其心脏症状与猪囊尾蚴在心脏寄生的部位和数目有关。猪囊尾蚴在心脏寄生数目较多者,或部位较关键者,心脏症状往往较明显。

4. 脑猪囊尾蚴病　猪囊尾蚴寄生于脑实质、脑膜、脑池内(软脑膜)、脑室系统等,统称脑猪囊尾蚴病。脑部是囊虫最易寄生的部位,引起的临床症状最严重,也最复杂。根据临床症状可分为以下几种:

(1)癫痫型　以癫痫发作为突出症状。发作形式可分为大发作、小发作、精神运动性发作或局限性发作。

（2）高颅压型 病猪有呕吐、视力障碍、眼底视盘水肿、脑脊液压力增高以及脑弥散损害所致的其他症状体征。

（3）脑炎、脑膜炎型 脑炎、脑膜炎型脑猪囊尾蚴病多系大量六钩蚴侵入脑组织，在成囊前期及包囊形成期引起的脑组织、室管膜及脑膜的急性炎症反应。病猪突然起病，呈现严重的神经症状，甚至可能迅速死亡。

二、临床诊断

询问是否有生食或半生食"米猪肉"史对发现猪带绦虫病人有一定价值，由于猪带绦虫的孕节蠕动能力较弱，主动从肛门逸出的机会少，对可疑的患者应进行实验室检查确诊。

（一）粪便检查

连续数天进行粪检。可查到虫卵，但检出率不高，采用集卵方法，如饱和盐水漂浮法、肛门试纸法或连续数天粪检的方法可提高虫卵检出率。但依据虫卵形态无法区分带绦虫的虫种。

（二）免疫学诊断

应用免疫学方法检测粪抗原或血中的特异性抗体是一种更敏感的方法。用猪带绦虫成虫抗原免疫兔的血清进行 ELISA 检测宿主粪便中特异性抗原，其敏感性为 100%，并且具有很高的特异性，与蛔虫、微小膜壳绦虫、钩虫和鞭虫无交叉反应。

（三）核酸检测

应用 DNA 斑点杂交技术检测虫卵的核酸，进行虫种鉴别，优于免疫学方法。用放射性核素标记的特异性 DNA 探针能检测到粪便中的单个虫卵，而用非放射性标记的 DNA 探针，需虫卵数较多才能检出。此方法与牛带绦虫、水泡绦虫、豆状绦虫、巨颈绦虫和细粒棘球绦虫等无交叉反应。应用聚合酶链式反应（PCR）技术鉴别诊断猪带绦虫，增加了诊断的灵敏性。

三、临床治疗

由于猪带绦虫成虫寄生在人肠道，常可导致猪囊尾蚴病，所以必须及早彻底为患者驱虫治疗。目前，常用治疗人体猪带绦虫病和猪囊尾蚴病的首选药物是吡喹酮和阿苯达唑。

1. 吡喹酮 吡喹酮是一种广谱抗蠕虫药，用于治疗人体猪囊尾蚴病有良好效果。推荐的剂量为 50 mg/（kg·d），分 3 次口服，连服 2 周，可杀死 60%～70% 脑实质猪囊尾蚴。必要时 1 个月后重复 1 个疗程。

2. 阿苯达唑 对在临床上确诊的猪囊尾蚴病猪，常用阿苯达唑进行治疗，按 90 mg/kg 的总剂量，间隔 48 h 分 3 次口服。间隔 1 个月进行第二次投药治疗。对健康猪进行预防性驱虫，即在猪 30 kg 左右时用同种药物、同样剂量与方法进行第一次投药，60 kg 左右时进行第二次投药。

对于寄生在眼、舌的猪囊尾蚴和部分脑实质内的单发大型猪囊尾蚴可进行手术治疗，术后进行规范的抗虫药物治疗，以杀灭其他部位残留的猪囊尾蚴，达到根治的目的。

【防制】

防制猪带绦虫病需采取一系列的综合对策和措施。

1. 深入持久地开展卫生知识的宣传教育　包括：①普及猪带绦虫病和猪囊尾蚴病的预防知识。包括不养猪囊尾蚴病猪，不买、不吃囊尾蚴猪肉，不吃生或半生的猪肉，不吃未洗净的生蔬菜，切生肉、熟肉、菜的刀和砧板要分开。②以改变不健康的饮食习惯，养成良好的个人卫生行为等为内容的文明卫生习惯教育。③结合家庭卫生，以管好人粪便，圈养猪，改厕等为中心的环境卫生教育。④以预防保健知识为内容的健康教育等。

2. 认真贯彻落实"驱、检、管、治"的综合防治原则　"驱"是对已发现的猪带绦虫病患者应尽早予以驱绦治疗，消除传染源。"检"就是认真开展城乡肉和肉制品卫生检疫，确保肉食品安全。首先对畜禽采取"定点屠宰，集中检疫，统一纳税，分散经营"的方式，以杜绝猪囊尾蚴病猪肉流入市场。其次，要提高人群对猪带绦虫病和猪囊尾蚴病的认识，了解其传播过程，使人人都拒食猪囊尾蚴病猪肉，并将病肉进行无害化处理，即深埋或焚烧。"管"就是管好环境卫生，切断人、猪间互相传播的途径。重点在于修建卫生厕所，管好人的粪便，同时提倡生猪全年圈养，减少生猪的感染机会。"治"就是用药物治疗猪囊尾蚴病病人和病猪。治疗猪囊尾蚴病病人可减少患者的痛苦，治疗猪囊尾蚴病病猪可减少传染源。

3. 公共卫生　猪带绦虫病和囊虫病由于其特殊的传播方式，其感染率的高低与人的行为和生活方式息息相关。因为人作为社会的主宰，其活动贯穿于猪带绦虫生活史的每一个环节。因此，猪带绦虫病的控制应从单纯依靠猪肉检验向人绦虫病积极的诊断和治疗、重视健康教育以及提高当地的经济发展水平等措施的密切配合转变，综合控制和清除猪带绦虫病的传播和流行，才能真正保障人体健康，提高畜牧业的产值和效益。

二维码

思考题

1. 简述猪带绦虫的发育史、传播途径和防治措施。
2. 为什么猪带绦虫病患者常伴有囊虫病？
3. 猪囊尾蚴有哪些感染方式？有哪些危害？

第十节　棘球蚴病

棘球蚴病（echinococcosis）又称包虫病（hydatidosis），是由细粒棘球绦虫、多房棘球绦虫、少节棘球绦虫和福氏棘球绦虫的中绦期——棘球蚴，寄生于人和动物的肝、肺等器官所致的疾病。我国报道的仅前两种。

细粒棘球绦虫呈世界性分布，我国分布广泛，青海、甘肃、内蒙古、新疆、宁夏、云南、贵州、四川、山西、河北、吉林、江西、福建等地均有报道；多房棘球绦虫主要限于北半球，我国也仅见于新疆、青海、甘肃、宁夏及四川等地。

【病原学】

细粒棘球绦虫($Echinococcus\ granulosus$)、多房棘球绦虫($E.\ multilocularis$)、少节棘球绦虫($E.\ oligarthrus$)和福氏棘球绦虫($E.\ vogeli$)在分类上属带科(Taeniidae)棘球属($Echinococcus$)。

细粒棘球绦虫寄生在犬、狼、狐、猫等肉食动物的小肠,虫体很小,长为 2～6 mm,仅有 3～4 个节片。头节有四个吸盘,并有顶突和小钩。每节一套生殖系统,卵巢呈蹄铁状,有睾丸 35～55 个,孕节子宫有 12～15 对分支。虫卵大小为 30 μm×36 μm,外被一层辐射状的胚膜,内含六钩蚴。细粒棘球蚴呈囊状,直径通常为 5～10 cm,但也有大至 50 cm 的,囊内充满液体,囊壁由外层的角质层和内层的生发层组成。生发层上有原头蚴和内生子囊,子囊内还可有原头蚴和雏囊。子囊有时向外生长,称为外生子囊,脱落的原头蚴或子囊,即游离于囊液中,称为棘球砂。

多房棘球绦虫虫体较短,长仅 1.2～3.2 mm,睾丸数较少,仅 17～26 个,子宫呈袋状,无侧支囊,其他和细粒棘球绦虫相似。多房棘球蚴又称泡状蚴,由许多小的囊泡组成,其囊泡直径为 0.1～1.0 mm,大的可达 3 mm,囊泡呈外殖性芽生。人体感染的头节较少。

成虫寄生在终末宿主的小肠,一般数量很多。含有孕节或虫卵的粪便排出污染饲料、饮水或牧场,当中间宿主牛、羊等吞入后,六钩蚴在消化道内逸出,钻入动物的肠黏膜,入肠壁血管内,随血流进入肝脏、肺脏及其他脏器和组织内,形成蚴期寄生,但动物感染后最多在肝、肺中寄生。棘球蚴在动物体的发育比较缓慢,经 1 个月囊泡才达 1 mm 大小,3 个月达 5 mm,5 个月达 10 mm。在动物体内棘球蚴的生长可持续数年,如在人体可达 10～30 年。犬、狼等肉食动物吞食含有棘球蚴的脏器后,食入的原头蚴在终末宿主的小肠内经 18～61 d 即发育为成虫,开始向外界排出孕节及虫卵。

【流行病学】

本病为动物源性疾病,其终末宿主种类很多,如犬、狼、狐、猫等,其中犬为主要传染源。尤其在牧区,犬的数量很多,同时与人类接触密切,部分地区犬棘球绦虫感染率可高达 100%。

细粒棘球绦虫的中间宿主为有蹄类动物及人,但主要是绵羊,感染率最高,分布面最广,在甘肃感染率高达 50.5%～85.2%,其原因除绵羊本身是细粒棘球绦虫最适宜的中间宿主外,牧区放羊经常带有牧羊犬跟随护卫,绵羊在牧场上吃到被犬粪污染的牧草机会就多;此外,在牧区,绵羊屠宰后其废弃的脏器往往不经加热处理,供犬直接食用,于是造成该寄生虫在犬与绵羊间的循环感染,这些均有利于本病的传播。多房棘球绦虫中间宿主为啮齿类,偶见于人体。

人的感染是由于终末宿主排出虫卵污染牧场、食物和水源所致。成虫的孕节离体后尚能移动,增加了虫卵的扩散,养犬看家、护羊及玩犬均可造成感染机会。

【病理学】

在肝、肺表面可明显看到因蚴体寄生所导致的凸凹不平,可在该处找到棘球蚴。切开病变部位,则可见到囊液流出,如稍加沉淀则可以在沉淀物中看到许多棘球砂。镜检可以看到原头蚴的头节结构。有时在其他脏器,如脾、肾、脑、骨、椎管甚至肌肉及皮下,可见到蚴体的寄生及所引起的病变。

【临床学】

一、临床表现

(一)人的临床症状

棘球蚴寄生于人体,其危害是由于机械压迫和毒素作用,有时需要很长时间才呈现症状。有一些不表现症状,尸体剖检时才发现感染。其症状取决于棘球蚴的大小、数量和寄生部位。最常见的为肝,其次为肺,少数可在其他部位。多房棘球蚴主要在肝,其他部位少见。肝寄生时,多数在右叶,表现消瘦、贫血和衰弱。肺部寄生时多局限于后叶,尤其是右肺。表现咳嗽、咯血及肺部畸形。棘球蚴的包囊往往会破裂,这是最为危险的,可导致休克死亡。或者由于其囊液逸出,致使其他部位长出新囊。当棘球蚴在骨骼、心、肾及神经系统寄生时,会出现相应症状,预后不良。

(二)动物发病表现

动物轻度感染或初期感染都无症状。蚴体寄生在牛肺部时可看到长期慢性呼吸困难,有时出现轻微的咳嗽;蚴体寄生于肝脏,则肝痛及消化机能障碍。如果棘球蚴破裂,宿主立刻出现过敏反应,全身症状迅速恶化,高度呼吸困难,通常会窒息死亡。

绵羊感染棘球蚴往往症状明显,死亡率高于牛。通常营养不良,体质衰弱,被毛粗乱逆立,易脱落。蚴体在肺脏寄生时,绵羊多出现剧烈咳嗽后倒地躺下不起、呼吸困难等症状,在肝脏寄生时,肝部肿大、疼痛,消化障碍。

猪、骆驼等家畜感染棘球蚴后,不如牛、羊症状明显,通常有带虫免疫现象。

成虫寄生于犬等动物,多无明显临床症状,在大量寄生时,可出现体温升高、消化不良、腹泻等肠炎症状。

二、临床诊断

动物棘球蚴病的生前诊断比较困难。根据流行病学资料和临床症状,采用皮肤变态反应、间接血凝试验和酶联免疫吸附试验等方法对动物的棘球蚴病有较高的检出率。对动物尸体剖检时,在肝、肺等处发现棘球蚴可确诊。可用 X 射线和超声波诊断本病。

犬棘球绦虫病可通过粪便检查,检出孕节及虫卵即可做出诊断。

三、临床治疗

在早期诊断的基础上尽早用药,可取得较好的治疗效果。绵羊棘球蚴病可用丙硫咪唑治疗,剂量为 90 mg/kg 体重,连服 2 次;吡喹酮也有较好的疗效,剂量为 25～30 mg/kg 体重,每天服用 1 次,连用 5 d(总剂量为 125～150 mg/kg 体重)。也可采用手术治疗,按一般外科方法进行,但应避免囊液逸出而引起继发感染。

【防制】

本病的主要防制措施如下：

（1）广泛开展卫生防病教育。采取各种方式广泛深入地向群众宣传棘球蚴病的常识，使群众能主动地落实各项防治措施。

（2）严格管理动物废弃物。屠宰场或农牧单位不用未经处理的动物废弃物喂犬，也不可随地丢弃，使犬有机会吞食，以防犬感染，人为地制造传染源。喂犬的肉品应煮熟或于−18℃以下冻存48 h以上，以杀死可能存在的棘球蚴。

（3）定期驱虫和扑杀病犬。在流行较严重的地区，应定期对所有的家犬用吡喹酮驱虫。驱虫时应将犬隔离数日，犬粪应严格作无害化处理，以防扩散。对野犬和无用的病犬应坚决扑杀。

（4）注意个人防护和饮食卫生。在流行区，不要生食可能被污染的蔬菜和水果，不喝生水，接触动物及其制品后要洗手。

（5）保持畜舍、饲料和饮水卫生，防止犬粪污染。

 思考题

二维码

1. 绵羊是如何感染棘球蚴的？
2. 棘球蚴病的流行特点主要有哪些？
3. 对绵羊棘球蚴感染如何进行诊断？应采取哪些防制措施？

第十一节　钩虫病

钩虫病（ancylostomiasis）是由钩口科线虫（通称钩虫）引起的人兽共患线虫病。引起疾病的钩虫主要有6种，即十二指肠钩口线虫、锡兰钩口线虫、犬钩口线虫、巴西钩口线虫（也称猫钩口线虫）、美洲板口线虫和狭首弯口线虫。其中十二指肠钩口线虫和美洲板口线虫成虫主要寄生于人体，临床上以贫血、营养不良、胃肠功能失调为主要表现。而犬钩口线虫和巴西钩口线虫成虫主要寄生于犬、猫等动物，其幼虫侵入人体后一般不能发育为成虫，局限于皮肤内，引起皮肤型幼虫移行症。此外，幼虫也偶尔危害肺脏、眼睛等器官，引起内脏型幼虫移行症。

本病主要分布于热带和亚热带地区。欧洲、美洲、非洲、亚洲和大洋洲均有本病的流行。以上6种钩虫在我国均有发现，分布甚广，除新疆、青海和西藏情况不明以外，其他地区均有本病的存在或流行，其中以华南、华东、华中、西南及四川的若干地区较为严重。

【病原学】

6种钩虫均属钩口科（Ancylostomatidae），隶属于三个属，即钩口属（Ancylostoma）的十二指肠钩口线虫（Ancylostoma duodenale）、锡兰钩口线虫（A. ceylanicum）、犬钩口线虫（A. caninum）和巴西钩口线虫（A. braziliense），板口属（Necator）的美洲板口线虫（Necator americanus）及弯口属（Uncinaria）的狭首弯口线虫（Uncinaria stenocephala）。

钩口科线虫的形态特点是:有发达的口囊,口内有齿和切板,但无叶冠。交合伞宽,侧叶发达。雌虫生殖器为双管型。为消化道寄生虫。

1. 十二指肠钩口线虫　口囊呈卵圆形,宽度大于深度。有两个腹齿,外齿较大,内齿旁还有一个极小的副齿。雄虫长 8～11 mm,交合伞宽度大于长度,背肋在远端 1/3 处分为两支,每支再分为二,其内支又分一支。雌虫长 10～13 mm,有尾刺。虫卵大小为(56～76) $\mu m \times$(36～40) μm。其主要寄生于人,也可寄生于猫、狮、虎等动物。

2. 美洲板口线虫　虫体较十二指肠钩口线虫小。口囊长度大于宽度,腹面有切板一对,基部有齿两对。雄虫长 7.9 mm,其交合伞背肋由基部分为两支,每支又分为两小支。雌虫长9～11 mm,无尾刺。人是正常宿主,也可寄生于犬、狮、虎、豹、猪等动物。

3. 锡兰钩口线虫　腹面前缘有一对大的腹齿,每一个腹齿有二齿尖。雄虫长 7.5～8.7 mm,雌虫长为 8.7～10.3 mm。其宿主动物有犬、猫、狮、虎、豹、人等。

4. 犬钩口线虫　腹面前缘有三对腹齿,外侧一对最大,向内依次短小。虫体较大,雄虫长10～12 mm,雌虫长 14～16 mm。犬是正常宿主,也可寄生于猫、狮、虎、豹等动物。

5. 巴西钩口线虫　口孔细小,口囊两侧各具钩齿一对。雄虫长 7.75～8.5 mm,雌虫长9～10.5 mm。其主要寄生于猫、犬、狐等动物。

6. 狭首弯口线虫　两端稍细,较犬钩口线虫小,头端弯向背面,口囊发达,其腹面前缘有1 对半月形切板。接近口囊底部有 1 对亚腹侧齿,无背锥。雄虫长 6～11 mm,雌虫长7～12 mm。其主要寄生于犬、猫、貂、狐、狼、熊等动物,成虫偶见于人和猪。

虫卵随宿主粪便排出体外后,在适宜的温度和湿度条件下,在一周内经两次蜕皮发育为感染性幼虫(第三期幼虫),其感染途径有三种:第一,感染性幼虫经皮肤侵入,进入血液,经心脏、肺脏、呼吸道、口腔、食道和胃,从而进入小肠内,经两次蜕皮变为成虫寄生,此感染途径较为常见。第二,经口感染。肉食动物食入感染性幼虫,幼虫可能经肺脏移行,但多是钻进胃、肠壁,经一段时间的发育后,重返肠腔发育为成虫。第三,经胎盘感染(也称垂直感染或先天感染)。幼虫移行至肺静脉,经体循环进入胎盘,从而使胎儿感染,此途径较少见。弯口属线虫多以经口感染为主,幼虫移行一般不经肺。

人体自感染性幼虫进入皮肤至发育为成虫产卵,十二指肠钩口线虫约需 5 周,美洲板口线虫需 8 周左右。成虫在人体内的寿命,一般认为 70% 的成虫在 1 年内被清除,余者多可存活3 年左右,也有十二指肠钩口线虫可活 7 年和美洲板口线虫可活 15 年的报道。

【流行病学】

1. 地区分布　动物和人钩虫病是世界上分布极为广泛的寄生虫病之一,从北纬 45°至南纬 30°之间的广大地区,尤其是热带和亚热带地区的许多国家几乎都有,在我国华南、华东、西南和华北等温暖地区是主要流行区。人钩虫在华南和西南以美洲板口线虫为主,北方各省则以十二指肠钩口线虫为主。

2. 传染源　钩虫病的病畜、病人和感染者是本病的传染源。虫卵低于 8℃不能发育,高于35℃仅能发育到第一期幼虫,只有 14～31℃时才能正常发育。温度适宜、潮湿的畜舍和牧场有利于本病的流行。动物多秋季感染,春季发病。本病一般危害幼龄动物,成年动物多由于免疫力强而不发病。人群多在温暖而又多雨的季节普遍易感,青壮年多见。

3. 传播途径　动物感染有三种途径,主要经皮肤感染,其次为经口感染和胎盘感染。人体感染十二指肠钩口线虫和美洲板口线虫的主要途径均为接触被感染性幼虫污染的土壤或粪便而经皮肤感染,也可因生食蔬菜而经口感染。

【病理学】

病理变化主要发生于皮肤、肺组织、肠组织等。

1. 皮肤　当感染性幼虫侵入皮肤时可引起皮炎,也称钩蚴性皮炎。可见局部血管扩张、出血、血清渗出。在真皮内有中性粒细胞、嗜酸性粒细胞、单核细胞和成纤维细胞浸润,在结缔组织、淋巴管和血管内有时可见到幼虫。

2. 肺　肺组织有点状出血,中性粒细胞、嗜酸性粒细胞、单核细胞和成纤维细胞浸润。若有大量幼虫移行,则可引起肺组织广泛炎症反应,甚至可形成肺小叶实变。

3. 小肠　钩虫成虫以口囊吸附在小肠黏膜绒毛上,造成多数出血点及小溃疡。常见者为散在、直径 3～5 mm 的浅层出血或糜烂,其次为大块深及黏膜下层甚至肌层的出血性瘀斑。溃疡周围黏膜层、固有层及黏膜下层常有水肿及中性粒细胞、嗜酸性粒细胞和淋巴细胞浸润。小肠内可见许多虫体。

【临床学】

一、临床表现

(一)人的临床症状

1. 幼虫所致症状　开始时引起皮炎,感染后数分钟内即可发生。表现局部烧灼、针刺感或奇痒,随即出现红斑或丘疹,搔破后继发感染形成脓疮。感染过程俗称"打粪毒"。幼虫移行至肺时,患者表现咳嗽,痰中带血,常伴有发热、畏寒等全身症状。

2. 成虫所致症状　患者多有上腹部不适或隐痛感,同时有恶心、呕吐、腹泻等消化道症状。此外还有"异嗜症",患者喜食生米、豆类或茶叶,甚至泥土、瓦片、煤渣、碎纸、破布等,这种异嗜症补以铁剂后自行消失。后期患者发生严重贫血,皮肤及黏膜苍白、发黄,眩晕,耳鸣,眼花,乏力。严重时心慌气促,下肢浮肿。

(二)动物发病表现

幼虫侵入、移行和成虫寄生均可引起临床症状。

幼虫钻入皮肤时可引起瘙痒、皮炎,也可继发细菌感染,其病变常发生在趾间和腹下被毛较少处。幼虫移行阶段一般不出现临床症状,有时大量幼虫移行至肺引起肺炎。

成虫虫体吸着于小肠黏膜上,不停地吸血,同时又不停从肛门排出血液,而虫体分泌的抗凝素可延长凝血时间,加之虫体能不断变换吸血部位,因此造成动物大量出血和失血,体内铁和蛋白质不断被消耗。急性感染动物,主要表现为贫血、倦怠、呼吸困难,哺乳期幼龄动物更为严重,常伴有血性或黏液性腹泻,粪便呈柏油状。血液检查可见白细胞总数增多,嗜酸性粒细胞比例增大,血色素下降,血红蛋白减少,病畜营养不良,严重感染者可引起死亡。

二、临床诊断

根据流行病学资料、临床症状和病原学检查来进行综合诊断。临床症状主要有贫血、黑色柏油状粪便、肠炎和低蛋白血症等。病原检查方法主要有粪便饱和盐水漂浮法检查虫卵、贝尔曼法分离动物栖息地土壤或垫草内的幼虫及剖检动物发现钩虫虫体。

三、临床治疗

可选用伊维菌素、丙硫咪唑、左旋咪唑、噻苯咪唑、甲苯咪唑等药物。

1. 伊维菌素　按 0.3 mg/kg 体重，一次口服或皮下注射。
2. 丙硫咪唑　按 25 mg/kg 体重，一次口服。
3. 左旋咪唑　按 6～8 mg/kg 体重，一次口服或肌内注射。
4. 噻苯咪唑　按 10 mg/kg 体重，一次口服。
5. 甲苯咪唑　按 10 mg/kg 体重，一次口服。

对发病严重的动物，同时配合补铁或输血等对症治疗。

【防制】

(1)及时清理粪便，并进行生物热处理。

(2)注意保持圈舍和牧场的干燥和清洁卫生，阻断钩虫的发育。用具要定期消毒，可用硼酸盐、火焰或蒸气杀死动物经常活动地方的幼虫。

(3)有计划地进行定期驱虫，以防散布病原，消灭无主野犬和野猫。

(4)成年与幼年动物分开饲养，尽量保护怀孕和哺乳的动物不接触幼虫。

(5)注意个人的劳动保护。从事农田劳动时，应尽量避免赤脚，必要时涂抹防护剂。

二维码

 思考题

1. 人可感染几种钩虫病？其中主要寄生在人体小肠的是哪几种钩虫？主要引起人的皮肤型和内脏型幼虫移行症的钩虫种类有哪些？
2. 动物是如何感染钩虫的？
3. 钩虫病主要有哪些流行病学特点？
4. 对钩虫病如何进行诊断？应采取哪些防制措施？

第十二节　蛔虫病

蛔虫病(ascariosis)是一种在人和家畜中普遍流行的人兽共患线虫病，主要发生于幼年动物，呈世界分布。病原体属于蛔虫科及弓首科的各种蛔虫。蛔虫病严重危害我国的猪养殖业，较为常见的并与医学和兽医学关系重要的蛔虫病有猪蛔虫病和犬弓首蛔虫病。

【病原学】

猪蛔虫病的病原体为蛔虫科（Ascaridae）蛔虫属（*Ascaris*）的猪蛔虫（*Ascaris suum*），寄生于猪的小肠中，为大型线虫，虫体新鲜时呈淡红或淡黄色，死后转为苍白色。虫体呈圆柱形，中间稍粗，两端较细。头端可见 3 个唇片，背唇较大，两腹唇较小，排列呈品字形。雄虫体长15～25 cm，宽约 3 mm，尾端形似鱼钩，向腹面弯曲。泄殖腔开口距尾端较近，有等长的交合刺 1 对，长 0.2～0.25 cm，无引器。雌虫比雄虫稍大，长 20～40 cm，宽约 0.5 cm，虫体较直，尾端稍钝。生殖器官为双管型，由后向前延伸，两条子宫合为一个短小的阴道，阴门开口于虫体前 1/3 与中 1/3 交界处附近的腹面中线上。肛门距虫体末端较近。蛔虫的受精卵呈短椭圆形，大小为(60～70) μm×(40～60) μm，黄褐色或淡黄色，卵壳厚，最外层为凹凸不平的蛋白膜。

犬蛔虫病的病原体为弓首科（Toxocaridae）弓首属（*Toxocara*）的犬弓首蛔虫（*Toxocara canis*），寄生于小肠和胃内。虫体为线型圆柱状，成虫活时为乳白色。犬弓首蛔虫虫体向腹面微弯，前端有狭长的颈翼膜，膜上有粗横纹，在食管与肠管的连接部有小胃。雄虫体长 5～10 cm，尾部弯曲，尾翼发达，有两根交合刺。雌虫体长 8～9 cm，虫体前半部有生殖孔，尾端直。虫卵为椭圆形，外膜粗糙，呈起伏状。

【流行病学】

猪蛔虫病呈世界性流行，我国猪群的感染率为 17%～80% 不等，平均感染强度为 20～30条/头。仔猪蛔虫病尤其多见，常出现生长发育不良，增重率显著下降。严重时生长发育停滞，可形成僵猪，甚至造成死亡。蛔虫生活史简单，不需要中间宿主，各个季节均能感染；且繁殖力强，产卵数多，虫卵对各种外界因素的抵抗力强，这造成了猪蛔虫病在我国的广泛流行。蛔虫病的流行与环境卫生和饲养管理密切相关。在饲养管理不当、卫生条件恶劣和猪群过于拥挤的养殖场，或在营养缺乏，特别是饲料中缺少维生素和必需矿物质的情况下，3～5 月龄的猪最容易大批地感染蛔虫，病状也较为严重，常发生死亡。猪感染蛔虫主要是由于采食了被感染性虫卵污染的饮水和饲料。母猪的乳房容易污染感染性虫卵，使仔猪在吸乳时受到感染。

犬蛔虫病是犬肠套叠发生的主要原因之一。本病多发于 1～5 月龄的幼犬，影响其生长和发育，严重的可导致死亡。自然条件下，犬蛔虫可寄生于犬、狼、胡狼、银黑狐、北极狐、浣熊及其他肉食兽的小肠和胃内，幼犬出生后 17～20 d 就可能呈现本病的临床症状，1～3 个月的幼犬最易受到感染。

【病理学】

剖检可在猪小肠内发现数量不定的蛔虫虫体，寄生数量少时肠道不出现明显病变，多时可见小肠黏膜上皮卡他性炎症、出血或溃疡。猪蛔虫病感染初期常有肺炎症状，肺组织致密，表面充血、水肿。有时胆管内可见蛔虫，造成胆管阻塞，伴有化脓性胆管炎或胆管破裂。病程长时还可出现肝脏黄染和变硬等病变。

犬蛔虫病的主要病变在胃肠道。成虫对肠道的刺激可引起卡他性肠炎和黏膜出血。感染严重时可见小肠的前段全部被虫体充满，肠管显著增粗，肠壁菲薄，透明可观，常造成肠阻塞、套叠甚至破裂。当宿主发热、怀孕、饥饿或饲料成分改变等因素发生时，虫体可能窜行入胃、胆管或胰管。虫体还可穿透肠壁而进入腹腔,造成肠穿孔和腹膜炎。幼虫在移行时可损害肠壁、肺毛细血管和肺泡壁,引起肠炎或肺炎。其代谢产物可引起宿主神经系统和造血器官的中毒和过敏反应。

【临床学】

一、临床表现

(一)人的临床症状

人蛔虫病主要包括蛔蚴移行症和肠蛔虫症。蛔蚴在人体内移行时引起周身不适、发热、荨麻疹等。抵达肺脏后引起咳嗽、哮喘、痰中带血丝等症状,重者可有胸痛、呼吸困难和发绀。肠蛔虫症多表现为脐周陷痛、食欲不振、善饥、腹泻、便秘、荨麻疹等,儿童有流涎、磨牙、烦躁不安等,重者出现营养不良。

(二)动物发病表现

1. 猪　猪蛔虫病的临床表现根据年龄、体质、感染数量及蛔虫发育阶段不同而异。3～5月龄的仔猪最易感,幼虫移行的早期,多出现嗜酸性粒细胞增多症。随着感染加剧,病猪出现精神沉郁、被毛粗乱、食欲匮乏、营养不良、异嗜症、贫血症及黄疸症。严重感染时,常出现咳嗽、呼吸困难、呕吐和拉稀等症状。

2. 犬　犬蛔虫病主要表现为渐进性消瘦、食欲不振、黏膜苍白、呕吐、异嗜、消化不良、拉稀、便秘及生长发育受阻。

二、临床诊断

蛔虫病的确诊主要依靠粪便检查法,多采用漂浮集卵法,发现大量蛔虫卵即可确诊。

三、临床治疗

可使用左咪唑、丙硫咪唑、甲咪唑、噻苯唑、伊维菌素等驱虫治疗。

【防制】

1. 加强饲养管理　幼年动物应与成年动物分开饲养,不共用运动场,成年动物多为携带者,是感染来源。动物舍及运动场上的粪便应及时清除,进行生物热发酵。还应注意饲槽与饮水器具的定期消毒。

2. 定期驱虫　应根据年龄差异定期对猪、犬等进行驱虫。

二维码

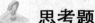

思考题

1. 简述猪蛔虫病及犬蛔虫病的临床症状。
2. 蛔虫病的防制要点有哪些?

第十三节　丝虫病

丝虫病（filariasis）是指丝虫由吸血节肢动物传播，寄生在脊椎动物终末宿主的淋巴系统、皮下组织、腹腔、胸腔、心血管等部位所致的一类寄生性线虫病。这里着重介绍可寄生于人体的动物丝虫。目前，较为重要的虫种包括犬恶丝虫、匐行恶丝虫、纤小恶丝虫和巨蚴恶丝虫等，特别是犬恶丝虫，又名犬心丝虫，由其引起的犬恶丝虫病（dirofilariasis）呈世界性分布，对犬、猫和野生动物危害严重的同时，也是一种重要的人兽共患线虫病。犬恶丝虫主要寄生于动物的右心室、肺动脉及皮下结缔组织，在人体内多出现在肺部。动物患犬恶丝虫病后，呈现出体虚、血流量减少、肺动脉高压、慢性充血性心力衰竭、水肿和腹水等症状。人体感染犬恶丝虫后，患者以咳嗽、胸痛和胸闷为主要症状。匐行恶丝虫寄生于人和狐、狼、狮、猞猁等动物的眼部、皮下组织、肾、淋巴结和腿肌腱间。巨蚴恶丝虫寄生于人和长臂猿等其他动物的皮下结缔组织。

寄生于人体的丝虫共有 8 种：班氏吴策线虫（*Wuchereria bancrofti*）（班氏线虫）、马来布鲁线虫（*Brugia malayi*）（马来丝虫）、盘旋尾线虫（*Onchocerca vulvulus*）（盘尾丝虫）、帝汶布鲁线虫（*Brugia timori*）（帝汶丝虫）、罗阿罗阿线虫（*Loa loa*）（罗阿丝虫）、链尾唇棘线虫（*Dipetalonema streptocerca*）（链尾丝虫）、常现唇棘线虫（*D. perstans*）（常现丝虫）和奥氏曼森线虫（*Mansonella ozzardi*）（奥氏丝虫）。以前三种最为重要，由马来丝虫和班氏丝虫引起的淋巴丝虫病（lymphatic filariasis）及由盘尾丝虫所致的河盲症（river blindness）是严重危害人体健康的丝虫病。在我国仅有马来丝虫和班氏丝虫。

【病原学】

犬恶丝虫（*Dirofilaria immitis*）、匐行恶丝虫（*D. repens*）、细弱恶丝虫（*D. tenuis*）和巨蚴恶丝虫（*D. magnilarvata*）均属于蟠尾科（Onchocercidae）恶丝属（*Dirofilaria*）。

犬恶丝虫呈微白色，细长粉丝状，口由 6 个不明显的乳突围绕。雄虫长为 12～20 cm，后部呈螺旋状卷曲，有窄的尾翼膜，末端有尾乳突 11 对（肛前 5 对，肛后 6 对），交合刺 2 根，长短不等。雌虫长为 25～30 cm，尾端钝圆，阴门开口于食道后端。微丝蚴大小为（220～290）μm×（5.0～6.5）μm，无鞘膜，尾长，尖细。微丝蚴出现的周期不明显，但以夜间出现较多。除犬外，猫和狼、狐等野生肉食动物也可作为终末宿主。

犬恶丝虫的微丝蚴由雌虫产出后，长期游离于血液中。当其传播媒介蚊叮咬含微丝蚴的动物时，微丝蚴随血液进入蚊的体内，到达胃部，后移行至马氏管（Malpighian tubule），在其内发育为第三期微丝蚴，后移行到蚊的头部并继续发育至感染性微丝蚴。当蚊叮咬动物时，感染性微丝蚴经蚊的头部，由喙移出至终末宿主的皮肤表面，顺着蚊子叮咬动物时形成的伤口进入终末宿主的体内。幼虫在其体内移行，先后经过皮下组织、浆膜、脂肪组织以及肌肉组织，最后侵入静脉血管，经血液循环到达右心室和肺动脉。感染性微丝蚴在动物体内发育 6～7 个月后即可成熟，成虫在宿主体内可存活 5～7 年。

【流行病学】

犬恶丝虫病呈全球性分布,在热带和亚热带地区广泛流行,且流行时间比温带和寒带长,特别是在热带地区,本病几乎是全年流行。在我国的北京、上海、重庆、广东、福建、浙江、湖北、四川、云南、山东、辽宁、内蒙古等 27 个省(自治区、直辖市)均有犬恶丝虫感染动物的报道。全球范围来看,人感染犬恶丝虫的病例已出现在美国、加拿大、巴西、哥伦比亚、哥斯达黎加、意大利、法国、葡萄牙、俄罗斯、中国、日本、朝鲜和澳大利亚等国。

犬恶丝虫的终末宿主包括犬、猫、北极狐、灰狐、赤狐、狼、郊狼、狼獾、虎、熊、美洲狮、海狮、非洲狮、云豹、斑海豹、河狸、水獭、浣熊、小熊猫、貉、麝鼠、海狸、雪貂、狐尾猴、大猩猩和黑猩猩等 30 多种动物。

现已证实有 60 多种蚊可传播犬恶丝虫幼虫,常见蚊有 18 种。由于媒介蚊在各个地区的具体分布不一样,因而在不同的疫区,对本病的传播起主要作用的蚊的种类存在较大的差异。在美国的新墨西哥州有 3 种蚊可作为犬恶丝虫病的传播媒介,即刺扰伊蚊、致倦库蚊和环跗库蚊。在我国作为传播媒介的蚊有中华按蚊、朝鲜伊蚊、淡色库蚊等。其他种丝虫的传播媒介因种而异,包括蚊、蝇、虱蝇、蜱、螨、蚤、蚋等。

犬恶丝虫对宿主动物的感染可因宿主的年龄、性别、品种和生活环境的不同而存在一定的差异。例如随年龄的增加犬感染犬恶丝虫的概率会上升。

【病理学】

在动物中寄生的犬恶丝虫,当微丝蚴和成虫寄生于心血管系统时,心脏内膜炎和肺动脉内膜炎将成为终生病症。血管性栓塞与部分小血管的梗死多出现在幼虫到童虫的转化期。当成虫发育成熟后,随其体积的增大,会严重影响心脏和肺的相关功能,出现心内膜增生,瓣膜闭锁不全,心脏局部膨大,肺部出现单个结节,局部结缔组织增生,肺泡萎缩,肺部血管脆性增加,肺泡 I 型细胞水肿和局灶性坏死。犬恶丝虫除了引起肺部和心血管的病变外,同时也能引起肾脏病变,主要表现为肾小球基底膜的增厚和足细胞突起消失。此外,在本病的发展过程中多数动物的血液中会出现嗜酸性粒细胞增多的现象。

【临床学】

一、临床表现

(一)人的临床症状

人的血直丝虫症可分为肺型和皮下型。

1. 肺型血直丝虫症　是由犬恶丝虫引起的。约 70% 呈无症状型,肺部病变常在常规放射线检查时偶然发现,放射检查时病灶似肿瘤。有症状的患者表现咳嗽、胸疼,达一个月或更久。有时有咯血、发热、寒战、肌肉疼痛等不适症状。多数病例虫体寄生于左肺叶,偶尔出现寄生于心脏的病例,虫体部分地堵塞小动脉形成血栓。在肺型患者中找到的虫体都已死亡,一般处于退化过程。

2. 皮下型血直丝虫症　是由匐行恶丝虫、犬恶丝虫等血直丝虫引起的。病灶可能位于身体表面不同部位。病灶由结节或皮下肿胀围绕虫体构成。结节或肿胀可以有痛或无痛，有的有迁徙的特征。通常只要有一条虫体就可以形成病灶，病灶呈现炎症，伴有组织细胞、浆细胞、淋巴细胞和大量的嗜酸性粒细胞浸润。

（二）动物发病表现

动物患犬恶丝虫病后，由微丝蚴和成虫所引起的症状差异较大。微丝蚴引起的症状主要包括皮炎、湿疹、脱毛、皮肤溃疡、皮肤变硬及瘙痒等症状。成虫感染后，其症状主要取决于成虫的寄生部位和数量。少量寄生时，动物呈隐性感染，症状不明显。当寄生达到一定数量时，动物呈现出体虚、咳嗽、少动、体重下降和呼吸困难等症状，在运动中可能发生猝死。猫还会出现经常性的呕吐症状。当丝虫大量寄生时，动物会出现血流量减少，肺动脉高压，慢性充血性心力衰竭，腿部水肿，腹水，精神萎靡和极度虚弱。在疾病后期，出现咯血、严重呼吸障碍、神志不清、卧地不起、严重贫血和全身性水肿等症状。个别病例还表现为皮下结节，为移行虫体寄生于皮下所致。

二、临床诊断

动物丝虫病多发生于 2 岁以上的动物，可根据临床症状如心血管功能下降等进行诊断。常规实验室诊断方法包括直接血涂片法（DBS）、柯氏试验（Knott's test）、X 射线检查法、超声波检查法和穿刺检查法等。免疫学诊断包括酶联免疫吸附试验和免疫印记技术（Western blotting）等。

三、临床治疗

在动物的治疗中，主要针对寄生虫在犬体内的成虫，其次是微丝蚴，可用下列药物：

1. 硫乙砷胺钠　按 0.22 mL/kg 体重，静脉注射，2 次/d，连用 2 d。注射时严防药物漏出静脉。该药对患严重心丝虫病的犬是较危险的，可引起肝中毒和肾中毒。

2. 碘化噻唑腈胺　按 6.6～11.0 mg/kg 体重，口服，每天一次，连用 7 d。对微丝蚴治疗效果较好。

3. 海群生　按 22 mg/kg 体重，口服，每天三次，连用 14 d。

4. 左旋咪唑　按 11 mg/kg 体重，口服，每天一次，连用 7～14 d。治疗后第 7 天进行血检，如果微丝蚴转为阴性，则停止用药。

5. 伊维菌素　按 0.05～0.10 mg/kg 体重，一次皮下注射。

注：对猫的治疗存在争议。

【防制】

（1）消灭中间宿主是重要的预防措施。不同种类丝虫的中间宿主虽不同，但都属于应被消灭的节肢动物。通过爱国卫生运动，采取综合性措施，针对不同传播媒介的生态习性，选择有利时机进行杀灭，如防蚊、灭蚊，从而切断传播途径，消灭丝虫病。

（2）及时普查普治和注意个人防护，是消灭丝虫病的基本措施。及早发现患者、患病动物和带虫者，及时治愈，既保证人类和动物健康，又减少和杜绝传染源。个人防护时，防蚊可用蚊帐,驱蚊可用蚊香、艾草,在皮肤上涂擦驱蚊制剂等。

(3)可以使用药物进行预防。在丝虫病流行区,可按每人 50 mg/d 海群生的剂量拌入全部居民的食盐中,连续食用半年,以防治人体丝虫病。

动物丝虫病的预防药物可选用海群生,按 6.6 mg/kg 体重,在蚊虫季节开始到蚊活动季节结束后两个月内用药。在蚊虫常年活动的地方要全年给药。用药开始后 3 个月时检查一次微丝蚴,以后每 6 个月查 1 次。对已经感染了心丝虫,在血中检出微丝蚴的犬禁用。此外,还可选用硫乙砷胺钠、伊维菌素、美尔贝霉素、塞拉菌素和莫西菌素等对犬恶丝虫的各期幼虫均有较好的杀灭和抑制作用的药物。

二维码

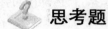 **思考题**

1. 寄生于动物体内的丝虫成虫有哪些种类? 寄生于人体的丝虫成虫有哪几种?

2. 犬是如何感染犬恶丝虫的?

3. 指出犬恶丝虫病的主要流行病学特点。

4. 阐述丝虫病的诊断与防制措施。

第十四节　旋毛形线虫病

旋毛形线虫病(trichinosis)是由旋毛形线虫(也称旋毛虫)寄生于人体及动物所致的一种重要人兽共患线虫病。成虫寄生于动物的肠腔,称为肠型旋毛虫;幼虫寄生于同一动物的横纹肌内,称为肌型旋毛虫。旋毛虫最早由 Peacock 于 1828 年发现于人体,1846 年 Leidy 在猪的肌肉内检获幼虫。我国于 1881 年、1934 年及 1937 年分别在猪、犬及猫体内检获此虫体,1964 年西藏自治区首次报道了人体感染旋毛虫的病例。本病现呈世界性分布,但以欧洲及美洲流行较严重。我国各地均发现动物感染,而以东北、河南、湖北、云南感染率较高。

【病原学】

旋毛形线虫(*Trichinella spiralis*)属于毛形科(Trichinellidae)毛形属(*Trichinella*)。成虫细小,肉眼几乎难以辨认。前部较细,后部较粗。雌雄异体,雄虫大小为(1.4~1.6) mm×(0.04~0.05) mm,雌虫为(3~4) mm×0.06 mm。雌、雄成虫的消化道简单,包括口、咽管、食道、肠管和肛门。虫体食道的前部无食道腺围绕,其后部全被相连的食道腺细胞所包围。肛门在虫体的尾端腹面。雌、雄成虫的生殖器官均为单管型,肠管和生殖器官均在虫体较粗的后部。雄虫的尾端有泄殖孔,泄殖孔的外侧有两枚钟状(耳状悬垂)的交配叶,没有交合刺。雌虫的阴门位于虫体前部(食道部)的腹面中央。生殖类型为胎生。

新生幼虫(new born larvae,NBL)系雌虫刚产出的幼虫,体型微小,约 124 μm×6 μm。成熟幼虫为肌型旋毛虫,具有感染性,长约 1 mm,卷曲于横纹肌内的梭形包囊中。包囊大小为(0.25~0.5) mm×(0.21~0.42) mm,其长轴与横纹肌纤维平行。一个包囊内通常含有 1~2 条幼虫,有时可多达 6~7 条。幼虫的咽管结构和成虫的相似。

旋毛虫的发育过程比较特殊,成虫和幼虫寄生于同一宿主体内,被虫体寄生的动物先为终末宿主,后变为中间宿主,虫体不需要在外界发育,但完成其整个生活史则必须更换新的宿主。

当宿主吞食了含有肌型旋毛虫包囊的肌肉后,即可能被感染。数小时后,经胃液和肠液的消化作用,幼虫多在十二指肠及空肠前段自囊内逸出,并钻入宿主十二指肠和空肠的上部黏膜,经两昼夜的发育即变成成虫。雌、雄成虫即开始在黏膜内进行交配,交配后的雄虫不久即死去,雌虫钻入肠腺或黏膜下的淋巴间隙中发育,一般在感染后的 7～10 d,即开始在黏膜中产新生幼虫。新产出的幼虫随血循环到全身各处肌肉、组织和器官,但是只有到达横纹肌的幼虫才能继续发育并成长,幼虫多寄生于活动量较大的膈肌、舌肌、咬肌和肋间肌中。感染后 21 d 开始形成包囊,幼虫在囊内呈螺旋状盘曲,发育充分的幼虫,常有 2.5 个盘曲,此时即有感染能力,为肌型旋毛虫,或称为包囊型幼虫。6 个月后,包囊增厚,囊内开始钙化,只有当钙化到幼虫时虫体才能死亡,否则幼虫可长期生存,在动物和人体的寿命由数年至数十年不等。

【流行病学】

首先,旋毛虫的宿主动物种类繁多,为多宿主寄生虫,宿主分布广泛,除人体可被感染外,还有猪、犬、鼠、猫、熊、狐、狼、貂、黄鼠狼、牛、羊、马等 120 多种动物,甚至鲸、海豹也可以感染旋毛虫。世界上除澳大利亚及部分岛屿之外,均有旋毛虫病的分布,尤其是美国和欧洲一些国家是严重的污染地。我国也是旋毛虫污染较严重的国家之一,东北三省、河南南阳区、湖北襄樊区、云南、西藏等地是我国旋毛虫病的重要分布区,其他省市零星发生。河南省南阳市某些县生猪检出率高达 50.2%,辽宁省沈阳犬的感染率为 28.6%,黑龙江省犬感染率为 40%,猫为 20%,猪为 0.1%～0.3%。

其次,肌型旋毛虫的抵抗力很强,能耐低温。如猪肉中包囊内的幼虫在 −15℃时贮存近 20 d 才死亡,−12℃时可存活 57 d,犬肉中旋毛虫幼虫在 −22℃可存活 9 个月,对实验动物仍具有感染性。包囊在腐肉中也能存活 2～3 个月。盐渍、熏烤、烙制及曝晒等常不能杀死包囊内的幼虫,这就给其流行传播创造了有利的条件。但是,旋毛虫幼虫不耐热,在 70℃时包囊内的幼虫即可被杀死。

第三,因猪和鼠都是杂食动物,一般认为感染旋毛虫的猪,多因吞食死鼠,而鼠常因相互残食而被感染。一旦有旋毛虫引入鼠群,则能长期在鼠群内平行感染。有些动物,如犬在本病的流行上也起着重要作用,犬的活动范围大,不少地区犬旋毛虫的感染率很高。犬与人的关系密切,犬肉又为人的重要食品,因而,猪、鼠、犬及人之间相互传播旋毛虫病在流行病学上是十分重要的。此外还证实,许多野生动物的旋毛虫感染率比猪、鼠、犬、猫还要高。如苏联狼的旋毛虫感染率为 96.6%、狐 94.7%、白熊 70.0%。

人体感染旋毛虫主要是因为生食或半生食含有旋毛虫的猪肉或其他动物的肉类所致,如犬肉、野猪肉、熊肉、马肉、羊肉等,其感染方式取决于当地居民的饮食习惯。有时也可通过砧板机械性传播。

【病理学】

旋毛虫对宿主的主要致病阶段为幼虫,其致病作用与很多因素有关,如食入包囊型幼虫的数量、幼虫的发育阶段、幼虫侵犯的部位及宿主的功能状态等,尤以前两个因素更为重要。感染后 1 周,由于脱囊幼虫和成虫侵入肠黏膜,尤其是成虫以肠绒毛为食,加之虫体的排泄物、分泌物及产出的大量新生幼虫的刺激,引起十二指肠和空肠广泛炎症,局部充血、水肿、灶性出血,甚至出现浅表溃疡,但病变一般比较轻微。感染后 2～3 周,雌虫产出的新生幼虫从肠黏膜侵入血循环,并穿破各脏器的毛细血管,其毒性代谢产物引起全身中毒症状及过敏反应。幼虫侵入肌肉时,使肌纤维遭到严重破坏,表现为肌纤维肿胀、排列紊乱、横纹消失、呈网状结构,间质有轻度水肿和不同程度的炎性细胞浸润,从而导致全身性血管炎和肌炎。幼虫侵入其他脏器时导致小动脉和毛细血管损伤,亦可引起急性炎症与间质水肿,如心肌炎、肺炎、脑炎等。肝、脾、肾等脏器有时可发生病变,出现肿大。

【临床学】

一、临床表现

(一)人的临床症状

人旋毛虫病可分为肠型旋毛虫病和肌型旋毛虫病。

1. 肠型旋毛虫病　　发生于感染早期,旋毛虫在肠内寄生时,患者表现恶心、呕吐、腹泻、便秘、厌食及腹痛等一系列胃肠道症状,同时还可能有乏力、畏寒及低热等症状,但通常 1 周后自愈。

2. 肌型旋毛虫病　　幼虫移行至肌肉寄生时,全身肌肉疼痛,尤以腓肠肌为甚。持续性高热,眼睑部以至于全身浮肿,呼吸疼痛,咀嚼困难,声音嘶哑以至于说话困难。重症者,病情急剧恶化,呈恶病质、水肿、虚脱、毒血症,最后可由于心肌炎或并发症而死亡。病程为 2～3 周甚至 2 个月以上,在国外死亡率高达 6%～30%,国内约为 3%。轻症者,通常 1 周左右自愈。

(二)动物发病表现

猪对旋毛虫抵抗力较强,往往不显现症状。人工大量感染时,初期有呕吐和腹泻,食欲减少。后期出现肌肉疼痛,声音嘶哑,呼吸和咀嚼困难,运动障碍,麻痹,发热,消瘦,水肿等。但自然感染情况下,一般缺乏临床症状,仅在肉品检验时发现阳性。其他动物多半为隐性带虫。

二、临床诊断

(一)生前诊断

猪、犬等动物生前诊断旋毛虫病比较困难。由于虫体产生的幼虫绝大部分不随粪便排出,所以实验室不能用粪便诊断本病。可用活体组织(剪一块舌肌)作压片检查,国内外有用间接血凝试验和酶联免疫吸附试验等方法诊断旋毛虫病,阳性符合率均在 90% 以上。

(二)死后诊断

可采用肌肉压片法。将动物的膈肌割取一小块作肉样,撕去肌膜和脂肪,用弯剪刀剪取24 个小肉粒(像小米粒大小),用旋毛虫检查板作压片镜检或放在旋毛虫投影仪下检查。如果发现有旋毛虫包囊及虫体,即诊断为阳性。还可以用人工胃液消化分离法作检查。

三、临床治疗

动物旋毛虫病由于生前诊断困难,多不予治疗。若需治疗,可选用阿苯达唑(丙硫咪唑)、甲苯咪唑等驱虫药物。

【防制】

对旋毛虫病的预防,应采取以下措施:

1. 加强健康教育　进行卫生宣传和健康教育是预防本病的关键措施。教育居民不生食或半生食猪肉及其他动物肉类及成品(如腊肠),提倡生、熟食品刀砧分开,防止生肉屑污染餐具。

2. 加强肉类检疫　认真贯彻肉品卫生检查制度,加强食品卫生管理,不准未经检疫的猪肉上市和销售,感染旋毛虫的猪肉要坚决销毁,这是预防工作中的重要环节。

3. 改善养猪方法　猪不要任意放养,应当圈养,管好粪便,保持猪舍清洁卫生。饲料应加热处理,以防猪吃到含有旋毛虫的肉屑。此外,洗肉水或刷锅水拌以草料喂饲牛、羊、马等草食性家畜时,亦应加热处理,否则牛、羊、马等亦可感染旋毛虫。

4. 消灭保虫宿主　结合卫生运动,消灭本病保虫宿主鼠类、野犬等以减少传染源。

二维码

 思考题

1. 为什么说旋毛虫的发育过程比较特殊?
2. 旋毛虫病的主要流行特点有哪些?
3. 如何对猪旋毛虫感染进行诊断? 对旋毛虫病应采取哪些防制措施?

第十五节　弓形虫病

弓形虫病(toxoplasmosis)是由刚地弓形虫引起的以人和动物生长受阻和死亡为特征的一种重要的人兽共患原虫病。猫科动物为其终末宿主,人、畜等其他动物为中间宿主。弓形虫病的危害极大,对人可造成孕妇早产、流产、胎儿发育畸形等,是免疫功能低下患者(如艾滋病病人、器官移植患者、肿瘤患者等)的主要死亡原因之一,可损害脑、心、肺、眼、皮肤等组织。弓形虫可寄生于除红细胞外的所有有核细胞内,呈全球性分布,特别集中于温暖、潮湿和低海拔区域。弓形虫病对人类健康和畜牧业生产构成严重威胁,引起医学界和兽医界的普遍重视。

【病原学】

刚地弓形虫(*Toxoplasma gondii*)属于肉孢子科(Sarcocystidae)弓形虫亚科(Toxoplasmatinae)弓形虫属(*Toxoplasma*)。弓形虫在整个发育过程中分5种类型,即滋养体、包囊、裂殖体、配子体和卵囊。其中滋养体、包囊和感染性卵囊具有感染能力,卵囊、包囊对外界环境的抵抗力强,滋养体的抵抗力弱。

滋养体,又叫速殖子,是在中间宿主有核细胞内迅速分裂形成的虫体。呈半月或香蕉形,长 $4\sim8\ \mu m$,宽 $2\sim4\ \mu m$,一端稍尖,一端钝圆。包囊呈卵圆形,又称组织囊,直径可达 $50\sim60\ \mu m$,囊膜较厚,由缓殖子分泌物形成,囊内缓殖子数目多达数千个。与速殖子相比,缓殖子繁殖缓慢,速殖子的核位于正中,而缓殖子的核位于末端。缓殖子进入猫肠上皮细胞后经过裂体增殖形成裂殖体。成熟的裂殖体为长椭圆形,直径为 $12\sim15\ \mu m$,内含 $4\sim29$ 个裂殖子,以 $10\sim15$ 个居多,呈扇状排列。裂殖子形如新月状,前尖后钝,较速殖子小,约为 $(7\sim10)\ \mu m\times(2.5\sim3.5)\ \mu m$,核呈卵圆形,常位于后端。裂殖体破裂,裂殖子侵入新的宿主细胞,继续增殖为下一代的裂殖体。经过数代增殖后的裂殖子变为配子体,配子体分大(雌配子)、小(雄配子)两种,大配子体的核致密、较小,含有着色明显的颗粒;小配子体色淡,核疏松,后期分裂形成许多小配子,每个小配子有一对鞭毛。大、小配子结合形成合子,由合子形成卵囊。卵囊主要见于猫科动物,大小为 $(11\sim14)\ \mu m\times(7\sim11)\ \mu m$,呈卵圆形,表面光滑,囊壁分两层。感染性卵囊内有两个卵圆形的孢子囊,每个孢子囊内含 4 个长而弯曲的子孢子。

【流行病学】

弓形虫病的流行呈世界分布,宿主种类众多。人群的平均感染率约为 $25\%\sim50\%$,猪弓形虫病的死亡率高达 60% 以上。其他家畜(猫、犬、兔、牛和羊)、实验动物及野生动物也都能感染此病。弓形虫病于 20 世纪 60 年代传入我国,其流行特点由初期的暴发性流行逐步转变至近年的隐性感染和散发为主。本病在卫生条件落后农村的感染率显著高于城市。

1. 传染源 动物是弓形虫病的主要传染源,患病和带虫动物的眼分泌物、唾液、痰、乳汁、腹腔液、粪便、尿、内脏、肉、蛋、胎盘、流产胎儿和流产物以及急性病例的血液中都可能含有滋养体。猫是本病最重要的传染源,其排出的卵囊可污染土壤、饲料、饲草和饮水。

2. 传播途径 本病的传播途径有两种,一种是先天性的,即母婴传播;另一种是获得性的,即经口、鼻、咽、呼吸道黏膜、眼结膜和损伤的皮肤感染,输血或器官移植也可导致感染。许多昆虫(食粪甲虫、蟑螂、乌蝇等)和蚯蚓可以机械地传播卵囊,吸血昆虫和蜱类通过吸血传播病原。病原除在中间宿主与终末宿主之间循环传递之外,更为重要的是可在中间宿主范围内相互进行水平传播。

3. 易感动物 猫科动物是终末宿主,人、猫、猪、野猪、牛、山羊、猴、猩猩、狒狒、犬、狼、浣熊、沙狐、北极狐、家兔、鹿、骆驼、幼海狮、幼海狗、鸡、鸭、鹅、野禽等多种动物均能感染,实验动物中以小鼠、天竺鼠、地鼠和家兔最敏感。当动物机体免疫力低下时,可引起急性发病,甚至导致死亡。如虫体的毒力较弱,机体能够产生免疫力,疾病转为慢性,或为无症状感染。弓形虫病的感染无明显年龄差异。

4. 感染季节 弓形虫病无明显季节性,以气温高、湿度大的 $5\sim10$ 月多发。

【病理学】

猪弓形虫病病理剖检变化可见黏膜、耳根、腹下和四肢内侧皮肤有片状紫红色斑块。全身淋巴结肿大,高度充血和出血,尤其是颌下、肺门、肝门等处淋巴结肿大至 $2\sim3$ 倍,切面外翻、湿润,呈现髓样肿胀,多数有粟粒大灰白色和灰黄色干酪样坏死灶和大小不一的出血点。腹股沟淋巴结肿大明显,外观呈淡红色,切面呈酱红色花斑状;肠系膜淋巴结髓样肿胀如粗绳索样,切面外翻多汁,有时切面有粟粒大小灰白色病灶及出血点。肺肿大呈暗红色,有的苍白并带有光泽,间质增宽,小叶间质内充满半透明胶冻样渗出物。肺表面有粟粒大或针尖大的出血点和灰白色病灶,切面流出泡沫样红黄色液体。气管、支气管含有泡沫状液体,也有的呈纤维素性病变。心肌肿胀,脂肪变性,心耳和心外膜有出血点或粟粒大灰白色坏死灶。心脏质地变软,右心室扩张明显。心包液增多,透明,呈黄色。肝脏混浊肿胀,质地较硬实,表面散在针尖大小的灰红色和灰白色坏死点,切面外翻,有芝麻至黄豆大小的灰白色或灰黄色坏死灶。胆囊肿大,黏膜表面有轻度出血点以及小的坏死灶和溃疡。脾肿大出血明显,边缘有出血性梗死,被膜下有丘状出血点及灰白色小坏死灶,切面呈暗红色。脾髓如泥状,白髓不清,小梁较明显,见有粟粒大灰白色坏死灶。肾脏呈土黄色,肾外膜有少数灰白色坏死点或出血点,除去被膜后表面有针尖大小的灰白色坏死灶,切面增厚,皮髓质界限不清,也有灰白色坏死灶。另外还可见膀胱黏膜有小出血点。胃黏膜肿胀充血,胃底腺区黏膜潮红并有针尖大小出血点或条状出血,胃壁断面呈轻度水肿。肠黏膜肥厚、充血、潮红、溃疡和糜烂,淋巴滤泡肿大或有坏死,从空肠至结肠有点状、斑状出血,严重时呈污秽红黑色,有的形成黄色假膜,回盲瓣有点状浅表性溃疡,盲肠、结肠可见散在的小指大中心凹陷的溃疡。脑软膜充血,有时脑沟与脑回变平,湿润有光泽。另外,胸腔和腹腔有透明黄色积水。本病的主要组织学病变为局灶性坏死性肝炎、淋巴结炎、非化脓性脑炎和脑膜炎、肺水肿和间质性肺炎等。

幼年犬猫弓形虫病多为急性病例,出现全身性病变。可见全身淋巴结肿大、出血,有的出现坏死灶。肝脏肿大,表面有灰白色坏死灶。肾、脾肿大。肺肿大,间质水肿,表面有局灶性灰白色坏死灶。有的脑、脊髓组织内有灰白色坏死灶。胃肠黏膜肿胀,有溃疡灶。胸水、腹水增加。老年犬猫多为慢性病例,可见各内脏器官水肿,并有散在坏死灶。

【临床学】

一、临床表现

动物感染弓形虫是否发病取决于感染强度、毒力强弱、传播媒介及宿主免疫力等,病因主要来源于分泌毒素的直接作用、毒素引起的炎症反应以及虫体大量繁殖时对细胞的破坏。

(一)人的临床症状

人体感染弓形虫,多数是无症状的带虫者,只有少数发病。弓形虫病临床表现复杂,轻者为隐性感染,重者为多器官损害的严重症状。通常分为先天性弓形虫病和获得性弓形虫病两种类型。

(二)动物发病表现

1. 猪　猪弓形虫病以高热、神经症状、繁殖障碍以及呼吸系统和网状内皮系统受损为主要特征。常表现为急性型,体温升高,达 40~42℃,一般 41.5℃,稽留热持续 3~10 d。病猪精神沉郁、异嗜、便秘、下痢、呕吐、咳嗽、食欲减退或废绝和呼吸困难。耳部及下躯有块状瘀血斑或发绀,腹股沟淋巴结显著肿大。有的猪四肢和全身肌肉强直,有的猪后躯麻痹出现运动障碍,表现斜颈、癫痫样痉挛等神经症状。怀孕母猪症状为高热、废食、嗜睡,持续数天后可产出死胎、流产或产出畸形胎,产后能迅速自愈。断奶仔猪多发生腹泻,排水样粪便,行走乏力,结膜潮红,鼻镜干燥。继而出现咳嗽、呼吸困难,常呈腹式呼吸和犬坐式呼吸,吸气深,呼气浅短。有时流水样或黏液样鼻液。全身体表淋巴结尤其是腹股沟淋巴结明显肿大。病猪的耳翼、鼻盘、后肢股内侧和下腹部皮肤呈现出血性紫斑。育肥猪出血性紫斑往往从耳尖向耳根推进，严重时呼吸困难窒息而死亡，一般病程 10～15 d。有的病猪耐过后症状逐渐减轻，遗留咳嗽、呼吸困难、共济失调等神经症状。当感染强度低或猪免疫力强时一般形成亚急性型感染，此时病猪临床表现不明显。病猪体温升高、精神委顿、厌食、呼吸困难，发病后 10～14 d 即产生抗体，抑制弓形虫的循环发育增殖。患慢性型弓形虫病的病猪外表看不到症状，但由于发育受阻，易变成僵猪。此时滋养体不再增殖，而是在中枢神经系统组织以及眼、肌肉等处组织潜留下来形成包囊型虫体。

2. 犬猫　犬猫弓形虫病大都与中枢神经系统、视觉、呼吸系统、胃肠系统的损害有关。犬主要表现精神委顿、食欲降低、饮欲增加、呼吸困难、咳嗽、腹泻及体温升高呈稽留热（40～42℃）。后期发生贫血，尿呈黄褐色，有时出现血尿。有的后期出现神经症状，如共济失调、抽搐和麻痹等。最后体温下降，衰竭死亡。妊娠母犬易发生早产或流产，多产死胎。然而，绝大多数犬呈隐性感染，症状不明显，但可排出具有感染力的包囊。猫弓形虫病分急性和慢性两种。急性经过时，病猫精神沉郁、厌食、体温升高至 40℃ 以上，呈稽留热。有些出现呕吐、腹泻、过敏、眼结膜充血、对光反应迟钝，甚至眼盲。有些出现轻度黄疸、四肢无力、行走困难。怀孕猫可出现流产或死胎，不流产者胎儿于产后数日死亡。慢性经过时，病猫多厌食，体温在 39.7～41.1℃，发热持续时间不定，可达 1 周。

二、临床诊断

弓形虫病的诊断方法主要有三种：病原学诊断、免疫学诊断及分子诊断。病原学检查主要包括组织学诊断、动物接种分离法和细胞培养法。常用的血清学诊断方法有染料试验、间接血凝试验、间接免疫荧光抗体试验和酶联免疫吸附试验。分子诊断包括 PCR 技术及核酸杂交技术等。

三、临床治疗

对弓形虫病的治疗主要采用磺胺类药物，遵循"用药早"和"疗程足"的原则，这样能有效抑制虫体进入组织形成包囊而成为带虫者。使用的药物主要有磺胺嘧啶、磺胺六甲氧嘧啶、磺胺甲氧吡嗪和甲氧苄氨嘧啶等。

【防制】

1. 控制传染源　猫是本病唯一的终末宿主，禁止人、家畜等易感动物跟病猫的接触能有效抑制弓形虫病的传播和流行。

2. 切断传染途径　防止患病和带虫动物的唾液、痰、粪便和尿中的病原体污染食物、饮水和饲料。不食生肉、生蛋和不饮生乳。搞好舍饲卫生，注意饮水及喂养用具的消毒、灭蚊蝇等。

二维码　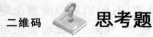　**思考题**

1. 简述弓形虫病的流行特点。

2. 预防和治疗弓形虫病的要点有哪些?

第十六节 阿米巴病

阿米巴病(amoebiasis)是由溶组织内阿米巴又称痢疾阿米巴所引起的人和动物共患原虫病,以肠道阿米巴病为主,寄生于结肠内入侵肠壁组织,引起原发性肠道阿米巴痢疾病变。本虫体在一定的条件下可侵入肝、肺及脑等器官,从而引起这些器官组织的溃疡或脓肿。

【病原学】

一、分类地位

溶组织内阿米巴(*Entamoeba histolytica*)在分类上属肉足鞭毛门(Phylum Sarcomastigophora)肉足亚门(Subphylum Sarcodina)叶足超纲(Superclass Rhizopoda)、叶足纲(Class Lobosea)阿米巴目(Amoebida)内阿米巴科(Entamoebidae)内阿米巴属(*Entamoeba*)。寄生于人肠腔内的除溶组织内阿米巴之外,还有以下几种:结肠内阿米巴(*Entamoeba coli*)、哈氏内阿米巴(*Entamoeba hartmanni*)、微小内蜒阿米巴(*Endolimax nana*)、迪斯帕内阿米巴(*Entamoeba dispar*)、布氏嗜碘阿米巴(*Iodamoeba butschlii*);以上除寄生于人体外还寄生于猴体内。溶组织内阿米巴和结肠内阿米巴亦可寄生于猫和犬体内。此外寄生于猪、猴体内的波列基氏阿米巴(*Entamoeba polecki*)也可见于人体内。另有寄生于人口腔的齿龈内阿米巴(*Entamoeba gingivalis*)引起人、犬、猫和猴口腔牙周炎。

二、形态学

溶组织内阿米巴形态可分为滋养体期(trophozoit)、囊前期(precyst)、包囊期(cyst)和囊后滋养体期(metatrophozoit)4个阶段。在粪便中常见滋养体和包囊,在组织中仅有滋养体阶段(图 2-3-5)。滋养体在外界存活时间短暂,即使被吞食,通过消化道时也会被消化液杀死。包囊抵抗力强,在外界环境中存活时间较长(数日至数月),但于干燥环境中极易死亡。

在一定条件下,滋养体可侵入肠黏膜,破坏肠壁组织,吞噬红细胞,引起组织溶解和肠壁溃疡,产生原发病灶;侵入肠组织的滋养体也可进入肠壁血管,随血流播散至其他脏器如肝、肺、脑等,也可随坏死的肠壁组织脱落至肠腔,随肠内容物排出体外。组织中的滋养体不能形成包囊。

三、生活史

溶组织内阿米巴生活史比较简单,包括滋养体和包囊两个阶段。生活史的基本过程为包囊—肠腔内滋养体—包囊,感染阶段为四核成熟包囊。人是溶组织内阿米巴的适宜宿主,虽然某些动物如猫、犬、鼠等可作为偶然宿主,但动物与人之间相互直接传播的可能性很小,因此动物保虫宿主在传播上的意义不大。

当人误食被成熟包囊污染的食物或饮用污染水时,包囊通过胃和小肠,在小肠环境及消化

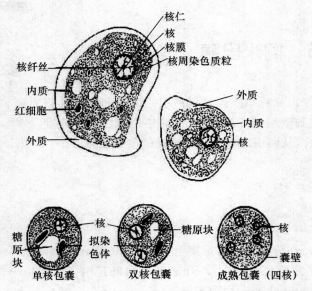

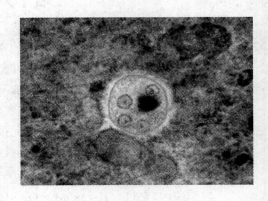

图 2-3-5   溶组织内阿米巴滋养体和包囊的形态

酶的作用下,囊壁变薄,形成囊后期。随着囊内虫体伸缩活动,含有四核的滋养体脱囊而出,并迅速分裂形成 8 个单核滋养体。这些滋养体逐渐向结肠移行,在结肠的上端以细菌和肠内容物为食,以二分裂方式增殖。在结肠中随着肠内容物继续下行,由于肠内环境改变,如水分被吸收等可刺激虫体排出未消化的食物,体形变圆,形成囊前期,后者分泌囊壁成囊,早期包囊只有 1 个核,囊内含有拟染色体和糖原块,经 2 次有丝分裂形成四核包囊,成熟包囊因在分裂时期消耗了营养物质,囊内的拟染色体和糖原块均消失,大量包囊随粪便排出(图 2-3-6)。

【流行病学】

此病流行于世界各地,温带、亚热带和热带地区的动物和人感染率较高。此病在我国呈全国性分布,平均感染率为 0.95%。部分省感染率在 2% 以上。本病的发生有一定的季节性,秋季较多,夏季次之,冬季少发。阿米巴病发病率和死亡率与虫株、地理位置、宿主的免疫状态等因素有关。全球每年因阿米巴病死亡人数超过 5 万,在寄生虫病致死人数中,阿米巴病位居第三位(疟疾、血吸虫病分列第一、二位)。

凡是从粪便中排出阿米巴包囊的人和动物,都可成为传染源。在动物中,犬、猫、猴、猩猩、猪、牛、羊等都可感染阿米巴;实验动物大鼠、小鼠、豚鼠,甚至家鼠等也可作为贮藏宿主;灵长类是本病原体的重要贮藏宿主。溶组织内阿米巴在人误食被成熟包囊污染的食物或饮用污染水时传播,如冰激凌和水果,因此具有重要的食品卫生学意义。溶组织内阿米巴感染的高危人群包括旅游者、流动人群、同性恋者(尤其是男同性恋者)、弱智人群、免疫功能低下者以及并发感染的儿童、孕妇等,营养不良或恶性肿瘤的病人,长期应用肾上腺皮质激素的人群也易感染。其他辅助因素则为高碳水化合物饮食、酒精中毒、遗传性、肠道细菌感染或结肠黏膜局部损伤等。

肠道阿米巴病无性别差异,阿米巴肝脓肿男性较女性多,可能与饮食、生活习惯和职业等有关,但是确切的原因有待探讨。溶组织内阿米巴主要寄生于结肠,是阿米巴痢疾和阿米巴性

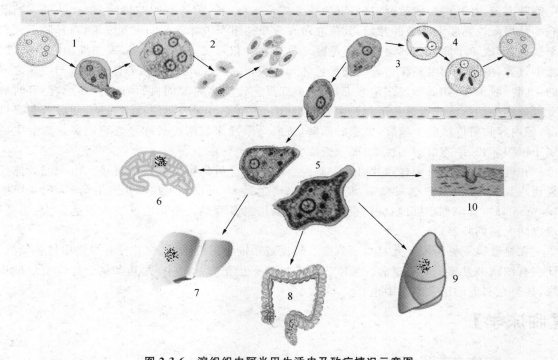

图 2-3-6 溶组织内阿米巴生活史及致病情况示意图

肠内发育增殖:1.成熟期包囊(感染期) 2.囊后滋养体 3.小滋养体 4.囊前期

侵入组织增殖致病:5.大滋养体 6.继发性脑脓肿 7.肝脓肿 8.结肠溃疡 9.肺脓肿 10.皮肤溃疡

结肠炎(amoebic colitis)的病原体,并可侵犯肝、肺、脑等其他器官,引起肠外阿米巴病。它可在人和动物间自然传播,是一种人兽共患原虫病。在动物中,尤其是和人接触十分密切的家畜,可能成为人阿米巴病的保虫宿主。

阿米巴病的传染源为持续带包囊的包囊携带者。除人感染溶组织内阿米巴外,犬、猫、猪、猴、猩猩等均可感染,但作为保虫宿主意义不大。包囊的抵抗力较强,在适当温湿度下可生长数周,并保持感染力,通过蝇或蟑螂的消化道仍具感染性。但对干燥、高温的抵抗力不强。溶组织内阿米巴的滋养体抵抗力极低,并可被胃酸杀死,无传播作用。人体感染主要是经口感染,食用含有成熟包囊的粪便污染的食品、饮水或使用污染的餐具为感染方式;食源性暴发流行则发生于不卫生的用餐习惯或食用由包囊携带者制备的食品;蝇或蟑螂的携带包囊也可造成传播。

宿主的状态与阿米巴的致病关系密切,如免疫抑制、营养不良、长期服用皮质激素、晚期肿瘤等有利于溶组织内阿米巴的侵入。此外,肠道的损伤、并发其他细菌或某些鞭毛虫感染,造成肠道抵抗力下降,也有利于原虫的侵入。宿主肠道内环境,尤其是共生菌群的作用对溶组织内阿米巴致病的影响非常显著。试验证明,某些细菌可以增强阿米巴的侵袭力或造成侵入的有利条件。

【病理学】

阿米巴病变部位的分布多为盲肠与升结肠、肛门、直肠、阑尾和回肠下段。滋养体可进入门静脉血流,在肝内形成脓肿,且可以栓子形式流入肺、脑、脾等组织与器官,形成脓肿。结肠病变从局限性黏膜下小脓肿开始,其孤立散在分布。组织破坏逐步向纵深发展,自黏膜下层直至肌层,形成口小底大的典型烧瓶样溃疡。早期病变仅可见黏膜小溃疡,表面周围略上翻,边缘不整齐,溃疡表面可见深黄色或灰黑色坏死组织,在其深部可找到滋养体。溃疡与溃疡之间的黏膜一般正常,如无继发细菌感染,则无炎症反应。溃疡底部的血管有血栓形成,但有时病变可破坏小动脉酿成严重甚至危及生命的出血。溃疡亦可穿破肌层直至肠壁,使后者变得极薄,肠内容物可以渗漏至腹腔,或穿破肠壁,造成局限性腹腔脓肿或弥漫性腹膜炎。病变主要属于组织坏死、细胞溶解的性质,而非炎症。

在慢性病变中,息肉样残片可伸向肠腔。溃疡愈合后仍可见到疤痕痕迹。由于滋养体反复侵入黏膜,加以细菌继发感染,肠黏膜组织增生肥大,可出现大块状肉芽肿,成为阿米巴瘤(ameboma),其多见于肛门、肛门直肠交界处、横结肠及盲肠。阿米巴瘤有时极为巨大、质硬,难以同大肠癌肿鉴别。

在显微镜下见组织坏死是主要病变。轻度或中度淋巴细胞浸润,并伴有少量中性粒细胞,此在有细菌继发感染时更显著。阿米巴滋养体遍布于整个病损中,尤其多见于病损扩展的边缘,甚至在邻近的正常组织中也有。

【临床学】

一、临床表现

(一)人的临床症状

1. 肠阿米巴病(intestinal amoebiasis)　溶组织内阿米巴可引起阿米巴性结肠炎、肠阿米巴肿和一些相关的并发症。

阿米巴性结肠炎临床上可分为急性和慢性。急性常见阿米巴痢疾,典型的阿米巴痢疾多伴有腹痛、腹泻、里急后重、黏液血便,每天数次(4~6次),持续1~3周,血便腥臭味,内含黏膜坏死组织和阿米巴滋养体。其他症状包括恶心、呕吐、腹部不适、胀气等,如果肠穿孔则引起腹膜炎等症状。慢性常见持续数周的腹泻。一些病例出现并发症,有肠阿米巴肿、中毒性巨结肠(toxic megacolon)和阿米巴性腹膜炎(amoebic peritonitis)等。

2. 肠外阿米巴病(extra-intestinal amoebiasis)

(1)阿米巴性肝脓肿(amoebic liver abscess)　为肠外阿米巴病最常见的类型,约占全部阿米巴病例的10%,以青壮年多见,男女发病率之比为9:1。常累及肝右叶(>80%),感染主要从肠道病灶经血流播散所致。临床症状有发热、寒战、厌食、右上腹疼痛并向右肩放射;体征有肝肿大、黄疸、体重下降等。

(2)阿米巴性肺脓肿(amoebic lung abscess)　阿米巴性肺脓肿通常由肝脓肿中滋养体通过横膈入侵至肺部,也可以从肠壁病灶经血流至肺。肺脓肿病灶多见于右下肺叶,主要症状为发热、胸痛、咳嗽、咳痰,痰呈咖啡色、果酱状。病变还可累及支气管,导致支气管瘘形成,脓液可排入气管,随痰咳出体外。

(3)其他肠外阿米巴病　阿米巴性脑脓肿(amoebic brain abscess),常呈现中枢皮质单一性脓肿,临床症状有头痛、呕吐、眩晕和精神异常。皮肤阿米巴病(cutaneous amoebiasis),常因直接接触阿米巴滋养体而引发,如直肠病灶滋养体接触到会阴部皮肤,造成会阴皮肤阿米巴病,并可扩散至阴道、阴茎等处;以及肝脓肿穿孔部位皮肤阿米巴病等。其他的异位损伤还有脾、肾、心包、生殖器阿米巴病等。

(二)动物发病表现

动物感染时,有隐性带虫、急性发作、慢性型和异位感染等类型。本病的潜伏期为3~4 d。急性病例频繁出现带有黏液和血液的下痢,患畜腹痛、呕吐和发热。过了急性期转入慢性期后,患畜经常出现轻度腹痛、腹胀以及腹泻与便秘交替出现的肠道机能紊乱等症状。由于滋养体侵入肠组织并大量增殖,从而引起组织损伤,形成溃疡。虫体可随血流转入身体其他部位,引起肝、肺、脑等部位的脓肿,或皮肤和黏膜的溃疡,引起肠外阿米巴病。此时病情较重,且死亡率高。脓肿多见于肝脏,溃疡多见于肛门周围、会阴等处的皮肤或黏膜。犬、猫感染后多呈急性发作,而且只排出滋养体,不排出包囊。野生鼠类也可发生感染,感染后滋养体可能在肠道内与正常组织共生,也可能造成典型的阿米巴痢疾症状。猴的隐性感染率高,可高达55.4%,家鼠的感染率为55.7%,猪和猫的自然感染较少,牛阿米巴病也有报道。

二、临床诊断

根据流行病学、临床症状和病理变化仅能做出初步推断,而病原体的检查是确诊的依据。

(一)病原学检查

从患者的脓血便、稀便和病灶组织内检测阿米巴滋养体,以及从慢性患者和带虫者的成形粪便中检测包囊是确诊最可靠的依据。辨别虫体时需注意与其他非致病性阿米巴相鉴别。对粪便进行检查:

1. 涂片法

(1)生理盐水涂片法 涂片法是诊断急性阿米巴痢疾患者有效的方法之一,检查目标为阿米巴滋养体。从急性阿米巴痢疾患者脓血便或阿米巴肠炎的稀便中挑选黏液部分,用生理盐水直接涂片镜检。在合适温度(25~30℃)下,观察活动滋养体。镜下可见溶组织内阿米巴滋养体运动活跃,内含被吞噬的红细胞,后者是重要的诊断依据。

(2)碘液涂片法 从包囊携带者或慢性病人成形粪便中检查包囊。轻度感染可用硫酸锌漂浮法或用甲醛乙醚沉淀法检查包囊以提高检出率。

2. 培养 以上方法查不到阿米巴,可用人工培养法进行培养。培养1~2 d即可观察。该法检出率虽然较高,但对实验条件的要求也很高,不宜用作常规检查。

(二)血清学诊断

血清学诊断可作为阿米巴病尤其是肠外阿米巴病的辅助诊断,目前常用的方法有ELISA、IFA、IHA和对流免疫电泳等。

(三)核酸诊断

PCR结合特异性引物对来自患者排泄物、脓肿穿刺物、活体组织等提取的DNA进行扩增反应。该技术还可用于虫株鉴定、分析粪便中抗原与分子流行病学调查等领域。与类似虫体鉴别主要是通过同工酶,溶组织内阿米巴为 1 组,非致病性为 2 组。基因组也能区分。

三、临床治疗

1. 猪的治疗药物　可用二甲硝咪唑(Dimetridazole),国外商品名为 Emtry,又称迪美唑,剂量为 35～40 mg/kg 体重。

2. 人的治疗药物　有甲硝咪唑(Metronidazole),商品名为 Flagyl,又称灭滴灵,日药量为 120～180 mg/kg,连用 5 d,各剂量均按每日分 3 次服。儿童日药量为 50 mg/kg,分 3 次服,连续 7 d。服药期间偶有恶心、腹痛、头昏、心慌,不需特殊处理。服药期忌酒,因可引起精神错乱。孕期 3 个月以内孕妇及哺乳妇女忌用。

【防制】

控制阿米巴病的传染源和切断其传播途径是预防本病的关键。

(1)应对人群中的带囊者进行定期检查和及时治疗,尤其是对饮食业及炊管人员应更加重视。

(2)自然感染阿米巴原虫的家畜和实验动物,虽然其流行病学重要性尚不十分明确,但应引起密切关注并做深入调查。

(3)保护水源,避免污染,是切断阿米巴病传播的主要环节。

(4)加强粪便管理,对垃圾和粪便进行无害化处理,杀灭粪便中的包囊,防止粪便污染水源及食物。

(5)提倡良好的卫生习惯,注意饮食卫生、饮水卫生和个人卫生,防止病从口入。

(6)整治卫生环境,加强饮食服务行业卫生管理,消灭苍蝇、蟑螂等传播媒介。

二维码

思考题

1. 什么是阿米巴病?
2. 简述阿米巴病的主要流行特点及阿米巴的生活史。
3. 阿米巴病的主要临床特征是什么?

第十七节　内脏利什曼病

利什曼病(leishmaniasis)是由利什曼原虫属的多种原虫引起的人兽共患病。利什曼病在节肢动物及哺乳动物之间传播,表现多样,寄生于皮肤的巨噬细胞内引起皮肤病变;寄生于内脏巨噬细胞内,可引起内脏病变,称为黑热病。

【病原学】

一、形态学

利什曼原虫属(*Leishmania*)的不同种株利什曼原虫的形态与结构无明显差别,在其生活史中由于宿主和环境的不同,有无鞭毛体和前鞭毛体两种不同形态。无鞭毛体(amastigote)通称利杜体(Leishman-Donovan body,LD body),寄生于人和其他哺乳动物的单核巨噬细胞内。虫体很小,卵圆形,大小为(2.9～5.7)μm×(1.8～4.0)μm。瑞氏染色后,呈淡蓝色或淡红色,内有一个较大而明显的圆形核,呈红色或淡紫色。动基体(kinetoplast)位于核旁,着色较深,细小,杆状,易与其他原虫区别。透射电镜显示,虫体有内、外两层表膜包被。每一层为一个单位膜。在内层表膜下有排列整齐的管状纤维,称膜下微管(subpellicular microtubule)。微管数目、直径、微管间距等,在种、株鉴定上具有一定意义。虫体前端的表膜向内凹陷,形成一袋状腔,称鞭毛袋,内有鞭毛。基体为中空圆柱形。动基体为腊肠状,平均大小为 0.85 μm×0.23 μm,多位于虫体的近中部。内质网不发达,呈管状或泡状。前鞭毛体(promastigote)寄生于白蛉消化道。成熟的虫体呈板形,前端有一根伸出体外的鞭毛,为虫体运动的工具。虫体大小为(14.3～20)μm×(1.5～1.8)μm,核位于虫体中部,动基体在前部。基体在动基体之前,鞭毛即由此发出。活的前鞭毛体运动活泼,鞭毛不停地摆动,常以虫体前端聚集成团,排列成菊花状,有时也可以见到粗短的前鞭毛体,这与不同的发育程度有关。经染色后,显色特点与无鞭毛体相同。透射电镜可见虫体前端有一袋状凹陷的鞭毛袋,内有鞭毛。鞭毛表面有薄膜两层,其横切面上有 9 对周围纤维和两根中央纤维,它们都与基体相连。动基体与核的超微结构与无鞭毛体相似。

二、生活史

利什曼原虫的生活史有前鞭毛体和无鞭毛体两个时期。前者寄生于节肢动物(白蛉)(图2-3-7)的消化道内,后者寄生于哺乳动物或爬行动物的细胞内,通过白蛉传播。对人和哺乳动物致病的利什曼原虫有:引起人体内脏利什曼病的为杜氏利什曼原虫(*Leishmania donovani*),引起皮肤利什曼病的为热带利什曼原虫(*L. tropica*)和墨西哥利什曼原虫(*L. mexicana*),引起黏膜皮肤利什曼病的为巴西利什曼原虫(*L. braziliensis*)等(图2-3-8)。我国的黑热病是由杜氏利什曼原虫引起的。

在流行病学上可分为人源型、犬源型和自然疫源型,分别以印度、地中海盆地和亚细亚荒漠内的黑热病为代表。

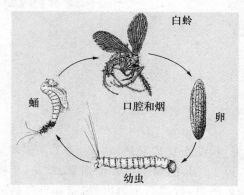

图 2-3-7　白蛉生活史

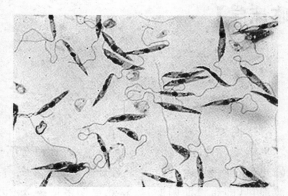

图 2-3-8　利什曼原虫

【流行病学】

利什曼病发生于 80 多个国家,估计患者数超过 1 500 万,每年新发病例为 40 多万。对于 HIV 感染者来说,利什曼原虫可能是一种条件致病的寄生虫。动物源性内脏利什曼病(ZVL) 是重要的寄生虫病之一。本病在中美、南欧、北非、东西非的下撒哈拉地区,西南亚和中国流行。特别是罹及小儿和免疫缺陷的成人。其家畜保虫宿主主要是犬,森林中的保虫宿主为犬科动物。在此病存在的地区,感染的野生动物进入农家掠食家禽时,寄生虫进入居家流行环。此时,庭院附近的白蛉因吸食野生动物血而感染,而后白蛉将病原传染家犬,形成人附近的 “犬—昆虫—犬”传播环。如感染的白蛉叮咬人,人即获感染。白蛉属(*Phlebotomus*)双翅目长角亚目白蛉科(Phlebotominae),是一类体小多毛的吸血昆虫,全世界已知 500 多种,我国已报告近 40 种。

【病理学】

脾肿大最为突出,重量可达 4～5 kg,被膜增厚,增生的巨噬细胞内含大量利杜体,浆细胞增生,可因脾内血流受阻、充血、小动脉受压,出现脾梗塞与脾功能亢进。后期因纤维组织增生而使脾肿大变硬。肝呈轻、中度肿大,被膜增厚,汇管区、肝窦内及枯否氏细胞内充满大量利杜体,前二者中尚有浆细胞、淋巴细胞。肝小叶中心肝细胞受压而萎缩,周围肝细胞浊肿,或因缺血发生肝脂肪变性,或因结缔组织增生导致肝硬化。肝内枯否氏细胞增生并含大量利什曼原虫。脾髓质多为含有利什曼原虫的网状内皮细胞所取代,马氏小体因受压而萎缩。除上述器官组织外,杜氏利什曼原虫也可见于胸腔积液,前列腺液,扁桃体、口、鼻、眼分泌物,以及粪、尿中;这些部位和组织液虽可找见利什曼原虫,但无重要流行病学意义。骨髓组织极度增生呈暗红色,脂肪组织明显减少;巨噬细胞明显增生,其中可见大量利杜体;中幼粒细胞异常增多,晚幼粒细胞及分叶核粒细胞、嗜酸性粒细胞明显减少;有核红细胞增加;巨核细胞正常或减少,而血小板显著减少。淋巴结肿大,皮质、髓质与窦道内可找到含利杜体的巨噬细胞,浆细胞增多。此外,扁桃体、肺、肾、胰腺、睾丸等组织内亦有巨噬细胞增生,并且找到利杜体。肾小球血管基底膜上可见免疫复合物(IgG、IgM 和 C3)沉积,表明可致免疫复合物性肾病。

【临床学】

一、临床表现

(一)人的临床症状

潜伏期长短不一,平均 3～6 个月。

早期发热为主要症状,起病缓慢,症状轻而不典型,长期不规则发热,约 1/3～1/2 病例呈双峰热型,即一日内有 2 次体温升高(升降幅度超过 1℃)。其他热型可类似伤寒、结核、疟疾或波浪热(即布鲁斯菌病)。发热早期多持续 3～5 周后消退,数周后可再度升高,如此复发与间歇相交替,可持续 1 年以上。发热时可伴畏寒、盗汗、食欲不振、乏力、头昏等症状。发热虽持续较久,但仍能坚持一般劳动,是其特征。

病后 3～6 个月典型症状逐渐明显,长期不规则发热,乏力,纳差,消瘦,咳嗽等。可因贫血出血出现心悸、气短，重症可出现心脏扩大和心力衰竭。因血小板减少等因素可有鼻衄、牙龈出血等出血倾向。脾脏呈进行性肿大，自 2～3 病周即可触及，质地柔软，以后随病期延长脾肿逐渐明显且变硬，半年可平脐，年余可达盆腔，若脾内栓塞或出血，则可引起脾区疼痛和压痛，有时可闻及摩擦音。肝脏肿大稍晚，较脾肿轻，偶见黄疸和腹水，淋巴结呈轻、中度肿大，无明显压痛。

晚期患者（发病 1～2 年后）可因长期发热营养不良，极度消瘦，致使患儿发育障碍。病情加重后皮肤有色素沉着，偶至肝硬化。亦可因脾功亢进，抵抗力降低，常并发肺炎、粒细胞缺乏症、败血症等。

此外，尚有皮肤型和淋巴结型黑热病等，均可于病变部位找到利杜体。

黑热病并发症：

1. 继发细菌性感染　易并发肺部炎症、细菌性痢疾、齿龈溃烂、走马疳等。

2. 急性粒细胞缺乏症　表现为高热，极度衰竭，口咽部溃疡、坏死，局部淋巴结肿胀以及外周血象中粒细胞显著减少，甚至消失。

（二）动物发病表现

犬感染利什曼原虫后主要症状有淋巴结肿大，眼、鼻周围糠状皮炎，皮毛无光泽和脱落，鼻出血，角膜结膜炎，趾甲弯曲，体重明显下降，肝脾肿大，在许多组织内包括皮肤均可发现原虫。在欧洲的犬利什曼病疫点，50％以上阳性犬无症状，但这类犬和有症状的一样能感染白蛉。

二、临床诊断

（一）诊断

1. 流行病学　有否流行区居住或逗留史，是否为白蛉活动季节。

2. 临床表现　起病缓慢，长期、反复不规则发热，进行性脾肿、贫血、消瘦、白细胞减少等，而全身中毒症状相对较轻。

3. 实验室检查

（1）全血细胞减少，白细胞多在（1.5～3.0）×10⁸/L 间，甚至中性粒细胞缺乏；贫血呈中度，血小板减少。

（2）血浆球蛋白显著增高，球蛋白（G）沉淀试验（水试验）、醛凝试验、锑剂试验多呈阳性；白蛋白（A）减少，A/G 可倒置。

（3）血清特异性抗原抗体检测阳性有助诊断。骨髓、淋巴结或脾、肝组织穿刺涂片，找到利杜体或穿刺物培养查见前鞭毛体可确诊。

（4）治疗性诊断：可用葡萄糖酸锑钠试验治疗，若疗效显著有助于本病诊断。

（二）鉴别诊断

本病应与结核病、伤寒、疟疾、布鲁斯菌病、白血病、恶性组织细胞病、何杰金病、慢性血吸虫病及其他病因所致肝硬化等疾病相鉴别。

三、临床治疗

(一)一般对症治疗

休息与营养,以及针对并发症给予输血或输注粒细胞、抗感染等。

(二)病原治疗

首选葡萄糖酸锑钠,总剂量成人 90～130 mg/kg,儿童 150～200 mg/kg,分 6 次,每日 1 次,静脉或肌内注射。疗效迅速而显著,副作用少。病情重危或有心肝疾患者慎用或改用 3 周疗法。对锑剂无效或禁忌者可选下列非锑剂药物:

1.戊烷脒(pentamidine)　剂量为每次 4 mg/kg,新鲜配制成 10% 溶液肌内注射,每日或间日 1 次,10～15 次为一疗程。治愈率 70% 左右。

2.两性霉素 B　锑剂和戊烷脒疗效不佳时可加用,每日剂量自 0.1 mg/kg 开始,逐渐递增至 1.0 mg/kg,或间日静脉缓滴,总剂量成人为 2.0 mg。本品对肾脏等脏器毒性大,宜并用肾上腺皮质激素,若出现蛋白尿即应停药。

(三)脾切除

巨脾或伴脾功亢进,或多种治疗无效时应考虑脾切除术。术后再给予病原治疗,治疗 1 年后无复发者视为治愈。

【防制】

对疫区的病人和患畜及时发现和治疗,防止扩散。病犬是主要的传染源,要加强控制,定期检查。对保虫宿主尽量清除。预防措施主要是消除传染源,如大面积治疗病人和消灭动物贮存宿主犬,每年定期喷洒杀虫剂以消除媒介白蛉。对以野生动物为主要贮存宿主的利什曼病,消灭野生动物贮存宿主比较困难,可采取个体防护如应用细孔蚊帐等,以及喷洒长效杀虫剂以降低野生白蛉的密度。

二维码

思考题

1. 利什曼病病原形态有哪些?每种病原形态的特征是什么?
2. 怎样通过实验对利什曼病进行诊断?
3. 动物发生利什曼病有何临床表现?怎样治疗?

第十八节　隐孢子虫病

隐孢子虫病(cryptosporidiasis)是由隐孢子虫引起的呈世界性分布的人兽共患性肠道原虫病。此虫广泛寄生于哺乳动物、禽类、两栖类、鱼类及人的消化道及其他器官。目前已分离出 20 余种隐孢子虫,其中感染人及多数哺乳类动物的为微小隐孢子虫,以胃肠炎为主要表现。

【病原学】

一、分类地位

隐孢子虫（图 2-3-9）于 1907 年首次在小鼠胃肠黏膜切片中发现，定名为鼠隐孢子虫（*C. muris*）。1912 年又报道了微小隐孢子虫，直到 1955 年才确定此虫为引起动物腹泻的重要病原。隐孢子虫在分类上属原生动物界顶复门（Apicomplexa）孢子虫纲（Sporozoa）球虫亚纲（Coccidia）真球虫目（Eucoccidiorida）艾美耳球虫亚目（Eimeriorina）隐孢科（Cryptosporididae）隐孢子虫属（*Cryptosporidium*）。已在人、哺乳动物、禽类、爬行类和鱼类等体内发现了 15 个有效种，包括安氏隐孢子虫（*C. andersoni*）、贝氏隐孢子虫（*C. baileyi*）、犬隐孢子虫（*C. canis*）、猫隐孢子虫（*C. felis*）、鸡隐孢子虫（*C. galli*）、人隐孢子虫（*C. huminis*）、火鸡隐孢子虫（*C. meleagridis*）、摩氏隐孢子虫（*C. molnari*）、小鼠隐孢子虫（*C. muris*）、小球隐孢子虫（*C. parvum*）、魏氏隐孢子虫（*C. wrairi*）、蜥蛇隐孢子虫（*C. saurophilum*）、蛇隐孢子虫（*C. serpentis*）、猪隐孢子虫（*C. suis*）、牛隐孢子虫（*C. bovis*）。

二、形态学

感染人的微小隐孢子虫，寄生于哺乳动物（牛、羊、猪、犬、鼠等）小肠上皮细胞上。卵囊（oocyst）呈圆形或卵圆形，较小（图 2-3-10）。卵囊内有 4 个裸露的、香蕉形的子孢子，围绕着一个较大的残体（residual body）。卵囊有 2 种，一种为薄壁卵囊，其子孢子可在肠道内直接孵出侵入肠黏膜上皮细胞，导致在宿主体内重复感染；另一种为厚壁卵囊，经粪便排出后再感染人或其他哺乳动物。残体呈颗粒状。卵囊内无极粒和孢子囊。用改良抗酸法染色后，虫体被染成玫瑰色，镜下观察时，囊内子孢子呈不规则排列，残体呈暗黑色或棕色的颗粒状，未经染色的卵囊不易识别。

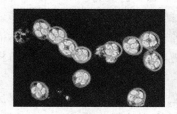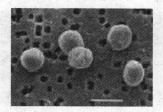

图 2-3-9 隐孢子虫 　　　图 2-3-10 隐孢子虫卵囊及子孢子

三、生活史

隐孢子虫各发育阶段的形态构造和艾美耳球虫亚目的其他球虫相似，生活史中有子孢子、滋养体、裂殖体、裂殖子、配子体、雌雄配子、合子和卵囊等发育阶段，其中卵囊为本虫唯一的感染阶段。生活史简单，无须转换宿主就可以完成生活史全过程，其生活史包括无性生殖、有性生殖和孢子生殖三个阶段，均在同一宿主体内进行，称为内生阶段，随宿主粪便排出的卵囊具有感染性。卵囊呈圆形或椭圆形，直径约 4 μm，成熟卵囊内包含 4 个裸露的子孢子和由颗粒状物质组成的残体，子孢子呈月牙形。粪便中的卵囊若不经染色，难以辨认。通过改良抗酸染色方法处理的粪便标本,卵囊为玫瑰红色,囊内子孢子排列不规则,呈多态性,残体为棕黑色颗粒状。

【流行病学】

隐孢子虫感染呈世界性分布,从热带至温带迄今已有六大洲 74 个国家,至少 300 个地区发现了隐孢子虫病。各地腹泻患者中隐孢子虫检出率不等,低者仅为 0.6%,高者可达 10.2%。国内于 1987 年首次报道 2 例隐孢子虫病后,多地报道腹泻病人隐孢子虫病感染率。许多报道认为隐孢子虫病的发病率与当地的空肠弯曲菌、沙门菌、志贺氏菌、致病性大肠杆菌和蓝氏贾第鞭毛虫的感染率相近。发达国家的感染率一般较低,占感染性腹泻的 2.8%~4.1%,发展中国家的感染率较高,约占感染性腹泻的 4%~11%。近年来,在英国、美国均有隐孢子虫腹泻暴发流行的报告。虽然感染人群居住社区的饮用水质量检测已达到标准,也经过滤处理,但仍然无济于事,因目前尚无将水内污染的卵囊彻底消除的有效设施,隐孢子虫卵囊对常规饮用水消毒剂也有高度抵抗力。

1. 传染源　隐孢子虫病人、无临床症状的卵囊携带者,其粪便中可排除大量的卵囊,为主要传染源;动物传染源包括羊、猫、犬、兔和新生小牛等隐孢子虫易感动物,都是重要的传染源。卵囊污染土壤、水源、饲草,通过消化道传染。

2. 传播途径　本病为人兽共患疾病,人与动物可以相互传播,尤以人的相互接触是人体隐孢子虫病最重要的传播途径。传播可发生于直接或间接与粪接触,食用含隐孢子虫卵囊污染的食物或水是主要传播方式。

3. 易感宿主　不具有明显的宿主特异性。宿主范围很广,已发现至少有 150 种哺乳动物可感染微小隐孢子虫。除感染人外,已报道的有黄牛、水牛、奶牛、马、绵羊、山羊、猪、犬、猫、鹿、猴、兔、大鼠、小鼠、豚鼠等哺乳动物均可感染。发病取决于动物的种类、年龄和免疫状态;反刍动物最为易感,特别是幼龄动物。人类以婴幼儿、接受免疫抑制剂治疗者、免疫功能低下者易感,尤以大量使用多种抗生素以及患水痘、麻疹和经常感冒者更为多见。

4. 季节性　本病的流行有一定的季节性,每年的春夏和初秋为流行的主要季节。隐孢子虫病亦被作为人类获得性免疫缺陷综合征(艾滋病)的常见病症而引起重视。本病潜伏期为 36~48 h 至 7~12 d,病程 2~14 d,能独立发病,也能与轮状病毒、冠状病毒、大肠杆菌混合感染。

5. 感染性和抵抗力　隐孢子虫卵囊在外界具有较强的存活力。只要卵囊的双层厚壁保持完整,在外界可存活 9~12 个月,且对多数消毒剂有抵抗力。但干燥 1~4 d 可失去活力,0℃以下或 65℃以上灭活 30 min 也可将其杀死。也可使用 10%福尔马林和 5%氨水或工业用漂白粉。5%氨水加热 65℃ 30 min 可有效杀死卵囊。

【病理学】

隐孢子虫是一种重要的机会致病原虫,也是一种重要的腹泻病原,其致病机制尚不十分明了,推测是多种因素共同作用的结果。随着研究的深入,证实隐孢子虫可单独致病,导致黏膜上皮细胞的广泛损伤及微绒毛萎缩。

隐孢子虫卵囊感染人体后,虫体寄居于小肠上皮细胞刷状缘部位,破坏肠绒毛正常的功能,引起小肠的消化和吸收障碍,结肠对水、电解质重吸收失调导致腹泻。虫体对肠绒毛破坏引起肠道细菌的大量繁殖,虫体产生的毒素,肠道内双糖酶和其他黏膜酶的丢失与减少,脂肪消化吸收障碍等,都是造成病人严重腹泻的原因。空肠近段是虫体最多的肠段,轻度感染者,肠黏膜病理变化并不明显。严重感染者,可播散到整个消化道,甚至呼吸道、胆道或胰腺亦受累。免疫功能健全的人群常仅局限于肠道。一般肉眼病理检查病变不明显,但在免疫缺陷病人作病理活检或尸检时,从食道到直肠和呼吸道与肝胆道均能发现隐孢子虫。镜下见病变区小肠绒毛萎缩或消失,隐窝上皮细胞增大、隐窝变深。小肠黏膜上皮细胞低平,绒毛上皮细胞和黏膜固有层均可见淋巴细胞、中性粒细胞、浆细胞和巨噬细胞浸润。

【临床学】

一、临床表现

(一)人的临床症状

人隐孢子虫病的病情与宿主免疫功能有关。免疫功能正常时,主要表现为急性胃肠炎症状,排带黏液的水样便,有的伴有明显腹痛。此外,尚有恶心、呕吐、低热及厌食。水泻1周即可恢复。当免疫功能抑制时,则表现为慢性腹泻,水泻难以控制,病程可长达数月,并伴有呕吐、上腹痉挛、体重减轻等。儿童患者还表现为生长迟缓和发育不良。此类患者从粪便持续排出大量卵囊。部分患者可表现为胆囊炎,出现上腹部疼痛、恶心、呕吐,同时伴有严重肠炎。值得注意的是,隐孢子虫是艾滋病病人合并肠道感染的常见病原体,感染后常常危及患者生命。

(二)动物发病表现

各种动物,尤其是新生或幼龄动物,对隐孢子虫呈高度易感性,但并非所有感染都引起急性发病。正常机体,常呈自限性或亚临床感染或无症状感染。但在免疫功能低下或受损患者,其可迅速繁殖,使病情恶化,成为死因。犊牛感染时呈暴发式流行,表现为一种轻度至重度的腹泻,严重时厌食,脱水,死亡。绵羊羔发病常在7~10日龄,甚至4~5日龄的小绵羊羔,病程7 d,康复后的羔羊常复发,病情严重者则在发病后2~3 d后死亡,发病率为37%~83%,死亡率为2%~40%。禽类主要是鸡、鸭,表现症状为精神沉郁,张口呼吸,伸颈,胸腹起伏明显,气喘,咳嗽,腹泻,重者饮食欲废绝,发病后2~3 d内死亡。

二、临床诊断

1. 病原学检查 主要是应用组织切片染色、粪便集卵法或新鲜黏膜涂片染色直接观察各发育阶段的虫体,由此可确诊。

2. 动物实验 要求所用动物为1~5日龄的易感动物,主要用于进一步确诊经集卵法和染色法认为可疑的病例。方法是经口接种所收集的病料或提取物,自接种后第2天起检查粪便中所排出的虫体(用漂浮法或涂片染色法),第6天解剖实验动物,取相应的器官黏膜检查虫体。

3. 免疫学检测 包括酶联免疫吸附试验(ELISA)、免疫荧光试验(IFA)、单克隆抗体(McAb)技术、免疫印迹法、免疫酶染色技术(IEST)、间接血凝试验(IHA)、流式细胞仪(FC)

免疫检测等。

4. 生物化学检测技术　初步研究阐明了微小隐孢子虫分离物之间株的差异、微小隐孢子虫和贝氏隐孢子虫之间种的差异、隐孢子虫属和相关生物体之间种系发育的关系。

5. 分子生物学方法　核酸技术用于隐孢子虫病诊断,可以鉴别隐孢子虫的近源种或不同株型,在流行病学调查中确定传播途径或考核治疗效果。现已建立了多种方法:常规 PCR、PCR 结合探针标记技术、嵌套式 PCR、随机引物多态性 DNA PCR、RT-PCR、半定量 PCR、免疫磁性捕获 PCR。目前这些方法大多处于研究阶段,在临床或大面积应用还受到一定限制。

6. 环境样本检测法　水中隐孢子虫卵囊的检测需浓集后进行,主要包括 4 个步骤:卵囊的浓集;卵囊的纯化;卵囊的检测与计数以及活性分析。

三、临床治疗

1. 犬　隐孢子虫病目前尚无特效的治疗药物,现常采用支持疗法以增强机体免疫功能对抗此病。目前犬感染隐孢子虫多参考人隐孢子虫病治疗。有学者曾试用抗生素和抗原虫药等治疗,但疗效均不佳。对绝大多数具有正常免疫功能的患犬,此病可不治而愈,仅对症与支持治疗即可。使用免疫抑制剂的患犬应首先停药,对免疫功能有缺陷的患犬可试用螺旋霉素,以改善症状,使用大蒜素治疗本病,可取得较满意的效果。国外文献报道牛初乳、人血清高价免疫球蛋白、白介素等免疫制剂也有一定的抗隐孢子虫疗效。

2. 猪　猪隐孢子虫病目前也无特效的治疗药物。先后报道的众多药物中,多数药物只能产生部分疗效,可靠性差,其中以螺旋霉素和巴龙霉素效果较好,中药大蒜素、苦参合剂和驱隐汤的试验效果也不错。

3. 牛　目前已试用过 100 多种治疗药物,但没有一种有确切的治疗作用,因此预防是防治本病的最佳选择。对病畜一般采用抗微生物制剂,如给患病牛按体重 160 mg/kg 口服磺胺喹啉,连用 10 d 或在出生后第 10~14 天口服磺胺二甲嘧啶 3.75 g(配成 125 g/L 溶液)。防止合并感染或继发感染对控制本病都是必要的和有益的。有试验证明,用高免疫牛初乳喂养小牛,可使其产生不完全保护性免疫,其血清中的特异性抗体明显升高,并能明显缩短腹泻的持续时间和卵囊排放时间。但是高免疫牛初乳需通过人工免疫孕牛获得,动物试验表明自然感染隐孢子虫母牛的牛乳对隐孢子虫病无明显的防治效果。用纯化的 p23 蛋白对怀孕后期的母牛进行免疫,对其产生的犊牛进行攻虫,结果发现吃了初乳的犊牛没有发生腹泻,并且排出的卵囊数量也明显减少。用冻干的小球隐孢子虫卵囊对出生后不久的犊牛经口接种,攻虫后发现,卵囊的排出量和腹泻持续期缩短。但是,在田间试验中,不能阻止小球隐孢子虫流行株的感染。

【防制】

隐孢子虫病为人兽共患寄生虫病,传播途径广泛,可通过污染水源、食物、接触动物等途径而受到感染。因此做好隐孢子虫病的预防,了解隐孢子虫在环境中的存活时间,及对一般消毒剂的抵抗力,检测卵囊的存活很重要。应防止病人、病畜粪便污染食物和饮水,控制传染源并注意个人卫生。医疗卫生单位应注意医源性传播。

1. 加强对病人和病畜的粪便管理　患隐孢子虫病的病人和动物粪便中含有大量感染性

隐孢子虫卵囊,患病犊牛排出的每克粪便含卵囊数可高达 $10^5 \sim 10^7$ 个。应隔离隐孢子虫病病人和病畜,其粪便可用 10%福尔马林或 5%氨水消毒处理。

2. 加强个人卫生 不吃不干净的食物,不喝生水,不饮生奶,不吸吮手指,饭前便后洗手。接触有腹泻和呼吸道症状动物的人要洗手。家中有宠物时,应保持其清洁,并定期请兽医检查宠物的粪便中是否有隐孢子虫卵囊。

3. 医疗人员严格遵守卫生措施 护理隐孢子虫病患者、接触隐孢子虫病患者或动物标本的兽医、医护人员和实验室工作人员应严格遵守卫生措施,例如在诊疗过程中使用手套,摘去手套后洗手,病人用过的肠镜等器材和便盆等,在 3%漂白粉澄清液中浸泡 15 min 后再予清洗。

4. 加强水源管理 隐孢子虫的厚壁卵囊对环境和消毒剂的抵抗力远比其他原虫强,居民供水系统如果受到污染可能引起本病的暴发。除自来水外,湖水、河水、海水、游泳场、水上公园和观赏性喷泉也有可能被带有隐孢子虫的人或动物的排泄物所污染,所以不要直接饮用湖水或河水,不要去有可能污染的水域游泳,在游泳或嬉水时注意不要呛水。由于目前缺乏可靠而经济的可预防隐孢子虫的水处理和消毒方法,所以更应加强水源管理,避免水源被隐孢子虫污染。

5. 加强食品卫生管理 加强肉类、蔬菜、奶类等食品的卫生管理,防止食物被隐孢子虫卵囊污染。加强饭店和食堂的卫生管理,防止发生集体感染。

6. 加强儿童隐孢子虫病的预防 儿童是隐孢子虫病的高危人群之一,教育儿童不要玩犬猫是非常重要的预防措施,发现犬猫有隐孢子虫病要及时治疗,并采取措施,防止其粪便污染食物和饮水,引起儿童感染。幼儿园应注意对腹泻患儿的隐孢子虫检查,并隔离治疗。

7. 加强艾滋病病毒感染者隐孢子虫病的预防 隐孢子虫是机会致病性原虫,免疫功能低下的人容易感染,特别是艾滋病病毒感染者,它引起的长期严重腹泻是艾滋病病人的重要致死因素之一,国外已将艾滋病患者的隐孢子虫检查列为常规项目。

 思考题

1. 人主要感染哪种隐孢子虫? 不同体质的人症状有何不同?
2. 你认为预防隐孢子虫病的关键是什么?

二维码

第十九节 住肉孢子虫病

住肉孢子虫病(sarcosporidiosis)是 20 世纪 70 年代开始明确的一类重要的人兽共患寄生虫病,是由住肉孢子虫属的一些原虫寄生于家畜、鼠类、鸟类、爬行类以及人体的肌肉所引起的以肌肉病变为主的一种原虫病,流行范围广,感染率高,危害性大。虫体所产生的肉孢子虫毒素能严重地损害宿主的中枢神经系统和其他重要器官。本病原需要在两个不同种的宿主间循环,才能完成其生活史。无性发育阶段通常在中间宿主体内完成,有性发育阶段在终末宿主体内完成。草食动物、猪、鸟类、爬行类和小啮齿动物为中间宿主,犬、猫和人等为终末宿主。

【病原学】

一、分类地位

住肉孢子虫（*Sarcocystosis*）是一类细胞内寄生性原虫，属孢子虫纲（Sporozoasida）球虫亚纲（Coccidiasina）真球虫目（Eucoccidiorida）艾美耳球虫亚目（Eimeriorina），住肉孢子虫科（Sarcocystis）；包囊广泛寄生于爬行动物、鸟类和包括人、犬、猫在内的哺乳动物，迄今已记载的种有 120 多个，其中有 20 余种寄生于人和家畜。

二、形态学

包囊多呈长椭圆形至长梭形，长度从几毫米至几厘米不等，依虫种不同而异。寄生于牛肌肉中的牛住肉孢子虫和寄生于猪肌肉中的猪住肉孢子虫包囊均很小，只有几毫米，甚至不足 1 mm，肉眼难以察觉，光镜下依据包囊形态、大小和内部结构很难鉴别到种。电镜下包囊具有一层由单层质膜和膜下嗜酸物质构成的原囊壁。原囊壁向外表面皱褶形成许多突起。不同虫种间囊壁的形态结构存在差异，成为现代分类的重要依据之一。囊壁的基质向囊腔内延伸，分隔形成许多小室，通常外层是排成台球形的母细胞，内层是母细胞分裂产生的香蕉形缓殖子。卵囊含有两个卵圆形的孢子囊，每个孢子囊各含四个子孢子和一团或散状的残体。卵囊壁很薄，紧贴孢子囊壁，易破裂。

三、生活史

住肉孢子虫有严格的宿主特异性，发育史需在两种（但也发现食尾或同类相食动物，如蛇、蜥蜴的住肉孢子虫可在一个或同种异体）宿主体内完成。终末宿主吞食含包囊的肉而感染，包囊在胃肠道内释放出缓殖子，进入小肠上皮细胞或固有层，1～2 d 内发育成大配子和小配子，大小配子受精形成卵囊，卵囊第 5 天左右开始孢子化，经 8～12 d 发育成熟，并随粪便排出。卵囊内含有两个椭圆形孢子囊，每个孢子囊内有 4 个香蕉形的子孢子。由于卵囊壁很薄，紧贴孢子囊壁，往往通过肠道内的摩擦而破裂。因此，在粪中见到的常为孢子囊。进入粪便的孢子囊呈椭圆形，无色透明，大小为（13.6～16.4）μm×（8.3～10.6）μm。中间宿主吞食终末宿主粪便中的卵囊而遭受感染。子孢子在肠道内逸出，进入全身血管内皮细胞进行两次裂殖生殖，然后进入血液或单核细胞内进行第三次裂殖生殖。最后，进入心肌与骨骼肌纤维内发育成包囊。

【流行病学】

住肉孢子虫病流行于世界各地，家畜的感染率很高。本病的流行与猫、犬有关，还与农村中随地大小便的情况及猪的散放有关。人和猕猴、黑猩猩等动物为住肉孢子虫的终末宿主，牛、猪分别为人住肉孢子虫和猪住肉孢子虫的中间宿主。1983 年左仰贤首次在我国云南发现 2 例猪人住肉孢子虫病人，1986 年李逸明和连自强在云南耿马县首次报道了人体自然感染人住肉孢子虫的病例（图 2-3-11）。

人肠肉孢子虫在我国目前已知分布于云南、广西和西藏，人体自然感染率为 4.2％～21.8％。猪人肉孢子虫在我国主要流行于云南大理县、洱源县、下关市等地区，该地区的居民有吃生猪肉和半生不熟猪肉的习惯。1983 年曾对该地区进行过调查，检查 414 人，阳性者 123 人，感染率在 9.1％～62.5％。云南省猪的肉孢子虫自然感染率为 68％（昆明）。此外，在云南还发现人肉孢子虫，1986 年对耿马县城关和孟宝等地 91 份市售牛肉进行了抽查。人肉孢子虫阳性的有 84 头，感染率为 92.3％；并收集了该地区 47 份在近 10 d 内有生吃牛肉史者

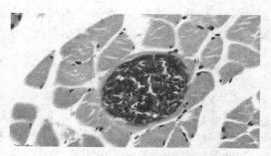

图 2-3-11　肉中的林氏住肉孢子虫

粪便，在粪便中发现人肉孢子虫卵囊和孢子囊者 11 例，人体自然感染率为 13.4％。在西藏采用特殊检查方法发现猪人肉孢子虫感染 16 例，人肉孢子虫感染 202 例。合计国内迄今共报告猪人肉孢子虫感染 139 例，人肉孢子虫感染 236 例。亚洲地区除我国外，也流行于泰国。

【病理学】

住肉孢子虫对中间宿主通常具有较强的致病性（对终末宿主弱或无），某些虫种能引起宿主严重发病，甚至死亡。其毒力强弱依种而异。致病作用除一般的机械作用与吸收营养外，和弓形虫、锥虫等寄生原虫一样，发育的各阶段产生致病性很强的毒素。由于毒素的作用，引起急性住肉孢子虫病。急性住肉孢子虫病发生在住肉孢子虫裂殖体阶段，表现为类似内毒素样休克、体温升高、全身组织器官出血、水肿与死亡；慢性住肉孢子虫病出现在住肉孢子虫包囊期，因其肿瘤坏死因子（TNF）能直接抑制骨骼生长，还能干扰生长激素释放抑制因子等生长调节物，间接地影响生长，所以慢性住肉孢子虫病表现为恶病质、肌肉萎缩、生长发育受阻。

剖检病变：体腔积液；肠系膜淋巴结水肿、坏死；脂肪组织萎缩；肌肉、脑及各内脏器官组织大量点状出血；血液稀薄。后期肌肉组织可出现绿色结节状肉芽肿或心肌灰白色病灶。

显微病变：横纹肌出血，细胞（单核）浸润，肌纤维变性、坏死；肾小球肾炎，皮质层细胞浸润，毛细血管基底层周灶性增生；肝门脉、胆管和胆小管周围细胞浸润，中央小叶脂肪样变；淋巴结和脾网状细胞增生，皮质层淋巴细胞空虚，肠系膜淋巴结坏死；肺间质性炎症和血管炎；脑呈非化脓性炎症，多灶性神经胶质细胞增生，血管周围管套。在以上器官组织中可找到裂殖体。包囊形成后，偶尔见到嗜酸性肌炎、肉芽肿、心肌营养不良、肌纤维变性。

【临床学】

一、临床表现

（一）人的临床症状

人住肉孢子虫病：人体感染后主要出现消化道症状如间歇性腹痛、腹胀、腹鸣、腹泻、食欲不振、呕吐，严重者可发生贫血、坏死性肠炎等。在人肌肉中的肉孢子虫卵囊可破坏所侵犯的肌细胞，当长大时可造成邻近细胞的压迫性萎缩，伴有肌痛、皮下肿胀等，如囊壁破裂可释放出一种很强的毒素——肉孢子虫毒素，作用于神经系统、心、肾上腺、肝和小肠等，大量时可致死。

实验室检查：红细胞、血细胞压积、血红蛋白急剧下降；中性粒细胞减少，淋巴细胞增加或

变化不显著,血小板减少;血清谷丙转氨酶、谷草转氨酶、肌酸激酶、乳酸脱氢酶活性增高;血清尿素氮、胆红素含量增加。(图 2-3-12)

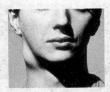

图 2-3-12 肉孢子虫病腮包囊

（二）动物发病表现

猪住肉孢子虫病:由猪猫住肉孢子虫引起的,可发生腹泻、肌炎、跛行、衰弱等;由米氏和猪人住肉孢子虫引起的,可出现急性症状:高热、贫血、全身出血、母猪流产等。猪住肉孢子虫体形较小,多见于腹斜肌、腿部肌肉、肋间肌及膈肌等处。肉眼观察可在肌肉中看到与肌纤维平行的白色毛根状小体(图 2-3-13)。显微镜检查虫体呈灰色纺锤形或雪茄烟状,内含无数半月形孢子。如虫体发生钙化,则呈黑色小团块。严重感染的肌肉、虫体密集部位的肌肉发生变性,颜色变淡似煮肉样。有时胴体消瘦,心肌脂肪呈胶样浸润等变化。

牛住肉孢子虫病:水牛、黄牛、奶牛等虫体主要寄生于食管壁、膈肌、心肌及骨骼肌,虫体寄生在肌肉组织间,白色,呈纺锤形、卵圆形或圆柱状,大小不一,与肌纤维平行的包囊状物(米氏囊、米休尔管),长 3 mm 至 2 cm 不等。牛犊经口感染犬粪中孢子化卵囊后,可出现一定的临床症状,如拒食、发热、贫血及体重减轻等,甚至在虫体的裂体增殖期内可引起死亡。剖检发现泛发性淋巴结炎、浆膜出血点等。

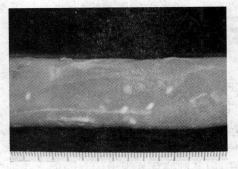

图 2-3-13 猪肉中的住肉孢子虫

羊住肉孢子虫病:虫体寄生于食管肌,呈半球形突起。小米粒至大米粒大,最大的虫体长达 2 cm,宽近 1 cm。

二、临床诊断

主要借助于免疫学方法与病理学检查。常用的血清学方法有间接血凝、酶联免疫吸附、间接荧光抗体、琼脂扩散试验等,包囊或缓殖子作抗原,诊断血清抗体 IgG 和 IgM。IgM 应答出现在感染早期,适用于急性病的诊断;IgG 产生较迟,但持续时长,其检测可用于急性与慢性住肉孢子虫病诊断。此外,免疫酶标法检测猪、鼠血清中住肉孢子虫循环抗原,能在感染早期做出诊断。

病理剖检与组织学检查,急性期主要依据特征性的全身性点状出血等病理变化,并检查到裂殖体或多量的幼包囊来确诊。但还应注意与弓形虫的区别,前者裂殖体寄生于血管内皮细胞的胞浆中,PAS 法染色,反应阳性;而后者裂殖体寄生于所有有核细胞内,且带虫空泡与宿主细胞浆分隔,PAS 反应阴性。

对慢性病尸或屠宰胴体主要是检查食道、心、舌等肌肉组织内有无包囊及酸性肌炎。包囊检查常用的方法有:①蛋白酶消化法,检出率可达 90% 以上;②压片镜检法,检出率 80% 以上;③肉眼检查,适用于包囊较大的虫种。

三、临床治疗

住肉孢子虫病的治疗尚处探索阶段,暂无特效药物,通常是用抗球虫药物。目前,已筛选出一些有效的药物,如:常山酮、土霉素治疗急性羊住肉孢子虫病;伯氨喹等药物组合治疗人工诱发的急性水牛住肉孢子虫病;磺胺喹噁啉加乙胺嘧啶、球痢灵,杀灭鼠住肉孢子虫裂殖体和幼包囊,效果良好。

【防制】

1. 切断传染环节 加强肉品检验工作:可对屠宰猪、牛心肌、膈肌、食道肌作压片镜检,提高住肉孢子虫的检出率。

做好肉品的无害化处理:虫体发现于全身肌肉,但数量较少的,不受限制出场;较多虫体发现于全身肌肉,且肌肉有病变的,整个胴体做工业用或销毁,肌肉无病变的,则高温处理后出场,局部肌肉发现较多虫体的,该部高温处理后出场,其他部位不受限制出场;水牛食管有较多虫体的,食管做工业用或销毁。

防止终末宿主感染:注意个人饮食卫生,不吃生的或未煮熟的各种肉食,这是防止人体作为终末宿主被感染的唯一方法。犬猫可以作为家畜多种住肉孢子虫的终末宿主,要加强管理,以熟肉来喂养。

防止中间宿主感染:严禁包括人在内的终末宿主的粪便污染猪的饲料、饮水和饲养场地,以切断传染环节。

2. 药物预防 如用常山酮、盐霉素、莫能霉素预防羊住肉孢子虫,以莫能霉素、氨丙啉预防牛住肉孢子虫,都能起到很好的效果。

3. 免疫预防 目前,初步取得免疫成功的方法是给动物口服低于发病剂量(牛 5 000 个,猪、山羊、绵羊各 1 000 个)孢子囊,大约在 1 个月后产生对同种住肉孢子虫攻击感染的保护性免疫。猪可获得 3~6 个月,牛、羊可达 8~11 个月或以上的免疫力。在免疫感染过程中配合使用盐霉素、氨丙啉等药,既能减轻住肉孢子虫的致病力,又不降低其免疫原性。

 思考题

1. 住肉孢子虫生活史如何? 主要通过什么途径传播? 对住肉孢子虫病传染源,应如何控制和消灭?

2. 住肉孢子虫病主要的诊断依据是哪些?

3. 动物一旦确诊为住肉孢子虫病,应如何处理?

二维码

第二十节 螨 病

螨病(acariasis)是由蛛形纲蜱螨目的多种螨类寄生于畜禽和人类体表或表皮内所引起的慢性皮肤病。家畜的螨病又叫疥癣,可引起牛、马、羊、猪、骆驼、兔及犬、猫等动物发病,尤其是对绵羊的危害最为严重。呈现脱毛,皮肤龟裂和发痒等症状。患畜烦躁不安,生长迟缓,生产性能下降;在不良的饲养管理条件下,有可能造成大批死亡。不同种类的螨以其不同生长阶段影响宿主,多种家畜和人都有可能发生疥螨病和蠕形螨病。

疥螨病

【病原学】

螨病由蛛形纲(Arachnida)蜱螨目(Acarina)感染疥癣虫所致,疥癣虫属蜱螨目中的疥螨科;成虫体呈圆形,微黄白色,背面隆起,腹面扁平。外皮由坚固的角质构成。没有真正的头,而将其口器称作假头。整个虫体分为假头和躯体两部分。不分节。成虫腹面有 4 对肢,幼虫仅 3 对肢。两性的形态随种而异。雌螨体长 0.30~0.40 mm,雄螨体长 0.19~0.23 mm。躯体可分为两部(无明显界限),前面称为背胸部,有第 1 和第 2 对足,后面称为背腹部,有第 3 和第 4 对足,体背面有细横纹、锥突、圆锥形鳞片和刚毛。假头后方育有一对短粗的垂直刚毛,背胸上有一块长方形的胸甲。肛门位于背腹部后端的边缘上。躯体腹面有 4 对短粗的足。在雄螨的第 1、2、4 对足上,雌螨的第 1、2 对足上各有盂状吸盘一个,长在一根不分节的中等长短的盘柄的末端。在雄螨的第 3 对足和雌螨的第 3、4 对足上的末端,各有长刚毛一根。卵呈椭圆形,平均大小为 150 μm×100 μm。发育过程属不完全变态,包括卵、幼虫、稚虫和成虫 4 个阶段。稚虫阶段又分一、二两期。疥螨在宿主表皮内穿凿隧道,并在其中繁殖发育。雌虫在隧道内产卵,孵出的幼虫爬出隧道,在皮肤上开凿小穴,并在其中蜕化为稚虫。稚虫钻入皮肤形成穴道,在其中蜕化后变为成虫。雄虫交配后死去,雌虫存活 4~5 周。发育过程 8~22 d,平均15 d。

【流行病学】

各种年龄、品种的牲畜均可感染本病。螨和卵在离开宿主后存活时间很短,宿主主要是由于病畜与健康畜的直接接触,或通过被螨及其卵污染的圈舍、垫草和饲养管理用具、饲养人员的衣服和手、看守犬等的间接接触而引起感染。幼畜有挤压成堆躺卧的习惯,这是造成本病迅速传播的重要原因之一。此外,畜舍阴暗、潮湿、环境不卫生及营养不良等均可促进本病的发生和发展。秋冬季节,特别是阴雨天气,本病蔓延最快。

【病理学】

疥螨在皮内寄生,咬凿、移动、咀嚼和刺穿皮肤,使患部剧痒、渗出、皮肤脱屑、角质增生、皮肤肥厚和脱毛等,同时患畜搔、摩擦、啃咬皮肤而造成皮肤创伤。主要表现为皮肤发红、剧痒;一般症状为掉毛,皮肤变厚,出现红斑、小块痂皮和鳞屑以及瘙痒引起的自我抓伤,并继发细菌感染。常见背部、腹下部病灶分布较多。

【临床学】

一、临床表现

剧痒、脱毛、结痂、皮肤皱褶或龟裂和金色葡萄球菌混合感染后形成湿疹性渗出性皮炎、患部逐渐向周围扩展和具有高度传染性为本病特征。

（一）人的临床症状

感染疥螨的人,不会立即出现症状,当疥螨繁殖增多引起宿主免疫应答后,才出现瘙痒和皮肤丘疹。瘙痒是疥螨感染的主要症状,剧烈的瘙痒具有夜间加重的特征,常影响患者睡眠。由于挠抓常引起表皮剥落和出血,检查时往往可见抓痕、血痂,也容易引起继发感染而发生疖疮、疖、毛囊炎、甲沟炎等并发症。

(二)动物发病表现

1. 犬　本病主要发生于头部(鼻梁、眼眶、耳廓的基部),有时也起始于前胸、腹下、腋窝、大腿内侧和尾根,然后蔓延至全身。病初在皮肤上出现红斑,接着发生小结节,特别是在皮肤较薄之处,可见到小水疱甚至脓疱。此外,有大量麸皮状脱屑,或结痂性湿疹,进而皮肤肥厚,被毛脱落,表面覆有痂皮,除掉痂皮后,皮肤呈鲜红色且湿润,往往伴有出血。增厚的皮肤特别是面部、颈部和胸部的皮肤常形成皱褶。剧痒贯穿于整个疾病过程中,当气温上升或运动后体温升高时,痒觉更加剧烈。病犬终日啃咬、摩擦,烦躁不安,影响正常的采食和休息,消化、吸收机能降低,日渐消瘦,继之衰竭,甚至死亡。发生于眼周围时,严重者可导致失明(图 2-3-14)。

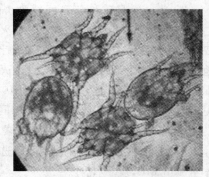

图 2-3-14　显微镜下的犬疥螨

2. 猪　幼猪多发。病初从眼周、颊部和耳根开始,以后蔓延到背部、体侧和股内侧。主要临床表现为剧烈瘙痒,病猪到处摩擦或以肢蹄搔擦患部,甚至将患部擦破出血,以致患部脱毛、结痂,皮肤肥厚,形成皱褶和龟裂。猪疥螨病的临床表现可分为两种类型:皮肤过敏反应型和皮肤角化过度型。

二、临床诊断

在患部与健康部交界处采集病料,用手术刀刮取痂皮,直到稍微出血。症状不明显时,可检查耳内侧皮肤刮取物中有无虫体。将刮到的病料装入试管内,加入 10% 苛性钠(或苛性钾)溶液,煮沸,待毛、痂皮等固体物大部分被溶解后,静置 20 min,由管底吸取沉渣,滴在载玻片上,用低倍显微镜检查,有时能发现疥螨的幼虫、若虫或虫卵。疥螨幼虫为 3 对肢,若虫为 4 对肢。疥螨卵呈椭圆形,黄色,较大(155 μm×84 μm),卵壳很薄,初产卵未完全发育,后期卵透过卵壳可见到已发育的幼虫。由于病猪常啃咬患部,有时在用水洗沉淀法做粪便检查时,可发现疥螨虫卵。

三、临床治疗

1. 犬

(1)彻底清除患犬舍的垫物,烧毁污物。场地及器具等清洗干净后用消毒液彻底消毒。

(2)立即对病犬注射 1% 伊维菌素制剂 0.1~0.2 mL/kg 体重,患部皮下多点注射,间隔 5~7 d 后重复用药一次,注射 2~3 次后大多数患犬可治愈。若出现继发感染、体温升高,需用抗生素加以对症治疗。

(3)剪去病犬患部体毛,用肥皂水或 0.1% 新洁尔灭溶液进行清洗,除去污物及一部分易脱落痂皮,而后用杀虫王药液(20% 氰戊菊酯加水以 1:2 000 倍稀释)浸浴 10~15 min,隔天一次。浸浴时注意不让患犬舔食药液,避免药液溅入眼睛等敏感部位,若发生该情况应立即用清水冲洗。

(4)克螨灵擦剂,每支 2 mL 兑水 0.5 L,涂擦患部,7 d 后重复一次。药浴疗法:林丹,0.03%～0.06%的药液药浴,一周后重复一次。用 0.5%的敌百虫液涂擦患部,防止浓度过高或让犬舔食造成中毒,7 d 后重复涂擦一次。

(5)经过治疗后的患犬应圈入清洁、通风、凉爽的犬舍,避免病犬到处走动而污染环境。

2.猪　一旦确诊猪已经感染疥螨,可以选用以下几种方法对病猪进行治疗处理:

(1)药浴或喷洒疗法。20%杀灭菊酯(速灭杀丁)乳油 300 倍稀释,或 2%敌百虫稀释液或双甲脒稀释液,全身药浴或喷雾治疗,务必全身都喷到,连续喷 7～10 d,并用该药液喷洒圈舍地面、猪栏及附近地面、墙壁,以消灭散落的虫体。药浴或喷雾治疗后,再在猪耳廓内侧涂擦自配软膏(杀灭菊酯与凡士林以 1∶100 比例配制)。因为药物无杀灭虫卵作用,根据疥螨的生活史,在第 1 次用药后 7～10 d,用相同的方法进行第 2 次治疗,以消灭孵化出的螨虫。

(2)饲料中添加 0.2%伊维菌素预混剂。

(3)皮下注射杀螨制剂。可以选用 1%伊维菌素注射液,或 1%多拉菌素注射液,每 10 kg体重 0.3 mL,皮下注射。

(4)对疥螨和金黄色葡萄球菌混合感染猪治疗:按照上述(1)(2)的方法同时治疗外,还要同时配合用利巴韦林、青霉素类的药物粉剂,与 2%的水剂敌百虫混合均匀后,进行全身外表患处的涂抹,每天涂抹 1～2 次,连续使用 5～7 d。

【防制】

1.犬

(1)平时搞好犬体卫生,定期用硫黄皂水为犬洗浴,以除去其身上的痂和污物。

(2)保持犬舍干燥、清洁、通风,不接触患病犬,定期清洗消毒用具、犬舍。

(3)畜主平时注意观察宠物的健康状况,发生脱毛、体痒等临床症状应立即就诊。

(4)畜主应注意自身保护,防止人自身的感染。

2.猪

(1)每年在春夏、秋冬交季过程中,对猪场全场猪只和环境进行至少 2 次以上的彻底驱虫工作,每次驱虫时间必须是连续 5～7 d。

(2)加强防控与净化相结合的措施,重视杀灭环境中的螨虫。因为螨病是一种具有高度接触传染性的外寄生虫病,患病公猪通过交配传给母猪,患病母猪又将其传给哺乳仔猪,转群后断奶仔猪之间又互相接触传染。如此,形成恶性循环,永无休止。所以需要加强防控与净化相结合的措施,对全场猪群同时杀虫。但在驱虫过程中,大家往往忽视一个非常重要的环节,那就是环境驱虫。对猪使用驱虫药后 7～10 d 内,对环境杀虫与净化,才能达到彻底杀灭螨虫的效果。原因如下:

①在给猪体内、体表驱虫的过程中,螨虫感觉到有药物时,有部分反应敏感的螨虫就快速掉到地上,爬到墙壁上、屋面上和猪场外面的杂草上;此外,被病猪搔痒脱落在地上、墙壁上的疥螨虫体、虫卵和受污染的栏、用具、周围环境等也是重要传染源。如果不对这些环境进行同时杀虫,过几天螨虫就又爬回猪体上。

②环境中的疥螨虫和虫卵也是一个十分重要的传染源。很多杀螨药能将猪体的寄生虫杀

灭,却不能杀灭虫卵或幼虫,原猪体上的虫卵3～5 d后又孵化成幼虫,成长为具有致病作用的成虫又回到猪体上和环境中,只有再对环境进行一次净化,才能达到较好的驱虫效果。

③另外,疥螨病在多数猪场得不到很好控制的主要原因在于人员对其危害性认识不足。在某种程度上,由于对本病的隐性感染和流行病学缺乏了解,饲养人员又常把过敏性螨病所致瘙痒这一主要症状,当作一种正常现象而不以为然,既忽视治疗,又忽视防控和环境净化,所以难以控制本病的发生和流行,造成本不应该发生的损失。

所以必须重视螨虫的杀灭工作。加强对环境的杀虫,可用1:300的杀灭菊酯溶液或2%液体敌百虫稀释溶液,彻底消毒猪舍、地面、墙壁、屋面、周围环境、栏舍周围杂草和用具,以彻底消灭散落的虫体。同时注意对粪便和排泄物等采用堆积高温发酵的方法杀灭虫体。杀灭环境中的螨虫,这也是预防猪疥螨最有效的、最重要的措施之一。

蠕形螨病

蠕形螨(demodicid mites),又称毛囊虫、毛囊螨,寄生于多种哺乳动物,包括人的毛囊和皮脂腺,是一种永久性寄生螨。寄生在人体的蠕形螨有两种:一种是毛囊蠕形螨,寄生在毛囊;一种是皮脂腺蠕形螨,寄生在皮脂腺。两种蠕形螨可在同一个人身上寄生。这种人蠕形螨俗称毛囊虫,寄生在人体的毛囊虫引起的慢性炎症叫蠕形螨病,临床表现为面部、背部等皮脂溢出部位的红斑、丘疹、脓疱、结痂、脱屑。

【病原学】

蠕形螨属于蠕形螨科(Demodicidae)蠕形螨属(*Demodex*),是一类永久性寄生螨,寄生于多种哺乳动物的毛囊、皮脂腺或内脏中,对宿主的特异性很强。犬蠕形螨病又称犬毛囊虫病或犬脂螨病,是由于犬蠕形螨寄生于犬毛囊或皮脂腺而引起的皮肤病。蠕形螨是一种小型的寄生螨。成虫体细长,乳白色,半透明,体长0.15～0.30 mm,雌螨略大于雄螨。足粗短呈芽突状。雄螨的生殖孔位于其胸部的突出处。雌螨的生殖孔位于腹面,第四对足之间。卵呈菱形,长0.07～0.09 mm。

【流行病学】

本病的发生多由健康易感动物和病畜(或被病畜污染的物体)相接触而造成。正常的幼畜身上有蠕形螨存在,但不发病,当虫体遇到发炎的皮肤,并有丰富营养物质时,即大量繁殖并引起发病。本病多发于5～6月龄的幼犬,但目前来看犬蠕形螨病的发生已没有年龄限制,各种年龄段的犬均有发生。

蠕形螨对温度较敏感,发育最适宜的温度为37℃。宿主体温升高或降低时,蠕形螨爬出,在体表爬行。蠕形螨昼夜均可爬出皮肤表面,且以雌螨为主。毛囊蠕形螨爬出高峰时间为10:00～18:00,皮脂蠕形螨为20:00～2:00。

蠕形螨生活力较强,对温湿度、酸碱度和某些药物均有一定的抵抗力。5℃时可活1周左右,而在干燥空气中可活1～2 d,对酸性环境的耐受力强于碱性环境,尤以皮脂蠕形螨为明显。75%酒精和3%来苏儿15 min可杀死蠕形螨,日常用的肥皂不能杀死蠕形螨。

【病理学】

本病以引起皮脂腺-毛囊炎为特征。猪蠕形螨病,一般先发生于眼周围、鼻部和耳基部,而后逐渐向其他部位蔓延。病变部出现针尖大、米粒大甚至核桃大的白色囊。囊内含有很多蠕形螨、表皮碎屑及脓球。细菌感染严重时,成为单个的小脓肿。有的皮肤增厚,不洁,凹凸不平而盖以皮屑,并发生皲裂。牛蠕形螨病一般多发生于头部、颈部、肩部、背部或臀部,形成针尖大至核桃大的白色小囊瘤,内含粉状物或脓样液。也有只出现鳞屑而不形成疮疖的。切开皮肤结节或脓疱,取其内容物作涂片镜检。蠕形螨细长,呈半透明乳白色,一般体长 0.25～0.3 mm,宽约 0.04 mm。外形上可以区分为头、胸、腹三个部分。头部具有蹄铁状口器(又称假头),口器由一对须肢、一对螯肢和一个口下板组成;胸部有四对短粗的足;腹部长,表面具有明显的环形条纹。

【临床学】

一、临床表现

(一)人的临床症状

局部皮肤弥漫性潮红、充血,散在针尖至粟粒大的红色丘疹、小结节、脓疱、结痂、脱屑、肉芽肿,皮脂异常渗出,毛囊口显著扩大,表面粗糙,甚至凹凸不平,螨性酒糟鼻,眼睑缘炎,外耳道瘙痒,溢脂性脱发等。

(二)动物发病表现

犬蠕形螨多寄生在犬的眼、耳、唇以及前腿内侧的无毛处,多寄生在毛囊中,很少寄生在皮脂腺。形成与周围界限分明的红斑。严重时虫体可寄生于犬的淋巴结和其他组织(如肝脏)内,甚至在犬的耳道、趾(指)间也可查到虫体。另外,免疫功能下降常引起犬全身性蠕形螨感染。

二、临床诊断

常用的蠕形螨检查方法有 3 种:

1. 透明胶纸粘贴法　用透明胶纸于晚上睡前粘贴于动物面部的鼻、鼻沟、额、颧及颏部等处,至次晨取下,贴于载玻片上镜检。

2. 挤刮涂片法　通常采用痤疮压迫器刮取,或用手挤压,或用蘸水笔尖后端等器材刮取受检部位皮肤,将刮出物置于载玻片上,加 1 滴甘油,铺开,镜检。

3. 挤粘结合法　在检查部位粘贴透明胶纸后,再用拇指挤压粘贴部位,取下胶带镜检。此法检出率较高。

三、临床治疗

(1)苯甲酸苄酯 33 mL,软肥皂 16 g,95％酒精 5 mL 混合,每天 3 次,连用 3 d。

(2)5％碘酊,外用,每天 6～8 次。

(3)凡士林擦剂:硫黄 10 g,石炭酸 10 g,氧化锌 20 g,淀粉 15 g,凡士林加至 100 g,局部涂擦,每天 3 次,连用 3 d。

(4)对于重症病犬局部应用杀虫剂外,还应全身应用抗菌药,防止继发感染。为杀死淋巴内的虫体可静脉注射 1‰台盼蓝溶液,剂量为 0.5～1 mL/kg 体重,间隔 6 d 注射一次,共注射 2～3 次。

(5)中药药浴。药方:百部 50 g,川椒 30 g,丁香 30 g,川芎 30 g,苦参 50 g,白鲜皮 30 g,没药 20 g,苍术 50 g,黄柏 30 g,益母草 20 g,野菊花 30 g,忍冬藤 30 g,蝉蜕 20 g,地肤子 30 g,当归 15 g。用法:加水煮 20 min(最好煮三次,这样药会更浓,不至于浪费),去渣取水,待温让犬泡 15 min,一定要泡足时间。

【防制】

加强饲养管理,保持良好的卫生环境对预防本病的发生尤为重要。

(1)可在每年的夏季剪毛后,对羊只进行药浴,这是用来预防螨病的一条重要有效的措施。

(2)对可疑的病畜应当及时进行隔离治疗,中小家畜及无经济价值的病畜应当进行淘汰。

(3)饲养户在购进或引进家畜时,应当事先了解产地有无螨病存在,引入后要对引入家畜隔离观察一段时间,当确认无螨病后再并入畜群中。

(4)家畜圈舍要宽敞、干燥、透光、通风良好,舍内饲养家畜密度不要太大,舍内要经常进行打扫,对舍内地面、墙壁、各种用具等还要经常进行严格定期消毒,以杜绝各种疫病的传染和蔓延。

(5)尽量避免人与患畜的直接接触和间接感染。

 思考题

二维码

1. 疥螨病和蠕形螨病的主要异同点有哪些?
2. 哪种螨病可传染给人?传染途径是怎样的?有何临床表现?

第二十一节　其他人兽共患寄生虫病

病名	概　况
并殖吸虫病	并殖吸虫病(paragonimiasis),又称肺吸虫病,是由并殖吸虫以人和哺乳动物的肺为主要寄生部位引起的一种常见的人兽共患疾病。主要表现为咳嗽、胸痛、纤维素性浆膜炎、皮下结节、出血性坏死性脓肿。本病在世界范围内流行广泛,迄今已报道并殖吸虫近 50 种,我国有 32 种,其中以卫氏并殖吸虫感染引起的肺型肺吸虫病为主
裂头蚴病	裂头蚴病(sparganosis)在我国主要是由曼氏迭宫绦虫的幼虫裂头蚴所致。裂头蚴主要寄生于蛙、蛇、禽类和一些哺乳动物包括人、猪的肌肉、皮下组织、胸腹腔等处,成虫曼氏迭宫绦虫主要寄生于犬、猫和一些野生肉食动物包括虎、狼、豹、狐狸、狮、浣熊等。人是裂头蚴的偶然宿主,主要通过局部敷贴生蛙肉,吞食生的或未煮熟的蛙、蛇、鸡、鸭或猪肉,误食含剑水蚤的生水,或原尾蚴直接从皮肤黏膜侵入而感染。虫体在皮下、肌肉、眼、脑、肺、椎管、精索、乳腺、口腔及多种深部脏器中寄生,致曼氏裂头蚴病,严重危害人体健康。裂头蚴病在世界一些国家,特别是东南亚分布十分广泛

续表

病名	概　况
细颈囊尾蚴病	细颈囊尾蚴病(cysticercosis),又名囊虫病,是由泡状带绦虫的幼虫细颈囊尾蚴(俗称水铃铛)引起的一种慢性或急性的人兽共患寄生虫病,主要寄生于人皮下组织、肌肉以及中枢神经系统,动物肝、肺以及网膜等组织,犬和其他肉食动物小肠内,其中以脑囊尾蚴病最为严重,甚至危及生命,危害性极大。人主要经口感染此病。本病呈世界性分布,我国各地普遍流行
疟疾	疟疾(malaria)是寄生于细胞内的疟原虫引起的一种寄生虫病。疟原虫首先由 Lareran (1880)在恶性疟疾患者的红细胞内发现。目前已知疟原虫有 130 多种,主要寄生于人和哺乳类,少数寄生在鸟类与爬行类等动物。疟原虫有严格的宿主选择性,仅少数种类寄生在亲缘相近的宿主
裂头绦虫病	裂头绦虫病(Sparganosis)由曼氏迭宫绦虫(Spirometra Joyeux & Houdemer 1928)的第二期幼虫实蚴引起。Manson 于 1882 年首次在我国厦门一男尸体的肾脏周围检出。随后流行于亚洲、非洲、大洋洲、美洲和欧洲等地,虫体的寄生部位,主要取决于幼虫移行和定居的部位而定,多寄生在皮下、黏膜下或浅表肌肉内。引起寄生部位炎症,形成结节,侵入眼球可导致失明,进入脑部后果更严重。本病呈散发,治疗首选药物是吡喹酮等
广州管圆线虫病	广州管圆线虫病(angiostrongyliasis)由广州管圆线虫引起,病原寄生于人或一些鼠体内能引起嗜酸性粒细胞增多性脑或脑膜炎。广州管圆线虫多存在于陆地螺、淡水虾、蟾蜍、蛙、蛇等动物体内。患者表现为脑膜脑炎、脊髓膜炎和脊髓炎,可使人致死或致残。本病无特效治疗药物
异形吸虫病	异形吸虫病(heterophyiasis)是异形科吸虫寄生于人、畜肠道引起的人兽共患吸虫病。本病原是吸虫中虫体较小的一类,人兽共患的有 22 种。本病在我国流行普遍,生食鱼肉是引起本病的主要感染方式。异形吸虫寄生于宿主的小肠内,引起宿主肠道炎症和消化道机械性损伤等。严重的造成肠和血管破裂等。吡喹酮治疗效果较好
缩小膜壳绦虫病	缩小膜壳绦虫病(hymenolepiasis diminuta)是由缩小膜壳绦虫(*Hymenolepis diminuta* 1819)引起的鼠等的常见寄生虫病,偶尔寄生于人体。本虫为世界性分布,终末宿主有 99 种之多,其中间宿主多为节肢动物。临床表现神经和消化系统的症状。吡喹酮、槟榔南瓜子、灭绦灵等均有较好的治疗效果
食道口线虫病	食道口线虫病(oesophagostomiasis)的病原体种类较多,寄生于哺乳类动物的有 50 多种,其中人兽共患已知的有 4 种。寄生于人或兽体内引起肠炎、机械性损伤,使肠道黏膜出血溃疡。由于幼虫寄生在肠壁内形成结节,故有结节虫之名,降低机体对营养物质的吸收。常用左咪唑、噻嘧啶和噻苯唑等药物治疗
类圆线虫病	类圆线虫病(strongyloidiasis)是由类圆线虫寄生引起的肠道线虫病。引起人兽共患的类圆线虫主要有四种。病原体主要感染人体,亦可寄生于猫、犬等动物。在热带、亚热带和温带均有本病的分布。据 WHO 估计,粪类圆线虫受感染的人数超过 5 000 万人。皮肤接触是主要的感染途径,也可经口感染。多数为慢性无症状感染,弥漫性(侵及肠道外各脏器)重型病例则常危及生命。噻苯咪唑是首选药物,也可应用伊维菌素

续表

病名	概　况
颚口线虫病	颚口线虫病（gnathostomiasis）是由颚口线虫引起的一种寄生虫病，其病原隶属于旋尾目（Spirurida）颚口科（Gnathostomatiidae）颚口属（*Gnathostoma*）。虫体粗大，活时呈鲜红色，我国报道3种人兽共患种。以棘颚口线虫（*Gnathostoma spinigerum*）为最多。成虫寄生于食肉兽胃壁内，第一中间宿主为剑水蚤，第二中间宿主为鱼、蛙类，蛇、鸟和哺乳类可能为转续宿主。临床上以移行性皮下肿块、血液嗜酸性粒细胞增多为特点。此外，棘颚口线虫的第三期幼虫还可侵犯深部组织和器官，如脑、肺、眼、肝、肾等，引起内脏颚口线虫蚴虫病。噻苯咪唑是首选药物，也可应用伊维菌素
美洲锥虫病	美洲锥虫病（American trypanosoma）又称恰格斯氏病是由带有鞭毛的寄生性原虫——枯氏锥虫（*Trypanosoma cruzi*）引起的。本病流行于南美与中美洲。主要引起皮下发炎、发烧、淋巴结变形、肝肿大、心肌炎和消化系统疾病等。目前无有效疗法
非洲锥虫病	非洲锥虫病（African trypanosoma）又名睡眠病，是非洲人兽共患的严重疾病之一，也是世界上危害最为严重的寄生虫病之一。病原为罗德西亚锥虫（*Trypanosoma rhodesiense*）和冈比亚锥虫（*Trypanosoma gambiense*）。虫体主要侵害血液和淋巴，由于虫体大量分泌毒素侵害循环系统造成心肌炎和心内膜炎。虫体随血液到达脑组织引起脑炎和脑实质炎症。目前无有效疗法
巴贝斯虫病	巴贝斯虫病（babesiosis）是由蜱传播的一种血液原虫病。虫体寄生在哺乳动物的红细胞内，多见于牛、马、羊、驴、骡、犬等家畜及啮齿动物，偶尔寄生于人。其临床主要症状为高热、贫血、黄疸和血红蛋白尿。治疗方面尽量早确诊，早治疗，加强护理，治疗的药物包括磷酸伯氨喹啉、贝尼尔；并可根据临床症状，给以强心、补液、止血、健胃、缓泻、舒肝、利胆等中西药物及抗生素类药物；对红细胞、血红蛋白显著下降的患牛可以进行输血

附 录

一、世界卫生组织简介

世界卫生组织（World Health Organization，WHO 简称世卫组织），是联合国下属的一个专门机构，总部设置在瑞士日内瓦，是国际上最大的政府间卫生组织，现有约 200 个成员。1946 年 7 月在美国纽约举行的国际卫生大会通过了《世界卫生组织组织法》，1948 年 4 月 7 日该法获联合国成员批准后，世界卫生组织宣告成立，每年的 4 月 7 日确定为全球性的"世界卫生日"。

世卫组织是联合国系统内卫生问题的指导和协调机构，宗旨是使全世界人民获得尽可能高水平的健康。该组织给健康下的定义为"身体、精神及社会生活中的完美状态"。世卫组织的主要任务是：指导和协调国际卫生工作；协助加强申请国的卫生事业，提供技术援助；主持国际性流行病学和相关统计业务；促进防治和消灭流行病、地方病和其他疾病；促进防治工伤事故及改善营养、居住、计划生育和精神卫生；促进从事增进人民健康的科学和职业团体之间的合作；提出国际卫生公约、规划、协定；促进并指导生物医学研究、医学教育和培训等工作；制定有关疾病、死因及公共卫生实施方面的国际名称；制定诊断方法的国际规范标准；协助在各国人民中开展卫生宣传教育工作。其主要职能包括：促进流行病和地方病的防治；提供和改进公共卫生、疾病医疗和有关事项的教学与训练；推动确定生物制品的国际标准。

世界卫生大会是世卫组织的最高决策机构，它一般于每年 5 月在日内瓦举行会议，并由成员派代表团参加，其主要职能是决定本组织的政策及相关事项。卫生大会任命总干事，监督本组织的财政政策，以及审查和批准规划预算方案。它同样审议执行委员会的报告，就可能需要进一步行动、研究、调查或报告的事项做出指示。

执行委员会由 34 名在卫生专门技术方面具备资格的委员组成。当选委员任期 3 年。该委员会主要会议于 1 月举行，商定即将召开的卫生大会议程和通过呈交卫生大会的决议，其主要职能是执行卫生大会的决定和政策，向其提供建议并普遍促进其工作。

世卫组织的首长为总干事，由卫生大会根据执行委员会提名任命。现任总干事为中国香港人陈冯富珍。

二、世界动物卫生组织简介

世界动物卫生组织（Office International des Epizooties，OIE）是有关动物卫生的国际组织，是处理国际动物卫生协作事务的政府间组织，其产生可追溯到 19 世纪末和 20 世纪初。当时欧洲多次发生牛瘟，并发现疫情的发生与通过国际贸易的传播密切相关。1921 年 5 月，法国发起并邀请多个国家参加举行国际动物流行病学大会。1924 年 1 月 25 日，法国、巴西、阿根廷、比利时等 28 个国家的代表签署了《关于在巴黎建立世界动物卫生组织》的国际协定，OIE 正式宣告成立。经 80 余年的发展，OIE 在全球动物卫生事务中的作用和影响越来越大，成员数量不断增加，至 2007 年，OIE 已拥有正式成员 168 个。2007 年 5 月 25 日世界动物卫生组织在巴黎召开的第 75 届国际大会通过决议，恢复了我国在该组织的合法权利。

世界动物卫生组织的主要任务是：收集并向各国通报全世界动物疫病的发生发展情况，以及相应的控制措施；促进并协调各成员加强对动物疫病监测和控制的研究；协调各成员之间动物及动物产品贸易的规定。

三、中华人民共和国农业部发布的《人畜共患传染病名录》

中华人民共和国农业部公告（第 1149 号）

根据《中华人民共和国动物防疫法》有关规定，我部会同卫生部组织制订了《人畜共患传染病名录》，现予发布，自发布之日起施行。

二〇〇九年一月十九日

附件：人畜共患传染病名录（26 种）

牛海绵状脑病、高致病性禽流感、狂犬病、炭疽、布鲁氏菌病、弓形虫病、棘球蚴病、钩端螺旋体病、沙门氏菌病、牛结核病、日本血吸虫病、猪乙型脑炎、猪 Ⅱ 型链球菌病、旋毛虫病、猪囊尾蚴病、马鼻疽、野兔热、大肠杆菌病（O157：H7）、李氏杆菌病、类鼻疽、放线菌病、肝片吸虫病、丝虫病、Q 热、禽结核病、利什曼病。

四、本教材汉英病名对照

中文病名	英文病名
A	
阿根廷出血热	Argentina hemorrhagic fever
阿米巴病	Amoebiasis
埃博拉出血热	Ebola hemorrhagic fever
埃立克体病	Ehrlichiosis
B	
巴贝斯虫病	Babesiosis
巴尔通体感染	Bartonella infection
巴氏杆菌病	Pasteurellosis
斑点热	Spotted fever
棒状杆菌病	Corynebacreriosis
孢子丝菌病	Sporotrichosis
鼻孢子菌病	Rhinosporidiosis
鼻疽	Maliasmus
并殖吸虫病	Paragonimiasis
玻利维亚出血热	Bolivian hemorrhagic fever

波瓦生脑炎   Powassan encephalitis
博尔纳病   Borna disease
布鲁斯菌病   Brucellosis
布氏姜片吸虫病   Fasciolopsis

C
肠出血性大肠杆菌 O157：H7 感染   Enterohaemorrhagic *E.coli* O157：H7
                                    infection

D
大肠杆菌病   Colibacillosis
丹毒丝菌病   *Erysipelothrix rhusiopathiae* disease
登革热   Dengue fever
地霉菌病   Geotrichosis
东部马脑炎   Eastern equine encephalitis
痘病   Pox disease

E
鄂木斯克出血热   Omsk hemorrhagic fever
颚口线虫病   Gnathostomiasis
恶性水肿   Malignant edema

F
放线菌病   Actinomycosis
非洲锥虫病   African trypanosoma
疯鹿病   Chronic wasting disease
附红细胞体病   Eperythrozoonosis
副溶血性弧菌病   *Vibrio parahaemolyticus* disease

G
肝片吸虫病   Fascioliasis
弓形虫病   Toxoplasmosis
钩虫病   Ancylostomiasis
钩端螺旋体病   Leptospirosis
广州管圆线虫病   Angiostrongyliasis

H
亨德拉病毒病   Hendra virus disease
华支睾吸虫病   Clonorchiasis
环状病毒病   Orbivirus disease

蛔虫病	Ascariosis
获得性免疫缺陷综合征	Acquired immunodeficiency syndrome

J

基孔肯雅病	Chikungunya fever
棘口吸虫病	Echinostmiasis
棘球蚴病	Echinococcosis
结核病	Tuberculosis
军团菌病	Legionellosis

K

科罗拉多蜱传热	Colorado tick fever
克里米亚-刚果出血热	Crimean-Congo hemorrhagic fever
空肠弯曲菌病	*Campylobacter jejuni* disease
口蹄疫	Foot-and-mouth disease
狂犬病	Rabies
阔盘吸虫病	Eurytremiasis

L

拉沙热	Lassa fever
莱姆病	Lyme disease
类鼻疽	Melioidosis
类圆线虫病	Strongyloidiasis
类志贺邻单胞菌病	Plesiomonas shigelloides disease
李氏杆菌病	Listeriosis
利什曼病	Leishmaniasis
链球菌病	Streptococcosis
裂谷热	Rift valley fever
裂头绦虫病	Diphyllobothriasis
裂头蚴病	Sparganosis
淋巴细胞脉络丛脑炎	Lymphocytic choriomenigitis
流行性出血热	Epidemic hemorrhagic fever
流行性感冒	Influenza
流行性乙型脑炎	Epidemic encephalitis B
绿脓杆菌病	Cyanomycosis
轮状病毒感染	Rotavirus infection

M

马传染性贫血	Equine infectious anemia

马尔堡出血热　　　　　　　　　　Marburg haemorrhagic fever
马尔尼菲青霉病　　　　　　　　　Penicilliosis marneffei
螨病　　　　　　　　　　　　　　Acariasis
曼那角病　　　　　　　　　　　　Menangle disease
毛霉菌病　　　　　　　　　　　　Mucormycosis
美洲锥虫病　　　　　　　　　　　American trypanosoma
墨累山谷脑炎　　　　　　　　　　Murray valley encephalitis

N
脑心肌炎　　　　　　　　　　　　Encephalomyocarditis
尼帕病毒病　　　　　　　　　　　Nipah virus disease
念珠菌病　　　　　　　　　　　　Candidiasis
牛带绦虫病　　　　　　　　　　　Taeniasis bovis
牛海绵状脑病　　　　　　　　　　Bovine spongiform encephalopathy
疟疾　　　　　　　　　　　　　　Malaria

P
疱疹病毒感染　　　　　　　　　　Herpesvirus infection
皮肤真菌病　　　　　　　　　　　Dermatomycosis
蜱传回归热　　　　　　　　　　　Tick borne relapsing fever
破伤风　　　　　　　　　　　　　Tetanus
葡萄球菌病　　　　　　　　　　　Staphylococcosis

Q
Q 热　　　　　　　　　　　　　　Q fever
气单胞菌病　　　　　　　　　　　Aeromonas disease
气性坏疽　　　　　　　　　　　　Gangraena emphysematosa
球孢子菌病　　　　　　　　　　　Coccidioidomycosis
曲霉菌病　　　　　　　　　　　　Aspergillosis

R
日本血吸虫病　　　　　　　　　　Schistosomiasis japonica
肉毒中毒　　　　　　　　　　　　Botulism

S
森林脑炎　　　　　　　　　　　　Forest encephalitis
沙门菌病　　　　　　　　　　　　Salmonellosis
圣路易斯脑炎　　　　　　　　　　St. Louis encephalitis
食道口线虫病　　　　　　　　　　Oesophagostomiasis

嗜皮菌病	Dermatophilosis
鼠咬热	Rat-bite fever
鼠疫	Plague
双腔吸虫病	Dicrocoeliasis
水疱性口炎	Vesicular stomatitis
丝虫病	Filariasis
苏格兰脑炎	Scotland encephalitis
缩小膜壳绦虫病	Hymenolepiasis diminuta

T

炭疽	Anthrax
土拉弗朗西斯菌病	Tularemia

W

韦塞尔斯布朗病	Wesselsbron disease
伪结核病	Pseudotuberculosis
伪牛痘	Pseudocow pox
委内瑞拉马脑炎	Venezuelan equine encephalitis
魏氏梭菌病	Clostridium welchii disease
戊型病毒性肝炎	Hepatitis E

X

西部马脑炎	Western equine encephalitis
西尼罗热	West Nile fever
细颈囊尾蚴病	Cysticercosis
仙台病毒感染	Sendai virus infection
小肠结肠炎耶尔森菌病	*Yersinia* enterocolitis
辛德毕斯病	Sindbis disease
新城疫	Newcastle disease
新型克-雅氏病	Variant Creutzfeldt-Jakob disease
旋毛形线虫病	Trichinosis

Y

芽生菌病	Blastomycosis
严重急性呼吸综合征	Severe acute respiratory syndromes
羊传染性脓疱	Contagious ecthyma
恙虫病	Tsutsugamushi disease
衣原体病	Chlamydiosis
异形吸虫病	Heterophyiasis

隐孢子虫病	Cryptosporidiasis
隐球菌病	Cryptococcosis
原藻病	Prototothecosis
痒病	Scrapie

Z

寨卡热	Zika fever
支原体病	Mycoplasmosis
猪带绦虫病	Taeniasis solium
猪囊尾蚴病	Cysticercosis cellulosae
住肉孢子虫病	Sarcosporidiosis
着色真菌病	Chromomycosis
足菌肿	Mycetoma
组织胞浆菌病	Histoplasmosis

五、本教材英汉病名对照

英文病名	中文病名
A	
Acariasis	螨病
Acquired immunodeficiency syndrome	获得性免疫缺陷综合征
Actinomycosis	放线菌病
Aeromonas disease	气单胞菌病
African trypanosoma	非洲锥虫病
American trypanosoma	美洲锥虫病
Amoebiasis	阿米巴病
Ancylostomiasis	钩虫病
Angiostrongyliasis	广州管圆线虫病
Anthrax	炭疽
Argentina hemorrhagic fever	阿根廷出血热
Ascariosis	蛔虫病
Aspergillosis	曲霉菌病
B	
Babesiosis	巴贝斯虫病
Bartonella infection	巴尔通体感染
Blastomycosis	芽生菌病
Bolivian hemorrhagic fever	玻利维亚出血热
Borna disease	博尔纳病
Botulism	肉毒中毒

Bovine spongiform encephalopathy　　　　　　牛海绵状脑病
Brucellosis　　　　　　　　　　　　　　　　布鲁斯菌病

C

Campylobacter jejuni disease　　　　　　　空肠弯曲菌病
Candidiasis　　　　　　　　　　　　　　　　念珠菌病
Chikungunya fever　　　　　　　　　　　　　基孔肯雅病
Chlamydiosis　　　　　　　　　　　　　　　衣原体病
Chromomycosis　　　　　　　　　　　　　　着色真菌病
Chronic wasting disease　　　　　　　　　　疯鹿病
Clonorchiasis　　　　　　　　　　　　　　　华支睾吸虫病
Clostridium welchii disease　　　　　　　　魏氏梭菌病
Coccidioidomycosis　　　　　　　　　　　　球孢子菌病
Colibacillosis　　　　　　　　　　　　　　　大肠杆菌病
Colorado tick fever　　　　　　　　　　　　科罗拉多蜱传热
Contagious ecthyma　　　　　　　　　　　　羊传染性脓疱
Corynebacreriosis　　　　　　　　　　　　　棒状杆菌病
Crimean-Congo hemorrhagic fever　　　　　克里米亚-刚果出血热
Cryptococcosis　　　　　　　　　　　　　　隐球菌病
Cryptosporidiasis　　　　　　　　　　　　　隐孢子虫病
Cyanomycosis　　　　　　　　　　　　　　　绿脓杆菌病
Cysticercosis　　　　　　　　　　　　　　　细颈囊尾蚴病
Cysticercosis cellulosae　　　　　　　　　　猪囊尾蚴病

D

Dengue fever　　　　　　　　　　　　　　　登革热
Dermatomycosis　　　　　　　　　　　　　　皮肤真菌病
Dermatophilosis　　　　　　　　　　　　　　嗜皮菌病
Dicrocoeliasis　　　　　　　　　　　　　　　双腔吸虫病
Diphyllobothriasis　　　　　　　　　　　　　裂头绦虫病

E

Eastern equine encephalitis　　　　　　　　东部马脑炎
Ebola hemorrhagic fever　　　　　　　　　　埃博拉出血热
Echinostmiasis　　　　　　　　　　　　　　棘口吸虫病
Echinococcosis　　　　　　　　　　　　　　棘球蚴病
Ehrlichiosis　　　　　　　　　　　　　　　埃立克体病
Encephalomyocarditis　　　　　　　　　　　脑心肌炎
Enterohaemorrhagic *E.coli* O157:H7 infection　　肠出血性大肠杆菌 O157:H7 感染

Eperythrozoonosis　　　　　　　　　　附红细胞体病
Epidemic encephalitis B　　　　　　　流行性乙型脑炎
Epidemic hemorrhagic fever　　　　　流行性出血热
Equine infectious anemia　　　　　　马传染性贫血
Erysipelothrix rhusiopathiae disease　丹毒丝菌病
Eurytremiasis　　　　　　　　　　　　阔盘吸虫病

F
Fascioliasis　　　　　　　　　　　　　肝片吸虫病
Fasciolopsis　　　　　　　　　　　　　布氏姜片吸虫病
Filariasis　　　　　　　　　　　　　　丝虫病
Foot-and-mouth disease　　　　　　　口蹄疫
Forest encephalitis　　　　　　　　　森林脑炎

G
Gangraena emphysematosa　　　　　　气性坏疽
Geotrichosis　　　　　　　　　　　　地霉菌病
Gnathostomiasis　　　　　　　　　　颚口线虫病

H
Hendra virus disease　　　　　　　　亨德拉病毒病
Hepatitis E　　　　　　　　　　　　戊型病毒性肝炎
Herpesvirus infection　　　　　　　疱疹病毒感染
Heterophyiasis　　　　　　　　　　异形吸虫病
Histoplasmosis　　　　　　　　　　组织胞浆菌病
Hymenolepiasis diminuta　　　　　缩小膜壳绦虫病

I
Influenza　　　　　　　　　　　　流行性感冒

L
Lassa fever　　　　　　　　　　　拉沙热
Legionellosis　　　　　　　　　　军团菌病
Leishmaniasis　　　　　　　　　　利什曼病
Leptospirosis　　　　　　　　　　钩端螺旋体病
Listeriosis　　　　　　　　　　　李氏杆菌病
Lyme disease　　　　　　　　　　莱姆病
Lymphocytic choriomenigitis　　　淋巴细胞脉络丛脑炎

M

Malaria	疟疾
Maliasmus	鼻疽
Malignant edema	恶性水肿
Marburg haemorrhagic fever	马尔堡出血热
Melioidosis	类鼻疽
Menangle disease	曼那角病
Mucormycosis	毛霉菌病
Mycoplasmosis	支原体病

N

Newcastle disease	新城疫
Nipah virus disease	尼帕病毒病

O

Oesophagostomiasis	食道口线虫病
Omsk hemorrhagic fever	鄂木斯克出血热
Orbivirus disease	环状病毒病

P

Paragonimiasis	并殖吸虫病
Pasteurellosis	巴氏杆菌病
Penicilliosis marneffei	马尔尼菲青霉病
Plague	鼠疫
Plesiomonas shigelloides disease	类志贺邻单胞菌病
Powassan encephalitis	波瓦生脑炎
Pox disease	痘病
Protothecosis	原藻病
Pseudocow pox	伪牛痘
Pseudotuberculosis	伪结核病

Q

Q fever	Q 热

R

Rabies	狂犬病
Rat-bite fever	鼠咬热
Rhinosporidiosis	鼻孢子菌病
Rift valley fever	裂谷热

Rotavirus infection 轮状病毒感染

S
Salmonellosis 沙门菌病
Sarcosporidiosis 住肉孢子虫病
Schistosomiasis japonica 日本血吸虫病
Scotland encephalitis 苏格兰脑炎
Scrapie 痒病
Sendai virus infection 仙台病毒感染
Severe acute respiratory syndromes 严重急性呼吸综合征
Sindbis disease 辛德毕斯病
Sparganosis 裂头蚴病
Sporotrichosis 孢子丝菌病
Spotted fever 斑点热
St. Louis encephalitis 圣路易斯脑炎
Staphylococcosis 葡萄球菌病
Streptococcosis 链球菌病
Strongyloidiasis 类圆线虫病

T
Taeniasis bovis 牛带绦虫病
Taeniasis solium 猪带绦虫病
Tetanus 破伤风
Tick borne relapsing fever 蜱传回归热
Toxoplasmosis 弓形虫病
Trichinosis 旋毛形线虫病
Tsutsugamushi disease 恙虫病
Tuberculosis 结核病
Tularemia 土拉弗朗西斯菌病

V
Variant Creutzfeldt-Jakob disease 新型克-雅氏病
Venezuelan equine encephalitis 委内瑞拉马脑炎
Vesicular stomatitis 水疱性口炎
Vibrio parahaemolyticus disease 副溶血性弧菌病

W
Wesselsbron disease 韦塞尔斯布朗病
West Nile fever 西尼罗热

Western equine encephalitis　　　　　　西部马脑炎

Y

Yersinia enterocolitis　　　　　　　　小肠结肠炎耶尔森菌病

Z

Zika fever　　　　　　　　　　　　　　寨卡热

六、人兽共患疫病案例

我国绵羊痒病的扑灭

（一）病案介绍

1982 年 7 月四川某地从英国购买 2 岁左右的边区莱斯特（简称边莱）种羊 115 只，在当地分场饲养。1983 年 4 月、5 月和 12 月，先后见其中 2 只母羊和 3 只 1 岁的纯种后代羔羊出现明显搔痒和神经症状，经检查未见体表外寄生虫。两只母羊迅速消瘦、衰竭，濒死前剖杀，组织器官未见明显病变。病理组织学切片镜检，见脑干呈两侧对称性损害，出现特征性的空泡性神经元（即"气球样细胞"），灰质出现海绵状变性，星形胶质细胞肥大与增生。脑组织细菌培养阴性。对此次从国外引进的绵羊疫病，经确诊为痒病（scrapie），后采取严密的综合防控措施得以彻底扑灭。

（二）病案诊断

1. 病羊发病表现　　上述国外购买羊入场时体况良好。1983 年 4 月下旬，发现 1 只母羊靠墙摩擦，出现搔痒症状并逐渐加剧，行步易倒地，起卧困难。开始疑为疥癣，连续数日使用敌百虫、蝇毒磷等药浴未见好转。到 5 月 21 日不能站立，肌肉震颤，四肢划动，嘴啃咬皮肤，脱毛。病后期心跳 90～128 次/min，呼吸 16～22 次/min，体温升高到 40℃左右。发病期间，对病羊注射葡萄糖及扑尔敏等药物无效。至 6 月 11 日食欲废绝，极度消瘦，于次日剖杀。同年 5 月 20 日，又发现一只母羊出现上述相似症状，相同皮肤药浴处理无效，于 7 月 26 日剖杀。同年 12 月，再发现 3 只 1 岁纯种后代羔羊出现搔痒和脱毛等症状，医治无效，病程 3～4 周死亡。

2. 实验室检验

（1）细菌和体外寄生虫检查。取第一只病母羊脾和脑组织接种肉汤和血斜面，均未发现细菌；脑组织悬液接种家兔，经 11 d 未发病。全部病羊取脱毛部皮屑镜检未发现痒螨。

（2）对两只病母羊，采血作血细胞计数，分别为：第一只，红细胞总数 1 032 万～1 316 万个/mm³，白细胞总数为 13 000～14 200 个/mm³；第二只，红细胞总数 1 157 万个/mm³，白细胞总数为 9 600 个/mm³。

（3）尸体剖检。两只病母羊体表有擦伤、啃咬伤和脱毛，眼睑肿胀，结膜潮红。剖检见尸体消瘦、肌肉萎缩。消化道、呼吸道、泌尿生殖道、内脏器官均无明显异常。体表及肠系膜淋巴结肿胀，软脑膜轻度充血。

（4）病理组织学检查。四川农业大学兽医病理实验室进行了如下检查。对第一只病母羊取脑脊髓,区分不同部位作固定切片,HE 染色或 Cajal 氏升华金法染色镜检,见中枢神经系统的脑干(延髓、脑桥、丘脑和纹状体)呈两侧对称性损害,出现特征性的空泡神经元(即"气球样细胞"),灰质不同程度的海绵状变性和星形胶质细胞肥大与增生等病变。第二只病母羊病理材料由中国农科院兰州兽医研究所作检查,结果其病理损害与第一只母羊类同。

3. 诊断　根据病羊呈现典型的痒病症状和脑内的组织损害,确诊本病为绵羊痒病。

(三)传染来源

此次疫病发生前,我国尚无绵羊痒病的报道。此次绵羊痒病发生,完全是因从国外引种不慎而引入的。

(四)防控措施

1983 年 4 月、5 月因从国外引进绵羊中出现上述搔痒症状后,当地兽医部门很快进入发病点,对病羊进行治疗和隔离观察。6 月 11 日即请四川农业大学专家通过病理组织学检查,很快诊断为痒病后,随即电告省畜牧局、农牧渔业部。农牧渔业部立即组织全国和四川省多家单位成立联合调查组赶赴发病地调查,于 7 月底完成调查报告,确认 1982 年进口的边莱种羊发生痒病,根据报告提出的处理意见,当即采取以下措施。

(1)当地县级人民政府发布封锁令,对发现病羊的种畜场进行封锁,停止所有羊只出场;

(2)停止此批进口羊中公羊配种,并将公羊扑杀;

(3)密切注意当地痒病疫情并及时上报。

1983 年 12 月进口的英国边莱后代羊中又有 3 只出现搔痒症状,经确诊为痒病后于 1984 年 3 月 9 日上报省畜牧局和农牧渔业部,农牧渔业部和财政部很快下文明确指示:

(1)已封锁的种畜场继续严密封锁;

(2)由中央给予补贴,扑杀 1982 年进口的边莱种羊和其繁殖的后代,扑杀边莱公羊改良的羊只;

(3)坚决搞好封锁、隔离、消毒,杜绝疫源,力争做到不蔓延,不扩散,不再发生。

为贯彻好农牧渔业部指示,1984 年省和地方畜牧局均成立扑灭痒病领导小组,制订出扑灭痒病监测实施方案。定期扑杀了全部应予扑杀的羊只,这期间至 1986 年,每年数次对当地疫区内羊圈、运动场、牧道及围栏草场进行消毒。至 1987 年初,当地已连续三年未再发生痒病。1987 年 5 月和 1988 年 5 月,经省畜牧局验收工作组两次全面检查合格后,确认痒病扑灭,于 1988 年 5 月全面解除封锁。

(五)病案分析

痒病是朊病毒蛋白感染羊导致的一种慢性、传染性中枢神经系统疾病,以皮肤剧痒、共济失调、中枢神经系统出现神经元空泡变性和脑实质海绵状疏松(神经基质的空泡化)、星形胶质细胞增生和高致死率为特征。我国将本病列为一类动物疫病。

1. 关于此次疫病的出现　我国以前无痒病报道。此次出现绵羊痒病,确系进口引进羊传入,说明当时我国入境口岸对进口动物检疫出现漏洞,这是一次严重的教训,应予记取。我国至今仍受到多种境外疫病的威胁,因此把好入境动物检疫关乃防控这些疫病传入我国的至要之举。

2. 关于此病诊断　绵羊痒病病原特殊,不同于一般的病原微生物,是一种称之为朊病毒(prion)的蛋白质,可引起羊以搔痒症状和中枢神经系统变性为特征的慢性进行性疾病。此病搔痒症状明显,取脑组织进行组织病理学检查并结合动物感染试验,即可确诊。现在国外新疫区或新发病群,为确诊此病,还主张进行 PrPsc 免疫学检测及痒病相关纤维(SAF)检查等。

3. 关于此病治疗　痒病一旦出现并确诊,没有任何治疗价值,必须扑杀并进行无害化处理,以彻底扑灭。

4. 关于此病防控　此次从国外引入的绵羊痒病得以扑灭,主要是贯彻上级指示"干净彻底消灭痒病"的结果。当时国家还未出台《动物防疫法》,但整个防控过程体现了"早、快、严、准"的原则,前后虽历经五年的艰苦工作,但取得了扑灭痒病的重大胜利。在防控措施方面,以下几项工作起到了关键作用。

(1)封锁疫点。从 1983 年 4 月发现第一只病羊到 1988 年 5 月解除封锁,五年毫不放松。

(2)扑杀了全部进口的边莱羊及其后裔。

(3)扑杀了与进口边莱羊有密切接触的羊只。成立痒病检测组,对其他相邻羊场进行严密监视,建立定期检查与上报制度,时刻掌握疫情动态。

(4)彻底进行畜舍与环境消毒。对发病羊群及其后代,以及有密切接触史羊的圈舍、牧道、运动场、放牧过的围栏草场等,每年进行数次普遍消毒。

《中华人民共和国动物防疫法》于 1997 年颁发,2013 年 6 月 29 日第十二届全国人民代表大会常务委员会第三次会议修订。痒病列属国家发布的一类动物疫病,根据此法,发生一类动物疫病时应采取下列控制和扑灭措施:

(1)动物疫情的报告。发现动物染疫或者疑似染疫的应该向当地兽医主管部门、动物卫生监督机构或动物疫病预防控制机构报告,并采取隔离等控制措施,防止动物疫情扩散。

(2)动物疫情的认定。痒病如发生,属重大动物疫情,应由省(自治区、直辖市)人民政府兽医主管部门认定(必要时报国务院兽医主管部门认定)。

(3)划定疫点、疫区和受威胁区。当地县级以上地方政府兽医主管部门应立即派人到现场,划定疫点、疫区和受威胁区,调查疫源,及时报请本级人民政府对疫区实行封锁。

(4)发布封锁令。封锁令由县级以上人民政府发布,根据封锁令对疫区实行封锁。封锁期间,禁止染疫、疑似染疫和易感染的动物、动物产品流出疫区,禁止非疫区的易感染动物进入疫区,并根据需要对出入疫区的人员、运输工具及有关物品采取消毒和其他限制性措施。

(5)控制、扑灭措施。县级以上地方人民政府组织有关部门和单位采取隔离、封锁、扑杀、销毁、消毒、无害化处理、紧急免疫接种等强制性措施,迅速彻底扑灭疫病。

(6)封锁令的解除。疫点、疫区、受威胁区的撤销和疫区封锁的解除,按照国务院兽医主管部门规定的标准和程序,经评估合格后,由原发布封锁令的机关决定并予宣布。

(7)人兽共患疫病的控制。发生人兽共患疫病时,卫生主管部门应当对疫区易感染的人群进行监测,并采取相应的预防控制措施。

二维码

参考文献

[1]文心田,于恩庶,徐建国,等. 当代世界人兽共患病学[M]. 成都:四川科学技术出版社,2011.

[2]田克恭. 人与动物共患病[M]. 北京:中国农业出版社,2013.

[3]金宁一,胡仲明,冯书章. 新编人兽共患病学[M]. 北京:科学出版社,2007.

[4]陈焕春,文心田,董常生. 兽医手册[M]. 北京:中国农业出版社,2013.

[5]崔言顺,焦新安. 人畜共患病[M]. 北京:中国农业出版社,2008.

[6]白文彬,于康震. 动物传染病诊断学[M]. 北京:中国农业出版社,2002.

[7]陈溥言. 兽医传染病学[M].5版. 北京:中国农业出版社,2006.

[8]夏咸柱. 关注野生动物疫病研究与人类健康[J]. 中国禽业导刊,2004,21(22):8-10.

[9]陆承平. 兽医微生物学[M].4版. 北京:中国农业出版社,2007.

[10]罗满林. 动物传染病学[M]. 北京:中国林业出版社,2013.

[11](美)J. J. Zimmerman 等主编. 猪病学[M].10版. 赵德明,张仲秋,周向梅,等译. 北京:中国农业大学出版社,2014.

[12](美)Y. M. Saif. 禽病学[M].12版. 苏敬良,高福,索勋,等译. 北京:中国农业出版社,2012.

[13]中国目前重要人兽共患病学术研讨会论文集[C]. 中国微生物学会和中国人兽共患疫病学报编辑部,2007,福州.